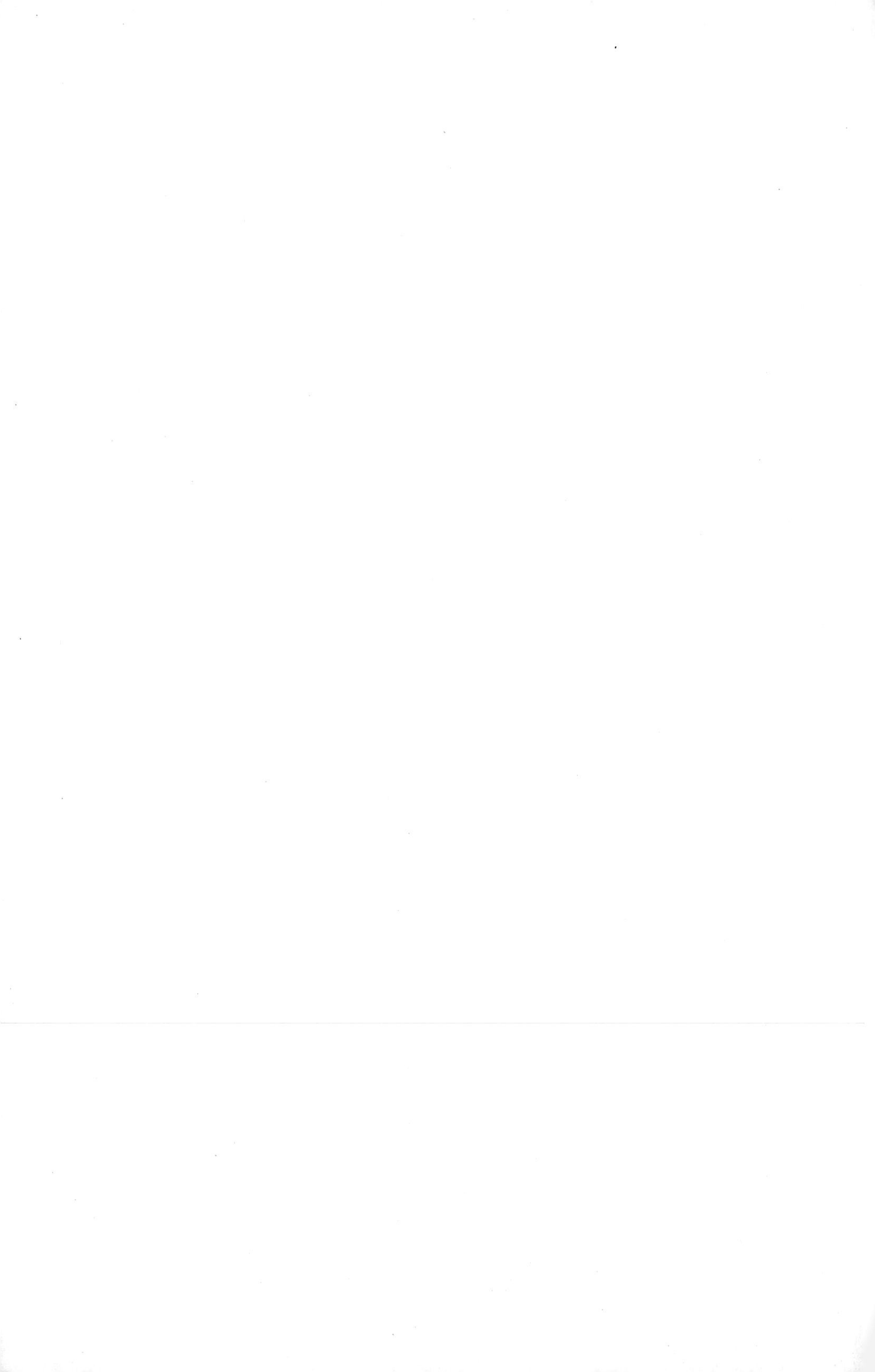

完譯校註 婦人良方 大全

대구 한의과 대학장(前)
한의학 박사 변정환 편역

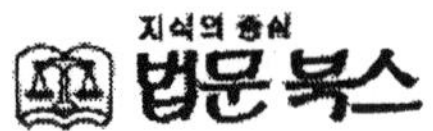

序　　文

이 책의 原名은 《婦人大全良方》이다.

中國 宋나라 때 인물인 陳自明이 저술한 책으로써 그는 대대로 내려오는 家門의 秘傳을 이어받아 당시 세상에서 名醫로 알려졌었다. 특히 婦女子의 질병을 잘 진단하고 고쳤는데 이 책은 그가 醫經을 바탕으로 하여 諸家百方의 醫書가운데서 가장 精髓한 내용과 家傳의 經驗 秘訣, 그리고 자신의 經驗한 바를 발췌해서 이 글을 엮은 것이다.

모든 일이 다 그렇겠지만 특히 이 醫術이란 자칫 잘못하면 환자의 병을 고치기는 고사하고 도리어 귀중한 생명을 손상시키게 되는 危險性이 있으므로 行하기가 가장 어렵고도 함부로 다루지 못하는 仁術이다. 그러므로 이에 충분한 지식과 經驗에다 모든 生理와 藥理에 대해서 해박하게 안 뒤에야 施術에 임하여 올바른 진단으로 올바른 처방의 치료를 할 수 있는 것은 재언할 여지가 없다.

이 책은 주로 婦女子의 질병에 대해 다루었지만 그렇다고 婦女子에게만 적응되는게 아니고 男女老少를 막론한 모든 사람들에게 다 적응되는 醫書임을 알아두어야 한다. 男女의 특수한 生理的인 구분이 있어 女子는 月經·妊娠·出產이라는 과정을 겪어야 하므로 이것에서 오는 疾患이 남자에 비해 特異한 바 있으므로 이에 대한 生理·病理를 중점적으로 다루었으나 身體百節과 筋脈·皮膚며 五臟六腑는 男女老少가 다른 점이 없기 때문에 이 이치를 미루어 적용한다면 어찌 偏僻되이 婦人病에만 소용되랴. 현명한 諸位는 이 점을 알아서 廣範한 醫學知識을 터득하는데 게으르지 않아야 할 것이다.

編譯하는 내용중 方名과 그 藥名 밑에 달아놓은 炒·煨·煆·炮 등에 대해서는 풀이하지 않았다. 이는 당연히 醫術을 연구하고 施術하는 여러분들께서 常識的으로 알고 계시리라 믿기 때문이다.

原書에 症勢의 표현이 복잡 다양하여 나름대로 상세하고 알기쉬운 말로 풀이하려 노력했으나 미흡한 점 한두가지가 아닌 줄로 思料되나 이 점도 점차로 보완코져 하는 바이며 아무쪼록 많은 鞭撻이 있기를 바라며 미흡한대로 一助가 된다면 영광으로 알면서 序言을 代한다.

6.

目　次

1. 經 調 門

부녀자가 모든 병이 생기는 원인이 대개는 月經不順에 있는 것이다. 그러므로 환자를 치료하는 의원은 그 환자가 부녀자일 경우 月經이 순조로운가 아닌가를 알아서 만약 經度가 순조롭지 못하면 먼저 月經부터 調和시키는 일이 급선무이므로 이 册 첫머리에 月經에 대한 것을 기록한다.

(1) 月經에 대하여

岐伯(옛날 名醫)이 다음과 같이 말했다.

『여자는 七歲가 되면 이미 腎氣가 왕성하고, 이(齒)와 터럭이 完全히 자라며, 十四歲가 되면 天癸가 오고 任脈이 통하며 太衝脈이 성하여 때때로 月經이 비치게 된다』하였다.

天癸의 天이란 天眞 즉 자연의 氣요. 癸는 오행이 물이므로 자연적인 생리현상으로 나오는 月經水를 「天癸」라 稱하는데 太衝은 血海(經血의 근원지)요. 任은 胞胎(임신)를 주관하는 기관이다.

太衝·任脈의 두개의 脈이 서로 유통되면 經血이 점점 고여서 일정한 때를 응하여 經事를 치르게 되는데, 그 기간이 三旬 즉 한달만에 한차례씩 經度가 있는 까닭은 달「月」이 한 껏 둥글면 이즈러지는 형상을 본받은 것이다.

이와 같은 이치로 月經을 치르게 되는바, 만일 經度가 있을 무렵이면 언제나 조심해야지 그렇지 않으면 임신부가 출산한 뒤에 생기기 쉬운 產後症과 같은 증세가 발생한다. 즉 부녀자가 月經을 치를 때에 크게 놀라거나, 몹시 성질을 내거나, 고된 일을 하게 되면 월경 도중에 經脈이 잘 유통되지 못하여 몸살 비슷한 증세가 일어난다.

다시 말하여 몹시 신경을 써서 정신적인 피로를 느끼거나 육체적 노동을 하여 신체적인 피로가 심하면 몸살같은 증세로 고통을 크게 받으며, 신경질을 부리거나 성질을 내면 肝에 지장을 주고 따라서 머리가 어지럽고 가슴이 아프며, 또는 연주창과 등창 따위의 종기도 생긴다. 만약 經水가 제대로 나오지 못하고 몸속으로 스며들면 穴의 피가 많아지는데 이렇게 되면 六淫이 밖으로부터 侵入하여 자연 變症이 여러가지로 발생한다. 그러므로 대수롭지 않은 증세라고 방심했다가는 차츰 병이 가중되어 重病을 앓기 쉬운 것이니 두려운 일이다.

補 說 血은 물과 곡식(음식)의 정기로 생기는 것인데 血이 五腸을 調和하고 六腑로 고루 퍼진다. 남자는 물과 곡식의 氣가 화하여 精이 되고, 여자는 물과 곡식의 氣가 화하여 신체 위로는 乳汁이 되고 아래로는 血海가 된다. 비록 心臟이 血을 주장하고 肝이 血을 감추어 둔다 하여도 모두 脾胃를 거친 뒤에 心과 肝이 보급되는 것이므로 먼저 脾臟을 補하고 胃臟을 조화하여야만 血이 자연 생겨난다.

부녀자가 경도가 있을 때는 藥이나 음식에 있어 쓰거나, 차거나(冷), 매웁거나 신맛(酸)등 刺戟性이 있는 것을 먹지 말아야 한다.

글에 이르기를 『부인은 그 마음이 평화로우면 자식 두기를 원하고, 음양의 기운이 조화되면 氣血이 고르다』 하였고, 또 經에서는 『平和의 氣는 三旬(三十日)에 한번 있는 月經을 보아 알 수 있다』 하였으니 마음이 평화로우면 經度가 순조롭다는 뜻이다.

(2) 精血에 대하여

음식의 五味(酸·苦·辛·鹹·甘)는 골수와 살과 터럭을 기른다.

남자는 陽에 속하지만 陽 가운데는 반드시 陰이 있고 이 陽中의 陰은 八陰木에 해당하므로 八歲에 陽精이 오르기 시작하여 十六(二八)歲에 陽精이 충만하며, 여자는 陰에 속하지만 역시 陰 가운데는 반드시 陽이 있고 이 陽의 數는 七火에 해당하므로 七歲부터 陰이 오르기 시작하여 十四세(二七)가 되면 陰氣가 넘치는데 이 모두 음식 五味의 도움인 것이다.

이 음양이 바야흐로 오를적에는 지혜가 열리고 이가 새로 갈아나며 누른 머리털이 검어지고 근력이 강해진다. 그리고 이 음양의 精血이 넘칠 때는 일신의 모든 육체가 완전무결하게 갖추어지는 것이니 즉 머리, 몸, 손, 발, 귀와 눈의 機能을 제대로 發揮하게 되고, 뿐아니라 바늘처럼 미세한 부분에 이르기까지 음양의 精血이 유통되지 않는 곳이 없다.

자식의 형제가 부모를 닮은 까닭은 그 精血이 부모에게서 이어받음이니 애당초 부모의 신체 온 부분을 꽉 차게 흐르던 精血이 자식의 몸에 골고루 퍼져있기 때문이다. 그러므로 그 부모의 어느 한곳에 결함이 있으면 자식도 그 부분이 결함되기 쉽다. 가령 그 모친의 시력이 밝지 못하면 자식도 모친을 닮아 시력이 부족한 경우가 많고, 또 그 자식을 보면 부친이나 모친 어느 한쪽을 닮았거나 부모의 모습 일부분씩 고루 닮게되는 것은 모두 이 부모의 精血을 자식이 이어받음이다.

그런데 새나 짐승은 암컷이 사람처럼 天癸(經血)가 없어도 새끼를 배거나 알을 밴다. 왜냐하면 새나 짐승은 精血이 궁둥이 맨 끝

부위에 往來하기 때문이다.

남자는 精이 충만치 못하여도 여자와 情을 통하면 능히 자식을 잉태시킬 수 있다. 그러나 그 자식을 낳으면 신체상의 결함이 있거나 아니면 그 자식은 항시 질병이 따르고 건강이 좋지 않다. 그리고 陰氣가 이미 시들었는데도 다만 色慾만 있어 억지로 精을 내리려면 精이 나오지 않고 내부에 지장을 주어 소변도 잘 나오지 않으므로 해서 임질이 생긴다. 이렇게 되면 精이 이미 쇠한데다 더욱 枯渴되어서 대소변 보기가 어렵고, 尿道가 아프고 게다가 대소변은 평소보다 몇배 잦은 것이다.

여자는 天癸(經血)가 이미 왔는데도, 10년간을 남자와 잠자리를 않게 되면 經度가 고르지 못하다. 10년이 못되어도 남자와 性交를 아니하면 經度가 고르지 못한 경우가 많다. 만일 經度가 고르지 못하면 묵은 피가 나오지 못하고, 새 피는 잘못 흘러(즉 新陳代謝가 못됨) 혹 骨로 들어가고 혹은 변하여 피부병, 또는 종기가 발생한다. 이와 같이 된 뒤에는 남자와 잠자리를 하더라도 자식을 두기어려우며, 자주 性交를 하면 精이 고갈되어 위험하다. 그 精血의 빛을 보면 짐작이 간다.

補 說 丹溪先生이 이르기를 『무릇 사람은 하늘과 땅의 氣를 받아 생겨난다.』하였다. 즉 하늘의 陽氣는 氣가 되고, 땅의 陰氣는 血이 되므로 氣는 항시 넉넉하고 血은 항시 부족한 것이다.

대개 남자는 十六세에 精이 유통하고 여자는 十四세가 되면 經度가 시작된다. 經에 이르기를 『나이 四十에 이르면 陰氣가 자연 半이 줄어들어 쇠한다』하였다.

사람은 남녀를 막론하고 陰氣의 精力이 흐르기 시작한 뒤로 三十년간을 공급한다. 그러므로 남자는 六十四세에 精力이 끊어지고 여자는 四十九세에 經血이 끊어진다.

腎은 陰 가운데의 陰이므로 閉藏(깊이 감추는 것)함을 주장하고, 肝은 陰 가운데 陽이므로 새는(泄)것을 주장한다. 그러나 腎·肝 두개의 臟이 모두 相火가 있어 그 소속이 위에 있는 心藏에 속한다. 心火가 한번 動하면 腎·肝의 相火도 같이 따라 動한다.

天地는 五行으로 旺衰의 消息이 바뀌고 四時가 왕래 순환하고 사람의 五臟六腑도 또한 이 이치에 應하여 衰旺이 바뀐다.

가령 四五月은 巳午의 火요 火가 太旺하는 때며, 火는 肺金의夫(克하는자)로 火가 旺하면 金은 자연 衰한다. 六月은 未요未는 土로 土가 太旺하는 달이오, 土는 水의 夫(官鬼)가 되어 土旺이면 水는 자연 쇠한다. 腎臟은 水로 腎臟은 肺의 生을 받으므로써 그 부족함을 보충받는다. 그러므로 옛사람들은 火旺節인 여름에는 반드시 홀로 자면서 담담한 맛의 음식을 먹으며 肺·腎(金水) 두 臟을 보호하는 것은 金水를 해치는 火土의 왕성함을 꺼려서이다.

經에 『겨울에 精을 저장한 사람은 봄의 따뜻한 때에 병이생기지 않는다』 하였다. 十月은 亥水요 十一月은 子水에 속하는 달이다. 이때는 火氣가 잠겨 힘을 쓰지 못하므로 반드시 그 본연의 陰을 길러 다음 해 生發하는 봄의 기운을 도우면 늦봄, 초여름에 두통과 脚軟(다리 힘이 풀리는 것)이 없고, 몸의 열도 없을 것이니 다만 음식의 양을 적당히 먹는 것이 좋다.

대부분 사람들이 젊어서도 老態가 있고 추위와 더위도 견디지 못하며 어려운 일을 이겨내지 못할 뿐 아니라 철이 바뀔때마다 몸살 등을 앓는 것은 氣血이 바야흐로 성장하려는 때에 지나치게 신경을 쓰고 피로하여 신체가 약해지고 精血이 미처 차지 못해서 喪했기 때문이니 그 症세는 어떻다 이름지어 말할 수 없다.

만일 왼손의 尺脈이 虛弱하거나 혹 미미하게 뛰거나 자주 뛴다면 왼쪽 腎臟의 眞陰이 부족한 원인이니 이러한 경우는 「六味丸」이 좋고, 오른쪽 손의 尺脈이 자주 끊어졌다 이어졌다 한다면 이는 命門의 相火가 부족한 까닭이니 이러한 때는 「八味丸」을 쓰면 된다. 그리고 만일 양쪽 손의 尺脈이 모두 미약한 것은 바로 陰陽氣가 허약함이니 이런 경우는 十補丸을 쓰면 된다.

이상은 그 化源을 滋養하기 위함이니 잘못 黃栢과 知母 같은 것을 가볍게 쓰면 좋지 않다. 혹 六淫이 밖으로부터 侵入하여 여러가지 증상이 발하는 것은 역시 그 氣가 內虛하므로써 外部의 邪氣가 모여 엄습한 까닭이니 이렇게 되면 더욱 앞에 기록한 藥을 쓰는게 좋다.

◎ 治療經驗

* 어떤 婦人이 당시 나이 三十七세로서 일찍 과부가 되어 홀로 살아왔다. 증상은 두 정갱이뼈가 쑤시고, 밤이나 후덕지근한 때가 되면 온몸이 나른하고 힘이 빠지며, 게다가 매월 치르는 月經이 고르지 않고 혹은 寒熱이 있기를 수년동안 지났다. 하루는 목 양쪽에 結核이 있고, 양쪽 갈비뼈 부위가 붓고 통증이 심하다고 하였다.

이는 肝經의 울화때문에 생긴 병이다. 그러므로 먼저 「小柴胡湯」을 쓰고 「四物湯」 여러제를 합쳐 써 보았더니 肝經症이 단번에 나았다. 다음에는 「加味 逍遙散」에 澤蘭·乳香·沒藥을 加味해서 三十劑를 쓴 결과 血症이 점차로 나아갔다. 다시 「加味 歸脾湯」 등의 약을 가입해서 쓴 결과 일년 남짓하여 모든 병이 完治되었다.

* 어떤 과부가 두 정갱이뼈의 통증이 있는 것을 어떤 의원이 濕을 제거하고 痰이 없어지는 따위의 약을 썼으나 온 몸에 통증이 생겨 견디기 어렵다 하는 것을 내가 『이 병은 血症이다』하였으나 그 환자는 듣지 않고 「流氣飮」등을 쓰더니 그만 죽고말았다.

* 宮中에 갇혀있다 놓여나온 四十餘歲 된 여인이 볼기와 정갱이뼈 안쪽 다리가 아파 저녁만 되면 열이 오르고 입이 마르며 月經이 순조롭지 않다고 찾아왔다.

이 병은 肝經에 피가 적어 經絡의 效驗을 받지 못한 때문이므로 「加味逍遙散」에 澤蘭葉을 가미하여 五十餘劑를 服用시킨 결과 모든 증세가 차츰 나아갔고, 이어서 「歸脾湯」을 지어 두가지를 겸하여 二百여일을 服用하고는 完治되었다.

* 역시 과거에 宮女로 있었던 어떤 女人이 볼기뼈와 정갱이뼈의 통증이 있고 안쪽 다리가 쑤시며 열이 있고 찬 음식을 먹지 못하는데다 몸이 나른하고, 기침이 심하고, 가슴이 더부룩한 가운데 月經도 고르지 못하고 血의 양이 적어진다 하였다.

이러한 증세를 가지고 어떤 의원이 『이는 氣毒이 뭉친 것이므로 理氣淸熱하는 약을 씀이 옳다』하고 그 약을 썼으나 병세가 더욱 심하였다. 내가 말하기를 『이는 肝經에 血이 뭉쳐있는 관계다. 대개 肝經은 위로 명치(胸膈)를 꿰어 갈비뼈로 퍼지고 목구멍을 쫓아 옆구리에 이르며, 아래로는 陰器를 둘러 小腹까지 관계된다. 治療法은 당연히 그 부족한 것을 補養하고 충만한 것을 제어해야 하니 이 경우 補할 것은 脾요 制할 것은 肝이다. 經에『虛한거든 補하고 實하거든 瀉하라 하였으니 이는 定法이다』하고 설명해 주었으나 믿지 않고 계속 그 전에 쓰던 약만 먹더니 결국 일어나지 못하고 말았다.

〈참 고〉

○ 六味丸·八味丸 = 24頁(11)에서 參考 ○ 小柴胡湯=24頁(2)를 참고 ○ 四物湯=24頁(6)을 참고 ○ 加味逍遙散 加味歸脾湯=24頁(4)를 참고

(3) 産 寶 方

대략 병을 治療함에는 그 주된 원인을 論해야 한다. 남자는 氣를 조화시키고 여자는 血을 조화시켜야 한다. 氣와 血은 사람의 정신과 같기 때문이다. 그러므로 婦人은 血로 기본을 삼아야 하니 항상 이 점에 주의하여 잘 조섭하고 보호하면 血氣가 몸에서 활발히 流行하고, 따라서 神은 자연 맑아지며, 月水가 기간을 넘지 않고, 血이 엉켜 成胎한다. 만일 脾胃가 허약하여 음식을 잘 못먹으면 영양이 부족하여 月經이 제대로 行하지 못하며, 살에 윤기가 없이 누리고, 거칠고, 또는 寒熱과 腹痛이 있어 姙娠하여 아이 낳기가 어렵다. 혹 帶下症이 있어 무너지고 새어나오고 血이 流行치 못하면 積病(핏덩이

가 뭉쳐있는 것)이 생긴다.

補 說 앞의 症勢는 부인이 脾胃가 오래 虛해서 氣血이 쇠약하게 되고 이로 인하여 月經이 잘 치러지지 않는 질환이니 마땅히 胃氣를 補하여 그 化하는 根源을 慈養함이 옳다. 혹 병환중에 胃의 熱을 소화시키다가 津液이 생기지 않으므로해서 血海가 마른경우에는 마땅히 胃의 소화작용을 돕고 脾를 補하면 그 月經은 자연순조로와진다.

經에 『胃는 衛(보호함)하는 근원이오 脾는 榮(盛하게 함)하는 근본이다. 榮은 中焦에서 나오고 衛하는 것은 上焦에서 나오는지라, 衛하는 것이 부족하거든 益을 辛(맵고 쓴 것)으로 하고 榮이 부족하거든 補하기를 반드시 甘으로 하라』 하였으니 甘味와 辛味가 합치면 비위가 건전해져서 영양과 보호하는 것이 생기는바, 이는 氣와 血이 모두 旺盛해지는 까닭이다. 혹 신경을 심히 쓰거나 마음 상하는 일로 인하여 虛火가 妄動하고 月經이 고르지 못하거든 먼저 마음을 안정시키고 血을 補하며 火를 瀉하도록 해야한다.

(4) 王子亨方

月經은 항상 일정하게 流行하는 氣候와 같다. 일신의 陰陽이 틀리고 안틀리는 것과 陰陽의 성쇠를 절후처럼 行하는 것이니 이러한 이치를 미루어 일신 건강의 좋고 나쁜 것을 짐작하므로 매월 한차례 이르는 것이 月經의 常度인 바 너무 태과하거나 不及한 것을 月經이 고르지 못한 것이라 한다. 太過란 一月의 週期를 안틀이 먼저 이르는 것이고 不及이란 기간보다 늦게 오는 것이며, 잠깐 많아졌다가 잠시 적어지고, 또는 끊어지거나 공연히 새어나와 經水가 그치지 않는 것은 모두 陰陽의 성쇠에 따라 생기는 현상이다.

補 說 經에 이르기를 『脾는 血을 거느리고 肝은 血을 간직한다』 하였으니 위에 기록한 증세는 대개 분노로 인해 肝을 상하고 울화로 脾를 상한지라 당연히 위 (2)항 精血論의 처방에 따라 治療함이 옳다고 본다.

(5) 月水不調에 대하여

婦人의 月經水가 고르지못한 것은 風邪(해로운 바람기운)가 건강의 허점을 타고 들어와 衝脈과 妊脈을 상하고; 手太陽, 少陰經을 손상시킨 탓이다. 대개 衝脈과 任脈은 胞 가운데서 일어나 經絡의 海가 되고, 手太陽小腸, 手少陰 心經으로 表裡를 삼는데 위는, 乳汁이고 아래는 月水이다. 그러나 月水는 經絡의 나머지이므로 특별히 조섭을 잘해야만 제때 제때에 月經이 순조롭게 行한다.

補 說 經에 『음식이 胃로 들어오면 精氣가 넘쳐 流行하는데 위로 脾에 수출한다.』하였다. 脾의 氣가 精을 헤쳐 위로는 肺로 들어가 水道를 조절하고, 아래로는 膀胱에 수출하니 水의 정기가 사방으로 퍼지고 五經이 아울러 行한다. 東垣先生이 이른바 『脾는 生化하는 근원이 되고 心은 모든 經의 血을 거느린다』한 것은 진실한 論理라 하겠다. 깊이 생각해보면 心과 脾가 편안하면 月經이 자연 고르게 行할 것이다. 혹 七情이 안에서 상하고 外

部에서 六淫이 侵入하면 음식의 소화가 안되고 잠도 잘 들지 않으며 몸과 마음이 불안하다. 脾胃가 虛弱해지고 心火가 망동하면 月經이 순조롭지 못하다.

丹溪先生이 말하기를 『기간을 당겨 이르는 것은 血이 熱함이고 기간을 지나서 늦게 이르는 것은 血이 허한 까닭이다』 하였으니 내가 말한 바와 같이 月經이 기간보다 먼저 이르는 사람은 脾經의 血이 燥한 까닭도 있고, 또는 脾經의 울화로 인해서도 그러하며, 肝經의 怒火 때문도 되고, 또는 血分이 熱한 관계도 있고 혹은 努力으로 火가 동해서 그렇게 되기도 한다. 반대로 기간보다 늦게 이르는 것은 脾經의 血氣때문도 있고, 肝經의 피가 적은 탓으로 늦기도 하고, 氣가 허하고 血이 부족한 탓도 있어 그 원인이 한가지에서만 나오는 것이 아니다.

주된 治療法은 이러하다. 脾經의 血이 건조한 경우는 「加味逍遙散」을 쓰고 脾經의 火가 원인이면 「歸脾湯」이오, 肝의 怒火가 원인이면 「加味小柴胡湯」이오, 血分이 熱하면 「加味四物湯」이오, 고된 일로 火가 動한 원인이면 「補中益氣湯」이오, 脾經의 血이 虛한 원인이면 「人蔘養榮湯」이오, 肝經의 피가 부족한 것이 원인이면 「六味地黃湯」이오, 氣血이 허약한 사람은 「八珍湯」을 쓰는 것이 좋다.

대개 血은 脾土에서 생기므로 「脾流血」이라 한다. 무릇 血病에는 쓰고(苦) 단(甘)맛의 약재를 써서 陽氣를 도와주고 陰血을 生하도록 함이 좋다.

◎ **治療經驗**

* 婦人이 열이 나고 입이 마르며 月經이 순조롭지 못하고 다리의 힘이 無力한 것을 風과 濕을 제거하는 藥을 썼더니 다리가 쑤시고 몸에 힘이 없으며 무릎에 浮腫이 생기고 그나마 있던 月經마저 끊겼다는 말을 듣고 나는 생각하기를 足三陰經이 血虛함이라 하고 火燥함은 「鶴膝」이라 이름하여 「六味」·「八味」 二丸을 두달동안 겸하여 먹도록 하였더니 신체가 점점 건강하고 입맛을 돋우며, 무릎의 종기가 점차 나아지면서 반년만에 환자가 完治되었다.

* 어떤 婦人이 月事가 기간 전에 이르고 열이 오르고 땀이 자연 나오는지라 어떤 의원이 熱을 맑히고 땀이 나지 않는 약을 쓰니 갈증이 나고 현기증이 생기며, 더욱이 수전증과 몸이 마비되는 것 같다 하므로 이는 肝經의 血이 虛하고 火가 動함이다. 火는 陽이므로 陽이 盛하면 風이 생긴다. 藥을 쓰기를 柴胡(炒) 黃芩. 黃連. 山梔. 當歸. 芍藥. 生地黃. 牧丹皮를 각각 一錢씩 쓰고, 人蔘. 黃耆. 茯苓. 蒼朮을 각 一錢半에 川芎 七分, 甘草 五分으로 二劑를 쓰니 땀이 멈추었으며 다시 「補中益氣」를 썼더니 완치된다.

* 婦人의 月經은 보통이었는데 일을 하다가 갑자기 어지러우며 현기증이 일어나더니 낯빛이 붉고 가래를 토한다.

이는 피를 너무 쏟아서 陽이 의지할데가 없는 까닭으로 일어난 증세이므로 급히 어린아이 똥 한그릇 정도 먹였더니 정신이 점점 맑아졌다. 이어서 人蔘. 黃耆를 각 五錢과 當歸. 川芎 각 三錢과 柴胡. 山梔(炙) 甘草 각 一錢씩을 넣어 一劑를 쓰고 또는 「逍遙散」과 五味子, 麥門冬을 가입하여 二劑를 쓴 결과 한달 남짓하여 점차 나아가고 다만 몸이 나른하고 얼굴빛이 누른고로 다시 「十全大補湯」에 五味子, 麥門冬을 가입하여 服用시켰더니 완치되었다.

* 어떤 婦人이 성질이 사나워 발끈발끈 신경질을 잘 내었는데 産後에 입술이 부르트고 열이 있는 것을 어떤 의원이 「淸熱敗毒散」을 썼다. 그랬더니 입술이 더욱 惡化되어 종기가 나고, 저녁만 되면 열이 오르며 月經도 순조롭지 못하였다. 두번째 처방으로 火를 내리고 가래가 없어지는 약을 쓰면서 적게 먹고트림을 하도록 하였더니 이번에는 대변이 좋지 않고 입술에서 핏물이 흐른다. 또다시 理氣하여 消導하는 약을 쓰매 이번에는 가슴이 답답하고 머리와 눈이 맑지 못하며, 입술의 종기가 더욱 惡化되고 月水가 나오지 아니한다. 또다시 胃를 淸하게 하고 經血이 나오는 약을 쓰니 이번에는 四肢가 또 나른하고 熱이 오르며 입안의 침이 마른다. 어떤 의원이 이 환자에게 月經이 통하는 약을 쓰려 하는 것을 내가 말리며 말하기를 病은 근본 七情이 맞지 않으므로 인해서 肝과 脾가 손상된 가운데 또 약으로 그것을 치게 하였으니, 元氣가 더욱 허해진 것이니 당연히 음양을 함께 補함이 옳다 하고「濟生歸脾湯」에 「逍遙散」과 「補中益氣湯」을 합하여 썼더니 원기가 점차 회복되어 모든 증세가 치유되었다.

○ <u>薑黃散</u>=血이 엉켜 막히고 가슴과 배가 찌르는듯 아프며 배가 膨脹하고 열이 오르며 입안이 마르는 증세를 치료한다.

· 薑黃 · 當歸(酒拌) 각 二錢 . 蓬朮(炒) . 紅花 . 桂心 . 川

芎 . 玄胡索(炒)· 牧丹皮 각 五分

이상을 삶은 물에 술을 반쯤 타서 복용한다.

○ 醋附丸=원 臟腑가 허하고 冷하며 月經이 고르지 못하고, 현기증이 있고 음식맛이 없고, 寒熱의 변화가 있고, 뱃속이 갑자기 아프고, 赤白帶下가 있거나 가슴이 두근거리고, 까닭없이 우울하고, 中이 虛寒하고, 胎氣가 튼튼치 못한 증세에는 식초에 香附 半觔을 다려 말린 뒤 가루를 만들어 초나 풀에 반죽하여 丸을 만들되 桐子 크기만큼 만든다. 복용할 때 한 차례에 三·四十丸을 미음물로 마신다.

補 說 앞에서 말한 증세에 만일 근본 장부가 虛寒하고 손발이 차면 「八味丸」을 쓰고, 손발이 뜨겁고 氣血이 부족하면 「八珍湯」이오, 中氣가 부족하면 「補中益氣湯」이오 脾氣가 부족하면 「六君子湯」이오 脾氣가 답답하면 「歸脾湯」을 쓴다. 만일 例대로 香散劑를 쓴다면 陽氣가 마르고 陰血이 점점 쇠할까 두렵다.

〈참 고〉

○ 加味逍遙散·八珍湯·歸脾湯 - 24頁(4)에 설명이 있음.

○ 加味小柴胡湯 - 이 방문은 24頁 (2)에 있음. ○ 加味四物湯·六君子湯 = 이에 대한 方文은 24頁 (6)에 있음.

○ 八味丸·六味丸 - 二方은 24頁 (11)번에 있음. ○ 人蔘養榮湯 - 24頁 (3)번에 方文이 있음. ○ 補中益氣湯 - 24의 (10)을 참고.

(6) 月經不通에 대하여

婦人이 매월 치르던 月水가 나오지 않는 원인이 몇가지가 있다. 즉 그의 남편이 술에 몹시 취했거나 음식을 많이 먹은 뒤에 接近하거나, 혹은 婦人 자신이 일을 무리하게 하여 몹시 피로하거나, 혹은 吐血하든지 下血하여 肝腸 및 脾腸이 손상한 까닭이니 다만 그 원인이 된 것을 滋養하면 月經水가 자연 통하게 된다.

만일 소변이 불리하거나 머리가 어지럽고 아프거나 허리와 등이 아프고 발이 차고 아프거나 할 때 오래 방치해 두면 血이 내부에서 응결되어 血病이나 積病(피가 뭉치는것)으로 발전한다. 그리고 또 만일 소변에 血水가 섞여나오고 脾胃가 허약하여 꽉 막혀서 月經이 불통되는 경우 마침내는 水腫으로 변한다. 또는 脾氣가 허약해서 水를 제어하지 못하면 그 水가 살을 적셔 종기로 변한다. 이럴때는 그 津液을 보충하고 脾胃를 크게 補해야만 생명을 보전하게 된다.

補 說 經水는 즉 陰血이다. 衝脈과 任脈에 속하여 위로는 乳汁이 되고 아래로는 月水가 되어 나온다. 그런데 月水가 제대로 나오지 못하는 것은 脾가 허하여 血을 생해주지 못하는 원인도 있고, 또는 脾가 허하여 血이 流行치 못하므로 月經不調한 경우, 또는 胃火가 血을 마르게 하는 경우, 脾胃에 이상이 생겨 血이 부족한 경우, 화를 몹시 내어 肝을 상하므로써 血이 부족한 경우, 腎水가 부족하여 肝을 생하지 못하므로 血이 부족한 경우(腎은 水요 肝은 木이므로 肝木이 腎水의 生을 받지 못한다는 뜻) 또는 肺氣가 허하여 血을 流行시키지 못하는 경우 등의 여러가지 原因이 있다.

치료법은 脾가 허약해서 血을 생하지 못한 원인이면 調和하여 보충시키고, 脾가 허하여 血이 流行치 못하는 환자는 잘 調和하여 脾를 補하고, 胃火로 인해 月水가 流行치 못하는 환자는 血을 맑게 補하고, 脾胃가 손상되어 月水가 나오지 않는 환자는 몸을 따뜻이 하여 補하고 과로로 心血을 상하여 지장이 생긴 환자는 몸을 편히 하여 補하고, 화를 내어 肝에 지장이 생긴 환자는 마음을 평화롭게 가져 補하고, 肺氣가 허하여 月水가 나오지 않는 환자는 脾胃를 補하고(脾胃土가 肺金을 生함), 腎이 허하므로 원인이 된 자는 脾·肺를 補한다(脾土는 肺金을 生하고, 肺金은 腎水를 生해주는 까닭임)

經에 이르되 『그 肺를 손상한 사람은 그 氣를 補益하고, 그 心腸을 손상한 자는 그 榮衛를 고르게 하고, 그 脾를 손상한 자는 그 음식을 조화한다』 하였으며 뿐 아니라 몹시 춥거나 몹시 더위로 인해 肝을 손상케 한 자는 그 中(脾胃)을 補하고, 그 腎을 손상한 자는 그 精을 補益시켜야 한다.

◎ 治療經驗

* 어느 婦人이 있었는데 구미가 없어 먹지를 못하면서도 헛배 부르고, 우울증이 심하며, 몸의 열이 높다. 어떤 의원이 이 부인에게 「人蔘養胃湯」을 썼으나 더욱 심한지라 다음에는 「木香檳榔丸」을 쓰니 설사하고, 가래가 자주 나오며 뱃속이 뿌듯하고 더욱 구미가 떨어졌다. 그래서 이번에는 「二陳黃連厚朴湯」의 類를 써 보아도 그전 증세가 더해지고, 배가 膨脹하여 먹지를 못하고 月經조차 없다. 이 말을 듣고 나의 생각에 이

는 胃氣가 손상된 까닭이라 하여 「補中益氣湯」에 茯苓·半夏를 加味해서 三十여제를 服用시킨 결과 脾胃가 튼튼해지고 모든 증세가 나았으며, 또 三十여제를 계속 쓰니 月經이 자연 行하게 되었다.

* 어느 婦人의 경우다. 조금만 먹어도 배가 부르고 입에서 신물이 나온다 하여 누가 枳朮丸을 써 보았으나 呑酸症이 더욱 심하여 날이 갈수록 음식을 더욱 못먹는데다 가슴이 답답하고 다리가 쑤시고 아프며, 찬바람을 겁내므로 이번에는 「養胃湯」 한 제를 썼더니 역시 정갱이가 아프고, 이어서 二劑를 복용한즉 다리와 무릎에 浮腫이 생기고 月經조차 없다 한다. 내가 말하기를 이는 脾의 관계라 허하고, 濕하고 熱한 것이 아래로 몰렸으니 새벽에「四君子湯」, 「二陳湯」, 「芎歸湯」을 쓰도록 하고 일년 뒤에 위 三湯에다 「越鞠丸」을 더 복용토록 하였더니 口味가 점점 돋고 모든 증세가 나아간다 하므로 또 「歸脾湯」과 「八珍湯」을 두달간 썼더니 月經이 비로소 정상적으로 나왔다.

* 어느 婦人은 그 성질이 몹시 욕심이 많고, 생각이 많아 이모저모로 신경쓰는 일이 많았는데 月經이 없어지고 가슴이 더부룩하여 답답하며, 헛배 부르고 음식맛이 없고, 입안에 신물이 생겨 침을 자주 삼킨다는 것이었다. 이는 中氣가 虛하고 冷한 관계라 생각하여 「補中益氣湯」에 砂仁·香附子와 불에 구운 생강을 가입해서 二劑를 쓰니 음식을 먹기 시작하였고, 다시 「六君子湯」에 川芎·當歸·貝母·桔梗·생강·대추를 가입해서 二劑를 더 쓴즉 脾胃가 건강해지고 月經이 순조로와졌다.

* 어느 婦人의 經驗이다. 본래 胃火가 있어 淸胃散을 먹고 편

안하더니 뒤에 노동으로 인해 몸이 지쳐서 입이 마르고, 內熱이 있으며 몸이 여위고, 月經도 없어졌다.

이는 다른 원인이 아니다. 胃火가 陰血을 건조시킨 까닭이라 생각하고 「逍遙散」을 쓰고 丹皮와 볶은 山梔를 가하여 胃熱을 맑게 하며 「八珍湯」을 써서 茯苓·遠志를 가입 脾血을 보양한 결과 經度가 자연 行하였다.

* 어떤 婦人은 학질을 오래 앓아 몸이 허약해지고 內熱이 있는데 더욱이 저녁이면 식은 땀이 나오고 음식맛도 없으며, 月事도 行치 아니하므로 어떤 의원이「通經丸」을 복용시켰으나 虛한 증세가 심하였다. 내가 말하기를 이는 虛한 관계로 학질에 걸렸고, 학질 때문에 月經이 닫힌 것이다. 하고는 「補中益氣湯」과 「六味地黃丸」을 각각 百여제를 복용시켰더니 학질이 낫고 따라서 月經이 자연 나오게 되었다.

* 어떤 婦人은 오래도록 학질을 앓았는데 증세가 발하면 經血이 끊기고 몸이 허약해지며, 脈은 크게 뛰고, 머리가 아픈데다 구미가 떨어지고, 설사에 소변이 자주 마렵고, 입이 마르고, 입술이 터지고, 열이 있고, 헛배가 부르다는 것이었다. 이는 오랜 학질로 인해 正氣가 허약해지고 陰火만 旺盛한 까닭이다. 이에 「補中益氣湯」을 썼더니 학질이 즉시 나았지만 때때로 두통이 있다 하므로 蔓荊子를 加入한즉 두통이 멈추었고, 또「六味地黃湯」을 복용시키니 月經이 순조롭게 行하였다.

* 한 婦人은 고된 일로 인해 귀가 울고 머리가 아프며, 몸이 나른하고 무겁다 하므로 「補中益氣湯」에 麥門冬, 五味子를 가입하여 복용시켜 보았더니 곧 나았다. 三年 뒤에 아들을 낳았는데 음

식과 노동으로 인해 그 전 증세가 재발하여 더욱 심하고, 月經이 없으며 저녁만 되면 열이 있고, 식은땀이 흥건하게 흐른다. 하므로 「六味地黃湯」과 「補中益氣湯」을 지어 주었더니 즉시 치유되었다.

* 婦人이 본래 胃臟이 약했는데 친정 어머니 喪을 당하여 너무 슬피 울다가 그만 吐血하고 해소하며, 열이 있고 식은땀이 나오고 三개월째 月經이 없다 한다.

『사람이 너무 슬퍼하면 肺가 상하고 너무 고민하면 脾가 상한다.』 말해주고 「補中益氣湯」에 桔梗·貝母·知母를 加入해서 아침에 먹도록 하고 「歸脾湯」은 저녁에 먹도록 이르고는 다시 「地黃湯」을 보냈더니 곧 나았다고 소식이 왔다.

* 연주창을 앓는 婦人이 잠을 제대로 들지 못하며, 두달에 한차례 정도만 經度가 있는 것을 잘못하여 「通經丸」을 먹고는 통 잠을 못자고, 오전은 오한이 나고 오후에는 열이 오른다는 말을 듣고 나는 이 환자는 너무 신경쓰고 고민 같은 것을 많이 해서 脾血이 손상된 것이라 생각하고 「歸脾湯」 材料로 丸을 만들어 먹이고 오전에는 「六君子湯」에 오후에는 「逍遙散」을 먹였더니 두달 남짓하여 잠을 잘 자고, 반년만에 月經이 매월 行하였으며 일년쯤 지나 연주창이 완치되었다.

〈참 고〉

○ 補中益氣湯＝24의 (10)을 참고. ○ 四君子湯·六君子湯＝24頁(6)에 기록. ○ 二陳湯＝24頁의 (5)를 참고 ○ 越鞠丸－6頁 (7)에서 참고 ○ 歸脾湯·逍遙散·八珍湯＝三方은 24頁 (4)에 참고

ㅇ淸胃散＝24頁 首論을 참고.

(7) 養 生 論

初虞世가 이르기를『여자는 十四세에 天癸(月水)가 이르고 任脈이 통하며 月經이 시작되므로 十四세에서 아이를 임신할 수 있다. 天癸는 物의 자연의 현상이오 달을 주기로 이르기 때문이며 經이란 항상 있음으로 일컬음이다. 그런데 月經이 약 三十日을 週期로 行함이 정상적인 經度이므로 주기보다 빠르게 이르거나 늦게 이르는 것을 病이라 한다. (사람에 따라 週期의 차이는 있지만 그 사람 그 사람이 一定한 기간에 月水가 오는 것은 비록 三十日이 못되는 週期, 또는 三十日을 一二日 넘기는 週期라도 日字가 늦거나 빠르지 않으면 經度가 정상적인 주기로 오는 것이 된다는 것을 알아두어야 한다.)

만일 榮養하는 血이 百骸를 滋養하지 못하면 머리털이 빠지고 얼굴 빛이 누리며, 신체가 허약해지고, 체내가 燥해진다. 만일 燥한 기운이 성해지면 金이 邪를 받게 되고(燥는 火이므로 火克金 하는 까닭임) 金이 邪를 받으면 咳嗽(기침)하고 肺가 헐고 병드는 것은 必然한 일이다. (肺와 기관지는 金에 속하기 때문임) 다만 胃의 壯氣를 助해 주면 榮血이 생기고 月水가 자연 생기리니(土生金 즉 胃土가 肺金을 生함) 모름지기 음식을 삼가고 七情을 조화하되 너무 성질내거나, 너무 기뻐하거나, 너무 공포심을 갖는 것 등은 좋지 않다. 그러므로 神氣를 보전하면 月水가 생함을 얻고, 만일 갑자기 성질내면 氣가 거슬려 月經이 닫혀 行치 않는다. 이럴 경우에는 마땅히 氣를 行하고 破血하는(닫힌 月水가 열리는)약제를 써야한다.』

補 說 劉宗厚 先生이 이르기를 『榮은 水穀의 精이다. 五臟을 조화시키고 六腑에 공급하여 나간 뒤에 脈으로 들어간다. 榮(營養)의 근원이 끊임없이 와서 脾에서 化生하고 心臟에서 總統되며, 肝에서 받아 간직하고 肺에서 선포하며, 腎에서 새어 일신을 축여준다. 따라서 눈은 이를 얻어 볼 수 있고, 귀는 이(榮)를 얻어서 듣고 손이 이를 얻어서 움직이고, 발은 이를 얻어서 걷고 五臟은 이를 얻어서 液이 생기고, 六腑는 이를 얻어서 氣를 생한다. 榮이 脈으로 注入하는바 부족하면 맥이 거칠게 뛰고 넉넉하면 脈이 實하다. 그러므로 항시 음식으로 영양을 보충하면 陽과 陰이 生長하고 이것이 변하여 血이 되고 모든 經이 이로 인하여 제 구실을 한다. 즉 百脈이 長養한다. 血이 耗損되어 고갈하면 百脈이 정지되어 죽고마는 것이니 조심하지 않으랴. 만일 陰氣가 한 번 상하면 변증이 백방으로 생긴다. 상한 陰氣가 위에서 行하면 코피가 나오고 아래에서 쇠하여 마르면 들피병(癃閉ㅡ 마르는 병)이 생기며 血이 창자에 새면 腸風이오, 虛한 陰을 陽이 치면 中이 崩壞될 지경에 이르며, 습기가 훈증(蒸)하고 熱이 瘀血(피가 뭉치는 병)되게 하면 帶下症이 있고, 熱이 극심하여 腐化(썩음)하면 고름피가 되고, 火(熱)가 극하면 血色이 검붉고 熱이 陰氣보다 세면 瘡病이 되고, 濕氣가 血에 막히면 가려운 증세와 두드러기가 생기고, 이 병이 위로 올라가면 건망증이오 아래로 침범하면 狂症이 발생한다.

○ **琥珀散**=心臟과 脾臟사이(명치)가 아프거나 가슴과 배의 통증과 月水가 나오지 않을 경우 등의 증세를 치료한다.

* 烏藥 二兩, 當歸(酒製) 一兩. 蓬朮(醋製) 一兩

이상을 가루로 만들어 한차례에 二錢씩 따뜻한 물에 타서 복용한다.

○ 萬病丸＝月經이 막혀 나오지 않는 것과 臍腹(배꼽부근)의 통증 및 解産 뒤의 어혈병(癥瘕—뱃속의 뭉치가 풀리지 않고 있는 것, 즉 적병)을 치료한다.

* 乾漆(볶아서 靑白 연기가 나면 된다.), 牛膝(술에 담구었다가 불에 말린다.) 각 一兩씩.

이상을 합 二兩重을 가루로 만들어 生地黃汁 一升에 混合 사기에 담아 열이 새지않게 달여가지고 膏를 만들어 오동열매씨만큼 丸을 지어 空腹에 매번 二十丸씩 미음물로 삼킨다.

○ 紅花當歸散＝經度가 없고 허리와 다리가 아프며, 배가 뜬뜬하고 뭉치같은 것이 있는 증세를 치료한다.

* 紅花・當歸尾(술에 잰 것), 紫葳, 牛膝(술로 만듬), 甘草(炙), 蘇木 각 二錢과 白芷, 桂心 각 一錢半, 赤芍藥(炒) 一兩, 劉寄奴(뿌리를 잘름) 五錢.

이상을 作末하여 한차례에 三錢씩 복용한다.

(8) 處女의 月水不通

衝脈과 任脈은 胞 안에서 일어나 經脉의 海(모이는 곳)가 된다. 手太陽小腸과 手少陰心經 두 經이 表裡가 된다. 여자는 二七(十四세)에 天癸(經血)가 이르러 腎氣가 盛하고 衝脈 任脈이 유통한다. 經血이 이미 채이면 때를 맞추어 月水가 내리는 것이다. 그렇지 않으면 月水不通이라 한다.

補 說 月水不通이 만약 陰血부족이 원인이면 「四物」에 人蔘·茯苓을 쓰고, 怒氣로 因해 肝血을 상한바 되면 「加味逍遙散」을 쓰며, 怒氣가 맺혀 脾腸을 상했을 때는 「加味歸脾湯」이오, 肝火가 성하면 「加味小柴胡湯」이며, 胃經에 熱이 누적되면 「加味淸胃散」을 써야 한다. 기타는 앞서 설명한 내용을 參考하라.

〈참 고〉

○四物湯＝24頁 (6)을 참고 ○加味逍遙散, 加味歸脾湯＝이상 二方은 24頁 (4)를 참고 ○加味小柴胡湯＝24頁의 (2)를 참고할 것.

(9) 月水不通의 副作用

寇宗奭이 말하기를 『대개 사람이 생겨나면 氣血로 생명의 근본을 삼는다.』 하였다.

사람의 病은 먼저 氣血을 손상하므로써 病의 원인이 되지 않는 경우가 별로 없다. 性의 경험이 없는 處女와 童男이 만약 번뇌가 마음을 떠나지 않고 근심이 지나치면 피로로 인해 氣血이 손상되므로써 神色이 나빠지고, 女子는 月水가 먼저 닫히게 된다. 사람이 지나치게 근심 번뇌하거나 신경을 많이 쓰면 心腸이 상하여 피가 거슬러 올라가고 枯竭되며 神色이 좋지 않고, 여자는 月水가 닫혀 行하지 않는다. 또는 心腸이 병들면 脾를 滋養하지 못하므로 口味가 없어진다.(心火가 脾土를 生하지 못함) 따라서 脾가 허하면 肺(金)가 손상되므로 咳嗽하고, 이어서 腎水가 끊어지면(肺金이 腎水를 生치 못하는 까닭) 木氣가 榮盛치 못하며(腎水가 肝木을 生하지 못하는 까닭) 四肢가 나른하고 게을러진다. 그러므로 걸핏 성질을 잘내고 터럭의 윤기가 없으며 筋骨이 마비되는 것이니 만일 五臟까지 상하는 지경에 이르면 주검을 면치 못한다.

그러므로 제 스스로 마음을 고쳐 바로 잡아 마음(心)을 편안케 하고 藥으로 약한 곳을 보충하면 생명을 잃지 아니한다. 멋모르고 靑蒿나 䗪蟲 따위의 藥과 血을 식히고 血을 流行시키는 藥은 절대 쓰지 말고 「栢子仁丸」과 「澤蘭湯」을 써서 陰血을 補하고 虛火(근심으로 엉킨 火)를 제거해야 한다.

補 說 五穀이 胃로 들어가면 찌꺼기와 津液과 眞氣(宗氣)의 세가지로 分類된다. 그 가운데 眞氣가 胸中에 간직되었다가 목구멍으로 나와 心腸과 肺腸을 貫通하여 呼吸作用을 하게 된다. 氣를 충족하게 하는 것이 그 津液을 감추어 脈으로 注入시키고, 化하여 피가 되어 안으로 五臟六腑를 기르는 것이다. 모르고서 만약 苦寒의 성분의 약제를 쓰면 다시 胃氣를 상하여 반드시 일어나지 못한다.

◎ **治療經驗**

* 어떤 처녀가 연주창(瘰)으로 오래도록 앓고 있는데다 月水가 끊어졌으며 高熱에 기침이 잦고 입맛이 떨어졌다. 이를 어떤이가 「通經丸」을 쓰려하는 것을 내가 말리며 『이 증세는 본래 타고난 元氣가 부족해서 血이 모자란 까닭이니 오직 氣와 血을 기르고 津液을 補益해 주면 月經이 자연 行할 것이다』 하고 일러주었다. 그랬더니 속한 効驗을 보려고 「通經丸」을 쓰는 것을 내가 또 이르기를 『이는 이 환자의 병을 치료하는 방법이

아니다. 이 通經丸은 억세고 독한 약제이므로 陽火를 크게 돕는 効果가 있을 뿐이다. 陰血이 이 약제를 얻으면 불규칙하게 流行하고 脾胃는 陽火의 작용으로 더욱 虛하리라.』고 말해 주었으나 듣지 않고 通經丸을 쓰더니 내 말과 같이 그녀는 經血이 걷잡을 수 없이 나왔고 음식을 더욱 먹지 못하다가 결국 치료되지 못하고 말았다.

〈참 고〉

○柏子仁丸=柏子仁을 볶아 가루로 만들고, 牛膝로 술을 담그며, 卷栢 각 半兩씩과 澤蘭 一兩을 가루로 만들어 오동열매(梧子)만큼 丸을 지어 한 차례에 三十丸씩 空腹에 미음물로 먹는다.

○ 澤蘭湯=澤蘭葉 二錢, 當歸·芍藥(볶은 것) 각 一錢, 甘草(炙) 五分을 물에 달여 복용한다.

○ 劫勞散=숨차고 기침, 식은땀 나는 경우와 몸이 여위고 가래침이 붉은 빛을 띠어 나오거나 혹은 肺가 허약한 증세에 효험이 있다.

「劫勞散」은 白芍藥(볶은 것), 黃耆(볶은 것) 甘草(炒) 人蔘 五味子(炒), 當歸, 半夏(薑製), 白茯苓·熟地黃(自製), 阿膠(炒)각 五分

위 약을 생강과 대추 삶은 물에 달여 하루에 세차례 먹는다. 시골에 사는 楊元昇이란 사람의 딸이 시집갈 나이에 위에 論한 증세가 심하여 생명이 위태롭게 되었으나 듣는 약이 없었는데 우연히 名醫를 만나 위의 處方을 얻어 三十餘劑를 먹고는 病이 完治되어 다시는 발병하지 않았다고 한다.

(10) 血枯病에 대하여

어떤 女人이 병들었는데 그 증세는 갈비뼈 부위의 가슴이 뿌듯하여 무엇이 꽉 차인듯 답답하고 식욕이 없는데다 음식을 당하면 먼저 비릿한 냄새가 풍겨 역겨웁고, 입안에서 맑은 침이 흘러 나오며 四肢가 아프고 눈이 어둡고 때때로 위로 피를 토하기도 하고 아래로 쏟기도 하는바 이러한 증세를 「血枯病」이라 한다.

이 병의 원인은 젊은 시절에 피를 많이 쏟은 일이 있거나 혹은 술에 만취한 몸으로 男女 잠자리를 하게 되면 胃臟과 肝臟을 상하므로써 발생한다. 간장이란 血을 간직하는 기관인데 天一(腎水)의 氣를 받아(水生木) 滋養시키게 된다. 이 肝經이 위로 膈(격一心臟과 脾臟의 중간 명치)을 지나쳐 갈비뼈 부위까지 퍼지는데 만약 피를 많이 쏟거나 精을 심히 泄하여 잃으면 肝氣가 자연 상하고 肝의 피가 말라 영양 부족이 되고, 가슴 부위의 腸이 가득하고, 뿌듯하고 답답하여 음식 소화에 지장이 오며, 肝病이 脾經에 전해지므로 음식에서 비린냄새가 나고 맑은 침이 나온다. 만약 肝病으로 肺에 지장이 오면 나쁜 피로 化하여 肝에 간직하지 못하고 四肢가 아프며 눈이 침침하고 때때로 피를 입으로 토하거나 아래로 쏟게 되는 것이니 이는 肝病에 陰血이 상한 까닭이다.

補 說 앞 글에서 말한 증세는 음식과 몸의 活動이 좋지 못하여 脾胃가 허약해지고 상한 것이므로 당연히 化하는 근원인 肺·肝을 滋養함이 옳다. 그러므로 「烏賊丸」등속의 약을 쓰되 만

약 脾土가 虛하고 冷하여 능히 血을 生하지 못하면 命門의 火를 補養해야 한다. 이 경우 만일 燥한 약제를 쓰면 鬱火가 안에서 작용되어 津液이 火에 말라 없어진다. 의당 열을 맑히고 血을 길러야 한다. 또는 만약 脾胃가 손상되고 氣血이 虛하거든 中을 補하여 氣를 도울 것이며, 혹은 胃가 熱하여서 中이 모손되고 血液이 모손되거든 脾胃의 熱火를 맑혀야 하며, 혹은 大便이 굳어 用便이 힘들거나(便秘), 小便이 맑고서도 月水가 나오지 않을 경우는 胞絡의 火를 맑게 해야 한다. 또는 勞病으로 心火(심장)를 상하고 血이 말라 月水가 없으면 심장을 補하고 血의 영양을 보충해야 한다.

前 (3)頁의 치료법을 참고하라.

◎ **治療經驗**

* 어느 婦人이 血崩(內臟의 핏덩이가 상하여 피를 쏟음) 으로 인하여 몸이 마르고 음식이 입에 들어가면 비린내가 나며, 입안에서 맑은 침과 느른한 液이 흘러나오고 조금만 먹어도 헛배가 불러 거북하니 이는 바로 **血枯症**이란 증세다. 肺·肝이 손상되었으므로 「八珍湯」과 「烏賊骨丸」을 두달간 같이 복용시킨 결과 우선 月水부터 나왔고, 百여제를 쓴 뒤에 完全히 치료되었다.

ㅇ 烏賊魚骨丸

- 烏賊魚骨(껍질 벗긴 것)四兩, 藘茹 一兩.

이상의 약제를 참새알에 빚어 팥낱 크기만큼 丸을 지어 한 차례에 五丸 내지 十丸씩 저린 물고기 삶은 물로 식사 전에 먹은 뒤에 밥을 먹는다.

○ 熟地黃湯

- 熟地黃(自製), 澤蘭葉, 白茯苓, 人蔘, 五味子(杵炒), 附子(싸서 그을림), 禹餘粮(製), 當歸(酒製)

  이상을 각각 五分씩 作末하여 한차례에 三錢씩 물에 달여 空腹에 먹는다.

〈참 고〉

○ 八珍湯=方文은 24頁의 (4)를 참고.

○ 茯苓補心湯=婦人의 心氣가 虛하고 모손되어 血을 主管하지 못하고 또는 肺를 제어하지 못하므로(弱한 心火가 肺金을 制하지 못함) 肺金이 肝木을 克한다. 그리하여 肝이 이미 손상되면 血을 저장하지 못하므로 精血이 점점 枯渴되므로써 經度도 고르지 못하다.

이 「茯苓補心湯」은 오로지 心元의 虛함을 補하고 그 肺氣를 눌러 榮衛(不足한 것을 보충하여 보호함)함을 조화하고 血脈을 滋養시켜주는 藥劑다.

前의 方文은 參蘇飮 안에서 木香을 빼고 四物湯과 같은 比率로 조화하여 생강, 대추를 넣고 달여 따뜻할 때 한차례에 四錢씩 마신다.

(11) 月水不利에 대하여

婦人이 月水가 좋지 않음은 고된 일을 하여 몸이 너무 피로하여 氣血을 손상하게 되고, 이에 따라 몸이 허약하여 風寒氣가 胞안에 침범하므로써 衝脈과 任脈이 상한 까닭이다. 만일 寸脈이 자주 뛰고 關脈이 잠겨 뛰는듯 마는듯 한다면 이는 肝에 지장이 생긴 것이며, 兼하여 腹痛이 있고 털구멍에 부스럼이 나며 尺脈이 미끄럽게 뛰면 비록 血氣가 實할지라도 經絡이 좋지 않은 관계다. 또는 尺脈이 끊어져 뛰지 않고 겸하여 小腹이 허리의 통증을 유발하고 氣가 胸膈(명치)에 壓迫을 加하기도 한다.

補 說 앞에서 말한 증세는 肝經과 膽經에 속하는 病이다. 肝·膽이 서로 表裡가 되어 몹시 신경질을 부리거나 怒氣가 심하면 이 두 經을 상하게 하는 까닭이다. 만일 이 두 經에 風氣가 침입하거나 熱하면 「補肝散」을 써야 하고, 血이 虛하면 「四物」에 酸棗仁을 가입할 것이며, 腎水가 부족하면 「六味丸」이오, 만약 여러가지 종기나 염증이 생기면 8頁 및 24頁의 치료법에 의하여 약을 쓰면 된다.

- <u>牛膝散</u>=月水不利에 배꼽 부위의 통증이 있으며 아랫배가 허리를 끌어 당기는듯 아프고 가슴이 壓迫感을 느낄 때 치료하는 藥劑다.
  - 牛膝(酒製), 桂心, 赤芍藥(볶은 것), 桃仁(껍질 벗긴 것) 玄胡索(볶은것), 當歸(술에 담근것), 牧丹皮 각 一兩씩과 木香 三錢.

    이 약을 가루로 장만하여 먹을때마다 一錢씩 따뜻한 술에 타서 먹는다. 혹 물에 달여먹을 경우에는 한차례에 三~五錢씩 복용한다.

〈참 고〉

- <u>補肝散</u>=方文은 7頁 (17)에 기록되었음. ○ 四物湯=처방은

24頁의 (6)에 있음. ○ 六味丸=처방은 24頁 (11)번에 있음.

(12) 月經時의 腹痛

婦人이 月經만 있으면 반드시 배 아픈 증세가 있는 것은 風冷氣가 胞絡, 衝脈 등에 침입하였거나 혹은 手太陽과 手少陰經이 상한 까닭이다. 이럴 경우 「溫經湯」 혹은 「桂枝桃仁湯」을 쓰면 되고, 만일 심한 근심 걱정으로 인해 氣가 답답하고 피가 잘 유통되지 않아도 복통이 있는데 이럴 때는 「桂枝桃仁湯」 및 「地黃通經丸」을 쓴다. 또는 血이 엉켜 뭉치(塊)가 되므로써 복통이 원인이면 「萬病丸」으로 치료하면 신효하다.

補 說 月經時 복통의 원인이 風寒(冷한 바람기)이 침입하여 脾藏을 상한 것이면 「六君子湯」에 炮薑(구은 생강)을 가미하여 쓰고, 번민 근심으로 血을 상했으면 人蔘과 蒼朮을 가입하고, 근심으로 氣를 손상한 경우거든 「歸脾湯」에 柴胡, 山梔를 가입해서 쓰고, 우울증과 노기로 인해 血을 손상한 것이 원인이면 「逍遙散」을 쓴다.

◎ **治療經驗**

* 어느 婦人이 月經 週期마다 배가 아픈데다 음식을 먹기만 하면 토하고 사지가 나른하여 기운이 없으며, 熱이 오르고 갈증이 자주 난다고 한다. 이는 본래 氣血이 不足하게 타고난 체질 때문이다. 「八珍湯」 二十여제를 복용하면 치료된다. 이 부인은

이와 같이 쓴 뒤에 차츰 完治되어 자식 둘을 낳더니 二年 뒤에 있어야할 月水가 없고 다시 그 전의 증세가 재발하매 이번에는 「八珍湯」에 「逍遙散」을 겸하여 백여제를 먹고서야 그 병이 말끔히 나았다.

○ 地黃通經丸=月經이 없거나 혹은 產後에 부작용이 있거나 배꼽부위가 아픈데 치료된다.

* 熟地黃(自製) 四兩. 蝱蟲(머리를 잘라 없애고 볶은 것). 水蛭(찹쌀과 함께 볶은 뒤 누릇누릇하면 찹쌀은 골라낸다.), 桃仁(껍질을 벗기고 알맹이) 각 五十枚.

이상을 모두 가루로 만들어 오동열매 크기만큼 꿀에 반죽 丸을 만든다. 空腹에 따끈한 술로 마시되 한차례에 五~七丸씩 먹는다.

○ 萬病丸=方文은 위(1의 (7))에서 이미 설명하였음.

○ 溫經湯=찬 기운이 血室(피가 모인 곳-혹은 肺·肝)에 스며들어 血氣가 엉켜 막히고 배가 아프며 血脈이 잠겨 뛰는듯 마는듯 하는 증세를 치료한다.

當歸, 川芎, 芍藥, 桂心, 蓬朮(食醋에 담근것), 牧丹皮 각 五分과 人蔘, 牛膝, 甘草(말린것) 각 七分을 넣고 물에 달여 먹는다.

○ 桂枝桃仁湯=갑자기 經脈이 멈추고 복통이 심하며, 혹은 心腸이 막혀 죽을지경에 이른 경우와 혹은 經脈이 멈추므로 인해 점점 흙덩이 같은 것이 뭉쳐있으며, 배꼽 밑에 술잔 엎어놓은 것 같이 뜬뜬한 뭉치가 들어있는 것 등을 치료한다.

* 桂皮, 芍藥, 生地黃 각 二錢. 桃仁(껍질벗겨) 七枚. 甘草 一錢.

이상을 생강물로 달여 먹는다.

만약 七情(喜・怒・哀・懼・愛・惡・欲)이 맺혀 血이 氣를 따라 막힌 경우면 이 藥劑를 쓰되 혹 낫지 않거든 「地黃通經丸」을 쓰고, 애당초 血이 덩이처럼 뭉친 환자에게는 「萬病丸」을 써야 한다.

補 說 앞에서 말한 증세가, 怒氣가 심해 肝經에 지장이 생긴 경우라면 「加味逍遙散」을 쓰고, 肝經의 血이 허한 증세면 「四物」에 人蔘・柴胡・蒼朮・牧丹皮를 가입해서 쓴다. 또는 肝經의 血이 熱한 것이 원인이면 「四物」에 牧丹皮를 쓰고, 肝과 腎臟의 虛火로 생긴 병은 「六味地黃丸」이오, 肝脾에 血이 虛하면 「八珍湯」에 牧丹皮를 가입하여 쓰고, 肝・脾가 怒氣로 인해 뭉친 것은 「加味歸脾湯」이오, 氣가 虛하고 血이 약하면 「補中益氣湯」이오, 脾經이 血을 섭취하지 못하는 증세는 「六君子」에 川芎・當歸를 가입해서 쓰고, 肝이 허하여 血을 저장하지 못하면 「補肝散」을 복용한다.

〈참 고〉

○ 六君子湯・四物湯=二方은 24頁의 (6)을 참고 ○ 歸脾湯・逍遙散・八珍湯=이상 三方은 24頁의 (4)를 참고.

(13) 月水不止

婦人이 經血이 멈추지 않고 週期가 아닌 평상시에도 자주 나오는 경우가 있다. 이는 고된 일을 하여 氣血이 손상되므로써 衝脈과 任脈을 상한 원인이 하나이고, 혹은 月經을 치를 陰陽이 조화되지 못하므로써 邪氣가 胞 안에 들어 있어 血海에서 막힌 까닭이다.

이를 치료하는 방법은 오직 元氣를 돋아주면 邪氣가 자연 없어져 병이 낫지만 그 邪氣를 없애고자 直接 邪氣 물리치는 藥劑를 쓰면 도리어 元氣까지 손상되어 좋지 않다.

補 說 앞의 증세에 만약 핏덩이로 엉켜 풀리지 않으면 脾腸을 상한다. 처방은 「歸脾湯」을 쓴다. 그리고 화를 내면 肝을 상하는바 화를 내어 원인이면 「逍遙散」을 쓰고, 肝火가 망동하면 「加味四物湯」이오, 脾가 허약하면 「六君子湯」이오, 元氣가 아래로 빠져내리면 「補中益氣湯」이오, 열이 원기를 傷한 것이면 「益氣湯」에 五味子와 麥門冬(炒)과 黑黃柏을 가입해서 쓴다.

◎ 治療經驗

* 어떤 女人이 나이가 三十세 되도록 자식을 두지 못하였는데 月水가 때 없이 자주 흘러내려 부부간의 잠자리를 못한지가 여러해 동안이었다. 그 남편이 妾을 얻으려고 나를 찾아와 상의하였다. 그런데 내 생각에는 이 女人의 증세는 우울증과 분노 때문에 脾經을 상하여 脾가 허약해지고, 火가 발동하여 血이 經으로 유통되지 못하므로써 肝이 血을 저장하지 못하고, 脾臟이 또한 血을 섭취하지 못함이 원인이었다. 그러므로 이

女人은 肝火를 맑히고 脾氣를 補해야 한다고 생각되어 「加味歸脾湯」과 「逍遙散」을 각각 四劑씩 지어 환자에게 服用시키도록 하고 그 시어머니에게 말해주기를 「이 약만 먹으면 病이 자연 낫고 아이도 낳게 되리니 아들에게 妾을 얻을 必要가 없다 하시오」 하였더니 그 약을 먹고 과연 병이 치료되었을 뿐 아니라 다음해에 아들을 낳았던 것이다.

어떤 婦人은 그 성질이 매우 급하고 신경질이 많아서 역정을 내기만 하면 눈, 귀, 목구멍 , 이, 가슴, 젖에 통증이 발하고 가슴 속이 그득하여 답답하며, 입안에 신물이 줄줄 나오고 입맛이 없고 설사에 月水도 오지 않는다고 한다. 이 모두 肝의 火로 인한 증세로써 肝에 지장이 있으면 몸밖에서도 이와 같은 증세가 나타난다. 脾土가 肝木의 克을 받으면 脾가 허약해져서 신물이 나고 口味가 없으며 설사하는 등 연쇄적 증세가 일어나는 것이다.

이 환자에게 먼저 「四物湯」에 白朮, 茯苓, 柴胡, 山梔(炒한 것) 龍膽을 가입해서 服用토록 하였는데 이 약은 肺를 맑히고 피를 길러 보충하고자 함이다. 다음에 「四君子湯」에 柴胡, 芍藥, 神曲, 吳茱萸·黃連(炒한것)을 가입해서 주었으니 이는 脾土를 補하고 肺를 制하는 약제로써 이 약을 먹고 증세가 점점 나아갔다. 오직 月經만이 오지 않았는데 이는 血分에 열이 있고 脾氣가 아직 虛해 있는 관계다. 이어서 「逍遙散」에 白朮·茯苓·陳皮를 넣어 한가지 약제를 만들고 또는 「補中益氣湯」에 芍藥(酒炒)을 가입해서 겸하여 服用토록 하였더니 끊겼던 經度가 정상으로 行해졌다.

* 또 어떤 婦人은 걸핏하면 성질을 잘 내었는데 月經이 시작되면서 十餘日을 계속 내리다가 결국은 멈추었으나 그런 뒤 부터는 기간이 없이 아무때나 經血이 새어 나고 또 이로부터 몸이 수척해지고, 나른하여 움직이기 싫어지고, 입이 마르고 內熱 있고, 식은 땀이 나오고, 저녁이면 열이 더욱 심하였다.
이러한 모든 증세는 다 肝脾에 지장이 생겨 元氣를 돋아주지 못하는 까닭이다. 人蔘·黃耆·當歸·蒼朮·茯苓·棗仁·麥門冬 五味子·牧丹皮·龍眼肉·甘草(炙)·柴胡·升麻 등을 넣고 달여먹은 뒤 完治되었다.
* 어떤 婦人은 홀로 있게 되어 회포를 풀지 못하고 많은 세월을 보냈는데 배가 부르고 잠이 적으며, 음식은 본래 적게 먹는 터였으며, 가래와 침이 자주 나오고 經血이 때 아니게 자주 나왔다.
이는 脾가 血을 거느리고, 침(涎)을 만들어내는데 이 주인공이 우울증과 번민과 슬픔으로 肝을 상하여 그 肝이 血을 섭취해서 근원으로 돌려보내지 못한 까닭이다. 그러므로 「補中益氣湯」과 「濟生歸脾湯」을 써야 한다. 이 환자에게 이상의 약을 服用시킨 결과 쉽게 완치되었다.

〈참 고〉

ㅇ 歸脾湯·逍遙散 - 이상 二方은 24頁의 (4)를 참고 ㅇ 加味四物湯·四君子湯·六君子湯 - 이상 세가지 약제의 方文은 24頁의 (6)에 있음. ㅇ 四君子湯·六君子湯 - 이상의 方文은 24頁 (6)에 기록됨. ㅇ 補中益氣湯 - 24頁 (10)에 기록됨.

(14) 婦人의 殺血心痛

婦人이 피가 덩이로 나오고 가슴이 아픈 증세를 「殺血心痛」이라 한다.

이 증세는 心臟과 脾臟에 피가 부족한 까닭이다. 그리고 젊었을 때 해산후에 피가 많이 쏟아져 나와 가슴의 통증이 심한 증세도 역시 殺血心痛에 속하는 병이다. 처방은 烏賊魚骨을 볶아 가루를 만들어서 식초에 개어 먹으면 신효하고 또는「失笑散」을 복용해도 좋다.

補 說 앞의 증세에 만일 陰血이 耗散되었으면 「烏賊丸」으로 血을 거두고,만일 핏덩이가 풀려나오지 않으면 「失笑散」으로 瘀血을 풀 것이며, 心血이 허약한 환자에게는「芎歸湯」으로 血을 기르고, 가슴이 답답하고, 번뇌가 맺혀 血을 손상하였으면 「歸脾湯」으로 血을 補하라.

◎ **治療經驗**

* 어떤 婦人이 月經 때만 되면 뭉클뭉클한 피뭉치가 쏟아내리고 가슴의 통증이 심한지가 三年이 되었으나 여러가지 약을 써보아도 효험이 없었다. 언제나 통증이 심할 때는 허기증을 느꼈는데 내가 이 말을 듣고 말해주기를 심장(가슴 부위)이란 血을 주관하는 곳이므로 피를 많이 쏟은 관계로 심장의 血 부족으로 인해 이러한 증세가 발한다.』하고 「十全大補湯」에 人蔘·蒼朮을 넣고 달여 三十여제를 복용토록 하니 훨씬 좋아졌고, 이어서 백여제를 쓴 결과 완치되었다.

〈참 고〉

ㅇ 失笑散＝20頁의 (5)에 方文이 기록됨. ㅇ 芎歸湯＝14頁의 (5)를 참고. ㅇ 歸脾湯・十全大補湯＝24頁 (4)에 方文이 있음.

(15) 血崩症

婦人의 衝脈과 任脈 두 脈은 月經하는 脈의 본거지가 되어 밖으로 經絡을 따르고 안으로 臟腑를 보호한다. 만일 陰陽(氣와 血)이 화평하고 經이 아래로 의지할 때 심한 勞役으로 인해 經脉이 상하면 下血을 막지 못하며 심한 경우 까무라친다. 환자를 진찰하여 만일 寸脈이 가날프고 더디게 뛰면 이는 血이 冷한 까닭이니 上焦에 있어서는 입으로 피를 토하고 코피도 나온다. 尺脈이 미미하고 더디게 뛰면 역시 血이 冷함이니 下焦에 있어서는 子宮으로 피뭉치가 쏟아지고 便에 피가 섞여 나온다. 대개 脈은 작게 뛰는 것이 정상적이고, 크게 뛰는 것은 정상적이 못되므로 脈이 크고 자주 뛰면 脾를 補해야 한다.

補 說 經에 이르기를 『陰이 虛하고 陽이 치는 것을 崩이라』 하고 또는 『陽絡이 상하면 血이 밖으로 넘치고, 陰絡이 상하면 血이 안으로 넘친다.』 하였으며, 또는 『脾는 血을 거느리는 기관이오 肝은 血을 저장하는 곳이다.』 하였다.

위와 같은 증세를 치료하는 법은 脾胃가 손상하여 피를 본 근원으로 돌려보내지 못한 것이 원인이므로 「六君子」에 芎歸, 柴胡를 넣어 복용시키고 만일 肝經의 火로 血이 쏟아져 내리면 「奇效四物湯」을 쓰거나 혹은 柴胡・山梔・茯苓・蒼朮을 위 약제에 가입해서 쓴다.

經의 風이 熱하므로 인해 血이 갑자기 흘러내리면 「加味逍遙散」을 쓰거나 이에다 小柴胡와 山梔·芍藥·牧丹皮를 가입해서 쓴다.

역정을 크게 내어 肝火가 발동하면 血이 부글부글 끓다가 下血하는데 이럴 경우에도 「加味逍遙散」에 小柴胡·山梔·芍藥·牧丹皮를 넣어 달여먹인다.

脾經이 맺혀 血이 제 위치로 돌지 않으면 「歸脾湯」에 山梔·柴胡·牧丹皮를 가입하고, 지나치게 슬퍼하여 胞絡을 상해서 血이 흘러내리면 「四君子」에 柴胡·山梔·升麻를 넣어 복용토록 한다.

만약에 피를 입으로 많이 토할 경우 脈의 여하를 따지지 말고 「獨蔘湯」으로 응급조치 시켜야 한다. 몸이 뜨겁고 기침을 하며 맥박이 자주 뛰면 이는 원기가 허약한 증거요. 가열(헛 열)로 인한 脈이니 더욱 人蔘을 써서 溫氣로 補해야 한다.

이상의 모든 증세는 따지고 보면 먼저 脾胃가 손상되므로 인해 발생하지 않음이 없다. 그러므로 脈이 거칠게 뛰면 그 胃氣가 補를 받을 수 있는가를 보아 胃부터 치료하면 다른 증세가 자동적으로 낫는다. 만약 모르고 血을 멈추는 寒冷한 약제를 쓴다면 비위를 상하므로 도리어 血을 섭취하여 근원으로 돌아가지 못하게 하는 결과를 빚어 危險을 더욱 재촉하게 된다.

◎ **治療經驗**

* 大尹벼슬에 있는 王大成의 夫人이 덩이피가 쏟아져 내리는 것을 「四物」과 止血劑를 썼다. 그랬더니 더러는 멈추고 더러는

여전하다. 몹시 성질을 내어 熱이 발했고 이로 인해 피가 그치지 않는 것을 四物과 止血劑가 듣지 않는다. 그리하여 火氣를 내리는 약제를 다시 써 보았더니 앙가슴이 아프고 손과 발이 차다. 나는 이 말을 듣고 이르기를 이는 脾胃가 虛寒한 까닭으로 생기는 증세다. 먼저 「附子理中湯」을 쓰고 몸의 열이 내리고 통증이 멈추거든 「濟生歸脾湯」과 「補中益氣湯」이 적합하다.』 하고는 그대로 복용시켰다. 그랬더니 下血이 멈추고 앙가슴의 통증이 치료되었다. 만약 아픈 증세만 생각하고 脾胃를 補하지 않으면 잘못된 치료법이다.

* 楊永興이란 사람의 부인이 역시 下血이 심하고 가슴의 통증이 있어 「寒涼劑」를 썼으나 그 증세가 더욱 심한 것을 다시 더 복용한즉 가슴이 답답하여 무슨 뭉치가 막힌것 같이 거북하고 아프며 음식도 받아들이지 못하고 높은 열에 입이 마르고 脈이 거칠게 뛰었다.

내가 말하기를 이는 脾經의 氣血이 虛한 까닭이다. 「八珍湯」에 구은 생강을 넣어 따뜻하게 補해야지 늦으면 큰일이다.』 하였더니 그가 믿지 않고 피가 멈추고, 열을 내리는 약제만 계속 쓰더니 虛한 증세가 사방에서 일어나 결국은 고치지 못하고 말았다.

* 어떤 婦人이 얼굴빛이 노랬다가 붉어졌다 하고 혹은 허리와 배꼽의 밑이 아프며 사지가 나른하고, 두 갈비뼈가 뻐근하고, 핏덩이가 콸콸 쏟아져 내리는 증세로 찾아왔다.

이는 脾胃가 손상되어 元氣를 섭취하지 못하고 그냥 빠져 내려간 까닭이며 따라서 相火(小陽)가 습하고 열한 관계다. 그러므로 이 환자에게 「補中益氣湯」에 防風·芍藥·볶은 黑黃栢을 넣어 복용시키고, 간단히 「歸脾湯」을 써서 脾胃를 조화하고 補하였더니 血이 비로소 經으로 돌아가 멈추게 되었다.

* 한 婦人은 분함을 참지 못해 이로 인한 血崩(피가 經으로 돌아가지 못하고 그냥 덩이채 子宮 밖으로 쏟아져 나오는 것, 이하 설명 省略)하는지가 오래 되었다. 따라서 얼굴빛이 푸르렀다 노랬다 붉었다 자주 변하였는데 이는 肝(木)이 脾(土)를 抑壓(木克土)하여 血이 虛한 까닭이다. 그러므로 이 환자에게 小柴胡에 「四物(當歸·熟地黃·芍藥·川芎)을 합하여 肝의 熱火를 맑히고 肝의 血을 生하도록 한 뒤 이어서 「歸脾湯」에 「補中益氣湯」으로 肝의 피를 補하였더니 效驗을 보았다.

이상의 증세가 만약 肝經의 風氣가 熱해서 血이 편치 못하면 防風으로 丸을 지어 위 약제와 같이 복용할 것이며, 혹은 肝經에 火가 발동하여 血이 상하면 볶은 條芩으로 丸을 지어 위 약제와 같이 먹어야 하며, 만일 내부에서 핏덩이가 뭉쳐 돌아다니거든 역시 위 약제에다 五靈脂를 가루로 만들어 鐵器에 살아가지고 술에 타서 먹으면 신효하다.

○ <u>奇效四物湯</u>=肝經의 虛熱과 피가 끓어올라 덩이로 쏟는 병을 치료한다. 當歸(酒拌)·熟地黃(自製)·白芍藥·川芎·河膠(炒)·艾葉(炒)黃芩을 같은 비율로 등분하여 한차례에 四錢씩 물에 달인다.

이 약은 血崩(下血)·血瘕(피가 뭉쳐 積이 된 것)를 치료하고 또는 月經不順에도 좋으며 아이를 낳은 뒤에 앙가슴이 아픈데 치료한다. 또는 五靈脂를 태워 연기가 나지 않으면 이를 가루로 만들어 한차례에 一錢씩 따뜻한 술에 타서 먹거나 혹은 三錢씩 술이나 물이나 童便(어린아이 똥)으로 달여 먹기도 한다.

風熱과 血崩을 치료하는데는 荊芥穗를 등잔불이나 촛불에 태워 가루를 만들어서 童便에 타 먹는다.

○ 獨聖散=肝經의 風과 血崩을 치료한다.

* 防風의 잔 가지를 잘라내고 다듬어서 가루를 내어 식사 전에 二錢씩 복용한다. 또는 술에 白麵을 넣고 물그름하게 삶은 물로 防風가루를 마시면 더욱 効驗이 빠르다.

○ 神應散=血이 虛하여 內熱이 있거나 血이 근원(있어야할 기관)으로 돌아가지 못하고 그냥 덩이가 되어 쏟아져 내리는증세를 치료한다.

* 또는 陳槐花(묵은것) 一兩과 百草霜(솥밑에 붙은 검정)半兩을 가루로 만들고, 紅秤錘를 불에 달구었다가 붉그스럼하거든 꺼내어 술에 담궜다가 식은 뒤에 錘는 꺼낸 뒤 한차례 一·二錢씩 복용한다.

〈참 고〉

○ 四君子湯·六君子湯·四物湯=이상 세가지 方文은 24頁 (4)번을 찾아보라. ○ 歸脾湯·加味逍遙散·八珍湯=이상 세가지 方文은 24頁의 (4)번을 참고. ○ 獨蔘湯=3頁 (13)번을 참고.
○ 附子理中湯=20頁 (8)을 참고. ○ 補中益氣湯=24頁 (10)을 참고.

(16) 帶下症에 대하여

婦女子의 帶下症은 다섯가지가 있다. 解產한 뒤에 胞門으로 바람이 들어가 臟腑로 전해짐을 이름인데 만일 足厥陰肝經을 상하면 血의 빛이 우중충하게 푸르고, 手少陰心經을 상하면 血色이 붉은 津液같으며, 手太陰肺經을 상하면 빛이 白涕(희멀건 한 빛)같고 足太陰脾經을 상하면 그 빛이 폭신 익은 참외빛 같이 누르며, 足少陰腎經을 상하면 그 빛이 죽은피 같이 검다.(즉 肝은 木이니 靑色이오, 心은 火니 赤色이오, 肺는 金이니 白色이오, 脾는 土니 黃色이오, 腎은 水니 黑色이다. 그러므로 肝經이 상하면 靑色이 돋고, 心經이 상하면 赤色을 띠고, 肺經이 상하면 白色이오, 脾經이 상하면 黃色이오, 腎經이 상하면 黑色으로 변한다.)

사람의 帶脈이 허리 사이에 가로질러 마치 띠를 두른 형상으로 있어 病이 이 帶脈에서 생기는 까닭에 帶下症이라 한다.

補 說 徐用誠 先生은 앞에서 論한 증세에 『白帶는 氣에 속하고 赤帶는 血에 속한다.』하였고 東垣 先生은 『血崩을 오래하면 陽氣가 亡한다.』고 하였다. 그러므로 陽氣가 희고 미끄러운 물건의 下流는 꼭 帶脈에서만 생기는게 아니다. 濕痰도 下焦로 흐르고, 혹은 腎經과 肝經의 陰濕한 습이 놀라거나 공포심이 원인으로 肝木이 脾土의 자리를 타고 아래로 내려가기도 하며, 혹은 몹시 그리운 마음으로 인해 筋이 위축되기도 한다.

脉이 가냘프거나 잠기거나 급하거나 거칠게 뛰는 경우에 陽을 補하고 經을 조화해야 한다. 海石과 南星과 積木의 뿌리 껍질을 써서 그 濕痰을 치료한다. 胃를 튼튼히 하고 陽氣를 돋구어 각 經에 나타나는 증세를 약으로 치료하면 된다.

帶下의 빛이 푸른 것은 肝經에 속하므로「小柴胡湯」에 山梔·防風을 가입하여 쓰라. 濕熱이 있고 血이 잘 순환되지 않으며 소변이 붉으면 龍膽을 써서 肝臟의 나쁜 피를 걸러내고, 肝의 피가 부족하거나 燥熱하고 風熱이 있으면 「六味丸」을 쓴다.

帶下의 빛이 붉은 것은 心經에 속하니 「小柴胡湯」에 黃連과 山梔·當歸를 가입해서 쓰고, 생각을 지나치게 하여 肝이 손상된 경우에는 「妙香散」등 속의 약제를 쓴다.

帶下의 빛이 흰 것은 肺經에 속한다. 그러므로 「補中益氣湯」에 山梔를 넣어 쓰면 좋다.

빛이 누른 것은 脾經에 속하니 「六君子湯」에 山梔·柴胡를 가입해서 쓰고 듣지 않으면 「歸脾湯」을 쓴다.

빛이 검은 것은 腎經에 속하니 「六味丸」을 쓰고 氣와 血이 모두 허약해 있으면 「八珍湯」이 좋다.

陽氣가 아래로 빠지면 「補中益氣湯」이오, 濕痰이 아래로 내리면 「四七湯」에 「六味丸」을 兼用하라.

살찐 사람은 痰이 많고 마른 사람은 火가 많다는 대체적인 이론에 구애받지 말고 濕을 마르게 하고 火를 내리는 약으로 가볍게 치료하라.

◎ **治療經驗**

* 한 과부가 있었는데 헛배 부르고 갈비뼈 부위에 통증이 있으며 內熱이 있는 중 저녁이면 열이 더하고, 月經도 고르지 못하고

온 몸이 저리고 마비되는 때가 있고, 가끔 가래를 토한다고 한다. 어떤 의원에게 氣를 맑게 하고 가래를 없애는 약을 썼으나 목구멍이 근질근질하여 거북하고 帶下症이 있어 그 빛은 靑黃色이며, 가슴과 배가 부듯하게 膨脹하거늘 이에 氣가 잘 유통하는 약제를 쓴즉 이번에는 앙가슴이 아프고 몸이 꼬쟁이처럼 마른다.

이는 원인이 우울증과 신경질 등으로 肝과 脾臟을 상함이다. 아침에는 「歸脾湯」을 복용하여 脾臟의 鬱結을 풀어주므로 脾를 生助해주고 저녁에는「逍遙散」으로 肝의 血을 보급함과 동시 肝火를 맑게 하였더니 백여제를 먹고는 이러한 증세가 치료되었다.

* 한 婦人이 오래도록 학질을 앓았는데 열이 오르고 입안이 마르며 몸이 나른하여 권태롭다는 것이므로 이 女人에게 「七味白朮散」에 麥門冬과 五味子를 가하여 大劑로 달여 실컷 먹게 하였다. 그랬더니 조금 나았다가 재발했으나 그전처럼 심하지는 않다고 하는지라, 이어서 「補中益氣湯」에 茯苓·半夏를 가입해서 十여제를 복용토록 하니 그 약을 다 먹고 完治되었다.

* 한 婦人은 현기증이 있고 가래가 자주 나오며, 가슴이 벅차 답답하므로 숨이 차고 구미도 떨어져 밥을 때가 지난 뒤 조금 먹는 정도요, 白帶가 있다는 것이며, 이렇게 二십여년을 지나도록 여러가지 약을 먹어 보았으나 効驗이 없었다고 한다.

이 女人은 氣가 허약하여 痰이 많이 나오고, 미쳐 뱉을 겨를이 없이 저절로 목구멍으로 삼켜지곤 하게 된다. 이 가래 심한 것이 치료되면 帶下도 자연 낫는다 생각하고 아침에는 「六君

子湯」을 쓰고 저녁에는 「六味地黃丸」을 먹도록 하였더니 한 달도 못되어 치료되었다.

* 어떤 婦人은 귀가 울고 가슴이 더부룩하며 熱이 있어 입안이 마르는데다 목구멍 가운데 조그만 核(혹 비슷한 것)이 생겨 음식 삼키기가 거북하며 月經不利에 帶下도 있다 한다.
이는 肝·脾가 鬱結된 탓이다. 「歸脾湯」에 半夏·山梔· 升麻·柴胡를 넣어 같이 달여서 복용토록 하고 간간 「四七湯」을 겸하여 먹도록 하였더니 치료되었다.

* 한 婦人은 입에서 신물이 줄줄 나오고, 헛배가 불러 잘 먹지 못하며, 小便이 저리고 月經이 좋지 않다 하여 어떤 의원이 이 부인에게 「淸氣化痰丸」을 먹게하여 그 약을 먹은즉 무릎에 종기가 나고 오한과 열이 번복되고, 黃白帶下가 나오며 얼굴이 마르고 몸이 무거워 꼼짝하기도 싫다 한다.
이는 그 원인이 脾胃가 모두 허하고 濕痰이 아래로 흘러내리기 때문이다. 「補中益氣湯」에 人蔘·蒼朮을 倍쯤 넣고 茯苓·半夏와 구은 생강을 가입하여 복용시킨 결과 치료되었다.

* 한 婦人은 帶下症에 팔 다리가 힘이 없다는 것이므로 내가 말하기를 『四肢는 土에 속하고 土는 안으로 脾胃에 해당한다. 脾胃가 허약해서 濕痰이 아래로 흘러 섞여 나오는 것이다.』 하고 「補中益氣」와 「濟生歸脾湯」 二가지 약제를 복용시켜 낫게 하였다.

* 한 婦人은 帶下가 黃白色이오, 성질을 내면 앙가슴이 거북하고 구미가 떨어진 것을 어떤이가 消導利氣하는 약을 쓴즉 가래가 생기고 가슴이 부듯하며 대변에 피가 섞여 나온다 한다.

이는 脾氣가 손상하여 血을 이끌어다 근원으로 돌려보내지 못하기 때문에 생긴 증세이므로 「補中益氣湯」에 茯苓·半夏 구은 생강을 가입해서 四劑를 먹였더니 모든 증세가 금시 감소된다. 이어서 「八珍湯」에 柴胡·山梔를 가입해 쓰고는 완치되었다.

〈참 고〉

○ 小柴胡湯= 24頁의 (2)에 方文이 기재되었음. ○ 龍膽瀉干湯= 24頁의 (8)번에 方文이 있음. ○ 六味丸= 24頁 (11) 번에 論이 있음. ○ 妙香散= 3頁 (13) 번에 있음. ○ 補中益氣湯 = 24頁 (10). ○ 六君子湯= 24頁 (6)을 참고. ○ 歸脾湯·八珍湯·加味逍遙散=이상은 24頁의 (6)을 참고. ○ 七味白朮散= 24頁의 (4)를 참고. ○ 四七湯= 12頁의 (7)을 참고. ○ 七味白朮散= 20頁의 (2)를 참고. ○ 四七湯= 12頁의 (7)을 참고. ○ 七味白朮散= 24頁의 (1)를 참고. ○ 白丸子= 3頁의 (4)번 참고.

(17) 血崩과 生死脈

婦人이 血崩으로 인해 핏덩이가 녹아 내리는 증세에 대한 설명은 앞에서 논한바 있다.

여기에서는 脈에 대한 설명을 添加하는바 脈의 크고 작고 빠르고 느린 것으로 환자의 증세를 가늠할 수 있는 것이다. 즉 脈이 탕탕 뛰면 급하고, 크게 뛰면 氣가 虛한 증세다. 급히 뛰면 氣가 寒한데 虛와 寒이 엇갈리면 그 脈은 변하여 정상맥이 아닌 것이다.

婦人은 대개 産後에 帶下가 있어 赤白의 帶下가 멈추지 않을 경우 그 脈을 보아 脈 뛰는 것이 작고 허한듯 하면서도 부드럽게 뛰면 생명에 근심할 것 없지만 만일 脈이 크고 급하고 거칠게 뛰면 살지 못한다. 간단히 말해서 맥이 몹시 급하고 빠르면 죽고, 더디게 뛰면 산다. 또는 尺寸脈이 虛한 이는 血이 漏出하고 脈이 뜬 자는(浮脈) 낫지 않는다.

補 說 위의 증세는 內經에 의한 약간의 뜻을 밝힌 것으로 많은 사람들의 일찍 죽는 命을 구제하는 글이다. 모름지기 胃를 튼튼히 하는 것이 가장 으뜸이다. 胃는 五臟의 本源이오 신체의 根蒂(생명의 꼭지)로써 무엇보다도 胃가 건강의 근본이다. 이 胃에 대한 치료법은 앞에 글과 뒤 글에 있으니 참고하라.

◎ **治療 經驗**

* 나이 七十세된 婦人이 있었다. 본래 肝·脾의 질환이 있어 증세가 발할때 마다 음식을 먹지 못하고, 혹은 명치 또는 中脘이 아프며 설사를 잘하고 소변도 불편하였다.

  나는 이 노인에게 「逍遙散」에 山梔·茯神·遠志·木香을 가입해서 복용토록 하였더니 치료되었다.

  뒤에 그 婦人이 홀어미로 사는 것을 슬퍼하다가 갑자기 붉은 피를 토하고는 본병이 다시 일어났다. 먼저 몸이 나른하고 뒤에는 열이 오른다고 한다. 經에 『번민이 쌓이면 肺가 상하고, 생각을 지나치게 하면 脾가 상한다』 하였으니 이 환자는 脾·肺가 모두 상하여 子母(脾土는 肺金의 母가 되고, 肺는 脾의 子가 된다. 즉 脾土가 肺金을 土生金하는 까닭)가 병을 얻었으니 脾가 손상을 받아 血을 이끌어다 經으로 돌려보내지 못한다.

그러므로 앞에서 論한 藥劑에 볶은 黑黃連 三分, 吳茱萸 二分을 가입하여 주었더니 그 약을 먹고 증세가 없어졌다. 그러나 뒤에 어떤 일로 크게 화를 내다가 붉은 피를 쏟고는 燥渴症에 걸려 곧 죽을 지경에 닥쳤다. 그런데 이 증세를 血脫이라 하는데 치료법은 氣를 補해야 한다. 즉 人蔘 一兩, 蒼朮·當歸 각 三錢과 陳皮·黑乾薑(炒) 각 二錢 또는 甘草(炙)·木香 각 一錢을 넣어 복용시킨 결과 곧 나았다.(이 약은 一劑만 쓰면 된다)

* 한 婦人은 나이가 六十四세 였는데 오래도록 쌓인 근심이 있었고 또는 화를 자주 내어 두통과 寒熱이 발하였다. 봄에 內腫이 있어 流氣(약 이름)를 먹었으나 더욱 심하고 갑자기 經血 같은 피가 흘러내렸으며, 또는 크게 놀래고, 공포증으로 인해 음식맛이 떨어지고 밤이면 잠이 들지 않는다고 했다.

이는 늙은 나이에 血을 잃은 것이 지나쳐 봄에도 肝木을 生하지 못하여 血이 虛하고 火가 燥하여 陰氣가 성하는 저녁이면 열이 오르는 것이다.

經에 『肝은 魂을 감추는 곳이니 木氣가 약하면 魂이 의지할 곳이 없으므로 잠을 자지 못한다』 하였다. 이 증세는 먼저 『逍遙散』에 龍胆草(酒炒)一錢, 山梔 一錢五分을 가입하여 쓰면 된다. 종기의 통증이 즉시 물러났고 이어서 二劑를 쓰고는 종기가 다 나았으며, 다음에 「歸脾湯」에 山梔·貝母를 가입해서 복용시켰더니 모든 증세가 다 나았다.

* 方健甫라는 사람의 아내가 나이 五十에 血崩이 있어 여러가지 약을 써 보았지만 効驗이 없었다. 다음 해에 열이 있고 현기증이 나며 공연히 눈물이 나오고 가래를 토하고, 음식은 조금 밖

에 먹지 못하는 것을 모든 사람들이 이 증세를 火를 치료하는 방법을 쓰니 더욱 열이 심하여 먹지 못한지가 여러날이 되었다 한다.

내가 진찰해본 뒤 『脾胃가 모두 허약한 狀態에 寒藥을 많이 먹였으므로 열병이 멈추지 않고 寒病이 다시 일어났다』하고는 「八味丸」을 복용시켰더니 다음날에 벌써 음식을 조금 먹었고 열이 내리면서 病이 나았다.

다음해 가을에 그 婦人이 피로가 겹친데다 어떤 고민이 생겨 근심하다가 다음해 여름에 본병이 재발하였다. 가슴이 膨脹하고 열이 높고, 척추와 허리에 통증이 있고, 神氣가 답답하고 혹은 內傷이 있으며 더위를 먹고, 血崩하고 便에 피가 섞이고,번뇌하고, 갈증있고, 음식도 못하고, 정신이 흐릿하고 맥박이 크고 거칠고 급하였다.

內臟은 실지로 冷寒한데도 몸 밖으로 熱이 심한 것은 假熱이다. 「十全大輔湯」에 附子 一劑를 가입하여 써 보았더니 죽 三·四 수저를 먹고 血崩이 점점 감해진다. 다시 「八味丸」을 매일 복용하므로써 완치되었던 것이다.

○ 栢葉散=元氣가 허약하고, 핏덩이를 쏟거나(血崩) 下血하는 증세와 오래도록 낫지 않는 白帶下를 치료한다.

栢葉(炒), 續斷(酒炒), 川芎·當歸·生地黃·鱉甲(炙) 龜甲(炙)·禹餘糧.

○ 地黃丸=足三陰이 손상되고 經水가 여러날 오지 않으며 或은 帶下症을 兼한 증세를 치료한다.

* 熟地黃(自製) 山茱萸肉·蕪荑仁 각 一兩. 乾薑(炮) 三

錢. 白芍藥(살짝 구은것)·代赭石 각 一兩. 白殭蠶(炒)·厚朴(薑製) 각 三錢.

이상을 가루로 만들어 梧子 크기만큼 丸을 지어 매번 50丸씩 空腹에 따뜻한 술로 하루 3차례 먹는다.

許學士 이르기를 『婦人이 白帶가 있으면 아이를 못낳으니 곧 치료하라』하였다. 扁鵲(名醫)이 邯鄲(한단ー地名)을 지날 때 어떤 婦人이 이 病이 있다는 말을 듣고 자기가 帶下症을 잘 고치는 의원이라 하며 찾아가서 치료해주었다 한다.

ㅇ 白芷散=下元이 허약하여 赤白帶下가 있거나 혹은 月水가 나오지 않는 것을 치료한다.

· 白芷 一兩. 海螵蛸(燒) 一杓. 胎髮(煆)一團.

이상을 作末하여 한차례 二錢씩 따뜻한 술에 타서 먹는다.

〈참 고〉

ㅇ 東垣益胃升陽湯=血脫(피가 本經으로 流通하지 않고 엉뚱한 곳으로 넘쳐흐르는 증세)을 치료함에는 그 氣를 補益해야 한다. 즉 먼저 胃氣를 補하여 生發하는 氣를 도운다. 그러므로 陽이 生하고 陰이 자란다 하니 모든 甘藥이 우선이다. 세상 사람들이 다 補氣라 하지만 甘이 血을 生하는바 이는 陽生陰長하는 이치다. 그러므로 먼저 胃氣(陽)를 생해주면 血(陰)은 脾經으로 돌아간다. 고로 『脾는 血을 거느린다.』고 하였다.

ㅇ 東垣升麻除濕湯=益胃升陽湯과 升麻除濕湯의 方文은 1頁(17)

에 기록되었음.

- 東垣升陽益胃湯=肺·脾·胃가 허하고 몸이 나른하여 눕기를 좋아하고, 四肢를 제대로 움직이지 못하고, 입이 마르고, 口味가 없고 大便이 나쁘고, 小便이 잦고, 많이 먹지 않아도 소화가 안되고, 오한이 나 몸이 떨리고, 혹은 微熱이 있고, 血崩과 帶下가 있는데 치료하는 약제다.
- 十全大補湯·逍遙散·歸脾湯=이상 三方은 24頁의 (4)에서 참고.
- 八味丸= 24頁의 (11)에서 참고.

(18) 婦人의 白濁과 白淫

婦人의 小便이 白濁(빛이 희고 특특하여 뜨물 비슷한 것)하거나 白淫(휩스름하여 맑지 않고 끈적 끈적한 것)한 경우가 있는데 이는 心臟(火)과 腎臟(水)이 사귀지 못한(火水未濟라 한다.)까닭이다. 즉 心火는 너무 盛한데 腎水가 허약하거나 반대로 腎水는 旺한데 心火가 허약하면 水火 즉 心臟과 腎臟이 서로 도와주는 相濟作用을 못한다. 이렇게 되면 小便에 위 예와 같은 현상이 나타나는데 치료법은 「金鎖正元丹」을 쓰고 만일 심장이 허하면 「平補正心丹」과 「降心威喜丸」을 쓰면 좋다. 만약 신경을 너무 써서 마음이 울적하여 脾臟을 상한 경우에는 「四物湯」을 쓰고, 白丸子를 삼킬 것이며 다시 「烏沈湯」에 茯苓·益智를 가입해서 쓴다.

補 說 이 증세에 만일 元氣가 아래로 빠지면 「補中益氣湯」을 쓰고, 脾胃가 損傷하였으면 「六君子」에 升麻·柴胡를 가하여 쓸

것이며 肝經에 怒火가 侵入하였으면 「龍胆瀉肝湯」이오, 肝經이 虛하면 「加味逍遙散」과 「八珍湯」을 쓰면 効驗이 좋다.

○ 鎖精丸=下元이 허약하고 小便에 白濁이 섞여 나오며 혹은 白帶가 느른하게 흐르거나 小便이 잦은 증세를 치료한다.

* 破古紙(炒) 青鹽·白茯苓(去皮)·五味子(炒)를 等分.

이상의 약제를 모두 가루로 만들어 풀을 술에 개어 오동열매 크기만큼 丸을 지어 한차례 三十丸씩 소금물 혹은 술로 삼킨다.

○ 固精丸=胞의 氣가 虛하거나 차고, 小便이 白濁하며 혹은 때 없이 小便이 자주 마려운 증세를 치료한다.

* 牡蠣(煆)·兎絲子(술에 담구어 쪄서 볶는다.)·韭子(炒) 龍骨(煆)·五味子(炒)·白茯苓(去皮)·桑螵蛸(酒炙)·白石脂(煆)를 각 등분.

이상을 作末하여 酒糊(술과 풀을 갠 것)로 丸을 지어(梧子크기) 매번에 七十丸씩 空心에 소금물로 삼킨다.

〈참 고〉

○ 補中益氣湯=24頁 (10)을 참고. ○ 六君子湯=24頁 (6)을 참고.

○ 歸脾湯=24頁 (4)를 참고. ○ 龍膽瀉肝湯=24頁 (8)을 참고.

(19) 經度의 遲速

許學士 이르기를『婦人의 經脈이 평소 치르던 기간보다 늦거나 기간보다 빨리 오게 되면 허리와 배가 아프고, 혹은 七七(四十九日)이 다 되어서야 月水가 行하면「當歸散」을 복용하라』하였다.

補 說 이와 같은 증세에 肝과 腎이 허하고 열이 있으면「當歸散」을 쓰고, 肝血이 허하고 열이 있으면 「四物湯」에 柴胡· 山梔·牧丹皮를 가하여 쓴다. 肝火가 안으로 動하면 小柴胡에 山梔·牧丹皮를 넣어 복용하고, 肝에 火血이 燥하면 「加味逍遙散」을써야 하며, 脾經에 鬱火가 있으면 「歸脾逍遙湯」을 겸하여 복용한다. 그리고 만약 肝이나 腎臟이 휴손되면 「歸脾六味」를 겸하여 복용하라.

이상의 方文은 月經이 빠르거나 느리거나 하여 주기가 일정치 못한 경우에도 처방이 같다.

◎ **治療經驗**

* 한 婦人이 나이가 五十인데 內熱이 있고 저녁이 되면 熱이 더 하며 月水는 두달 내지 석달 건너 한차례만 이른다 하니 이는 원인이 血이 虛하고 열이 있음이다. 「逍遙散」에 山茱萸를 加하여 치료하면 낫는다. 뒤에 가래가 심하고 갈증이 있으며, 小便이 나쁘고 白帶가 나오며 현기증이 있어 「六味丸」을 복용시킨 결과 말끔히 나았다.

ㅇ <u>當歸散</u> = 當歸(酒洗)·川芎·白芍藥·黃芩·白朮(炒) 각 半兩. 山茱萸 一兩五錢.

이상 약재를 作末(가루로 만듬)하여 매번 二錢씩 술에 타서 하루에 三차례 먹는다. 氣가 虛弱하면 黃芩을 빼고 대신 桂心 一兩을 넣는다.

〈참 고〉

ㅇ 四物湯= 24 頁의 (6)을 참고. ㅇ 小柴胡湯= 24 頁의 (2)를 참

고. ○ 加味逍遙散·加味歸脾湯=이 두 方文은 24頁 (4)를 참고.
○ 六味丸=24頁의 (11)을 참고.

(20) 血分·水分과 浮腫

婦女子가 經水가 不通되면 물이 化하여 피가 되고, 血이 不通이면 다시 피가 化하여 물이 된다. 그러므로 먼저 月水가 끊김으로 해서 그 부작용으로 四肢에 浮腫나고 小便이 잘 나오지 않는 증세로서 이름을 〈血分〉이라 한다. 이런 증세에는 「椒仁丸」을 복용시킨다. 만약 먼저 소변불통이 원인이 되어 뒤에 몸이나 얼굴에 浮腫이 생기고 따라서 經水가 나오지 않는 증세를 이름하여 〈水分〉이라 하는바 「葶藶丸」을 씀이 좋다. 그리고 經脈이 불통하여 經血이 물로 化해서 四肢로 스며드는 관계로 종기가 생기는 것이니 역시 血分으로써 그 증세는 水症과 같이 생각되지만 실은 물이 아니다. 이런 때는 「人蔘丸」을 써야 한다.

補 說 이상의 血分이니 水分이니 浮腫이니 하는 증세는 모두 음식의 영양 부족과 생활환경의 건강부족으로 원인이 되며, 혹은 六淫과 七情의 작용이 지나쳐 脾胃가 虛損되므로써 제 機能을 잃고 血을 섭취하고, 통솔하지 못하여 氣와 血이 엇갈리므로 인해 血의 流行이 정상적인 道을 잃어서이다. 만약에 먼저 經水가 끊긴 것이 원인이 되어 그 부작용으로 四肢에 浮腫이 나고 소변이 나오지 않으며 血이 化하여 水가 되는 경우를 血分이라 하는바 「椒仁丸」을 써야 한다.

반대로 먼저 소변불통이 원인이 되어 그 부작용으로 몸과 얼굴에 浮腫이 생기고 따라서 月水가 나오지 않으며 水가 化하여 血

이 되는 것을 水分이라 하는바 이 증세에는 「葶藶丸」을 써야 한다.

이는 形과 氣가 부족하여(몸이 마르고 氣가 허약함) 邪溢이 行하므로 반드시 이 약을 써서 그 邪氣를 이끌어 내고 元氣를 도와주는 약제를 쓰면 그 약의 힘으로 元氣가 의지할 곳이 있게 되고, 邪는 붙어있을 수가 없어 다시는 眞氣가 손상되지 않는다. 대개 月水가 불통하여 내부에서 피가 응결된 것이 오래 되면 변하여 血積(단단한 핏덩이)이 되고 血과 물이 아울러서 水腫이 된다.

◎ **治療經驗**

* 어떤 婦人이 月水가 週期를 맞추어 이르지 아니하고, 밤이면 열이 오르며, 항상 열이 높은 현상인데, 구미가 떨어지고 몸이 여위고, 소변이 잦은 증세를 치료한답시고 어떤 의원이 이 부인에게 「濟陰丸」을 썼더니 月水가 行하지 않고 四肢에 浮腫이 생기며 소변이 나오지 않는다고 찾아왔기에 나는 말하기를 이러한 증세는 바로 血分이란 것으로 아침에는 「椒仁丸」을 쓰고, 저녁에는 「歸脾湯」을 쓰는게 옳다 하고는 이 약을 복용시켰더니 차츰 나아갔고, 이어서 「人蔘丸」을 먹고는 두달만에 치료되었다. 뒤에도 계속 「歸脾湯」 五十여제를 먹고 편안하였다.
* 어떤 婦人이 얼굴에 종기가 심하고 月經이 끊겼으니 이는 水分이란 증세다. 아침에 「葶藶丸」을 쓰고 저녁에 「歸脾湯」을 썼더니 점점 낫는다. 다시 「人蔘丸」을 겸하여 먹고 완치되었다.

* 한 婦人은 성질이 매우 급하였다. 처음에는 먹은 것이 소화가 안되고 月水가 고르지 못하여서 「理氣化痰藥」을 먹고는 도리어 가슴·배가 膨脹하고 설사하는지라. 다시 烏藥과 蓬朮을 가입해서 먹은즉 가슴과 배가 여전히 膨脹하고 부었으며, 소변 보기가 거북하였다. 이에 猪苓·澤瀉를 加하니 痰이 있고 숨차고 수족이 冷하고, 얼굴과 몸에 浮腫이 생겨 손가락으로 누르면 쑥쑥 들어간다. 脈은 잠기고 미세한데 오른손 寸脉이 더욱 심하였다.

내가 말하기를 이는 脾臟과 肺臟이 허하고 冷하므로 인해 水道를 조화해서 膀胱으로 輸送을 못해 찌꺼기를 걸러내지 못하고 生化하는 運行을 못하는 까닭이라 하였다.

東垣이 이르기를 『水飮이 머물러 積이 되니 이는 흙이 빗물에 반죽하여 진흙이 되는 이치와 같다. 氣和하고 日氣가 따뜻한 때를 당하여 水의 습기가 제거되고 陽이 化하여 자연 만물이 생장하는 것이니 그 脈도 서로 응하여야 좋으리라』 하였다.

나는 이 婦人에게 「金匱加減 腎氣丸」을 복용시키면 소변이 즉시 통하리라 생각하고 數劑를 먹였더니 종기가 아물기 시작하고 손발이 따뜻해진다. 이어서 「六君子」에다 木香·肉桂와 구운 생강을 가입해서 복용시킨 결과 모든 증세가 나았다. 그런데 뒤에 자기 성질을 화평하게 갖지 못하고 걸핏하면 역정을 내는데다 음식도 조심하지 않은 관계로 갑자기 설사가 나온다고 찾아왔기에 먼저 쓰던 약제에다 附子 五分을 가입해서 복용토록 하였더니 설사가 멈추고 다른 증세가 재발되지 않았다.

○ 椒仁丸＝血分을 치료한다.

· 椒仁 · 甘遂 · 續隨仁 · 附子(炮) · 郁李仁 · 黑牽牛(炒) · 五靈脂(去石) · 當歸 · 吳茱萸 · 玄胡索 · 芫花(酒炒) · 石膏 각 二錢. 信砒 · 膽礬 각 一錢. 斑蝥(뜨물에 炒) · 芫靑(각 三十個를 뜨물에 볶아 머리와 발을 잘라낸다.)

이상을 作末하여 풀에 반죽해서 팥알만큼 丸을 지어 매번 十丸씩 「陳皮湯」물로 마신다.

○ 人蔘丸=月經이 不利하고 血이 化하여 水가 되며(血分) 四肢로 스며들므로써 浮腫이 많이 나는 증세를 치료한다.

· 人蔘 · 當歸 · 大黃 · 桂心 · 瞿麥穗 · 赤芍藥 · 白茯苓 각 三兩. 葶藶(볶아 가루로 낸다.) 一兩

이상의 약제를 모두 作末하여 꿀에 반죽 오동열매씨 크기만큼 丸을 지어 한차례 十五丸씩 空腹에 먹는다.

○ 葶藶丸=水分(증세는 위에 설명하였음)을 치료한다.

· 甜葶藶(볶아서 별도로 갈은 것) 五錢. 續隨仁(따로 갈아서 가루로 만듬) · 乾漆末 一兩.

이상의 약제는 棗肉에 개어 오동열매씨 만큼 丸을 지어 한차례 七丸씩 扁竹湯으로 삼킨다. 만일 大便이 좋거든 續隨仁과 葶藶을 각 一錢씩 빼고 白朮 半兩을 가입한다.

○ 小調經散=月水가 나와야 할 곳으로 나오지 않고 四肢로 흘러들어 四肢에 浮腫이 생기는 증세를 치료한다.

方文은 「産後四肢浮腫」에 대한 頁目을 참고하라.

〈참 고〉

○ 歸脾湯=24頁의 (4)를 참고. ○ 金匱加減腎氣丸=22頁의 (10)을 참고. ○ 六君子湯=24頁의 (6)을 참고.

2. 衆 疾 門

女人의 經脈이 不調하면 이에 따라 여러가지 疾患이 생기므로 이 頁目에서 이를 설명한다.

(1) 産 寶 方

옛 사람들이 특히 婦人病에 대하여 方論을 저술한 까닭은 女子란 男子와는 生理가 달라 임신하고 아이 낳고 月經하고 血이 崩傷(血에 지장이 생겨 덩어리가 뭉치거나 쏟아져 나오는 것)하는 증상이 있고 또는 남자보다 신경이 예민하고 감정이 예민하여 쉽게 우울하고 번민하고 화를 내는 일이 남자보다 갑절이 되어서이다. 잘못 아는 의원이 그 虛實을 모르고 치료하다가는 아까운 생명을 잃게 할 우려가 있으니 조심해야 한다.

補 說 앞에 말한 것은 참으로 옳은 말이다. 속담에 男子 열을 치료하기보다 女子 한 사람의 病을 고치기 어렵고, 열 女子를 치료하기보다는 어린이 하나 치료하기가 어렵다 하였다.

(2) 博 濟 方

사람이 무리를 삼가하고 順理대로 조섭을 잘하면 자연 氣血(氣는 陽이오 血은 陰이다)이 조화되어 六淫(모든 邪氣, 즉 濁한 氣血이며 風·濕·寒·熱 따위)이 건강을 해치지 못한다. 그러나 만일 무리하게 노역을 하거나 지나치게 신경을 쓰면 氣血이 손상되고, 氣血

이 손상되면 風冷이 침입하며, 脾胃가 한번 상하면 구미가 떨어져 자연 營養不足이 되고, 영양이 쇠하면 살빛이 누리고, 피부가 꺼칠하여 윤택하지 못하다. 만일 傷한 氣血이 大腸으로 침입하면 泄瀉하고 關元으로 들어가면 자식을 낳지 못한다. 그러므로 婦人의 病에는 三十六種이 있는데 이 모두 衝脈과 任脈이 勞役으로 인한 過勞때문에 손상된다. 衝脈과 任脈은 十二經絡이 모이는 經海로써 病의 증상은 少陰·太陽 두 經에서 나타나므로 이곳에서 찾아야 한다.

補 說 앞의 논리는 정확한 말이다. 의학을 연구하는이는 당연히 이와 같은 이론을 참작해야 한다.

(3) 形 氣 論

寇宗奭은 다음과 같이 말했다.

婦人病에는 그 증세대로 설명한 別科가 있지만 역시 聖人의 法은 다 논하지 못한다. 岐伯이 말하기를 『무릇 병은 그 形과 氣를 살펴 확실한 원인을 얻으면 다스리기가 쉽다.』 그러므로 形과 氣를 모르면 치료가 어렵다는 뜻이다. 岐伯은 또『病을 진찰하는 방도는 그 사람의 대담한가 小心한가의 여하와 골격과 살찜과 피부를 보아 증세의 어떠함을 알아낸다.』고 하였다.

富貴하는 집안의 女人은 포장을 가린 안에서 오직 손만 내밀고 脈하나만 짚어 진찰하므로 진단이 미흡하다. 사람의 형상이 길쑥한 체질은 짧은 사람만큼 튼튼치 못하고, 몸집이 큰 사람은 작은 사람만 못하며, 살찐 사람은 마른 사람만 못하다. 뿐 아니라 살결이 흰 것은 검으티티한 살결을 가진이만 못하고, 살결이 야들야들한 사람은 억센 것만 못하며, 살이 두터운 것이 얇은 것만 못한 법이다.

살찐 사람은 濕이 많고 마른 사람은 火가 많다. 살이 너무 희면 肺氣가 虛하고 검은이는 腎氣가 足하다. 形體와 살빛에 의한 대체적인 구분이 이와 같이 다르고, 따라서 안에 있는 臟腑도 또한 이와 같다.

外症은 다 같은것 같아도 치료하는 방법이 크게 다르다. 그러므로 肥大한 사람은 脈이 뜨고 마른 사람은 脈이 잠기며, 성질이 느긋한 사람은 脈이 팔팔 뛰는데 한가지 예로만 단정할 수는 없다.

病勢가 위급한 환자이거든 반드시 그빛을 살펴 그 외부를 보고 診脈하여 그 內部의 증세를 알아내야 한다. 이와같이 하면 醫를 行하는 道가 잘못되지는 않으리라.

補 說 府庠徐 이르기를『胃와 上脘은 心臟부근인데 이곳에 통증이 심하면 오른손 寸關脈이 없고 왼손만이 미미하게 뛰고 있으나 끊어질 듯 하고 손·발도 冷하다』하였다. 나의 생각에는 上部에 脈이 없으면 吐하도록 해야지 吐를 않으면 낫지 않는다. 그러나 그 얼굴빛을 살펴 눈 부위의 上下가 검푸른 빛을 띠었으면 이는 肝木이 虛한 脾土를 克한 까닭이다. 人參·蒼朮·茯苓·陳皮· 甘草를 써 脾胃의 氣를 補益하고 木香으로 胃氣를 和하는 동시 肝氣를 도와주고, 吳茱萸로 脾胃의 寒氣를 몰아내어 心腹痛을 멈추게 한다. 급히 一劑를 쓰고 두 차례 연달아 복용하고 또 一劑를 복용하면 이와 같은 病이 다 치료되리라.

(4) 通用方

通用方은 解産前後에 공통적으로 쓰는 方文이므로 産婦에게 좋은 것이지만 다만 한가지 方文으로만 여러가지 증세를 전문적으로 치료하지 말고 환자의 증세와 상황에 따라 通變해서 치료함이 옳다. (꼭 方文에만 局限되지 말라는 뜻)

- 加減四物湯 = 血이 虛한 것, 月經不調, 腰·腹病, 뱃속의 핏덩이가 녹아 내리는 증세(崩中漏下). 出產을 하고 있을 때, 또는 解產後, 나쁜 피 따위가 뱃속에 머물러 있는 경우, 혹은 피를 많이 쏟는 경우 등을 치료한다.

  加減四物湯의 方文은 8頁의 (13)을 참고하라.

補 說 血이 虛한 증세에 있어 肝과 脾腸의 血이 燥하면 「加味逍遙散」을 쓰고, 肝火로 血이 燥하면 「八珍湯」에 山梔·牧丹皮를 가하여 쓰고, 肝經에 風이 熱하고 血이 燥하면 「六味地黃丸」이오 肝·脾의 血이 燥하거나 虛하면 「四物」에 柴胡·山梔를 넣어 쓰고, 肝經의 氣血이 허약하면 「四君子」에 川芎·熟地黃을 쓰고,腎水가 마르고 肝의 血이 虛하면 「六味地黃丸」을 쓴다.

金克木이니 肝木의 血이 허하면 心火도 허약해진다. 肝經이 허약하면 역시 「六味地黃丸」을 쓴다. 만일 氣虛하고 血弱이면 「補心湯」이 좋고, 胃氣가 陷하고 血이 虛하면 「補中益氣湯」이오, 脾氣가 허약하면 「六君子湯」이오, 脾氣가 뭉친듯 하고 血이 虛하면 「加味歸脾湯」을 써야 한다.

대체로 血이 虛한 증세는 氣虛에 血이 弱하거나 혹은 陽氣가 脫陷하거나, 혹은 失血(下血·吐血·瀉血·漏血·出血)로 인해 熱이 나고, 번뇌하고 갈증이 있으면 반드시 「四君子」에 當歸·黃耆 혹은 獨蔘의 甘溫한 약제를 쓴다. 이로 인해 陽(氣)이 旺하고 陰

(血)이 生하면 血虛症이 자연 낫는다. 잘못 알고 만약 寒冷한 성분의 藥으로 降火(열을 내림)하는 처방을 쓰면 도리어 위태로움을 재촉하는 결과가 된다.

○ 交加散 = 經脉이 고르지 못하고, 배가 아프며, 혹은 배속에 흙덩이처럼 뭉친 積病과 또는 해산후 中風 및 여러가지 증세가 일어나는데 치료한다.

·生地黃 一斤과 生薑 十二兩을 각각 汁낸다.

이상의 약제를 地黃汁과 볶은 생강찌끼와 생강즙과, 볶은 地黃 찌끼를 말려가지고 作末하여 따끈한 술에 타서 마신다. 芍藥·玄胡索·當歸·蒲黃·桂心 각 一兩과 沒藥·紅花 각 五錢을 넣고 作末하면 더욱 효과가 좋다.

○ 補中丸 = 氣와 血이 모두 허약하여 생긴 여러가지 증세를 치료하는데 八珍湯으로 丸을 만든다.

〈 참 고 〉

○ 加味歸脾湯·加味逍遙散·八珍湯 = 이상 三方은 24頁의 (4)를 참고. ○ 六味丸 = 24頁의 (11)에서 참고.

○ 四物湯·六君子湯·이상의 方文은 24頁의 (6)을 參考.

○ 補中益氣湯 = 24頁(10)을 參考.

○ 獨參湯 = 3頁의 (13)번을 참고.

3. 風 症

(1) 婦人의 여러가지 中風症勢

대개 中風은 內虛한 것이 주된 원인이다. 風이란 四時八方의 氣로써 항시 多至에 坎(北方)에서 일어나 그 곳으로부터 오는 氣다. 바람은 주로 萬物을 生長하여 기르는 힘이 있지만 그렇지 않을 경우 虛風이 되어 도리어 만물을 해롭게 한다.

바람은 人體에 있어 혹은 등, 혹은 臟腑, 혹은 血脈의 經絡에 스며든다. 그리하여 바람으로 인한 증세는 팔, 다리의 부자유, 혹은 手足이 뻣뻣하고, 혹은 가래와 침이 막히거나 혹은 입이 비뜰어지고 눈이 어둡거나, 혹은 어금니 근방에 急症이 생기거나 혹은 허리·등 부위가 튀어나온다.

만일 眼開口閉(눈은 뜨지나 입은 잘 열리지 않음)하고, 침이 저절로 나오고, 음성도 제대로 나오지 않은 경지에 이르면 치료가 어렵다. 반대로 눈이 뜨지지 않고 입은 닫히지 않으며 코를 심히 골고, 잠잘때 오줌 싸는데까지 이르면 사망한다.

中風과 中氣에는 「蘇合香丸」을 쓴다. 그리고 中氣에는 「三生飮」을 쓰면 더욱 좋다.

補 說 中風이란 內經에 이른바 偏枯·風痱·風懿·風痺의 증세라 하였다. 이는 中腑·中臟·血脈으로 나누어져 있는 증세로써 中腑는 겉에 있고 中臟은 속에 있으며 血脈은 그 가운데 있다. 風이

겉(腑)에 있으면 땀을 조금 내는게 좋고, 속(臟)에 있으면 風氣를 약간 아래로 내려야 하며, 가운데(血脈)있으면 영양섭취를 잘 하여 몸을 補해야 한다.

腑는 四肢에 속하므로 風이 腑에 들면 손과 발이 마비되고, 바람기와 찬것을 싫어한다. 이 정도의 증세는 얕은 증세이므로 치료가 쉽다. 그러므로「加減續命湯」을 쓰면 좋다.

風이 臟에 들면 대개 九竅가 막힌것이니 눈이 침침한 증세가 있으면 肝에 바람맞은 것이오 말을 잘 못하는데 이르면 心臟에 맞은 것이다. 그리고 便秘症이 생기면 脾에 맞고, 코가 막히면 肺에 맞고, 귀가 들리지 않으면 腎에 맞은 것으로써 이 모두 病이 깊어 치료가 어렵다.

風이 血脈에 맞은이는 내부와 외부에 지장은 없으나 말하기가 어렵고 또는 팔 다리가 말을 안 듣는다.

風으로 말을 못하면「大秦艽湯」을 쓰고 腑에 맞으면 거의 臟에 맞은 경우와 겸하는바 왼쪽 關脈이 뜨고, 빠르면 얼굴 빛이 푸르게 변하고, 또는 왼쪽 갈비가 아프고 筋脈이 급하고, 머리와 눈이 어지럽고 손과 발에 지장이 있어 앉고 서고 걷는데 불편하게 된다. 이는 膽에 맞고 겸하여 肝에 맞은 것이니 「犀角散」을 써야 한다.

만일 왼편 寸脈이 거칠게 뛰고 뜨고 얼굴과 혀에 赤氣가 돋으며 땀이 많이 나오며, 바람을 싫어하고 정신이 오락가락 하고, 말이 어둔하고, 혀가 뻗뻗하고, 입이 바싹바싹 마르고 정신이 흐릿한 자는 風이 小腸과 心臟에 맞은 것이니 「麻黃散」을 쓰는게 옳다.

만일 오른쪽 關脈이 뜨고 느리며, 혹은 크게 뜨고, 얼굴이며 입술이 노랗고, 땀이 많고, 바람을 싫어하고 말이 어둔하고, 몸이 무겁고 나른하여 눕기를 잘하고, 四肢가운데 하나를 쓰지 못하고, 피부가 팔딱팔딱 뛰는 것같고, 헛배가 불러 먹지 못하는 것은 胃와脾에 맞은 증거이니 「防風散」같은 약을 쓰면 좋다.

만일 오른쪽 寸脈이 뜨고 거칠고 짧으며, 얼굴 빛이 창백하고, 맑은 콧물이 줄줄 나오고, 눈물이 자주 나오고, 헐떡거리고, 가슴이 답답하고, 호흡이 짧고, 땀이 저절로 나오고, 목이 시고, 四肢가 힘이 없으면 이는 大臟과 肺에 맞은 것이니 「五味子湯」을 써야한다.

만일 왼편 尺脈이 뜨고 미끄럽고, 얼굴빛이 검어지고, 허리가 아파 屈伸이 불편하고, 귀가 울고, 뼈마디가 아프고, 아래배가 당기고 발이 후들거리고, 놀라기를 잘하는 것은 膀胱과 腎臟의 中風이니 「獨活散」의 類를 쓴다.

이상은 모두 眞中風으로 氣血의 구분이 있는 것이다.

대개 氣가 허하여 맞은이는 元氣가 허하므로써 賊風(해로운 바람)이 엄습하여 오른쪽 手足이 마비되는바 「六君子湯」에 鉤藤·薑汁·竹瀝(대를 태워 나오는 물)을 加入하고, 血이 허하여 中風이 된 사람은 陰血이 虛하므로 인해 賊風이 엄습함이니 왼편' 손이 마비된다. 「四物湯」에 鉤藤·竹瀝·薑汁을 加하여 쓸 것이며, 氣와 血이 모두 虛하여 中風된 사람은 左右手足을 다 못쓰는 것이니 「八珍湯」에 鉤藤·薑汁·竹瀝을 가입해서 써야 한다.

이 中風과 같은 증세로는 中寒·中暑·中濕·中火·中氣·食厥·勞傷·房勞 등의 병이 있다. 가령 中寒이란 겨울에 갑자기 추위가 엄습당하면 정신이 흐릿하고, 말을 못하고, 肢体가 꼬부라지고, 惡寒하고 脈이 뜨고 급한 증세다. 이러한 증세에는 「麻黃·桂枝理中湯을 쓴다.

中暑(더위 맞은 것)는 여름철 무더위에 맞는 것이니 역시 어리숭하고 온 몸이 위축되고 吐瀉하고 숨을 헐떡거린다. 이에 「十味香薷飮」을 쓰면 좋다.

中濕은, 丹溪가 말하기를 『東南方 사람들은 濕土의 영향으로 많은 사람이 痰이 생겨 고생하는데 담이 열을 내고 열이 風을 내는 것이니. 「淸燥湯」에 竹瀝·薑汁을 加入해서 쓰면 된다』하였다.

中火는 河間(人名)이 말한 肝木의 風이 아니라 六淫의 邪氣가 외부로부터 침입하여생기는 병이다. 이는 五志 즉 喜·怒·恐·憂·思의 극단적인 작용으로 인해 火는 盛하고 水는 衰하여 熱氣만이 울결되므로써 정신이 어리둥절한 증세다. 「六味丸」「四君子」「獨蔘湯」을 써야 한다.

中氣는 七情(喜·怒·哀·懼·愛·惡·欲)의 극단으로 인해 氣가 昏冒하고 혹은 어금니 근처에 급증이 생기는데 「蘇合香丸」의 類로 치료해야지 風으로 다스리면 사망한다.

食厥이란 증세는 過食으로 인해 胃氣가 상하여 음식을 소화시키지 못하므로 昏昌해지는 것이니 「六君子」에다 木香을 가입해서 쓴다.

勞傷이란 힘을 너무 소비하여 탈진한 것이니 즉 元氣가 소모되고 脾胃가 허약하여 바람기와 추위를 견디지 못하므로서 정신나간 사람처럼 되는바 「補中益氣湯」을 쓴다.

房勞란 房事를 말함이다. 房事가 지나치면 腎이 虛하고 精이 耗損되므로써 氣가 근원에 돌아가지 못하여 바보비슷해지는 것이니 「六味丸」을 쓴다.

이상은 다 中風과 유사한 것이다.

대개 內經(黃帝內經)은 風을 爲主하고 河間은 火를 주로 다루었으며, 東垣은 氣를 爲主하고 丹溪는 濕을 爲主하였다.

나는 이 論에서 모든 論法의 미흡한 것을 외람되이 보충한 것이다. 대개 땅의 南北과 사람의 虛實이 같지 않으나 男女는 거의 비슷하니 뒤에 설명하는 論과 아울러 참고하면서 변통하여 병을 다스리면 된다.

◎ **治療經驗**

* 어떤 宰相의 夫人이 처음에는 가슴이 벅차고 아프다가 나중에는 팔 다리도 제대로 쓰지 못하며 땀이 물 흐르듯하고, 소변이 저절로 나오고 대변도 좋지 않다. 입은 오므라지고 눈은 껌벅거려지며 음식은 십여일간 여전하였는데 어떤이가 中臟(장에 風맞은것)이라 하므로 그 남편이 크게 근심하는 것을 내가 말하기를 『아닙니다. 만일 風이 臟에 맞았다면 眞氣가 이미 탈진할 것이고 惡症을 어찌 오래 지탱하겠읍니까』하고는 그 부인을 진찰해 본즉 얼굴과 눈이 붉고 혹 靑氣가 돋았고, 脈은 左右의 尺關寸脈이 크게 자주 뛰며 땀이 심히 나온다. 『이는 가슴과 유방이 붓고 아픈것은 肝經의 血이 虛하여 肝氣가 막힘이오, 四肢가 듣지 않음은 역시 肝經의 血이 허하여 근육을 영양하지 못함이며 땀이 줄줄 흐르는 것은 肝經에 風이 熱하고 津液이 엉뚱한 곳으로 새어나기 때문이며 소변을 저절로 싸는 것은 肝經의 열이 높아 陰을 저장할 기능을 잃음이고, 대변이 좋지 않음은 肝木이 盛하여 脾土를 克하는 까닭입니다. 그러므로 「犀角散」四劑를 복용시키면 곧 나을 것입니다.』하고 犀角散에 「加味逍遙散」을 같이 복용토록 한 결과 몸이 편하게 되었다. 뒤에 怒氣로 인해 前症이 다시 일어나

고 겸하여 열이 높으며, 먹기만 하면 자주 吐하여 음식을 조금밖에 먹지 못하며 月水도 없게 되었다. 이는 木이 盛하여 土를 克함이니 脾土가 허하므로 血을 섭취하지 못하는 까닭이다. 「加味歸脾湯」을 위주 「加味逍遙散」을 겸용하여 肝·脾의 氣를 補하고 肝·脾의 血을 淸和시켰더니 완치되었다.

* 朱雲溪라는 사람의 모친이 九月경에 갑자기 땅에 엎어지더니 느릿한 가래침을 흘리며 인사불성인데 입술이 비뚤어지고 왼쪽 눈이 작게 오므라졌다. 어떤 의원이 血症藥을 썼는데 약간 낫는 듯하다가 다음에 四月初에 그 병이 또 발작했고, 역시 血症藥으로 응급조치 되었는데 六月末에 病이 크게 일어나 오줌을 싸는 것이므로 내가 진찰해 보았더니 왼쪽 關脈이 크고 자주 뛴다. 이 脈은 肝에 속하는데 火血이 燥한지라 「六味丸」에 五味子·麥門冬·川芎·當歸를 넣고 一劑를 썼다. 그랬더니 음식을 잘 먹고 소변이 정상이다. 다시 「補中益氣湯」에 茯苓·山梔·鉤藤·牧丹皮를 가하여 복용시키매 편안하였다가 十月에 食傷으로 腹痛泄瀉하고 왼쪽 눈이 쪼그라들고 양손 尺關脈이 크고 급하게 뛴다. 내가 「六君子」에 木香·吳茱萸·升麻·柴胡를 加하여 一劑를 쓴즉 통증과 설사가 멈춘다. 다시 六君子에 肉果·破故紙를 加하니 脈이 정상이며, 병세가 완치되었다.

왼쪽 關脈이 자주 뛰고 洪大함은 肝火 血이 燥하므로써 왼쪽 눈이 작아지고, 오른쪽 關脈이 자주 뛰고 크게 뛰는 것은 肝邪가 脾를 克하는 관계로 입이 비뚤어지고 복통과 설사를 하는 것이다. 무조건 입이 비뚤어진 것만 보고, 中風으로 여기고 風藥을 쓰고 腹痛·泄瀉라 하여 積滯로 여겨 峻藥을 썼다면 다시 元氣가 모손되어 심히 위태로울 것이다. 그 뒤에 陽(氣)虛로 인해 惡寒이 생기고 胃火가 過熱하므로써 담이 생겨 기침하고 숨차다 하여 어떤 의원에게서 寒藥을 지어먹고는 사망하였다.

* 한 婦人은 성질을 이기지 못하여 팔팔 뛰다가 갑자기 땅에 엎어졌는데 말이 어둔하고 눈이며 입이 비뚤어지고, 四肢가 말을 안 듣고, 땀이 나고 오줌을 저린다하므로 診脈해 보니 六脈(左右의 尺·關·寸脈)이 洪大한 가운데 肝脈이 더욱 심하였다. 이는 肝火가 盛하므로 인해서다. 肝은 小便을 주장하는 곳으로 熱이 심하여 소변을 저린다. 이에 「加味逍遙散」을 쓰고 또는 鉤藤과 「六味丸」을 겸하였더니 곧 치료되었다.

* 한 늙은 婦人은 두 팔이 움직여지지 않고, 말을 더듬고 어둔하다 하여 風을 치료하는 약을 썼다. 그랬더니 도리어 筋骨이 오그라지고 骨이 아프다는 것이었다. 『이는 肝火로 血이 虛한 까닭이다.』하고 「八珍湯」을 써서 氣血을 보하고 「地黃丸」으로 腎水를 補하면서 「排風湯」을 복용시킨 결과 한달이 남짓하여 치료되었다.

* 한 婦人은 月經때에 입과 눈이 비뚤어지고 가래침이 성했다 덜했다 한다는 것이므로 이는 血이 虛하여 肝火의 발동함이라 하고 「加味逍遙散」에 牧丹皮를 加하여 복용토록 하였더니 이 약을 먹고 나았다. 뒤에 음식을 먹으면 소화가 안되고 痰을 吐하며 침이 많이 나온다 하므로, 이는 脾氣가 허하여 침을 이끌어 經으로 돌려보내지 못하는 까닭이다 하고는 「六君子」에 木香·鉤藤·柴胡를 加入해서 치료한즉 효과가 좋았고, 다시 「加味歸脾湯」을 썼더니 완치되었다.

* 한 婦人은 産後에 집안 일을 고되도록 하다가 갑자기 엎어졌다. 입은 꽉 닫히고 숨을 가쁘게 쉬며 팔 다리가 마비되는듯 하는지라. 이는 다름이 아니고 氣血이 虛하여 中風이 된 것이다. 아침에는 「補中益氣湯」에 茯苓·半夏를 넣어 쓰고, 저녁에는 「八珍湯」에 半夏를 넣어 三十劑를 복용하여도 낫지 않는다. 원인은 氣血이 아직 회복되지 못하고 藥力이 不及한 때문이라 생각되어 종전에 쓰던 藥 그대로 五十餘劑를 계속 먹였더니 드디어 나았다.

* 한 부인은 본래부터 內熱에 月水不調하며, 經이 있은 뒤에 갑자기 四肢를 펴지 못하게 되어 누운지 반년이거늘 어떤이가 風濕과 痰火를 치료하는 약을 썼으나 효험이 없고 그 脈이 뜨고 느리다. 자세히 진찰한즉 다름아닌 瘈症(계증-즉 간질)이었으니 風寒에 걸린 것이므로 「加味逍遙散」에 肉桂·防風을 加하여 四劑를 썼더니 즉시 낫는다. 다시 「八珍湯」을 복용하여 완치되었다.

* 한 부인은 본래 月經이 기간보다 느린 날자에 치르곤 하였다. 심한 노력과 怒氣로 인해 四肢를 구부리지 못하고 뻗뻗하게 펴고 있는데 이름을 瘲症(종증-경끼)이라 하는 병이다. 이 병은 血이 허하므로 風濕이 엄습하여 발생된 병이다. 우선 「八珍湯」에 鉤藤·柴胡를 加하여 복용시키매 효과가 있었고 이어서 「加味逍遙散」으로 虛血을 補한즉 완치되었다.

* 한 부인은 四肢가 구부러져 잘 펴지 못하고 땀이 잘 나오며, 소변은 적은 양을 자주 누고, 바람기와 추위를 몹시 싫어하며, 脈은 뜨고 느리다. 이 병의 원인은 氣血이 虛하여 風·寒·濕·熱 네가지가 서로 치기 때문이다. 東垣先生의 方文인 「淸燥湯」을 썼더니 점차 나았고, 다음으로 「加味逍遙散」및 「八珍湯」에

牧丹皮를 加入해서 복용시키매 곧 나았다.

* 한 부인은 본래 火가 있었는데 갑자기 현기증 같이 어지러운 증세가 발작하여 더했다 덜했다 하며 하품이 자주 나오고 기지개가 저절로 나온다. 뿐 아니라 四肢를 잘 펴지 못하고 가래가 치밀어 오른다.

이 원인은 肺(金)의 燥함이 심하고 血液이 쇠하여서다.「淸燥湯」과 「六味丸」을 겸하여 쓰고는 치료되었다.

* 한 부인은 뼈마디가 아파 마음대로 이리 저리 눕지 못하며 風寒을 몹시 타고 까닭없이 땀이 나오고, 소변이 짧고 적다. 특히 추위때문에 여름에도 옷을 벗지 못한다 한다. 이는 그 脈이 뜨고 느린 것으로 보아 風寒氣가 太陽經에 客으로 들어있는 까닭이다.「甘草附子湯」一劑를 쓰고는 낫게 되었다.

* 한 부인은 怒로 인하여 구토가 나고 가래침이 많이 나오며 입이 오므라져 말을 잘 못하고 어지러운 증세가 생겼다. 이는 氣가 막혀 소화불량이 된 것이므로 「平胃散」에 茯苓·半夏·木香을 가입하여 치료해 보았더니 증세가 없어졌고, 다시 「六君子」에 木香을 가하여 쓰니 더욱 상태가 호전되었고, 그 뒤는 木香을 빼고 平胃散·六君子 二劑를 겸복시켜 완치하였다.

* 한 부인은 본래 원기가 부족하여 고된 일을 하면 몸이 마비되는 것같고, 열이 오르고 가래가 치받혀오른다. 어떤이가 「烏藥順氣散」과 風을 없애고 痰을 化하는 약을 썼는데 신체가 나른하고 가래침이 많이 나오며 얼굴이 노랗게 마르고 권태증이 있고 脾·肺 두 脈이 심히 허해졌다.

이는 氣가 허하여 風 비슷한 증세가 일어남이니 아침에 「補中

益氣湯」 저녁에는 「十全大補湯」을 복용시켰더니 차츰 나아갔고 또 「加味歸脾湯」을 복용하여 완치되었다.

* 어떤 부인은 눈과 입이 틀어지고 四肢가 땡기고, 가래가 좋지 않고, 風寒을 몹시 타고, 脈은 뜨고 급하니 이 원인은 手足 , 陽明 二經에 風寒이 침입한 때문이다. 먼저 「省風湯」을 쓰고 뒤에 「秦艽升麻湯」을 복용하므로써 병이 치료되었다.

* 한 부인은 몸이 肥大하였는데 현기증이 있고 팔 다리가 잘 놀려지지 않으며, 다리가 후들거려 바로 서기 어렵고, 몸이 무겁고, 식은 땀이 나고, 脈은 잠기고 느리다.

이는 濕熱이 虛를 타고 들어온 관계이므로 「淸燥·羌活」二湯을 주로 쓰고 「加味逍遙散」을 같이 먹도록 하였더니 완치되었다.

* 한 부인은 본래 성질이 괄하고 급하였는데 肝風의 증세로 항시 「搜風順氣丸」과 秦艽을 먹었다. 뒤에 화를 크게 내다가 吐血하고, 입술이 뻣뻣해지며, 소변이 자주 나오는 가운데 자신도 모르게 싸곤 한다.

나는 이 환자를 진단한 결과 원인이 肝火가 旺하므로 血이 妄行한 것이라 생각되어 「小柴胡湯」에 山梔·牧丹皮를 加하여 쓰고는 나았다가 五年 뒤에 또 大怒로 인하여 吐血하는 것을 火를 내리고 風을 제거하고, 가래 삭이는 약을 먹고는 대변이 잦고, 가슴이 부풀고 음식을 많이 먹지 못한다. 이번에는 氣를 맑히고 痰을 化하는 약을 먹다가 구토가 나서 먹지 못하며 머리가 흐리고 입이 마르고 가래를 吐하므로 또 가래를 없애고 火를 내리는 약을 먹고는 더욱 가래가 심하고 四肢가 冷하였다.

이 부인이 吐하여 먹지 못함은 胃氣가 허약해서이고, 머리가 어지럽고 입이 마르는 것은 中氣가 위로 올라가지 못함 (胃에서 津液이 위로 보급되지 못함)이며, 가래가 많은 것은 脾氣가 가래를 거둬들이지 못하기 때문이고, 四肢가 冷한 것은 脾氣가 運行을 못한 까닭이다. 그러므로 이러한 증세에는 「補中益氣湯」을 써야 한다. 이 약에 茯苓·半夏를 加入해서 복용시킨 결과 모든 증세가 점차 나아갔고 또는 「加味歸脾湯」을 같이 먹고는 완전히 나았다.

* 王繼의 아내가 본래 癎疾이 있어 과로하거나 신경질을 내면 본병을 발하다가 한참 뒤에야 안정되었다. 하루는 역시 음식과 일에 지쳐 발병하였다가 반나절만에 깨어났으나 말을 못한다. 어떤 의원이 이는 風이 臟에 맞은 것이라 하여 去風化痰藥과 氣를 순히 하는 약과 「牛黃淸心丸」을 썼는데도 증세가 낫기는 커녕 더하였다.

『이는 다름이 아니고 脾胃氣가 상한 것이니 다른 약을 써야 옳다. 만약 風이 臟에 맞았다면 벌써 생명을 잃었을 것이라』고 말해주었으나 그는 듣지 않고 계속 風 치료하는 藥만 쓰다가 결국 죽고 말았다.

○ 婦人이 가래를 토하고 머리가 어지러우며 팔·다리가 마비된 것 같은 증세에는 4頁을 참고하라.

○ 姙娠婦가 搐 증세가 발하여 中風같으면 14頁에서 方文을 보고 치료할 것.

○ 産後에 四肢가 뻣뻣하여 흡사 중풍같은 증세가 있으면 19頁의 방문대로 치료할 것.

○ 男子의 모든 증세는 〈內科〉에서 摘要를 참고할 것.

○ 排風湯 = 風邪가 臟에 들어 마치 미친 사람처럼 종잡을 수 없는 말을 중얼대는 증세를 치료함.

· 白鮮皮 · 白朮 · 白芍藥(炒) · 桂心 · 川芎 · 當歸 · 防風 · 杏仁(去皮尖炒) · 甘草, 각각 二兩. 白茯苓 · 麻黃(去節) · 獨活 각각 二兩.

○ 三生飮 = 갑자기 人事不省이 되고, 입 · 눈이 비뚤어지며 가래가 막히고, 목구멍에서 『그륵그륵』소리가 나고, 風 · 寒 · 暑濕이 침입한 가운데 氣血이 상하고, 침이 흐르고, 가래가 많고, 소화가 안되고, 氣가 허하고, 어지럽고, 左右手六脈이 잠기는 증세 등에 효과가 있다.

○ 生南星 = · 生烏頭(가죽을 벗기고 부리를 자른다) · 生附子(去皮) 각 半兩. 木香 一錢.

이상의 약재를 한차례에 半兩씩 물에 달여 먹는다. 人事不省에는 細辛과 皂角가루 약간을 코구멍에 불어 넣어 재치기가 나오면 약을 먹이되 氣가 盛하거든 다만 南星 五錢, 生薑 十四片을 달여(이름을 星薑飮)먹는다.

이 三生飮은 經絡을 활발히 行하도록 하여 冷과 痰을 다스리는 良藥이며 勇力을 기르는 神劑다. 먹을때마다 반드시 人蔘 一兩정도 써서 外邪를 쫓음과 眞氣를 補해야지 그렇지 않으면 무익하고 도리어 나쁘다. 先哲들이 耆 · 附 · 朮 등의 湯을 쓰는 것을 보면 알만한 일이다.

○ 加減續命湯 = 中風을 치료하는 약이다. 半身不遂와 입 · 눈이 비뚤어지고, 手足이 떨리고, 말이 잘 안되고, 정신이 흐릿하고

힘줄이 당기고, 뼈가 약하고, 다리가 후들거리는 증세 등을 치료한다.

·麻黃(去節根)·防己·人蔘·黃芩(炒)·桂心·甘草(炒)·白芍藥·川芎·杏仁 이상 각각 一兩.

附子(炮) 半兩. 防風 一兩半.

이상의 약을 한 차례에 五錢씩 생강과 대추를 넣어 달인 물에 다시 달여 마셔야 한다. 정신이 아물거리면 茯苓·遠志를 더하고 열이 있으면 附子를 빼고 대신 芍藥을 넣는다. 심장이 두근거리는 증세가 있으면 犀角 半兩을 加하고, 骨이 차고 아프거든 桂皮 附子를 加하고, 구역질에 헛배가 부르면 人蔘·半夏 一兩을 加하고, 마음이 초조하고 답답하고 便이 깔끄러우면 附子를 빼고 芍藥 一兩과 竹瀝 一合을 加하며, 臟이 冷하여 泄瀉하거든 防己·黃芩을 뺀 뒤 附子·白朮 一兩을 加하고, 땀이 나거든 麻黃·杏仁을 빼고 白朮 一兩을 넣고, 다리 힘이 약하거든 牛膝·石斛 一兩을 加하고, 몸이 아프면 秦艽 一兩을 加하고, 허리가 아프면 桃仁·杜冲 半兩을 加하고, 음성이 변하거나 잘 나오지 않거든 杏仁 一兩을 加해 복용한다.

○ 小引風湯

·防風·獨活·細辛·川芎·五味子(杵炒)·白茯苓·人蔘·白芍藥(焙)

이상의 약재를 매번 五錢씩 杏仁 五個를 넣고 물에 달여 복용한다. 이 약에 麻黃·肉蓯蓉·附子·當歸·羚羊角을 등분하여 加하면 이를 「大引風湯」이라 한다.

○ 必效竹瀝湯 = 中風·痰症(가래가 끓거나 자주 나오거나 가래

침이 잘 뱉아지지 않거나 말이 잘 안나오고 四肢에 힘이 없는 증세)을 치료한다.

・秦艽・防風・獨活・附子(炮) 각 一錢.

이상에 물 二컵 정도를 붓고 달여 반컵 정도가 되면 生地黃汁(淡하게) 竹瀝 각 반컵을 합쳐 다시 달이되 四, 五번 끓은 뒤 四等分하여 먹는다. 병이 낫거든 다른 약으로 치료하고 낫지 않으면 위와 같은 약을 다시 달여 먹는다.

ㅇ 星香湯 = 주로 中風을 치료한다. 즉 中風과 담이 盛한 경우, 또는 熱藥을 먹어도 듣지 않을 경우 이 약을 쓴다.

・南星・木香 等分(같은 비율)

이상의 약을 한차례 四錢씩 생강 열쪽 정도 넣고 달여 먹는다.

ㅇ 星附湯 = 中風과 痰을 치료하며 六脈이 잠겨 人事不省이 된 환자를 치료한다.

・附子(생것)・南星 一兩(生). 木香 半兩.

이상의 약을 매번 四錢씩 생강물에 달여 복용하고 추위를 심히 타거든 天雄・川烏를 加하고 關元・丹田 두 穴에 뜸질을 많이 한다.

〈 참 고 〉

ㅇ 三化湯 = 中風을 치료한다. 外로 六經形의 증세가 나타나거든 먼저 「加減續命湯」을 쓴 뒤에 三化湯을 복용시키고, 小大便이 막힌 환자는 역시 三化湯을 써야 한다. (六經이란 太陽・少陽・陽明・太陰・少陰・厥陰이다.)

・厚朴(생강즙으로 炒) 大黃(酒蒸) 枳實(麸炒) 羌活 각

八兩.

이상을 한차례에 一兩씩 물에 달여 복용한다.

○ 秦艽湯 = 中風을 치료한다. 겉으로 六經形의 증세가 없고 안으로 大小便이 막히지 않더라도 血弱하여 筋力이 없고 손과 발을놀리지 못하며, 입이 굳은 듯 말을 못하는데는 먼저 血을 길러야만 筋이 자연 盛해진다.

• 秦艽 · 石膏 각 二兩. 甘草(炒) · 川芎 · 當歸 · 芍藥(炒) 羌活 · 獨活 · 防風 · 黃芩(炒) 白芷 · 生地黃 · 熟地黃(白製) 白茯苓 · 白朮 각 一兩. 細辛 半兩.

이상을 한차례 一兩씩 물에 달여 먹는다. 구름 끼거나 비가 오는 날씨에는 生薑 七錢을 加하고, 봄 · 여름의 건조한 절기에는 知母 一兩을 加入해서 달인다.

○ 省風湯 = 中風을 치료한다. 입이 오무라져 말이 거북하거나 입과 눈이 비뚤어지고, 힘줄이 당겨 잘 펴지지 않거나, 脈이 나쁘고 끌어당기고 빼고 할 때면 통증이 있거나, 風과 熱과 痰이 많을 때 복용한다.

• 防風 · 南星(生用) 각 四兩. 半夏(물에 담갔다가 씻어 生으로 쓴다.) 黃芩(炒) 甘草(生用) 각 二錢.

이상을 한차례에 五錢씩 물에 달여 복용한다.

○ 大八風湯 = 方文은 아래에 기록함

※ 竹瀝 내는 법 : 一年生 대를 一尺 정도씩 잘라서 쪼갠뒤 양쪽에 돌을 놓고 그 위에 쪼갠 대를 포개놓고 그 밑에 불을 때면 대쪼각 양 끝에서 津이 나온다. 그 津을 그릇에 받는다.

○ 烏藥順氣散 : 風을 치료한다. 뼈마디가 쑤시고 全身이 마비되거

나 手足이 마비되며 말이 어둔하거든 먼저 氣道를 소통시킨 다음 약을 쓴다.

・麻黃(去節) 烏藥・陳皮(去白)・川芎・白芷・桔梗・ 枳殼(去穰麩炒)・甘草(炒) 각 一錢. 乾薑(炮) 半兩.
殭蚕(炒) 一兩.

이상의 약재를 한차례 五錢씩 生薑水에 달여먹는다. 두통이 있으면 葱白을 加하고, 땀이 흐르면 薄荷를 加入한다.

○ 八味順氣散 = 아래 약재를 매번 五錢씩 물에 달여 복용한다.

・白朮・白茯苓・青皮・白芷・陳皮(炒)・烏藥. 人蔘 각 一兩.
甘草(炙) 半兩.

○ 導痰湯 = 아래 方文대로 생강수에 달여 복용한다.

・半夏・南星・茯苓・陳皮(炒)・枳實(炒)・甘草(炒)

○ 蔘蘇飮 = 中脘의 痰積을 치료한다. 현기증이 있고, 가슴이 두근거리고, 中風으로 쓸데없는 잔소리를 쉬지 않고 중얼거리거나 구역질 나고, 가래가 막히고, 관절염 氣가 있고 눈이나 입이 비뚤어지고 몸을 움직이지 못하고, 두통이 있고, 열이 있는 것 등을 치료한다.

・人蔘・紫蘇葉・半夏・茯苓・乾葛・前胡 각 三錢. 甘草(炙)
木香・陳皮(炒)・枳殼(製).

이상의 약재를 매번 一兩씩 생강물에 달여 먹고 복통이 있으면 芍藥을 가입한다.

○ 附子理中湯 : 中寒(찬 기운이 臟腑에 침입하여 생기는 증세)으로 말을 못하고 四肢가 屈伸이 안되는데 치료한다. 옛날 武士한 사람이 변방을 지키는데 날씨가 춥고 큰 눈이 왔다. 장막 밖

으로 나가 눈을 구경하다가 갑자기 어지러워 넘어졌고(中寒이 원인) 또는 馬觀文의 아내가 惡寒이 나며 복통이 심한 것을 모두 이 약을 복용하므로써 낳았다고 한다.

이 「附子理中湯」의 方文은 二頁의 (8)에 기록되었으니 그 곳을 참고하라.

o 牛黃淸心丸 = 方文은 3頁(4)에 있음.

o 秦艽升麻湯 = 風寒이 手足 陽明經에 스며든 증세를 치료하는데 風寒을 싫어하고 입이며 눈이 틀어지고 四肢를 제대로 움직이지 못하며, 脉이 뜬 상태 등에 치료한다.

· 秦艽 二錢. 升麻·乾葛·甘草·芍藥(炒)·人蔘 각 半兩. 防風·桂枝 각 三錢.

이상을 한차례 一兩씩 복용하되 連鬚·葱白 두 줄기를 같이 넣어 물에 달인다.

o 犀角散 = 肝臟의 中風을 치료한다. 힘줄이 당기거나 手足을 자유로 움직이지 못하거나, 가슴·등이 굳은 듯 거북하고, 갈비가 벅차거나, 얼굴이 赤色되고, 말이 어둔하고, 혹은 風邪가 四肢로 스며들고, 머리를 때리는 듯 통증이 있고, 입과 눈이 비뚤어지고 다리·무릎뼈가 아픈 증세에 치료한다.

· 犀角屑 二錢. 石膏·羚羊角·羌活 각 一錢. 人蔘·甘菊花·獨活·黃芩(炒)·天麻·枳殼(去穰麩炒)·當歸·黃耆·芎藭·白朮·酸棗仁(炒)·防風·白芷 각 五分. 甘草 五分.

이상을 생강물에 달여 복용한다.

o 薏苡仁散 = 역시 肝臟이 中風된데 치료한다.

· 薏苡仁·麻黃(去節) 각 一錢半. 防風·附子(去皮하여 꼭지

를 떼고 굽는다.)·栢子仁·川芎·桂心·枳殼(麩炒) 石膏·細辛·獨活·羚羊角 각 一錢.

이상의 藥材를 생강물로 달인다.

○ <u>射干湯</u> = 肝經에 병이 들어 땀이 많고 바람을 꺼리고, 잘 슬퍼하고 목구멍이 마르고 눈 밑에 青氣나 누른빛이 생기는 증세까지 이르면 이 약으로 치료한다. 위급하거든 肝穴 腧穴에 뜸질 百壯을 하라. 얼굴빛이 누르고 창백한 경지에 이르면 치료가 어렵다.

·射干·芍藥 각 二錢半. 薏苡仁 三錢. 桂心 五分. 牡蠣 二錢. 石膏 二錢.

이상을 물에 달여 복용한다.

○ <u>茯神散</u> : 前과 同一한 증세를 치료한다. 혹 四肢가 무겁고, 정신이 오락가락 하고 痰이 不利하거든 아래 方文에 의한 약을 쓰면 좋다.

·茯神(去木)·羌活·麻黃(去節)·龍齒(別硏)· 赤芍藥·甘草(炙) 각 一錢. 蔓荊子·薏苡仁·麥門冬(去心)·人蔘(去蘆)·防風(去蘆) 犀角屑 각 二分.

이상을 물에 달여 복용한다.

○ <u>遠志湯</u> = 앞에 설명한 증세를 치료하는데 혹 바르게만 누울 뿐 옆으로는 눕지 못하고, 가슴이 두근거리는 증세로써 만일 입술빛이 붉으면 치료될 수 있다. 心穴과 腧穴에 뜸 百壯을 뜬다. 만일 얼굴에 青黃氣가 엇갈리고, 눈동자가 벌벌 떠는 증세에 이르면 고치지 못한다.

·遠志(去心) 二錢半. 人蔘·石菖蒲·羌活·細辛·麻黃(去根) 각 半兩.

이상의 약재를 가루로 만들어 한차례 二錢씩 보리뜨물에 달여서 하루 두차례 먹는다.

○ 防風散 = 脾臟의 中風을 치료한다. 땀이 많고 바람을 싫어하며 몸이 나른하고 四肢를 자유로이 움직일 수 없고, 얼굴빛이 약간 누리고 구미가 없고 어둔하여 간신히 말하고, 입과 눈이 비뚤어지고, 몸이 성치 못하고 헛배부르고, 우울증이 심하고, 열이 있고, 술취한 사람 같이 정신이 어리둥절 하고 脈이 뜨고 느리고, 가슴에 가래가 가득하여 그르렁 거리는 증세를 치료한다.

• 獨活 一錢半. 防風 · 茯神(去木) · 人蔘 · 附子(炮 · 去皮臍) · 前胡 · 沙蔘 · 半夏(따뜻한 물로 七次 씻는다.)黃耆(炒) · 旋覆花 · 羚羊角(깎아 作末) · 甘草(炙) 각 一錢.

이상을 薑水에 달인다.

○ 白朮湯 = 앞에서 논한 증세를 치료한다. 또는 혹 배가 부르고 몸이 누런 색으로 변하고 구토하고 신물이 나오면 급히 脾腧穴에 뜸 百壯을 뜨는데 手足에 青氣가 돋으면 치료가 어렵고 입 양쪽 끝이 누른 자는 치료가 된다.

• 白朮 · 厚朴(薑으로 製) · 防風 각 二錢. 附子(炮 · 去皮臍) 橘紅 · 白蘚皮 · 五加皮 각 一錢.

이상을 생강물로 달인다.

○ 細辛散 = 치료하는 증세는 앞의 설명과 같다. 혹 身熱이 나고 살 속에 벌레가 기어다니는 것 같이 섬섬거리고, 혹은 땀이 무척 많이 나오고, 피부가 거칠고 입술, 코에 누른 빛이 돋는 증세에 복용한다.

• 細辛 · 白朮 · 獨活 · 附子(炮 · 去皮臍) · 肉桂 · 防風 각 一錢.

厚朴(薑製)·麻黃·枳實(炒)·甘草(炒) 각 一錢半.

이상을 물에 달여 복용한다.

○ <u>防風麻黃散</u> = 치료하는 증세는 앞의 설명과 같다. 혹 정신이 아리숭하고 팔, 다리가 무거워 자유롭지 못한 경우에 이 처방을 쓴다.

· 防風·麻黃·人蔘·川芎·附子(炮去皮臍)·桂心·黃耆·赤茯苓·酸棗仁(炒)·白朮·獨活·桑白皮(炒)·羚羊角(鎊末) 각 一錢. 甘草(炒) 五分.

이상을 作末하여 따뜻한 물로 복용한다.

○ <u>五味子湯</u> = 肝臟의 中風을 치료한다. 가슴이 脹滿해서 호흡이 가쁘고, 우울증이 심하고, 식은 땀이 나고, 떨리고, 목이 쉬고, 몸이 무겁고, 四肢가 부들거리고 脈은 뜬 증세다. 코 끝에서 아래로는 입까지 위로는 눈썹까지 핏기가 없이 白氣가 서린 환자는 급히 肺兪穴에 뜸 百壯 쯤 뜨고, 이 부분의 빛이 누른자는 이미 肺가 상한 증거인데 헛손질 하는 정도에 이르면 고치지 못하고 사망한다.

· 五味子(절구공이로 빠아서 볶은것)·杏仁(炒·去皮尖)·桂心 각 一錢. 防風(去蘆)·甘草(炒)·赤芍藥·川芎 각 二錢. 川椒 三分.

이상을 물에 달여 복용한다.

○ <u>獨活細辛散</u> = 앞에 설명한 증세를 치료한다. 혹은 中風으로 머리가 아프고 목이 뻣뻣하고 등이 아프고, 코가 빡빡하고, 심장이 울렁거리고, 우울하고, 말을 더듬고, 胸中이 氣少하고 팔 다리가 뻐근하게 아프면 아래 약재를 복용한다.

• 獨活 · 細辛 · 附子 (去皮 臍炮) · 甘菊花 · 麻黄 (去蘆) · 白芷 · 五味子 (杵炒) · 紫苑茸 · 赤茯苓 · 肉桂 · 白朮 · 川芎 · 桑白皮 · 杏仁 (麸炒 去) · 防風 각一錢 · 甘草(炙) 半錢.

이상을 물에 달여 복용한다.

○ 獨活散 = 腎臟의 中風을 치료한다. 中風으로 허리가 아파 屈伸을 못하거나, 혹은 四肢가 심히 마르거나, 귀가 울고, 말소리가 분명치 않게 나오거나, 얼굴이 浮腫난 것 같고, 마디가 쑤시고,정신이 어지럽고, 감정이 둔하여 喜怒를 모르고, 살빛이 검고, 몸이 무겁고, 땀나고, 바람을 싫어하고, 몸의 동작이 어렵고, 혹은 두 다리가 차고 마비상태에 이르며, 귀가 들리지 않고 말소리가 어둔한 증세가 생기면 치료하는 약이다.

• 獨活 · 附子 (炮去 皮臍) · 當歸 (酒洗) · 防風 · 天麻 · 桂心 각 一錢. 川芎 · 甘菊花 · 枳殼 (麸炒) · 山茱萸 (取肉) · 黃耆 (炒) 丹蔘 · 牛膝 (酒侵) · 甘草(炙) · 細辛 · 菖蒲 · 白 각 半錢.

이상을 물에 달여 복용한다.

○ 萆薢散 = 위와 같은 증세를 치료한다. 혹은 등골이 아파 걷지도 서지도 못하거나 살결이 검어지고, 두 갈비가 赤黃色이 돋고 마치 떡 (餠) 처럼 생긴 증세는 살아날 수 있는 것이니 급히 腎腧穴에 뜸 百壯을 떠야 한다. 만일 이가 누리고 머리털에 기름기가 없고, 얼굴이 흙빛 같은 환자는 살지 못한다.

• 萆薢 (酒侵) 狗脊 杜冲 (炒 · 去絲) 白茯苓 (去皮) 각 一兩. 何首烏 · 天雄 (去皮 臍炮) · 澤瀉 각 半兩.

이상을 가루로 만들어 매번 二錢씩 米飮으로 복용한다.

○ 吳茱萸丸 = 치료하는 증세는 前과 동일한데 혹 바람을 싫어하

고 땀이 많이 나며 얼굴빛이 浮腫 같고 허리와 무릎의 통증이 있고, 몸이 몹시 파리하면 아래와 같은 方文으로 치료하라.

・吳茱萸・細辛・白茯苓・獨活・木香・山茱萸(取肉)・牛膝(酒侵)・石斛・萆薢(酒侵) 각 半兩. 附子(炮・去皮臍)・芎藭 각 二錢.

이상을 모두 作末하여 술과 풀에 개어 丸을 짓되 梧子크기 만큼 만들어 빈 속에다 監湯水로 한차례 二十丸씩 하루 두차례 복용한다.

○ <u>黃耆丸</u> = 치료하는 증세는 前과 같은데 혹 온 몸이 마비되고 腫氣로 아프고 氣少하여 팔 다리가 無力한 경우에도 효험이 있다.

・黃耆(炒)・川芎(炒)・茴香(炒)・川烏頭(去皮臍)・狼毒・防風・川楝子(肉)・黑附子(炮去皮臍)・白蒺藜(炒)・地龍(去土炒)・赤小豆 각 등분.

이상의 藥材를 모두 作末하여 술과 풀로 반죽해가지고 梧子만큼 丸을 지어 매번 二・三十丸씩 하루에 二차례 따뜻한 술로 복용한다.

○ 四君子湯・六君子湯・四物湯 = 이상 四方은 24頁의 (6)을 參考. ○ 補中益氣湯 = 24頁(10)을 參考.

○ 十全大補湯・八珍湯・加味歸脾湯・加味逍遙散 = 이상 四方은 24頁의 (4)를 참고.

○ 理中湯 = 20의 (8)을 참고.

○ 淸暑益氣湯・十味香薷飮 = 二方은 3頁 (2)의 (3)을 참고.

○ 東垣淸燥湯 = 4頁의 (2)를 참고.

○ 六味丸 = 24頁의 (11)을 참고.

* 獨參湯 = 本頁(3)의 (13)을 참고
* 小柴胡湯 = 24頁의 (2)를 참고.
* 蘇合香丸·羌活湯 = 方文이 아래에 있음.
* 甘草附子湯 = 3頁의 (5)에 있음.
* 平胃散 = 7頁의 (18)을 參考.

(2) 中風으로 인한 角弓反張

婦人은 氣가 허하여 風이 모든 陽經에 침입할 우려가 많다. 혹 產後 피를 많이 流出하게 되면 血이 虛해서 땀이 많이 나오고 中風되어 몸과 팔 다리가 굳고 입이 말을 듣지 아니하여 말이 잘 나오지 않으며, 허리와 등이 팽창하여 바로 펴지 못하게 되는데, 이를 〈發痓〉이라 한다. 이는 太陽經이 먼저 바람에 상하고 다시 寒氣에 촉감되어 마치 간질병 증세가 발한 것 같다. 또는 脈이 깊히 잠겨 脈度가 더디고 微細하며 땀이 없고 惡寒症이 생기면 이를 〈剛痓〉이라 하고 땀이 있고 惡寒이 없으면 이를 〈柔痓〉이라 한다.

땀이 없이 惡寒하는 환자는 「葛根湯」「小續命湯」이 좋고, 땀이 나고 오한하는 환자는 이상의 약에 麻黃을 빼고 葛根을 더 첨가해서 복용시켜야 한다.

補說 仲景先生이 말하기를 『太陽病은 땀이 심하여 〈痓〉이 되는 예가 많다.』(風病이 내리면 痓이 된다.)하였고 三因方에서는 『氣血이 內虛하고 風과 寒과 濕과 熱이 感中되면 痓이 된다.』하였다.

風이란 능히 氣를 헤쳐 허하게 하는 것이므로 땀은 있으나 오한이 없으니 柔痓이라 하고, 寒은 능히 血을 껄끄럽게 하는 것이므로 땀이 없어도 惡寒이 생기니 이를 剛痓이라 한다. 그런데 이러한 현상은 風·濕으로만이 원인이 되는게 아니고 內虛로 인해 땀이 많이 나오고, 血이 不足함으로 인해 筋肉이 영양의 補를 얻지 못해서이므로 虛象이다.

寒氣에 傷하고, 땀이 심하게 흘러내리는 증세와 産婦의 潰瘍(궤양) 등의 병은 剋伐의 성분이 있는 藥劑때문에 氣血을 손상시켜 그러한 증세로 변하는 것이다. 만일 肺金이 衰하고 肝木이 旺하면 먼저 「加味小柴胡湯」을 쓰고, 다음으로 「加味四物湯」을 쓰는게 옳다.

熱(火)이 발하면 「加味逍遙散」이 좋고 만일 肝木이 脾土를 압박하거든 「補中益氣湯」에 芍藥·山梔를 加해서 쓰면 된다.

脾經이 鬱結되었으면 「加味歸脾湯」을 쓰고 脾土가 濕熱하거든 「大承氣湯」을 써야 한다.

대체로 病後에 氣血이 허약하면 參朮을 푹신 달여 薑汁과 竹瀝으로 도와야 하니 이 藥劑를 때때로 복용하되 듣지 않으면 「十全大補湯」을 쓰고, 그래도 듣지 않거든 급히 附子를 加하여 쓰거나 혹 「參附湯」을 급히 써야 한다. 늦으면 치료하지 못한다.

◎ **治療經驗**

* 한 부인이 脾胃가 허약하여 고생해왔는데 하루는 갑자기 가래가 꽉 막히고 숨이 가쁘며, 머리를 흔들거리고, 눈망울을 데굴데굴 굴리며 또는 손과 발을 마구 휘둘러대기 때문에 診脈할 수가 없었다. 얼굴을 살핀 즉 누른 가운데 푸른 기운이 섞여 있다. 이는 다름이 아니고 肝木이 脾土를 극한 까닭이다. (肝

氣가 發하면 木發이오 脾는 土이므로 木에 受克된다.) 「六君子」에 柴胡·升麻를 加入해서 치료한 결과 살아나게 되었고 다시 「補中益氣湯」에 半夏·茯苓을 加하여 썼더니 끝내 재발하지 않고 완치되었다.

○ 葛根湯 = 剛痙을 치료한다. 剛痙의 증세는 땀이 안나오고 風을 싫어한다.

- 葛根 一錢. 麻黃(去根節)·殭蠶(炒)·각 三兩. 粉草(炒)·芍藥 각 五分. 大棗 三個.

이상을 물로 달여 펄펄 끓게 한다. 다만 產後에는 麻黃을 참작해서 써야 한다.

○ 附朮湯 = 手足이 冷하고 筋脈이 당기고 자주 뛰며, 땀이 나고, 목이 굳고 입이 오무라져 말을 못하고 가래가 솟아오르는 증세를 치료한다.

- 附子(炮)·白朮·獨活 각 五分.

  川芎·肉桂 각 三分.

이상을 대추물에 달여 복용한다.

○ 桂心白朮湯 = 陰痙을 치료하는데 손과 발이 몹시 冷하고 筋이 당기고 脈이 급하며 땀이 그칠사이 없이 나오는 증세에 복용한다.

- 白朮·桂心·附子(炮)·防風·川芎·甘草 각 같은 비율.

이상을 한차례에 五錢씩 대추와 생강물에 달여 복용한다.

○ 八物白朮散 = 陰痙을 치료하는데 손·발이 몹시 冷하고 힘줄이 당기며 脈이 빠르나 땀이 없는 증세를 치료한다.

- 白朮·麻黃(去根節)·茯苓·五味子(杵炒)·羌活 각 半

兩. 附子(炮)·桂心 각 良薑 一錢.

이상을 一回 四錢씩 생강물에 달여 복용하되 麻黃을 씀에 있어서는 환자의 상태를 참작해 너무 많이 넣지 않도록 해야 한다.

○ 通關散 = 갑자기 어금니 양쪽이 당기는 듯 불편하고 허리와 등이 반대로 팽창하여 약조차 먹기 거북할 때 쓴다.

·細辛·薄荷葉·牙皂角 각 等分.

이상을 作末하여 약을 먹을 때마다 가루를 코구멍에 불어넣으면 재치기가 나올것이니 이 때 약을 먹는다.

〈 참 고 〉

○ 瀉淸丸 = 方文은 24頁 (3)에 있음. ○ 六味丸 = 方文은 24頁 (11)에 있음. ○ 加味小柴胡湯 = 24頁 (2)를 참고.

○ 加味四物湯·補中益氣湯 = 24頁 (6)에 있음.

○ 加味逍遙散·補中益氣湯 = 24頁 (10)을 參考

○ 加味歸脾湯 = 24頁 (4)로 參考

(3) 中風으로 인한 口噤

風을 맞아 입이 오무라지는 것은 몸이 虛하므로 인해 風氣가 턱과 볼에 침입한 까닭이다. 대개 手三陽經이 양쪽 턱과 뺨에 맺혀 입을 끼고 있으므로 風邪가 왕성하면 힘줄이 수축되고 어금니 양쪽에 이상이 생겨 입이 오므라져 말을 못하게 된다.

補 說 이 증세는 風의 邪氣가 手足의 陽明經에 客(客이란 外部에서 侵入한 것)으로 머물러 있는 관계로 입과 눈이 비뜰어지게 된다. 이런 경우에는 「秦艽升麻湯」을 用하고 만일 風熱로 인해 氣가 상했으면 「省風湯」을 써야 하는바 아래에 기록하는 處方을 따르면 된다.

◎ **治療經驗**

* 한 婦人이 怒로 인해 月水가 줄줄 흘러나오다가 반달만에야 그쳤다. 婦女子는 怒氣가 심하면 經血이 즉시 터져 나오고 심한 경우에는 입이 오무라져 말을 못하고, 힘줄이 수축되고 코피가 나오며 눈을 위로 흡뜨게 된다. 怒氣는 肝에 충격을 주므로 肝火를 안정시키고 補해야 한다. 그러므로 「小柴胡湯」에 熟地黃·山梔·鉤藤을 加入해서 치료하였더니 이후는 재발하지 않았다.
* 한 부인은 본래 陰虛(血虛)하여 몸이 가려운 증세가 있으므로 어떤 의원이 잘못 알고 去風藥을 쓰도록 하였다. 그랬더니 말을 못하고 근육이 끌어당기며 맥이 크고 빠르다. 내가 이말을 듣고 이르기를 『肝血은 陰水요, 肝氣는 陽도 되고 火도 된다. 이는 肝經이 血虛하고 火가 盛함이니 陰血을 補하고 一方으로 肝火를 制함이 옳다』하고는 「四物湯」에 麥門冬·五味子·柴胡·山梔·生茸을 가입해서 복용토록 하였더니 효과가 좋았고 이어서 「八珍湯」에 黃耆·麥門冬·五味子·鉤藤을 쓴 즉 완치되었다.

o <u>天南星散</u> = 中風으로 입이 오무라져 말을 못하고 四肢가 수축되며 혹은 가래가 올라와 막히는데 치료한다.

· 天南星(薑汁炒黃)· 白附子(炮)· 黑附子(炮)· 烏蛇肉(酒炙)· 全蠍(炒) 等分.

이상을 作末하여 한차례에 半錢씩 薑汁이나 따뜻한 술에 타 마신다.

○ 走馬散: 中風으로 말을 못하거나 四肢가 뻣뻣해져서 屈伸이 거북한데 치료한다.

· 黑附子(炮)· 天麻 각 半兩. 桂心 · 石膏 · 麻黃(去根節)· 蠍梢(炒)· 川烏(炮 · 去皮尖)· 南星(炮) 각 一錢.

이상을 作末하여 한차례 三分씩 豆淋酒에 타 마신다.

〈 참 고 〉

○ 秦艽升麻湯 · 省風湯 = 이상 二方은 本頁 (1)에 收錄되었음.

○ 小柴胡湯 = 24頁 (2)에서 참고. ○ 四物湯 = 24頁의 (6)을 참고. ○ 八珍湯 = 24頁 (4)를 참고.

(4) 中風으로 인한 不語

脾脈이 胃를 통하여 목구멍과 혀에 관련되고, 心臟의 別脈은 혀끝에 매어 있는지라 心臟과 脾臟이 邪를 받으면 혀가 굳어 말을 못한다. 그런데 목구멍은 氣의 上下요 會厭은 소리 내는 문호이며 혀는 소리 내는 기관이오, 입술은 소리의 부채(扇)와 같은 역할을 하는 곳이다. 만일 風寒이 會厭에 客으로 머물러 있으면 갑자기 벙어리가 된다. 經에 이르기를 『술에 취하여 風을 맞으면 벙어리 된다』하였다.

補 說 이 증세가 만일 痰이 心臟속에 희미하게 있으면 心火를

맑혀야 하고, 만일 濕痰으로 혀가 굳어 말을 못하면 脾熱을 맑혀야 하며, 風濕으로 어금니가 뻣뻣해지면 肝火를 맑히고, 風痰으로 목구멍이 막히면 가래침을 삭여 없애고, 虛火가 위로 솟아오르면 水의 氣를 도와 火를 제하고, 氣가 虛하여 갑자기 거슬러 올라오면 火의 근원을 補益하고, 腎이 虛하므로써 입술이 굳어 말을 못하면 당연히 腎臟의 氣를 補해야 한다.

◎ **治療經驗**

* 한 부인이 화를 내므로 인해 땅에 넘어져 말을 못하는데 이는 가래가 솟아오른 까닭이다. 「牛黃淸心丸」을 먹고 살아났다. 이어서 「神仙解語丹」에 山梔·柴胡·桔梗을 加入해서 쓰니 증세가 나았고, 또 「六君子」에 柴胡·山梔·枳殼을 가입해서 복용하고는 완치되었다.
* 어느 한 부인은 갑자기 말을 못하게 되어 여러가지 약을 써 보았으나 듣지않아 그럭저럭 반년이 지났다. 환자를 진맥해 보았더니 양쪽 尺脈이 매우 빠르게 뛴다. 먼저 「六味丸」에 肉桂를 넣어 몇 제를 먹이니 조금 나았고 이어서 「地黃飮子」 三十여제를 먹고는 완전해 졌다. 특히 남자에게 이러한 증세가 많이 생기는데 이상의 약으로 치료하면 된다.

○ 神仙解語丹 = 心臟·脾臟에 風을 받아 말을 못하거나 어둔하고 가래가 성한 증세를 치료한다.

·白附子(炮)·石菖蒲(去毛)·遠志(去心하여 甘草水로 끓이되 10번 끓게 함) 天麻·全蠍·羌活·南星(炮) 각 一兩. 木香 半兩.

이상을 作末하여 풀에 반죽 桐子 크기만큼 丸을 짓는다. 한차례 二, 三十丸을 薄荷湯에 마신다.

○ <u>防風湯</u> = 風을 치료한다.

・石斛(酒炒)一兩半. 生地黃・杜冲(去皮하여 薑汁에炒)・丹參 각 一兩一錢. 防風・川芎・麥門冬(去心)・桂心・獨活

이상을 매번 五錢씩 대추물에 달여 복용한다.

○ <u>竹瀝湯</u> = 肝이나 脾에 中風된 것을 치료한다. 四肢가 말을 듣지 않고 혀가 굳어 말이 막히고 혹은 가래침이 끓어오르는 증세를 치료함.

・威靈仙・附子(炮)・苦梗・蔓荊子・防風・枳殼(去穰麩炒) 川芎・當歸 각 등분

이상을 四錢씩 복용하되 생강물에 달여 竹瀝 반잔을 넣고 하루 四차례 복용하되 단 복용기간중 茶는 금해야 한다.

○ <u>三黃獨活湯</u> = 中風으로 手足이 오그라지고 반신불수 되거나 말소리를 내지 못하는 증세를 치료함.

・麻黃(去根節)・黃耆 半兩. 黃芩 七錢. 獨活 一兩.

이상을 매번 四錢씩 물에 달여 먹고 땀을 내면 효험이 좋다.

○ <u>小省風湯</u> = 中風을 치료한다. 온 몸이 마비되거나 입과 눈이 비뚤어지고 입이 오무라져 말을 못하거나, 손과 발이 마비되거든 이 약을 쓰라.

・防風・南星(湯炮) 各三兩. 甘草(炙) 一兩.

이상을 매번 四錢씩 복용하되 생강 十片을 넣고 물에 달인다.

○ <u>愈風湯</u> = 여러가지 風을 치료한다. 특히 肢体마비, 손, 발 쓰지 못하는데 효과가 좋다.

・天麻・牛膝(同酒侵)・草薢(別硏細)・玄參 각 六兩.

杜冲 七兩. 羌活 十四兩. 當歸·熟地黃(自製)·生地黃 각 一斤. 獨活 五兩. 肉桂 三兩.

이상을 作末하여 꿀에 반죽해서 桐子 크기만큼 丸을 짓는다. 매번 五, 七十丸씩 먹는데 病이 중한 경우는 百丸씩 따뜻한 술이나 더운 물로 마신다.

○ <u>地黃飮子</u> = 腎臟이 허약하고, 말을 못하며 손, 발이 마비되어 움직이지 못하는데 치료한다.

- 熟地黃(自製)·巴戟(去心)·山茱萸(去核)·石斛·肉蓯蓉(酒侵焙)·附子(炮)·五味子(杵炒)·白茯苓 ·石菖蒲·遠志·桂心·麥門冬(去心) 각 등분.

이상을 한차례 三錢씩 복용하는데 박하 약간을 넣고, 생강·대추 삶은 물에 달인다.

○ <u>牛黃淸心丸</u> = 여러가지 風症을 치료한다. 특히 脈이 급하고 筋脈이 당겼다 늘어졌다 하여 手足을 제대로 못쓰며, 말이 잘 안나오고, 건망증이 있고, 정신이 어리둥절하여, 희미하고, 머리가 어지럽고, 가슴이 답답하고, 숨차는데 치료한다. 혹은 風痰으로 기침, 傷寒(陽症)·땀이 줄줄 나고, 열이 높고 갈증이 심하고, 근심으로 잠이 안오는 것 등에 효과가 좋다.

- 牛黃 一兩二錢. 麝香·龍腦(이상 三味를 나누어 간다)·羚羊角(鎊末) 각 一兩. 當歸(酒洗)·防風·黃芩·白芍藥·麥門冬(去心) 白朮 각 一兩半. 柴胡·桔梗·白茯苓·杏仁(去皮尖)·芎藭 肉桂·大豆黃卷·阿膠 각 一兩七錢. 蒲黃·人蔘(去蘆)·神麴 각 二兩半. 雄黃(另硏) 八錢. 甘草 五兩. 白斂 七錢半 乾薑 七錢半. 犀角(鎊末) 二兩. 金箔(一千三百片 中에서 四百片을 포장한다)

乾山藥 七兩. 大棗(百개를 삶아 씨를버린뒤 빠아서膏를만듬)

이상의 모든 藥材를 각각 作末하여 煉蜜이나 대추로 뭉쳐 丸을 만들되 一兩重 부피로 十丸정도 크기로 만들어 金箔으로 싼다. (每回 一丸씩 따뜻한 물로 복용한다.)

o 蘇合香丸 = 氣가 痰에 든(中) 것을 치료한다. 즉 痰이 위로 치밀어 오르고 어금니 부위가 긴축되어 불편하고, 인사불성이 되거나, 혹은 갑자기 暴氣가 거슬려올라 심장의 통증이 생기는데 치료하고 또는 鬼魅의 惡氣와 일체 氣가 막혀 유통하지 못하는 증세 등을 치료한다.

・沉香・麝香・訶子肉・丁香・青木香・安息香・香附子・華撥・白朮・白檀・薰陸香・蘇合油・龍腦 각각 갈아 一兩씩.
朱砂(別硏)・烏犀角(鎊末)

이상을 모두 作末하여 安息香과 煉蜜에 반죽 梧子 크기만큼 丸을 지어 한차례에 十丸씩 溫水로 복용한다. 黃蠟(밀) 을 녹여 丸을 싸면 좋다.

o 青州白丸子 = 風으로 반신불수 되거나, 눈이며 입이 비뜰어지거나, 가래가 막히고 수족에 마비현상을 일으키는 증세를 치료한다.

・半夏(水洗하여 生으로用) 七兩. 川烏頭(去皮臍 生으로用) 半兩.
南星(生用) 二兩. 白附子(生用) 二兩.

이상을 作末하여 자루에 넣고 하루동안 물에 담근다. 급히 쓸 경우면 풀에 개서 梧子만큼 丸을 지어 한차례 十丸을 생강탕으로 복용한다.

o 瓜蒂散 = 中風을 치료한다.

・瓜蒂 二錢. 赤小豆 五分.

이 약재를 作末하여 밤마다 코속으로 조금씩 품어 넣고 下黃水에 涼藥을 복용한다.

○ 六君子湯 = 方文은 24頁의 (6)에 있음.

(5) 中風으로 인한 手足麻痺

婦人이 風痺로 인해 수족을 쓰지 못하며, 혹은 살갗이 아프고 혹은 肢体가 마비되는 것은 대개 모든 陽經이 다 手足에서 일어나 肢体에 循行하는 것이니 中風에 앞서 氣가 허약하면 風邪가 침입하므로써 질환이 생기는 것이다.

補說 經에 이르기를 『邪가 모이는 곳에 그 氣가 허약해진다』하였으니 이상에서 論한 증세에 만일 風邪의 氣가 왕하여 있는 중에 혹 怒氣로 인해 肝火가 발동해서 血이 燥하고 근육이 당기거든 「加味逍遙散」을 쓰고, 脾・肺의 氣가 허하여 피부가 나빠지고 수족이 마비되면 「三痺湯」을 쓴다. 腎水가 감손되어 筋骨을 자양치 못하거나 혹은 脾・肝의 血이 虛하여 근육이 위축되거든 「六味丸」을 쓰고, 燥藥을 쓰다가 근육이 당기는 경우에는 「四物」에 生甘草를 넣어 복용하고 氣와 血이 모두 허약하면 「八珍湯」을 써야 한다.

〈何醫林集要方〉에 보면 「丹溪心法」이란 册子를 刊行하였는데 그 附錄에 쓰이기를 『만일 大拇指가 움직여지지 않거나 손・발의 힘이 없거나 혹은 살갗이 약간 당기면 三年內에 반드시 큰 風

을 앓게 되는 징조이니 곧 「八風湯」「天麻丸」「防風通聖散」으로 예방하라』하였다.

河間이 이르기를『風은 病의 끝이라』하였으니 中風에 마비되어 몸의 동작이 자유롭지 못하게 되는 원인은 애당초 肝木에 風을 맞은게 아니고, 또는 六陰風邪가 밖에서 엄습한 원인이 아니다. 실은 신경쓰고 말하고, 보고 듣고 생각하는 일이 심히 지나쳐서 心火가 盛하고 따라서 腎水가 허하여 졸도하는 것이다. 치료법은 元氣를 튼튼히 補함이 으뜸이다. 만일 이를 모르고 무조건 風으로만 다스려 風藥을 쓰면 도리어 元氣를 더욱 손상하여 일부러 風症을 불러들이는 결과가 되고 만다. 本頁의 첫머리 이론을 참고하여 치료함이 옳다.

◎ 治療經驗

* 한 부인이 노기를 크게 내다가 그만 병이 생겼는데 가래를 토하고 가슴이 벅차 답답한 증세였다. 잘못「二陳順氣化痰膺」를 쓰고는 도리어 반신불수에 열이 오르고 입이 바싹바싹 탔다. 이는 그 원인이 肝火가 盛하여 脾土를 압박(肝木이 脾土를 克)함이라 생각되어「逍遙散」과「補中益氣湯」「六味地黃丸」을 썼더니 완치되었다.
* 한 과부가 가슴이 더부룩하고 아프며 저녁만 되면 열이 나고 月經이 좋지 않고, 팔, 다리가 저리고 마비되며 痰을 토하였다.
 이 병의 원인은 울적한 마음과 怒때문에 肝과 脾가 손상을 당함이라.「歸脾湯」과「逍遙散」을 써야 한다. 이에 아침에는「歸脾湯」으로 울결된 심장을 풀어주어 脾氣를 생해주고

(心火가 脾土를 生함) 저녁에는 「加味逍遙散」으로 肝血을 生해주면서 肝火를 맑히도록 하였다. 이렇게 백여제를 복용하고는 그러한 병이 나았다. 그런데 뒤에 병이 재발하여 月經이 없고 脈은 뜨고 크고 급하게 뛴다. 이는 肝火가 脾를 상하여(木克土) 血을 이끌지 못함이라 「六君子」에 芎歸·炮薑을 넣어 一劑를 쓰니 經水가 이르고, 이어서 「補中益氣湯」에 炮薑·茯苓·半夏를 가입해서 一劑를 더 먹이니 평상시로 회복되었으며 다시 「歸脾湯」과 「逍遙散」을 번갈아 먹고는 다시는 재발하지 않았다.

* 한 부인은 머리가 어지럽고 가래를 토하였는데, 어떤 의원한테서 去風化痰理氣의 약을 지어 먹고는 팔, 다리가 마비되고 손과 발이 어떤 때는 몹시 차고 어떤 때는 몹시 뜨거웠다.

이 병의 원인은 脾土가 약해 肺金을 生치 못함이다. 이에 「補中益氣湯」에 茯苓·半夏·炮薑을 넣어 二十劑를 복용하고는 허약한 脾氣가 점점 회복되면서 모든 증세가 차츰 나아간다. 다시 「加味逍遙散」 三十여제를 복용한 뒤에 치료되었다가 뒤에 怒로 인해 재발하므로 「六君子湯」에 人蔘·蒼朮을 갑절쯤 넣고 木香을 조금 넣어 복용토록 하였더니 몇 劑를 먹은 뒤로 平安하였다.

○ 三痺湯 = 血氣가 엉켜 막히고 손과 발이 오그라지는 風痺病을 치료한다.

· 續斷(酒侵炒)·杜冲(去皮하고 薑汁으로 자른 炒)·防風·桂心·細辛 人蔘·白茯苓·當歸·白芍藥(炒)·黃耆(炒)·牛膝(酒浸하여 炒)·甘草(炒) 각 五分. 秦艽·生地黃·川芎·獨活

각 三分.

이상의 약재를 물에 달여 먹는다.

○ 五痺湯 = 風寒·濕氣가 살 속으로 침입하여 手足의 힘이 없거나 마비되거나 떨리는데 치료한다.

·片薑黃·羌活·白朮·防己 각 一錢.

이상의 약재를 생강주에 달여먹는다.

○ 東垣羌活湯 = 濕熱이 있고 몸이 무겁고, 혹은 현기증으로 마비되고, 소변이 붉고 빽빽하며, 아랫도리가 위축되고 부들거려 걸음을 걷지 못하는데 치료한다.

·羌活·防風·紫胡 각 一錢. 藁本·獨活·茯苓·澤瀉·猪苓·黃耆(炒)·甘草(炙)·陳皮·黃柏(酒炒黑)·黃連(炒)·蒼朮·升麻·川芎 각 五分

이상을 물에 다려 복용한다.

○ 甘草附子湯 = 風과 濕이 침공하여 뼈와 머리가 아프고(때로는 멀쩡하다) 땀이 나고 숨결이 가쁘고, 소변이 좋지 않고, 風寒을 싫어하며 잘 때도 옷을 벗지 못하며, 혹은 조그만 종기도 군데군데 생기는데, 이러한 모든 증세를 치료한다.

·甘草(炙) 一兩. 附子(一개에 一兩 三四錢 나가는 것으로 구어서 껍질과 뿌리쟁이 같은것을 떼어낸다. 附子는 一兩三四錢 나가야 眞이고 有効하다) 白朮(炒) 一兩. 桂枝 二兩.

이상의 약재를 매번 四, 五錢씩 물에 달여 복용한다.

○ 八珍湯 = 肝과 脾臟의 氣血이 허하여 근육을 기르지 못하므로 근육이 오그라지고 骨이 아프고, 혹은 걷기가 불편하며, 혹

은 열이 나고(저녁이면 더 심하다) 寒熱이 왕래하는 증세를 치료한다. 方文은 24頁 (4)를 참고.

- 加味逍遙散 = 肝經에 風熱이 있어 血이 燥하고 힘줄이 당기고, 肢体가 말을 듣지 아니하고, 內熱과 晡熱(저녁만 되면 熱이 오르는 것)이 있는 증세를 치료한다. 方文은 24頁의 (4)를 참고하라.
- 歸脾湯 = 肝經이 허약해진데 복용한다. 이 歸脾湯에 대한 적응증은 이미 여러번 설명한바 있음. 方文은 24頁의 (4)를 참고하라.
- 六味丸 = 24頁 (11)을 참고.
- 四物湯·六君子湯 = 이상 三方은 24頁 (6)을 參考하라.
- 補中益氣湯 = 24頁 (10)에 있음.

(6) 中風으로 인한 自汗

婦人이 中風으로 땀을 많이 흘릴때 「續命湯」「排風湯」「越脾湯」등에 麻黃을 쓰면 그 땀나는 것을 이용 風邪를 흩어지게 하는 효과는 있지만 이러한 처방은 잘못이다. 위의 약재는 땀이 없는 증세라야 적응하는 것이다. 왜냐하면 땀이 많은 환자에게 만일 이 약재를 쓰고 보면 津液이 점차 흩어져 도리어 크게 해로운 것이므로 써서는 안된다. 仲景에 이르기를 『中風에 저절로 땀을 흘리거든 「桂皮湯」을 쓰고 몸이 위축되고 입과 눈이 비뚤어지며, 눈동자가 저절로 움직여져 자주 깜박거리고 온 몸에서 땀이 나오는 환자에게는 「獨活湯」과 「績貪散」으로 부족한 영양을 보충하고, 風邪를 물리쳐야 한다』하였다.

補 說 이와 같은 증세에 몸이 약한이가 저절로 땀이 나오거든 「桂皮湯」 혹은 「防風」「白朮」「牡礪湯」을 쓰고 만일 風藥을 지나치게 복용하여 땀을 많이 흘리거든 「白朮」「防風湯」을 쓰고, 陽氣가 허약해서 땀이 나오는 환자는 「耆附湯」을 쓰고, 식은땀이 나거든 「補中益氣湯」과 「六味丸」을 쓰되 듣지 않으면 「當歸大黃湯」을 쓰는게 좋다.

○ 獨活湯 = 風과 氣血이 허하여 어지럽고, 手足의 근육이 당겼다 늘어졌다 하고 열이 발하고, 中風으로 땀이 나는 증세를 치료한다.

• 獨活·羌活·人蔘·防風·當歸·細辛·茯神(去木)·半夏·桂心·白薇·遠志(去心)·菖蒲·川芎 각 五分.

이상을 생강물에 달여 복용한다.

○ 續命煮散 = 風氣로 정신 나간사람 같고, 四肢에 힘이 없고, 입과 눈이 비뚤어지고 눈망울을 괜히 위로 치뜨는 버릇 (저절로)이 있고 몸의 근육이 당기고, 혹은 津液이 부족하여 갈증나면 熱湯을 마시며 또는 産後로 中風되어 땀이 저절로 흐르는데 치료한다.

• 防風·獨活·當歸·人蔘·細辛·葛根·芍藥(炒)·川芎·甘草(炒)·熟地黃(自製)·半夏·遠志(去心)·荊芥穗 각 半兩. 桂心 七錢半.

이상의 약재를 생강물로 달여 한차례 五, 七錢을 복용하되 땀이 그치지 않거든 牡礪(굴껍질을 가루낸 것) 五分을 加해 쓴다.

○ 防風白朮牡礪散 = 中風으로 氣虛하고 피부가 부은듯이 물렁

하며 저절로 땀이 줄줄 흐르는 증세를 치료한다.

• 白朮(炒)·牡蠣(煆)·防風 각 等分.

이상을 作末하여 二三錢씩 미음으로 하루 세차례 복용하되 듣지 않으면 「黃耆建中湯」을 겸하여 복용하라.

○ 柴胡桂枝湯 = 風으로 상하여 熱이 나고, 까닭없이 땀이 줄줄 나오며, 코가 울리고, 건구역질이 나며, 혹은 가래가 끓어오르는 증세를 치료한다.

• 桂枝 二錢. 黃芩(炒)·人蔘·白芍藥(炒) 각 一錢半.
甘草(炙)·半夏(薑製)·生薑 각 一錢. 柴胡 四錢.
大棗 二錢.

이상 一劑을 물에 달여 복용한다.

○ 白朮防風湯 = 表藥을 지나치게 먹어 땀이 저절로 나오는데 치료한다.

• 白朮(炒)·黃耆(炒) 각 二兩. 防風 一兩.

이상을 매번 五~七錢씩 물에 달여 복용하고 듣지 않으면 量을 배로 늘린다.

○ 耆附湯 = 19頁의 (6)을 參考.

○ 補中益氣湯 = 24頁의 (10)을 參考.

○ 六味丸 = 24頁 (11)을 참고.

○ 當歸六黃湯 = 19頁 (6)을 참고.

(7) 婦人의 筋脈瘈瘲

醫學綱目에 이르기를『瘈(계)란 筋脈이 급한 것이오 瘲(종)이란 筋脈이 느린 것이다』하였다.

筋脈이 급하면 끌어당겨 오그라지고 늦으면 늘어지게 된다. 혹 근맥이 오그라졌다 늘어졌다 하는 증세가 계속하고 멈추지 않는 것을 〈瘈瘲〉이란 病으로 소위 發搐(발축)이라는 증세가 바로 이 瘈瘲을 두고 하는 말이다.

癲癎(전간 - 지랄병)과 風痙(풍경 - 中風으로 목이 뻣뻣한 증세)과 破傷風(中風으로 手足이 마비되거나 눈, 입이 비뚤어지는 증세)이 세가지 증세는 모두 瘈瘲의 현상이 일어난다. 다만 癲玕(전간 - 간질)만이 갑자기 땅에 엎어져 인사불성이 되는 것이고 風痙과 瘈瘲의 증세는 등·허리가 반대로 팽창(헛배 부르듯)해지고 破傷風은 瘡口(창구 - 腫氣따위)가 생기는 것이다.

더 구체적으로 말한다면 瘈는 肝經의 風熱로 血이 燥하고 혹은 肝火가 망동하여 血이 상하는 것이오, 瘲은 肝經에 血氣가 부족하거나 혹은 肝火로 땀이 많이 흐르고 血이 손상하므로 인해 손과 발이 늘어졌다 오그라졌다 하여 폈다 굽혔다 하기가 어렵게 된다.

만일 風熱과 血이 燥한 것이 원인이거든 「羚羊角散」에 鉤藤·山梔를 가하여 쓰고, 만일 肝火로 血이 손상되었거든 「加味逍遙散」에 鉤藤·山梔를 넣어 쓰되 듣지 않으면 「六味丸」으로 腎水를 補해서 腎水가 肝木을 生하도록 하는 치료법을 위주하여 「加味逍遙散」으로 도울 것이며, 그 脉이 長弦(긴것)한 것은 肝의 本脉인데 치료가 쉽고, 脈이 짧고 껄끄러운 것은 肺金이 肝木을 克하는 현상이니 치료가 어렵다. 그리고 얼굴빛이 青氣가 돋는 가운데 검은 것은 水生木 하는 현상이므로(腎水가 肝木을 生함) 자연 나을 수 있고, 青氣가운데서 白氣가 비치면 이는 金克木 (肺金이 肝木을 克)이므로 낫기가 어렵다.

◎ 治療 經驗

* 한 부인은 본래 입맛이 쓰고, 月經이 고르지 못하며, 혹 寒熱이 번갈아 왕래하였는데 姙娠 다섯달이 되니 어떤 때는 두 팔의 힘줄이 당겼다 늘어졌다 하는 증세가 생겼다.

이는 肝火가 血을 손상한 까닭이므로 「四物湯」에 柴胡·山梔·牧丹皮·鉤藤을 加入해서 달여먹게 하였더니 치료되었다.

* 한 부인은 姙娠중에 怒를 발하다가 寒熱이 왕래하고, 목이 흔들리며, 四肢가 당겼다 늘어졌다 하는 증세가 일어났다.

이는 肝火로 인해 血이 허해져서 風熱이 생긴 까닭이다. 「加味逍遙散」에 鉤藤을 가입해서 二, 三劑를 복용한 뒤 낫게 되었다.

〈 참 고 〉

ㅇ 羚羊角散 = 14頁의 (2)를 참고. ㅇ 加味四物湯 = 24頁 (6)을 참고. ㅇ 八珍湯·加味逍遙散 = 二方은 24頁 (4)를 참고 ㅇ 六味丸 = 24頁 (11)을 참고.

(8) 婦人의 顫振

黃帝 묻기를 『사람이 떠는 것은 어떠한 氣로 그러한가?』 하니 岐伯이 대답하기를 『胃氣가 實하지 못하면 모든 脈이 허하고, 모든 脈이 허하면 筋脈이 풀어져 떨어지고, 筋脈이 이러하면 陰氣가 行하여 힘을 쓸 수가 없어 떨리는 것이므로 肉間(원인이 되는 臟腑)을 나누어 補해야 합니다』하였다.

醫學綱目을 보면 『顫振(전진)은 瘈瘲(계종-以上에서 설명하였음) 증세와 거의 같다. 瘈瘲은 손과 발이 끌어당겨 펴졌다 오그라졌다 하고, 顫振은 흔들리기만 할 뿐 펴졌다 굽혀졌다 하지 않는다』하였다.

胃가 虛하고 痰이 있으면, 人蔘·蒼朮로 氣를 補하고 茯苓·半夏로 痰을 삭여야 하는데 寒熱이 있고 滯가 묵었으면 〈張子和의 三法〉을 써야 한다.

補 說 顫振이란 어지럽고 흔들리는 증세다. 易에 『萬物을 皷動하는 것은 風보다 빠른 것이 없다』하였으니 皷란 요동함을 일컫는 말이다.

어지럽고 흔들리는 것은 風木의 요동함이다. 모든 풍증에 어지럽고 흔들리는 것은 다 肝에 속하는 증세이므로 肝을 치료해야 한다. 즉 肝木에 熱이 盛하거든 「瀉青丸」을 쓰고, 肝木에 虛熱이 있으면 「六味丸」을 쓴다. 肺金이 肝木을 克하거든 「瀉白散」을 쓰고, 肝木이 허약하거든 「逍遙散」에 蔘朮·鉤藤을 가하여 쓴다. 또는 脾血이 허약하면 「六君子」에 川芎·當歸·鉤藤을 가미하고, 胃氣가 허약이면 「補中益氣」에 鉤藤을 넣어 복용한다.

産後에 떠는(顫振) 증세가 일어나는 것은 氣血의 손상으로 虛火가 더욱 盛하여 風이 생긴 까닭이다. 절대 中風으로 취급하지 말고 氣血을 크게 補해야지 그릇된 진단으로 잘못 처방을 말아야 한다.

◎ 治療 經驗

* 한 婦人은 걸핏하면 성질을 잘 내었는데 성질만 내면 열이 오르고 月水도 고르지 못하여 기간을 지나쳐 오거나 앞당겨 온다. 그리고 전신이 나른하여 脈이 없고 음식맛이 떨어지며 顫振(어지럽고 흔들림)이 일어난다.

나는 이 부인의 증세가 脾氣의 부족으로 肝經에 피가 적은데다 火가 盛한 까닭이라 하고는 「補中益氣湯」에 茯苓·貝母를 가해 쓰고, 또는 아침에 「六味丸」을 쓰고 저녁에는 「逍遙散」과 「六味丸」을 겸해 먹도록 하였더니 한 달 남짓하여 치료되었다.

* 한 부인은 몸이 흔들리고 공연히 횡설수설 가당찮은 말을 중얼대어 치료를 받았으나 모든 약이 듣지 않는다. 나는 이 증세가 우울증과 怒氣로 인한 것이라 하고 그 까닭을 말해주었는데 이 부인은 그 남편과 다투기를 잘 하여서 성질을 잘 낸지가 오래 되었다 한다. 이에 「小柴胡湯」에 「加味歸脾湯」을 겸해 복용시켰더니 곧 낫게 되었다.

〈 참 고 〉

○ 海藏愈風湯 = 産後病 일체를 치료한다. 피를 너무 많이 흘리거나 땀이 난 뒤 中風으로 근육이 끌어당기고 옥죄는(搐搦)데 치료한다. 方文은 3頁 (4)에 기록되었으니 그곳을 참고하라.

○ 交加散 = 瘈瘲과 顫振과 혹은 産後에 인사불성이 되거나 입으로 痰涎(가래침)을 토하는 증세를 치료한다.

• 當歸 · 荊芥穗 等分

이상을 곱게 갈아 한차례 三錢씩 물 한 잔과 술 약간으로 七分쯤 달여 복용한다. 인사불성에는 수저로 떠서 환자의 목구멍에 흘려 넣어주면 곧 깨어난다.

○ 增損柴胡湯 = 產後症과 혹은 月水가 나오다가 끊어지거나 手足의 근육이 당기거나 어금니를 갈고 昏冒(정신 나간 사람 같은 것)하는 증세를 치료한다.

• 柴胡 八錢. 黃芩(炒) 四錢. 半夏(炮) 三錢. 石膏 四錢. 知母 二錢. 黃耆(炒) 二錢. 甘草(炙) 二錢.

이상을 거칠게 갈아 한차례 반량씩 대추 四개와 생강 五片을 넣고 물에 달여 복용한다.

○ 本事靑鹽丸 = 肝 · 腎臟이 허하거나 허리 또는 무릎이 무력하거나 顫振하거나 근육이 수축되는 증세를 치료한다.

• 茴香(末) 三兩. 兎絲子(末) 四兩. 乾山藥(末) 二兩. 靑鹽 一兩.

먼저 兎絲子를 깨끗이 씻어 술에 담궜다가 七日간 말린다. (겨울에는 불 곁에 말리거나 볶아 말림) 약재를 각각 곱게 가루를 만들어 술과 풀에 반죽해서 丸을 짓되 크기는 梧子만큼 한다. 이 丸을 한차례 五十丸씩 溫酒나 따뜻한 소금물로 마신다.

이 丸을 항시 복용하면 筋力이 강해지고 口味가 좋아진다. 어떤 부인이 본래 발을 질질 끌고다니는 증세가 있었는데 이 丸을 오래 복용하고는 걸음을 전과 같이 걷게 되었다.

○ 本事星附散 = 中風으로 手足이 늘어져 힘을 못쓰고 또는 脈

이 허하거나 뜨거나 자주 뛰는 증세를 치료한다.

・天南星・半夏・黑附子(炮)・川烏(炮)・白殭蠶(炒)・沒藥・人蔘・白茯苓 각 等分

天南星과 半夏는 얇게 썰어 생강즙에 담궜다가 말린다. 이상의 약재를 거칠게 作末하여 한차례 二錢씩 술 한잔에 물 한잔을 같이 섞어 八分쯤 달여 찌끼는 버리고 식기 전에 먹는다. 二,三차복용하여 땀이 나오면 낫는다. 어떤 사람이 위와 같은 증세가 있었는데 이 약 (本事星附散)을 세차례 복용하여 땀을 내고는 손과 발을 제대로 움직였던 것이다.

o 三因獨活散 = 氣가 허하여 風을 맞거나, 혹은 크게 놀란 것이 肝膽에 邪를 받아 머리가 흔들리고 手足이 떨리며 점점 눈이 어두워지는 증세를 치료한다.

・獨活・地骨皮・細辛・芎藭・菊花(甘果 者)・防風(根叉)・甘草(炙)・等分.

이상의 약재를 거칠게 作末해서 한차례 三錢씩 물 반잔 쯤에 달인다. 찌끼를 버리고 맑은 汁 六分을 취하여 竹瀝 약간을 넣고 다시 달여 一, 二번 끓거든 식기 전에 먹되 하루에 두차례 복용한다.

o 世傳茯苓丸 = 팔의 힘줄이 당기거나 혹은 떨려서 물건을 잘 들지 못하는 증세와 어깨의 통증을 치료하는데 신효하다. (方文은 本頁(9) 에 기록되 있음)

o 補中益氣湯 = 24頁의 (6)을 참고. o 六味丸 = 24頁 (11)을 참고. o 加味歸脾湯・逍遙散 = 24頁 (4)를 참고.

o 小柴胡湯 = 24頁 (2)를 참고.

(9) 婦人의 風寒과 臂痛

婦人이 팔이 아프고 혹은 筋脈이 오그라져 날씨가 추우면 더욱 심한 증세에 대해서다. 이는 肝氣가 허약하므로 風寒氣가 經絡에 침입해 있는 관계로 그 脈이 당기고 가늘어지게 된다. 이런 증세에는 「栢子仁丸」을 써야 하고 또는 「舒筋湯」을 쓸 것이다. 팔이 아파 물건 따위를 들지 못하거나 혹은 항상 통증이 있는 것은 脾虛하여 邪氣가 침공 中脘에 痰이 잠복해 있기 때문에 그 脈이 잠기고 미세하게 뛰는 것이다. 이런 경우에는 당연히 「茯苓丸」과 「控涎丹」을 써야 한다.

補說 앞에서 논한 증세의 원인이 肝血이 허하면 「加味逍遙散」을 쓰고, 中氣(脾胃)가 허하면 「補中益氣湯」을 쓰고, 血과 氣가 모두 허하면 「八珍湯」이오, 風熱로 血이 燥하면 「秦艽地黃湯」이오 腎臟이 허약하면 「六味丸」과 「逍遙散」을 쓴다. 怒로 肝火가 動했으면 「小柴胡湯」에 川芎·當歸를 가하여 쓰고, 현기증이 있고 晡熱(저녁에는 열이 더욱 오르는 증세)이 나면 「四物」에 山梔·柴胡·牧丹皮를 넣어 쓰고, 晡熱에다 月水不調면 「加味逍遙散」을 쓰고, 음식을 적게 먹고 잠이 없고 식은 땀이 나면 「加味歸脾湯」을 써야 한다.

◎ 治療 經驗

○어떤 女人은 온몸에 통증이 일어나고 筋骨이 쑤시고 당겨 몸을 펴지도 굽히지도 못하는데다 입이 마르고, 눈이 붉어지고 어

지럽고 가래가 막히고 가슴께가 답답하고 거북하며, 소변이 붉고 조금씩 자주나오며, 살속에 벌레가 기어다니는 것 같이 스물대는 등의 증세가 생겨 견딜 수가 없다고 한다.

이와 같은 현상은 肝과 腎氣가 허하고 熱이 높기 때문이다.「地黃丸」에 山梔·柴胡를 加入해서 썼더니 말끔히 나았다.

○ 栢子仁丸 = 脾·腎臟을 補한다..

• 栢子仁 二兩. 熟地黃(自製) 二兩. 茯苓·枳殼(去穰麩炒)·覆盆子(炒)·五味子(杵炒)·附子(炮)·石斛(酒蒸炒)·鹿茸(乳炙)·酸棗仁(炒)·桂心·沉香·黃耆 각 一兩을 蜜水에 炙하거나 또는 각 等分.

이상의 약재를 作末하여 煉蜜에 반죽 梧子만큼 丸을 만든다. 한 차례 二, 四十丸을 따뜻한 물로 마신다.

○ 舒筋湯(또는 五痺湯) = 風寒으로 상한데를 치료하고 肩臂痛과 腰痛 등을 치료한다.

• 片薑黃 一兩. 甘草(炒)·羌活 각 三分. 白朮· 海桐皮·當歸·赤芍藥 각 五分.

이상의 藥材를 물에 달여 복용한다.

○ 茯苓丸 = 脾氣가 허약한 경우와, 痰邪가 中脘에 멈춰 있어 팔의 筋脈이 당기고 아픈데 치료한다.

• 茯苓·半夏(薑製) 각 二兩. 枳殼(自製) 半兩. 風化朴硝 一兩.

이상의 약재를 作末하여 생강즙에 반죽 梧子만큼 丸을 만든다. 매 食後 二十丸씩 생강탕으로 복용하라.

○ 控涎丹 =갑자기 가슴·등·손, 발, 머리, 목, 허리, 다리 등의

근육이 당기고 아픈 증세, 혹은 두통, 어지럽고 가래침이 잘 안나오고, 그륵그륵 소리가 나오거나, 손, 발이 무겁거나 마비 현상이 나타나는 것은 痰이 가슴에 차 있기 때문인데 이러한 증세에 복용하면 신효하다.

・甘遂(去心)・大戟(去皮)・眞白芥子(炒) 각 등분.

이상의 약재를 作末하여 풀로 반죽해서 梧子 크기만큼 丸을 만든다. 밤에 잘때마다 한차례 五七丸씩 생강탕으로 복용하되 가래가 심하거든 十丸씩 복용한다.

○ 白芥子散 = 팔과 등과 배의 근육이 당기고 아픈 증세가 멈췄다 발했다 하는 것을 치료하고, 영양보급이 잘 안되므로 인해 가래가 막히고 經絡에 지장이 생긴 것 같은 증세를 치료한다.

・眞白芥子・木鱉子(麩炒) 각 三兩. 沒藥(別硏)・桂心・木香 각 半兩.

이상의 약재를 作末하여 따뜻한 물로 한차례 一錢씩 복용한다.

이상 세가지 藥劑에 쓰이는 증세가 脾氣의 허약한 사람은 반드시 「六君子湯」으로 돕고, 中氣가 허약한 사람이면 「補中益氣湯」이오, 血이 허약이면 「八珍湯」, 脾氣가 맺혀 풀리지 않으면 「歸脾湯」을 쓴다. 그리고 怒氣로 肝經을 상하면 「逍遙散」으로 肝經을 補해야 한다. 일러 두려니와 茯苓丸・控涎丹・白芥子散・柏子仁丸・舒筋湯 등의 單方만으로 치료하면 胃氣가 허약해져 도리어 病이 더할 것이니 반드시 위에서 論한 증세와 처방을 참작 兼用해야 된다는 점을 명심하기 바란다.

○ 流氣飮 = 七情의 자극으로 인한 氣滯를 치료한다. 가슴・갈비가 답답하고, 목구멍이 개운치 않으며 구토하고, 숨차고, 大小便

이 나쁘고, 혹은 氣가 어깨와 등을 쳐서 갈비의 통증이 있고 혹은 脚氣로 호흡이 급하고, 배가 팽창하고 大小便이 막히는 등의 증세를 치료하는데 다만 元氣가 충실한 환자에게는 이 약 쓰는 것을 조심해야 한다.

・紫蘇葉・黃耆(炒)・靑皮(去白)・當歸・半夏(薑製)・烏藥・芍藥(炒)・茯苓・桔梗・方風 각 五錢. 川芎・陳皮 各 七錢 五分. 枳實(麩炒)・木香 二錢五分. 甘草(炙) 五分 大腹子(薑製) 一兩.

이상을 한차례 半兩씩 복용하는데 생강과 대추물로 달인다.

o 四物湯 = 血이 막혀 中風되고, 血이 허하여 手足의 동작에 장애가 오는바 만약 어깨의 통증이 있으면 紅花煎을 가입해서 치료한다. 24頁 (6)을 參考.

o 交加散 = 方文은 앞 3의 (8)항에서 이미 기록한 바 있다. 한가지 더 첨부할 것은 「交加散」에 木瓜・牛膝을 가입해서 脾가 冷한 것과 견비통을 치료한다. 즉 人蔘・敗毒에 五積散을 섞어 복용한다.

o 烏藥順氣散에 羌活・木瓜를 加하면 外邪로 氣가 막히거나 筋骨痛 혹은 痰氣가 불리한 증세를 치료한다.

o 秦艽地黃湯 = 肝經과 膽經을 치료한다. 風熱・血燥・肩臂痛 혹은 근육이 당겨 아프고, 열이 오르고 寒熱이 왕래하며, 晡熱(저녁이면 열이 더욱 심한 증세)과 月經不調, 혹은 肢體가 시큰거리고 아픈 증세 등을 치료한다.

・秦艽・熟地黃(自製)・當歸 각 一錢. 川芎・芍藥・牧丹皮・白朮・茯苓 각 一錢半. 鉤藤鉤 一錢. 柴胡・甘草(炙) 각 二分.

이상을 물에 달여 복용한다.

○ 逍遙散・加味逍遙散・加味歸脾湯・八珍湯 = 이상 四方은 24頁의 (4)를 참고. ○ 六味丸 = 24頁 (11)에서 참고. * 小柴胡湯 = 24頁 (2)를 참고. ○ 補中益氣湯 = 二方은 24頁 (10)을 參考. ○ 四物湯・六君子湯 = 24頁 (6)을 參考.

(10) 婦人의 賊風偏枯

賊風偏枯란 풍으로 몸이 바싹 마르는 것을 말하는데 그 상태가 반신불수다. 살이 바싹 마르고 骨 사이가 아프다.

經에 『땀이 나고 나무가지처럼 말라서 진액이 유통되지 않으면 말라서 風의 해를 입는다.』하였고, 옛사람은 이르기를 『風을 고치려면 먼저 血부터 고쳐야만 血이 循行하여 風은 자연 없어진다.』하였다.

이와 같은 환자에게는 「大八風湯」을 쓰되 茵芋酒(인우주)와「續斷湯」을 가감해서 복용시키면 風은 자연 낫는다.

補說 風을 고치려면 먼저 血부터 고치라 한 것은 가장 중요한 말이다. 대개 이 증세는 孕胎前과 產後에 영양부족으로 인해 精血이 말라서 肝木이 또한 말라 원인이 된다. 그러므로 치료법은 그 원인이 되는 것 즉 영양을 충분히 보충해야 한다.

〈生氣通天論〉에 이르기를 『風이 氣에 客으로 침입해 있으면 精은 이에 근하여 邪가 肝을 상한다.』하였고 〈陰陽象大論〉에서는 『風氣가 肝에 通하여 그 風이 치면 열이 성하고, 열이 성하면 水가 마르고 水가 마르면 氣가 부족해진다.』하였다. 그러므로 「精이 이에 망한다.」함이니 이 風病이 발하는 원인이다.

◎ 治療 經驗

* 한 부인은 발끈발끈 성질을 잘 내었는데 항시 땀이 많이 나고 月水는 기간보다 앞당긴다 하므로 『이는 肝火로 血이 熱해진 까닭이다.』알으켜 주었으나 내 말을 믿지 않고 火 내리는 약을 일상적으로 써 왔다. 그런데 도리어 月經이 기간보다 훨씬 늦게 이르고, 고된 일과 怒로 인해 갑자기 말을 잘 못하고, 肢體도 말을 듣지 않으며, 六脈이 크게 뛰고 얼굴과 동자가 赤色을 띠었다. 하는 수 없이 내게 다시 찾아왔으므로 「八珍湯」에 麥門冬·五味子·山梔·牧丹皮를 가하여 二三劑를 복용시켰더니 점차 낫는다. 이어서 「逍遙散」「六味丸」을 각각 三十餘劑 복용하고는 완치되었다.

○ 大八風湯 = 中風으로 바싹 마르는 증세와 목소리가 안 나와 말을 못하는 것과, 때로 어리둥절 하여 정신나간 사람 같거나 혹은 우울증과 열이 높은 증세를 치료한다.

· 當歸·杏仁(去皮尖麸炒黄)·甘草(炒)·桂心·乾薑(炮)·五味子(杵炒)·升麻 各 二兩. 川烏(炮去皮尖)·黃芩(炒)·芍藥(炒)·獨活·防風·川芎·麻黃(去節)·秦艽·石斛(去根酒浸)·茯神(去木)·石膏·黃耆(炒)·紫菀 各 一兩. 大豆(去皮尖) 二兩.

이상의 약재를 한차례 五錢씩 물에 달여 복용한다.

○ 續斷湯 = 風과 偏枯(마르는 것)를 치료한다.

· 當歸 三兩. 陳皮·芍藥·細辛 각 一兩. 生地黃 二兩. 續斷(酒浸炒)

이상을 한차례 五-七錢씩 물에 달여 복용하되 臟이 차서(寒)

설사가 나오거든 白附子 一兩을 가하여 복용하라.

○ 金生虎骨散 = 半身不遂를 치료한다. 또는 피부가 건조하거나 몸이 마른 경우 麻黃을 써서 땀을 빼면 진액이 枯竭될 우려가 있다. 그러므로 이런 경우 筋肉을 윤택하게 하고 血을 길러가며 風을 치료해야 한다.

• 當歸 二兩. 赤芍藥·續斷(酒浸炒)·白朮·藁本· 虎骨(炙) 각 五兩. 烏蛇肉(炙) 半兩.

이상을 作末하여 한차례 二錢씩 술에 타서 복용하되 骨이 아프거든 生地黃(自製) 一兩과 天雄 半兩을 加入해서 作末해 먹는다.

○ 虎脛骨酒 = 中風으로 몸이 마르는 증세와, 四肢가 말을 듣지 않거나 온몸이 風으로 마비되거나 筋脈이 끌어당기고 주먹으로 찧는 것 같이 쿵쿵거리는 증세를 치료한다.

• 石斛·石楠葉·防風·虎脛骨(炙)·當歸·茵芋葉·杜仲(炒) 牛膝(酒浸炒)·續斷(酒浸炒)·芎藭·巴戟(去心) ·狗脊 各 一兩.

이상을 絹絲로 된 자루에 넣어 술 一斗 가량에 十日쯤 담궜다가 한차례 一錢씩 따뜻이 해서 먹는다.

〈 참 고 〉

○ 八珍湯·逍遙散 = 二方은 24頁의 (4)를 참고.

○ 六味丸 = 24頁 (11)을 참고.

(11) 偏風으로 인한 口喎

偏風으로 입이 비뚤어지는(口喎) 것은 몸이 허약해서 風을 받으므로 인해 足陽明과 胃經으로 風氣가 들어가고, 足陽明의 經은 위로 입으로 직접 연결되었으므로 風이 왕성하면 입의 筋이 끌어당겨 오그라지는 까닭이다.

補 說 이 증세에 대해서는 本頁(3의 (1))의 說論을 참고하라.

◎ **治療 經驗**

* 한 부인이 어떤 연유가 있어 항시 마음에 고민이 맺혔는데 힘줄이 당기고 骨이 아프며, 목구멍 사이에 어떤 것(核)이 붙어있는 것 같이 거추장스럽고 불편하였다. 그래서 烏藥順氣散 등을 복용하였더니 입과 눈이 비뚤어지고, 팔을 펴지도 못하고 들지도 못하며, 가래가 많고, 內熱과 晡熱(저녁이면 열이 더 오르는 것)이 있고, 밥맛이 없어 먹지 못하며, 몸이 나른하여 꼼짝도 하기 싫다 하였다.

이는 울화가 脾臟을 상하고 血이 燥하여 風이 생긴 원인이다.「加味歸脾湯」二十劑를 쓰고는 이러한 증세가 점점 나아갔으며 또 다시 「加味逍遙散」十餘劑를 쓰니 가래가 삭고 열이 없으며 목구멍의 核도 없어졌다. 다만 팔 놀리기에만 아직 불편하였는데 이는 肝의 피가 부족하여 근육이 당기는 것이라 하고 「升陽益胃湯」과 「六味地黃丸」을 복용하므로써 腎水를 補하니 腎水는 肝木의 血을 生하여 완치되었다.

〈 **참 고** 〉

○ 升陽益胃湯 = 脾胃가 허약하고, 몸이 무겁고 늘어져 움직이기

싫으며, 뼈마디가 쑤시고 입안의 침이 마르고, 음식맛이 없고, 大便이 고르지 못하고, 소변이 잦고, 소화가 안되고, 肺病 증세가 있고, 몸이 춥고 떨리며, 공연히 우울한 증세 등은 양기 不和로 인함이라, 이약을 쓰면 치료된다.

· 羌活 · 獨活 · 防風 각 五錢. 柴胡 · 白朮 · 茯苓(渴症이 있으면 뺀다.) · 人蔘 · 黃連(炒) · 陳皮 각 四錢.

이상을 매번 三 · 五錢씩 薑棗水에 달여 아침 일찍 복용한다.

○ 加味歸脾湯 · 加味逍遙散 = 二方은 24頁의 (4)를 참고.

○ 六味丸 = 24頁 (11)을 참고.

(12) 婦人의 怔忡驚悸症

怔忡驚悸(정충경계)란 공연히 무섭고 두려운 생각이 나서 심장이 두근거리고 깜짝깜짝 놀라기를 잘하는 증세다.

대개 心臟은 神을 감추어 모든 臟腑의 주장이 되는 기관이다. 血氣가 調和되면 心神이 자연 안정되고, 심한 고민과 勞役으로 心血을 상하면 外邪가 침입해서 심장의 안정을 잃어 두근거리고 불안하고 무서운 마음이 일어난다. 이와같은 증세가 있거든 「排風湯」으로 치료하면 좋다.

補 說 丹溪先生이 이르기를 『놀라고 두근거리는 까닭은 血이 虛한 관계다. 「朱砂安神丸」을 쓰고 痰이 心竅를 희미하게 하거든 「定志丸」을 쓰면 된다. 두근거리는 증세는 火에 속하고 痰에 속하며, 생각이 動하는 것은 虛에 속하고, 증세가 일어났다 멈췄다 하는 것은 火가 動함이다. 가령 病은 놀라서 생기는 예가 많은 것

이니 놀라면 神이 心臟에서 뛰쳐나오고 그 대신 痰이 침입한다.』하였다.

사람의 주장은 마음이오 마음의 집은 심장이며 심장을 기르는 것은 血이다. 血이 허하면 자연 神氣가 심장을 지키지 못하는 바 神이 심장을 벗어나면 안정을 잃고 공연히 공포증이 생기고 가슴이 두근거리는 것이다. 그러므로 치료법은 心臟의 血을 길러 조화하므로써 心氣를 편안케 하는 것 뿐이다.

金氏네 婦人이 여름에 잔치집에 갔었는데 앉은 자리가 불쾌하여 자존심이 상하고 수치심이 크게 일어나 이로 인해 病을 얻었다. 그리하여 말이 두서가 없이 횡설수설하고 양 팔목의 맥이 팔팔 뛴다. 나는 金氏에게 『脾를 補하고 痰을 인도하여 熱을 맑혀주어야 한다.』고 말해 주었으나 내 말을 믿지 않고 무당을 불러 굿풀이만 하더니 결국 죽고 말았다.

어떤 사람이 이 일에 대해서 말하기를 『病이 이미 邪가 없거늘 邪를 다스렸다 해서 어찌 죽기까지 하랴』하고 이상히 여기는 것을 나는 『더운 여름에 잔치집에 가서 겉으로 더위를 받고 안으로 울화가 치밀어 心血을 상했고, 게다가 본시 痰이 끓는 病이 있는 터에 수치심과 기분이 상하여 痰이 더욱 심했을 것이며, 더욱이 무당 굿풀이에 神이 놀라고 氣血이 안정되지 못한데다 한 층 더하여 무당이 뿌리는 차가운 물을 맞고 오싹하게 소름이 끼쳤을 것이니 이로 인해 피부가 닫혀 나와야 할 땀이 나오지 못하고 陰(血)은 이미 사라져 陽(氣)은 홀로 존속치 못하게 되었으니 어찌 죽지 않으랴』하고 설명해 주었다.

伯仁先生이 이르기를 『痰氣가 虛寒하거든 「茯神湯」을 쓰고,

痰氣가 實하여 熱하거든 「酸棗仁丸」을 쓰며, 心氣가 虛熱하면 「定志膏」와 「茯苓補心湯」을 쓰고, 心氣가 實熱하면 「硃砂安神丸」과 「茯苓散」을 쓰라』하였다.

◎ 治療 經驗

* 어떤 부인이 月水가 앞당겨 이르고 갑자기 血崩(덩이 피를 쏟는 것)되어 기운이 쑥 빠지고 열이 심하며 잠도 오지 않는다하므로 어느 의원이 이는 血熱이 망녕되이 行하는 까닭이라 하여 寒藥을 쓰고는 더욱 심하였다.

이는 원인이 다른데 있는게 아니고 脾氣가 허약해서 血을 거느리고 섭취하지 못한 관계다. 그러므로 당연히 心臟과 脾臟을 補해야만 血崩이 멈춘다. 이에 「補中益氣湯」에 炮薑을 가입해서 몇제를 썼더니 血崩이 멈췄으나 밤에 잠을 못자고 근심과 놀라고 무서움을 탔으므로 별도로 「八物湯」을 써 보았더니 효과가 없어 이번에는 「歸脾湯」에 炮薑을 넣어 心·脾를 補하니 드디어 낫게 되었다.

* 한 女人은 약간 센 일만 하면 심장이 뛰어 두근거리고 寒熱이 엇갈린다. 그리하여 「歸脾湯」을 主劑로 하여 「八珍湯」을 간간히 겸해 먹도록 하였더니 증세가 좋아졌다. 이어서 「加味逍遙散」과 「寧志丸」을 먹고 편안하다가 얼마 뒤에 다시 전 증세가 생기는지라 「歸脾湯」과 「定志丸」 二劑를 번갈아 먹은 뒤에야 완치되었다.

* 한 부인은 공연히 놀라고 무섭고 가슴이 두근대고 우울증이 있으며, 저녁이면 열이 오르고, 月水는 기간을 넘기고, 구미가 떨

어져 먹지를 못한다. 「八珍湯」에 遠志·山藥·酸棗仁을 가하여 三十여제를 먹고 점점 나아갔고 「歸脾湯」을 곁들여 쓰고는 말끔히 나았다. 그런데 어느날 힘겨운 일을 하다가 몸이 지쳐 기운이 빠지면서 열이 나고 잘 먹지도 못하며 몸이 나른하여 움직이기가 싫다 하거늘 「補中益氣湯」으로 치료하였다. 그러다가 어떤 일로 화를 크게 내고는 月經이 없고 두근거리는 증세가 다시 일어난다 하기에 먼저 「加味逍遙散」을 쓰고 뒤에 「養心湯」을 써서 다시는 재발하지 않게 치료되었다.

* 한 婦人은 공연히 놀라기를 잘 하고, 근심하고 두렵고, 두근거려 잠을 못자고 진땀, 식은 땀이 줄줄 흐르고 음식맛이 쓰고, 몸이 나른하여 눕기를 좋아한다. 이에 「歸脾湯」으로 치료되었다가 일년 뒤에 어떤 일로 마음을 상해 전 증세가 재발하고, 코피가 나오며 便에 피가 섞여 나온다 하기에 역시 「歸脾湯」을 복용시켜 낫게 되었다.

ㅇ 茯神散 = 五臟에 氣血이 허약하거나 잘 놀래고 가슴이 두근거리는 증세를 치료한다. 이 「茯神散」은 心神을 안정시키는 효과가 있다.

· 茯神(去木)·人蔘·龍齒(別硏)·獨活·酸棗仁(炒) 각 三錢. 防風·遠志(去心)·桂心·細辛·白薇(炒) 각 三錢. 乾薑(炮) 三兩.

이상을 作末하여 한차례 四·五錢씩 물에 달여 복용한다. 또는 꿀에 개어 丸을 만들어도 좋다.

ㅇ 茯苓補心湯 = 心臟의 氣가 부족하여 사소한 일에도 슬퍼하고 근심하고 성내기를 잘 하거나 코피가 흐르고, 얼굴이 노랗게

되고 마음이 번민하고 열이 오르고 혹은 목구멍이 아프고 혀가 뻣뻣해지는 증세를 치료한다.

· 茯苓 四兩. 桂心 · 甘草(炒) 각 三兩. 紫石英(煆) · 人蔘 각 一兩. 大棗(二十枚) 麥門冬(去心) 三兩. 赤小豆(二十四粒)

이상을 물 七升에 달여 二升半쯤 되게 하는데 이를 三等分해서 마신다.

○ 茯神湯 = 膽氣가 虛하고 冷하거나 頭痛이 있거나 눈이 어두워지거나 공연히 무서움을 타서 혼자 있지 못하거나 번민으로 잠을 이루지 못하는데 치료한다.

· 茯神(去末) · 酸棗仁(炒) · 黃耆(炒) · 栢子仁(炒) · 白芍藥(炒) · 五味子(杵炒) 각 一兩. 桂心 · 熟地黃(自製) · 人蔘 · 甘草(炒) 각 半兩.

이상을 한차례 五錢씩 복용하되 생강물에 달여 먹는다.

○ 酸棗仁丸 = 膽氣가 實熱하여 잠이 못들거나, 마음이 불안하여 놀래고 무섭고 두근거리고 울렁거리는 증세를 치료한다.

· 茯神(去木) · 酸棗仁(炒) · 遠志(去心) · 柏子仁(炒) · 防風 각 一兩. 枳殼(麩炒) · 生地黃(杵膏) 각 半兩. 青竹茹 二錢五分.

이상의 약재를 가루로 만든 다음 煉蜜에 개어 桐子 크기 만큼 丸을 지어 한차례 八, 九丸씩 끓인 물로 마신다.

○ 定志丸 = 心神이 허약하여 겁을 잘 내고, 놀라고 무섭고 두근거리는 증세와 혹은 헛소리를 하고, 갑자기 웃다가 갑자기 두려운 기색으로 변하는 증세 등을 치료하는데 효과적이다.

・人蔘・茯苓 각 一兩五錢. 菖蒲・遠志(去心) 각 一兩.

이상을 作末하여 꿀에 반죽 丸을 지어 한차례 八, 九十丸씩 끓인 물로 마신다.

○ 養心湯 = 心血이 허하여 놀래고 무서움을 타고, 불안하고 두근거리며, 혹은 식은 땀이 나고, 잠이 없고, 열이 있고, 입안이 빡빡하게 침이 마르는 증세를 치료한다.

・黃耆(炒)・白茯苓・茯神(去木)・半夏麴・當歸(酒拌)・川芎 각 半兩. 辣桂(去皮)・柏子仁・酸棗仁(炒)・五味子(杵炒)・人蔘 각 三錢. 甘草(炙) 四錢.

이상을 한차례 五錢씩 생강이나 대추물에 달여 복용한다.

○ 硃砂安神丸 = 心經의 血이 허하고 현기증이 나며, 놀라고 무서워하고 두근거리는 증세 등을 치료한다.

・硃砂(飛過) 五錢. 黃連(酒洗) 六錢. 甘草(炙) 五分. 生地黃・當歸 각 一錢五分.

이상을 作末하여 밥물에 반죽 丸을 지어 한차례 十五丸씩 복용한다. 한 두차례 먹어도 아무 효험이 없거든 「歸脾湯」을 지어 補하면서 이 丸을 먹으면 치료된다.

○ 治要茯苓散 = 心經의 實熱로 입이 마르고 몸이 부대껴 잠이 불편하고, 혹은 정신이 어리둥절하여 맑지 못한 증세를 치료한다.

・麥門冬・茯神 각 一兩半. 通草・升麻 各 一兩 二錢半. 赤石脂 一兩七錢五分. 知母 一兩. 大棗(十二枚)・紫苑・桂心 各 七錢五分. 淡竹茹 五錢.

이상을 한차례 一兩씩 물에 달여 복용한다.

○ 補中益氣湯 = 方文은 24頁 (10)을 참고.

○ 歸脾湯·八珍湯·加味逍遙散 = 이상 三方은 24頁(4)를 참고

○ 寧志丸 = 方文은 本頁(13)에 있음.

(13) 失血과 心神不安

婦人이 月水가 지나치게 나오거나 血崩 등으로 피를 많이 잃으면 氣力이 盡하고 心神이 不安하여 놀래기를 잘하고 가슴이 두근거린다. 脾·肝이 답답하고 熱이 있으면 「加味逍遙散」을 쓰고, 脾肝이 답답하여 무엇이 뭉클하게 맺혀 있으면 「加味歸脾湯」을 쓴다. 脾胃가 허약하고 氣血이 부족이면 「八珍湯」이나 「十全大補湯」이오, 脾·肺가 허약하여 氣血이 부족이면 「補中益氣湯」과 「六君子湯」이오 痰氣로 인해 가슴이 답답하고 막혔으면 「六君子」에 桔梗·貝母를 가하여 쓴다. 이와 같은 처방으로 만일 듣지 않으면 氣虛에 대해서 연구하여 다만 脾胃를 補하는데 힘쓰고, 그래도 듣지 않으면 「獨蔘湯」을 써야 한다.

惡寒이 나고 熱이 오르는 것은 氣血이 모두 허한데 있고, 內熱과 晡熱은 오직 血이 허하기 때문이며, 갈증이 심하고 얼굴에 赤氣를 띠는 것은 血脫(피를 많이 소모하거나 손상함)하여 煩燥한 까닭이니 甘苦의 藥劑로 陽氣를 補하고 陰血을 生하도록 해야 한다.

血經論에 이르되『血脫에는 氣를 補해야 하는 것이니 만일 寒凉의 약을 써서 火를 내리도록 하는 처방은 잘못이다. 그 소속된 원인을 알아서 치료해야 한다』하였다.

○ 寧志膏 = 피를 많이 흘려 심신이 불안하고 말이 이상하며 잠을 편히 자지 못하는 증세를 치료한다.

• 辰砂(別硏)·酸棗仁(炒)·人蔘·白茯苓· 琥珀(別硏) 각 五分. 滴乳香(硏) 一錢.

이상을 作末하여 한차례 一錢씩 대추 삶은 물에 空心으로 복용한다.

〈 참 고 〉

○ 妙香散 = 心臟의 氣가 부족하고 정신이 어수선하고 허하고 복잡하게 엉켜 잠을 잘 못자고, 식은 땀을 줄줄 흘리는 증세를 치료한다.

• 甘草(炒) 五錢. 遠志(去心炒) 一兩. 辰砂(別硏) 三錢. 麝香(別硏) 二錢. 人蔘 五錢. 山藥(薑汁炙) 一兩. 木香(煨) 二錢五分. 茯苓·茯神(去木)·黃耆 각 一兩. 桔梗 五錢.

이상의 藥材를 作末하여 한차례 二錢씩 따뜻한 술에 타서 마신다.

○ 茯神湯 = 本頁 (11)를 참고.

○ 溫膽湯 = 膽이 허하고, 가래가 끓고 열이 오르고 놀래고, 가슴이 두근거리고 不眠症 등을 치료한다.

• 半夏·枳實(醋炒)·竹茹 각 二兩. 陳皮·生薑 각 四兩. 甘草(炒) 三兩.

이상을 한차례 一兩씩 물에 달여 복용한다.

○ 半夏湯 = 膽腑가 實熱하여 정신이 어지럽고 寒熱이 번복되고 瀉하고, 혹은 자면서 땀을 많이 흘리고, 바람을 싫어하고 큰 숨을 몰아쉬는 등의 증세를 치료한다.

• 半夏 一錢五分. 黃芩 一錢. 遠志 一錢. 生地黃 二錢. 秫米 一合. 酸棗仁(炒) 三錢. 縮砂 一錢五分.

이상을 長流水에 달여 복용한다.

o 獨蔘湯 = 元氣가 허약하고, 惡寒이 있고 열이 오르고, 갈증이 심하고, 가래가 끓어 숨차고, 혹은 氣虛하여 갑자기 中風氣로 말을 잘 못하거나, 수족이 냉하고 혹은 難産이고, 産後에 인사불성이 되거나 호흡이 가쁜 것 등의 모든 증세를 치료한다.

·人蔘 三兩. 生薑(炮) 五錢.

이상을 물에 달여 천천히 마신다. 人蔘은 藥性이 寒한 까닭에 生薑으로 돕는 것이니 듣지 않으면 炮한 附子를 가입한다.

o 加味逍遙散·加味歸脾湯·八珍湯·十全大補湯 = 이상 四方은 24頁의 (4)에서 참고. o 六君子湯 = 20頁의 (6)을 參考.

o 補中益氣湯 = 24頁(10)을 參考.

(14) 婦人의 風邪로 인한 癲狂

婦人이 미친 증세가 있는 것은 血氣가 虛함으로 인해 風邪가 虛를 타고 침입한 까닭이다. 이 風邪가 만일 陰과 합하면 미친 증세를 발하고 陽과 합하면 지랄병(癲)의 증세가 발한다.

지랄병(癲)은 갑자기 발하는 병으로 우울해지면서 뚝바로 보고 땅에 엎어져 거품침을 흘리고, 입이 비뚤어지고, 눈을 흡뜨고 수족을 움켜쥐고 아무것도 모르다가 한참 지나서야 깨어나는데 자신은 그런 증세가 있었던 것 조차 모른다.

미친병(狂)은 잠도 얼마 자지 않고 누어 있지도 않으며, 배고픈 줄을 모르고 스스로 잘난체, 잘 아는체 하고, 공연히 깔깔거리며 웃고, 히죽대고, 노래 부르고, 사리에 닿지도 않는 종잡을 수 없는 말을 중얼대고, 이리 저리 방향 없이 돌아다니는 등의 짓을 쉬지않는다.

한 婦人이 눈에 도깨비 귀신 따위가 보이고, 말을 앞뒤 없이 중얼대고 옷을 돌려 입고 눈은 한 곳만 쏘아보고 하는 것을 어떤 의원이 마음에서 생긴 병이라 하여 그러한 방면으로 치료하였으나 낫지 않으므로 이에 「養正丹」을 乳香에 달여 먹도록 하고 「三生飮」을 보내어 마시도록 하였더니 곧 나았다 한다. (養正丹은 4頁(4)에 있고 三生飮의 方文은 本頁의 (1)에 설명한 바 있음)

補說 앞의 증세에 대해 劉宗厚 先生은 『어미의 뱃속에서 놀라게 되는 예도 있고 혹은 크게 놀란 것이 원인으로 얻는 경우도 있다. 사람이 놀래면 魂이 제자리(舍)를 지키지 못하고, 혼이 제자리를 뜨면(舍空) 가래침이 끓어 혹은 음식맛이 없거나 胃氣가 상하고, 가래가 명치(胸膈)에 머물러서 증세를 짓는 것이니 마땅히 火를 찾고 痰을 찾아 元氣를 튼튼히 해야 한다. 만일 짙은 가래가 명치에 머물러 있거든 먼저 吐法을 쓰고, 가래가 胃臟에 있거든 모름지기 아래로 내려가도록 다스려야 한다.』하였다.

이 증세가 만일 元氣가 허약하므로 인해 혹 痰이 성해서 열을 발하는 경우는 虛象이라 慢驚症 같아서 風이나 痰을 물리칠 필요가 없이 다만 脾胃를 補하면 된다. 그러하면 氣가 生하여 건강해지고 神智는 자연 맑아지며 가래는 자연 사그라진다. 만일 이것을 모르고 잘못 辛藥劑를 썻다가는 도리어 악화된다.

◎ **治療 經驗**

* 한 婦人은 본래 성질이 깨끗하고 깔깔하였는데 어떤 일로 크게 놀란 뒤 癲症(간질-지랄병)이 생겼다. 누가 風痰 다스리는

약을 복용시켰으나 병세는 더욱 심할 뿐이다.

나는 이 환자에게 人蔘·黃耆·蒼朮·當歸를 넣고 달여 복용시키고 薑汁과 竹瀝 三斤 남짓으로 副劑를 삼아 복용시켰더니 치료되었다. (이 藥劑 處方에 대해서는 18,19頁에서 참고하기 바람)

○ 防風茯神湯 = 風과 간질(지랄병)과 미친병(狂症)으로 울고 웃고 노래하는 증세와, 혹은 크게 놀란 경우와, 혹은 종잡을 수 없는 말을 중얼거리는 증세를 치료한다.

· 防風·茯神(去木)·獨活·人蔘·遠志(去心)·龍齒·菖蒲(去毛)·石膏·牡蠣(煆) 각 一兩. 秦艽·禹餘糧(煆)·桂心 각 五錢. 甘草(炒) 三分. 蛇蛻(炙) 一條.

이상을 한차례 五錢씩 물에 달여 복용한다.

○ 牛黃清心丸 = 모든 風症을 치료한다. 근육이 수축되고, 말을 잘 못하고, 가래가 막히고, 건망증이 심하고, 혹은 간질 狂症이 발하는데 치료한다.

○ 排風湯 = 方文은 (3의 (4)를 參考) 기록되어 있음.

(15) 婦人의 飛尸와 血厥

飛尸(비시)란 風이 피부속으로 돌아다니다가 臟腑로 뚫고 들어가이 증세만 발하면 찌르는 듯 아파서 견딜 수가 없으며 뿐 아니라 통증의 변화가 한결같지 않은 증세를 말한다.

遁尸(둔시)란 증세는 風이 뼈에 붙고 살속으로 들어가서 血을 通하는 脈을 침공하므로써 통증이 발하는 병인데 혹 喪家에서 슬프게

우는 소리를 들으면 문득 이 증세가 발하기도 한다.

風尸란 병은 風이 四肢에 침입해서 정신이 흐려지고 통증이 발하는데 바람이나 눈을 맞으면 이 증세가 일어난다.

沉尸는 風이 뼈를 얽고 臟을 맺어 심장과 갈비에 內腫이 생기는 증세인데 춥거나 冷氣를 접촉하면 이 증세가 발한다.

注尸는 風으로 온몸이 무겁고 정신이 착잡하고 어지러운 증세로 대개 환절기에 증세가 발한다.

이상의 飛尸·遁尸·風尸·沉尸·注尸 등의 증세에는 「蘇合香丸」을 쓰면 치료된다.

補 說 丹溪先生이 이르기를 『갑자기 수족이 冷해지고 피부에 쌀낟 같은 것이 돋아나며 얼굴이 靑黑色을 띠고 정신이 흐리고, 혹은 헛소리하고 혹은 어금니가 빽빽하여 입을 놀리기가 거북하고, 혹은 정신잃고 넘어지는 따위의 증세가 발작하는 것은 남의 집에 문상갔거나 내 집에 초상이 나거나 혹은 神을 모시는 사당에 갔거나 墓地 등에 간 것이 원인이 되는 예가 많다. 이런 경우 먼저 「蘇合香丸」을 먹이고 다음에는 「調氣散」과 「平胃散」을 써야 한다.』

王機微가 이르기를『갑자기 發病하는 것과 飛尸(위에 설명이 있음) 증세가 어떤 충격을 받거나 아니면 鬼祟의 침공으로 인해 말을 못하거든 「麻黃湯」을 쓰고, 寒冷한 氣의 엄습으로 인해 급병이 나거나 外熱에 內寒하면 瀉를 시켜 穀道를 맑혀야 하며, 음식만 들어가면 吐하고 脈이 잠겨 뛰는둥 마는둥 하며, 수족이 냉하면 四逆湯을 쓰고, 더위로 인해 熱이 매우 높고 헛배가 부르고, 몸이 무거워 움직이지 못하거나, 얼굴에 때가 낀 듯 피부가 검고 더러워 보이거나, 전후가 맞지 않는 말을 중얼대거나 오줌을 싸고 수족이 차고, 땀이 흐르고, 脈이 잠겨 미끄러우면 「白虎湯」을 쓴다.』

만일 몸이 갑자기 움직여지지 않고 눈이 감기고, 말을 못하고, 누가 지껄이는 소리를 듣기 싫어하고 정신이 나갔다 들어왔다 하는 증세가 발하는 것은 땀을 너무 흘린 것이 원인이 되어서인데 이를 〈鬱冒〉 또는 〈血厥〉이라 하는바 氣血이 流通되지 않기 때문이다. 「白薇湯」과 「倉公散」을 쓰는게 좋다.

◎ 治療 經驗

* 한 婦人은 갑자기 정신이 황홀해지며 헛소리를 하는 말이 『내가 며칠전 어떤 사람한테 돈을 알구어 먹으려는데 신령이 꾸짖기를 「너를 끌고 城隍堂 안으로 가서 혼좀 내주겠다」고 하더라』 하고는 깨어났다. 그런데 두 다리와 무릎, 복사뼈 볼기에 모두 푸른빛 돋는 종기가 나서 몹시 아프다는 것이다. 이에 「金銀藤」 一兩쯤 달여 먹은 뒤에 종기가 나았다.
* 楊木興이란 사람이 난리를 피해 집을 떠났다. 하인 하나가 술에 취한 까닭으로 미쳐 피하지 못했다가 술에서 깨어난 뒤에야 주인이 난을 피해 간 것을 알고 은근히 겁이 나고 속상해 하다가 며칠 뒤 정신이 어지러워 사물을 분간 못하고 또는 온몸의 피부가 푸르게 상해 고통을 받는 것을 주인이 돌아와 내게서 「金銀藤湯」을 지어다 먹였더니 즉시 나았다 한다.
* 한 부인은 墓地에 갔다가 돌아와서는 헛소리를 하고 온몸에 靑腫이 생겨 고통을 받으므로 「紫金錠」을 썼더니 치료되었다.
* 通政벼슬에 있는 余子華와 太常벼슬에 있던 汪用之가 吊問갔다

가 갑자기 喪家에서 죽었는데 짐작컨데 위와 같은 원인의 증세가 아닌가 한다.

○ 蘇合香丸 = 本頁 (4)를 참고.

○ 白薇湯

・白薇・當歸 각 一兩. 人參・甘草 각 一錢.

이상을 한차례 四・五錢씩 물에 달여 복용한다.

○ 倉公散 = 鬼祟의 침범으로 갑자기 가슴, 배가 찌르는 듯이 아프고, 下血하고 인사불성이 되거나, 잘때는 가위눌리고, 자면서 자신의 손가락 발가락을 물어뜯는 것을 모르는 증세와 모든 毒을 치료한다.

・ 皂莢・藜蘆・雄黃(硏)・礬石(煅硏) 각 等分.

이상의 약재를 作末하여 재치기가 날때까지 코에 불어 넣고 재치기가 나면 그친다.

○ 內鼻散 = 尸厥(飛尸・遁尸・風尸・沉尸・注尸 등)을 치료한다. 단 脈이 제대로 뛸 경우에만 사용할 것이며 脈이 시원치 않아(靜) 죽은 듯 하면 石菖蒲 가루를 코속에 불어 넣은 뒤 재치기가 나면 「蘇合香丸」을 쓴다.

○ 硫黃散 = 尸厥로 인사불성이 되거나 四肢가 冷하고, 뱃속에서 우굴거리는 소리가 나거나, 혹은 痰이 내려가지 않는 증세를 치료한다.

・焰硝(半兩)・硫黃(細末) 一兩.

이상을 술에 타서 한차례 三, 四分씩 술에 타서 떠 넣어주되 한참있다 또 먹이면 깨어난다.

〈 참 고 〉

○ 麻黃湯 = 寒厥 (겉은 뜨겁고 속은 차며, 먹기만 하면 吐하고 手足이 冷한 증세) 과 傷寒, 바람을 못견디고, 열이 오르고, 온몸이 아프고, 땀이 없는 증세를 치료한다.

・麻黃 六錢. 桂枝 四錢. 甘草 (炙) 二錢. 杏仁 (炒) 二十枚.

이상 一劑를 물에 달여 복용한다.

○ 調氣散 = 氣厥 (갑자기 정신을 잃고 人事不省이 되는 것) 하거나 혹은 가래가 끓어 오르거나 가슴이 막혀 답답한 증세를 치료한다.

・白豆蔲・丁香・檀香・木香 各 二錢. 藿香・甘草(炙) 各 六錢. 砂仁 四錢.

이상을 한차례 二錢씩 복용하되 물에 소금을 약간 타서 끓인 물로 마신다.

○ 四逆湯・白虎湯 = 7頁의 (2)를 참고.

○ 神仙追毒丸 = 「紫金錠」「神仙解毒萬病丸」이라고도 한다.

이 丸은 일체의 毒을 해독시킨다. 그러므로 여우, 이리 莾草 (毒草의 하나) 독버섯 복쟁이, 疫疾로 죽은 牛馬의 中毒, 혹은 뱀이나 개, 그리고 毒虫에 상하거나 鬼怪스런 惡瘡 등의 毒, 혹은 二廣, 斷腸草・뱀독, 음식의 中毒에 의한 부작용 (곰팡이 독) 등을 치료한다.

・文蛤 (즉 五倍子를 깨뜨려 부수어 씻는다. 불에 말려 가루로 만든다.) 三兩. 山茨菰 (去皮하여 깨끗하게 作末한다.) 二兩. 麝香 (別硏) 二錢. 千金子 (또는 續隨子라고도 하는데 去皮해서 기름 빼고 간다.) 一兩. 紅牙大戟 (蘆와 꼭지를 버리고 作

末）一兩半.

이상을 찹쌀풀에 반죽해서 四十丸씩 지어 井華水나 薄荷湯에 마신다. 만일 설사가 나면 粥으로 멈추라.

이 丸은 미리 제조해 두는게 좋으니 端午·七夕· 重陽節（九月九日）혹은 天月德이 닿는 吉日에 정결한 방에서 만들어야 한다. 이렇게 하면 그 효력이 이루 다 말할 수 없으니 보배처럼 귀중히 여겨 잘 간직해 두었다가 필요할 때 쓴다. 出入할 때는 상비약으로 지니고 다니면 좋다.

어떤 女人이 勞瘵（고된 일을 하다가 몸이 지쳐 생긴 병으로 숨차고 氣血이 엉켜 모든 증세가 발함）로 앓는데 작은 벌레가 입안으로 들어가 이 丸 하나를 먹고 벌레를 토해냈다.

만일 독버섯·비상·疫疾 中毒·목매거나 물에 빠져 정신을 잃거나 크게 다치거나 급체하여 꼼짝 못하거나 하여 숨이 끊어졌더라도 몸이 식지 않고 溫氣가 남아 있으면 생강탕에 一粒만 입에 넣어주면 다시 살아난다. 뿐 아니라 목구멍이 막혀 숨을 못쉬는 纏喉症과 脾에 종기가 나거나 눈동자가 붉게 충혈된 것 등의 종기 기타 모든 腫瘡이며 불에 데어 火傷을 입은 경우에 東流水에 흙을 타서 이 丸과 같이 복용하면 신효하고 또는 간질, 귀신에 홀린 병에는 따뜻한 술에 타서 복용한다.

4. 血　風

(1) 血風에 의한 肢體·骨節의 疼痛

婦人이 血風에 걸리는 까닭은 氣血이 부족한데다 피부가 엉성하므로서이다. 즉 風冷氣가 엉성한 피부속으로 타고 들어가 邪와 正이 서로 싸우는 바람에 뼈마디가 쑤시고 뻐근하며 肢體에 熱이 오르고 입과 혀와 목구멍이 마르게 된다.

補 說 東垣先生이 이르기를 飮食이 失節(어떤 때는 많이 먹고 어떤 때는 적게 먹으며 몸에 해로운 것을 피하지 않고, 이로운것은 섭취를 못하는 것 등)하면 脾胃가 허약해진다 하였다. 이 병은 血에서 원인이 되는 관계로 입안에서 津液이 생기지 않는다. 만일 火熱하면 土位(脾胃)에도 熱해지고, 土位가 熱하면 肢體도 熱을 발하여 갈증이 생기고 입안이 마른다.

만일 肝經에 血이 熱하면 「四物」에 羌活·黃芩·黃栢을 加해 쓰고, 肝經의 血이 허하거든 「逍遙散」에 山梔·川芎을 加하여 쓴다. 風濕과 痰을 겸하면 「四物」에 南星·半夏·羌活·蒼朮을 加하고 風濕으로 脾가 상하였으면 「羌活勝濕湯」을 쓰며, 暑濕으로 氣를 상하였으면 「淸燥湯」을 써야 한다.

肝·脾의 氣가 답답하면 「四君子」에 木香·枳殼·檳榔을 넣어 쓰고, 胃氣에 손상을 받았으면 「補中益氣湯」을 쓸 것이며, 瘀血(피가 뭉쳐 있는 것)이 생겼거나 血이 쏟아져 나오면 「四

物」에 桃仁·紅花를 넣어 쓴다.

骨이 쑤시고 아프거나 근육이 당기는 증세에는 當歸·沒藥을 쓰고 몸에 힘이 쭉 빠져 나른하거든 「補中益氣湯」에 羌活, 川芎을 가입해서 쓴다.

◎ **治療 經驗**

* 한 婦人이 식은 땀이 줄줄 흐르고 열이 있으며 晡熱하고 몸이 나른하며 많이 먹지 못하고, 月經이 고르지 못한데다 가래가 많이 나오는 증세가 있었는데 二年 뒤에 온몸에 통증이 생겨 날씨만 궂으면 더욱 심하다.

  이는 氣가 허하여 風寒이 타고 들어옴이라 「小續命湯」을 쓴즉 통증이 없어졌고, 「補中益氣湯」과 「加味歸脾湯」을 번갈아 가며 三十여제를 복용하고는 모든 증세가 다 나았다.

* 한 婦人은 月經不調한 가운데 본시 風으로 아팠었다. 이는 과로한 까닭인지라 여러번 주물러 아픔을 진정하게 되니 이는 氣와 血이 모두 허해서다. 「十全大補湯」에 獨活을 加入해서 복용한즉 통증이 낫고, 이어서 「六味丸」과 「逍遙散」을 복용하니 月經이 순조로와졌다.

* 한 婦人은 肢體가 아프고 얼굴이 시들시들 하여 핏기가 없이 누리다가 간혹 赤白氣가 돌고 열이 오르고, 惡寒에 吐瀉하고, 口味가 없고, 배가 아프고, 가슴이 그득하여 膨脹하고, 月水가 때 없이 이르고, 血崩하고(핏덩이로 나오는 증세) 혹은 가래가 끓고 숨이 가쁘고, 기침하고, 머리가 어지럽고 아프며, 혹은 빈혈이 나고, 목이 마르고, 건망증이 있고, 식은 땀이 나고, 가슴

이 두근거리고, 잘 놀라고, 잠이 없고, 번뇌망상이 일어나는 등 여러가지 증세로 누운지가 一年이 넘었다.

이는 다 肝·脾의 휴손으로 氣血이 부족한 관계다. 그러므로 「十全大補湯」에 「加味歸脾湯」을 겸하여 복용토록 하였더니 한 달 남짓해서 이상의 모든 증세가 말끔히 나았다.

○ 芎藭散

• 川芎 一錢. 赤茯苓·赤芍藥·酸棗仁(炒)·桂心·當歸(酒洗)·木香·牛膝(酒洗)·羌活·枳殼(炒)·甘草 각 三分.

이상을 물에 다려 복용한다.

○ 羚羊角散=血氣로 인한 신체의 통증과 手足이 無力한 것을 치료한다.

• 羚羊角(鎊)·酸棗仁(炒)·生地黃·檳榔 각 一兩. 五加皮·防風·赤芍藥·當歸(酒洗)·骨碎補(炒)·海桐皮·川芎 각 五錢. 甘草 三錢.

이상을 作末하여 한차례 二錢씩 따뜻한 물에 타서 먹는다.

○ 通靈丸=血風으로 수족이 몹시 아파 참을 수 없는 증세를 치료한다.

• 白附子·殭蠶(去絲 炒하여) 각 一兩. 全蠍(炒) 半兩. 麝香一字

이상을 作末한 다음 煉蜜에 개어 梧子 크기의 丸을 지어 매번 十丸을 하루 두차례 따뜻한 술로 마신다.

○ 當歸沒藥丸=血風으로 팔 다리가 쑤시고 아픈데와 힘줄이 당기고 骨이 마비되는 듯 하며 수족이 뻣뻣해지는 증세를 치료한다.

• 當歸·五靈脂(炒) 각 一兩. 沒藥 半兩.

이상을 作末하여 엿이나 풀에 반죽 梧子 크기만큼 丸을

지어 한차례에 三十丸씩 복용한다.

○ 虎骨散=血風으로 돌아다니며 아픈 증세와 혹은 타박상으로 인한 통증을 치료한다.

• 虎骨(酥炙)· 敗龜板(酥炙)· 當歸(酒洗)· 桂心 · 牛膝(酒洗)· 漏蘆 · 地龍(去土) 葳靈仙·玄胡索(炒) 自然銅製 이상 각 等分.

이상의 약재를 가루로 만들어 한차례 二錢씩 뜨거운 술에 타서 마신다.

〈참 고〉

○ 羌活勝濕湯=두통과 척추통과 허리가 끊기는 듯한 통증 및 목을 잡아빼는 것 같은 증세를 치료한다.

* 羌活 · 獨活 각 一錢. 藁本 · 防風 · 甘草(炙) 각 五錢. 蔓荊子 · 川芎 각 二分.

이상의 약재를 물에 달여 복용하되 몸이 무겁고 허리가 빼근하고 아프면 이는 濕熱이므로 위 약재에다 黃栢 一錢과 附子 半錢, 白朮 二錢을 더 넣어서 달여먹는다.

○ 東垣清燥湯= 本頁 (2)에 있음. ○ 四物湯 · 四君子湯= 二方은 24 頁의 (6)을 참고. ○ 小續命湯= 19 頁의 (8)을 참고. ○ 逍遙散 · 加味歸脾湯 · 十全大補湯=三方은 24 頁 (4)를 참고. ○ 六味丸= 24 頁 (11)을 참고. ○ 補中益氣湯= 24 頁 (10)을 참고.

(2) 血風에 의한 白虎歷節과 走疰

婦人의 血風症 가운데 白虎歷節(마디 마디가 쑤시고 아픈 것)이란 증세는 몸이 허하여 風邪가 피부 속으로 侵入해서 핏줄을 따라 돌아다니기 때문이다. 혹 淫氣가 피부내에서 넘치거나 혹은 갑자기 痛症을 이끌고 이곳 저곳 옮겨 다니는 증세를 走痒라 하는데 마치 범이 여기 저기 씹어대는 것 같다 해서 白虎란 이름을 붙인 것으로 이러한 증세에는 「加減小續命湯」을 주로 써야 한다.

補 說 東垣이 이르되 『사람이 몸이 무겁고 여기 저기 옮겨 다니면서 아픈 것은 濕과 熱이 서로 치고 혹은 風熱이 울결하여 펴지 못하므로 有形에 依着한다』 하였다.

이상의 증세는 대개 먹고 자고 하는 환경이 불편하거나, 지나친 신경을 쓰거나, 정도 이상의 육체노동을 하므로서 脾胃가 虧損하고 피부가 엉성하여 外邪가 侵入한 까닭이다. 즉 內熱과 晡熱과 식은 땀이 나고 혹은 月水不調로 음식이 달지 못하게 된다.

濕熱과 종기로 아픈 자는 清燥湯에 痰藥을 加해 「二陳湯」을 副藥으로 쓰고, 肝火로 인해 아프거든 「加味逍遙散」을 쓰고, 脾가 답답하여 아프거든 「加味歸脾湯」을 쓰고, 血이 허하여 아픈 사람은 「四物湯」이오, 氣가 허하여 아픈 환자는 「四君子湯」이오, 氣와 血이 모두 허하여 아프면 「八珍湯」에 羌活·川芎을 가입해서 쓴다.

그리고 月經이 기간보다 앞당기면서 위와 같은 증세의 통증이 있으면 「加味逍遙散」이오, 머리가 어지럽고, 권태가 심하면서 아픈이는 「補中益氣湯」을 복용해야 한다.

주물러도 통증이 심한 것은 病이 實한 까닭이오, 주물러 통증이 감해지는 것은 元氣가 허함이고, 고된 일이 원인으로 위 증세가 발하는 것은 역시 元氣가 虛한 관계다. 또는 음식문제로 이상의 증세를 얻어 아픈 사람은 脾氣가 虛함이고, 성질을 냄으로써 원인이 된 경우는 肝火가 盛한 까닭이다. 그리고 낮에는 덜하다가 밤에 심한 것은 血分病이니 앞에 설명한 약에다 증세에 따라 적당히 겸용함이 좋다.

◎ 治療 經驗

* 한 婦人이 歷節風(마디마다 쑤시고 아픈 증세)으로 열이 오르고 갈증이 나고 구미가 떨어지고 月經은 기간보다 늦게 온다 하기에 脈을 짚어본즉 洪大하고 미미하게 뛴다. 나는 이 환자에게 「附子八物湯」 四劑를 지어 주었더니 통증이 가시고, 이어서 「加味逍遙散」을 쓰니 원기가 회복되었으며 「六味丸」을 또 먹고는 月水가 좋아졌다.
* 한 婦人은 몸이 肥大하였는데 오래전부터 열이 있고, 月水는 앞당기며 아래 부위에 조그만 종기가 나서, 통증이 심할 때는 小便이 잦고, 몸이 무겁고 脈이 느리다고 한다.

이는 風濕으로 血이 허하여 열이 있음이라 「羌活·勝濕湯」 二劑를 복용시켰더니 종기의 통증이 가신다 하였고 「清燥湯」 몇 劑를 쓰니 小便이 맑아졌으며, 이어서 「加味逍遙散」을 복용하니 內熱이 점차 내렸다. 다만 소화가 안되고 가끔 열이 오르고 얼굴이 부었으므로 「六君子」에 柴胡·升麻를 加하여 썼더니 낫는다. 뒤에 신경질을 내다가 아랫배가 더부룩하여, 거북하고 寒熱 있고, 구토증이 생긴다. 하기에 「六君子」에 山梔·木香을 더 넣어 썼더니 편안하고 오직 아랫배가 아래로 내려앉는 것 같다 한다. 이는 脾氣가 아래로 빠지는 관계인데 「補中益氣湯」을 쓰고 나았다가 뒤에 고된 일과 怒로 인해 발병해서 구토하고, 寒熱하고 脈이 급하여 「附子八物」로 치료되었고,

「補中益氣湯」을 더 먹고는 다시는 재발하지 않았다.

* 한 婦人은 밥생각이 없고, 風寒을 못견디며 風으로 앓으면서 구토, 한열에 脉이 급했으므로 「附子八物湯」을 먹였더니 통증이 낫는다 하였으며 獨活·桑寄生을 써서 허리의 통증을 고쳤고 오직 두 무릎에 종기가 나서 아팠으므로 「大防風湯」과 歸脾湯·逍遙散을 먹고 완치되었다.

○ 漏蘆散＝走疰痛(옮겨다니며 아픈 것)을 치료한다.

- 漏蘆·當歸(酒洗)·牛膝 각 三錢. 桂心·地龍(去土)·防風·羌活·白芷·沒藥·甜附子 각 半兩. 虎脛骨·敗龜板(炙酥) 각 一兩.

  이상을 作末하여 한차례 二錢씩 뜨거운 술에 타 마신다.

○ 四生丸＝뼈마디가 아프거나 혹은 전신의 마비현상을 치료한다.

- 白殭蠶 炒去絲·地龍(去土)·白附子·五靈脂·草烏(去皮尖)각 等分

  이상을 作末하여 쌀풀에 반죽 桐子 크기의 丸을 지어 매번 二十丸씩 따뜻한 茶나 술에 타서 마신다.

○ 麝香丸＝歷節症 또는 모든 風症과 走痛이 마치 벌레 기어다니는 깃 같은 증세를 치료한다.

大川烏(三個를 去皮하고 去尖하여 生으로 用)·全蠍(二十一個) 黑豆(二十一粒)·地龍(去土五錢)·麝香(一字)

이상을 가루로 만든 다음 쌀풀에 반죽해서 팥알 크기만큼 丸을 만들어 한차례 十丸씩 따뜻한 술로 마신다.

許學士 이르기를 『내가 이 處方을 얻은 뒤로 모든 歷

節과 헤아릴 수 없는 痛症은 한두번 복용하면 곧 낫는다. 전날 어떤 貴夫人이 全身走痛(옮겨다니며 아픔)으로 밤에는 벌레가 깨우는 것 같았는데 이 丸을 세차례 먹은 뒤 나았던 것이다』 하였다.

○ 附子八物湯=歷節痛(마디마디 아픈 증세)이 쇠망치로 치는 것 같이 아픈 증세를 치료한다.

· 附子(炮)·乾薑(炮)·芍藥(炒)·茯苓·人蔘·甘草·桂心 각 五分. 白朮(一錢 五分)

이상을 물에 달여 먹는다. 또 한가지 處方은 이상에다 桂心을 빼고 熟地黃 二錢을 쓴다.

○ 獨活寄生湯=本頁 (7)에 있음. ○ 小續命湯=方文은 뒤에 있음.

〈 참 고 〉

○ 東垣淸燥湯=元氣가 허하여 濕熱이 타고 들어가서 온몸이 저리고 나근하거나 혹은 肺金이 邪를 받아 寒水의 生化하는 근원을 끊어 腎이 滋養받을 곳이 없으므로 小便이 붉고, 大便이 나쁘며 정갱이와 허리가 늘어져 나근하고 혹은 입이 말라 갈증이 나고, 혹은 몸이 무겁고 뻣뻣하고, 머리가 어지럽고, 눈이 어른거리고, 구미가 떨어지고, 식은땀이 나고, 팔, 다리가 나른하고, 가슴, 배가 부르고 속에서 냄새나는 등의 증세를 치료한다.

黃耆(一錢 五分)·五味子(九粒杵炒)·黃連(炒)·神麯(炒)·猪苓·柴胡·甘草(炒)각 二分. 蒼朮·白朮(炒)·麥門冬(去皮)·陳皮(炒)·生地黃·澤瀉 각 五分. 白茯苓·人蔘·當歸(酒洗)·升麻 각 三分. 黃柏(酒拌 一分)

이상을 물에 달여 복용한다.

○ 二陳湯＝24頁의 (5)를 참고. ○ 八珍湯·加味逍遙散·加味歸脾湯＝三方은 24頁의 (4)를 참고. ○ 四物湯·四君子湯·六君子湯＝三方은 24頁의 (6)을 참고. ○ 六味丸＝24頁의 (11)을 참고. ○羌活勝濕湯＝本頁 (1)을 참고. ○ 大防風湯＝24頁의(9)을 참고. ○ 補中益氣湯＝24頁 (10)을 참고.

(3) 血風으로 인한 癮疹瘙癢

婦人이 피부에 누드러기와 기타 가려운 증세가 생기는 것은 血風이 쳐서 여기저기 번지게 되는 것이니 처방은 「人蔘荊芥散」과 「逍風散」과 또는 「逍遙散」을 써야 한다.

대개는 몸이 허약하므로 인해 風寒이 서로 쳐서 생기는바 두드러기의 빛이 붉은 것은 血分이고 흰 것은 氣分이다.

經에 이르기를 『땀이 나올때 濕이 보이면 痤疿(좌불-불거지, 땀띠 같은 것)이 생긴다』하였다. 그러므로 땀을 흘릴때 발가벗고 목욕하면 寒熱이 往來하여 두드러기 같은 것이 돋아난다.

補 說 위에서 論한 증세(즉 癮疹瘙癢—두드러기와 가려움증)는 疙瘩(홀답—쥐부스럼과 두드러기)이 발하여 혹 丹毒 같고 가렵고 아픈 것을 말함이다. 혹은 고름이 나오고, 열이 오르고,부대끼고, 목마르고, 머리와 눈이 어지럽고, 저녁이면 더욱 심하거나, 혹은 寒熱이 往來하고 月經이 좋지않은 것은 모두 肝經의 風熱과 피가 건조한 까닭이다. 처방은 「加味逍遙散」을 위주하여 「四君子」에 芎歸를 더하여 쓰고, 忿怒로 인하여 쥐부스럼 (疙瘩)

과 두드러기 같은 것이 생겨 아프고, 寒熱이 오르내리는 증세는 肝火로 인해 血燥함이니 처방은 「加味小柴胡湯」을 쓰며, 氣와 血이 모두 허하면 「八珍湯」에 柴胡·牧丹皮를 가하여 쓴다.

만일 밤이면 열이 올라 갈증나고 헛소리 하는 것은 熱이 血室에 侵入함이니 「小柴胡湯」에 生地黃을 가하여 쓰고, 血이 虛하거든 「四物湯」과 「小柴胡湯」을 합해 쓴 뒤에 「逍遙散」으로 調理해야 한다.

가슴에 氣가 맺혀 답답하고 많이 먹지 못하며, 몸이 나른하고, 內熱과 晡熱이 있는 것은 脾經의 血이 燥한 때문이니 「加味歸脾湯」을 써야 하고, 위 증세에 寒熱이 교체되면 위 약에 山梔·熟地黃을 더하여 쓴다.

만일 옮겨다니며 가려운 것은 血風이 돌아다니며 증세를 발함이니 「何首烏散」을 쓰고, 血이 허하면 「逍遙散」이오 風熱이면 「逍風散」을 쓴다. 이상과 같은 증세를 모두 風이라 해서 오로지 風만 다스리고 보면 한편으로 陰血을 상하게 되어 筋肉이 오그라지는 현상이 있어 불가하다.

◎ 治療經驗

* 한 婦人이 疙瘩(두드러기와 쥐부스럼)이 생기고 또는 丹毒이 생겨 가렵고 아픈 것을 견디기 어려워 긁은 것이 瘡(종기)이 되어 곪고 말았다. 또는 열이 나고, 부대끼고 갈증이 심하고, 머리와 눈이 어지럽고 해만 지면 더욱 심하다 하니 이는 血이 허하여 內熱이 있기 때문이다. 처방으로 當歸飮에 柴胡·山梔를 넣어 복용한 결과 모든 증세가 낫게 되었다.

* 한 婦人은 血風으로 가렵고 두드러기가 생겨나는데다 머리가 어지럽고 눈이 침침하며, 땀이 많이 나고 月水도 고르지 못하고 배가 아프고, 구미가 떨어지고, 전신이 나른하여 꼼짝하기가 싫다 하므로 먼저 「荊芥散」을 쓰고 다음에 「逍遙散」을 썼더니 모든 증세가 완치되었다.

* 한 婦人은 忿怒한 일이 있는데 갑자기 쥐부스럼과 두드러기가 생기고 열이 오르고, 惡寒이 있다 하므로 「小柴胡湯」에 山梔黃連을 가입해 주었더니 복용하고는 나았다가 뒤에 입이 쓰고 갈비가 아프고, 小便이 자주 마렵다 하여 前藥을 또 먹였더니 완치되었다.

* 한 婦人은 前症으로 열이 나고 밤이면 헛소리까지 하였는데 「小柴胡湯」에 生地黃을 넣어 복용하고는 편안하였고, 뒤에 「四物湯」에 柴胡·山梔·牧丹皮를 加해 쓰고 또는 「逍遙散」을 먹였더니 완치되었다.

* 어떤 少女가 있었다. 나이 14세에 月水가 아직 없었는데 몸에 붉은 반점이 생기더니 가렵고 아프며 왼쪽 關脈이 급히 뛰었다. 이는 肝火로 血이 熱한 원인이므로 처방으로 「小柴胡湯」에 山梔·生地黃·牧丹皮를 加入해 복용하고는 증세가 나았다.

○ 何首烏散=피부가 가렵거나 두드러기가 나고 이곳 저곳 옮겨다니며 가렵고 아픈 증세를 치료한다.

• 何首烏·防風·白蒺藜(炒)·枳殼(麩炒)·天麻·殭蠶·胡麻(炒)·茺蔚子·蔓荊子 각 一錢. 茵陳(五分).

이상을 물에 달여 복용한다.

〈참　고〉

○四物湯・四君子湯＝24頁의 (6)을 참고. ○ 加味小柴胡湯・小柴胡湯＝24頁 (2)를 참고. ○ 八珍湯・加味歸脾湯・加味逍遙散・逍遙散＝24頁 (4)를 참고. ○ 逍風散＝24頁 (7)을 참고. ○ 當歸飮＝24頁 (6)을 참고. ○ 人蔘荊芥散＝5頁 (3)을 참고.

(4) 虛風으로 인한 眩暈

婦人이 머리가 아찔거리며 어지러운 것은(眩暈) 氣虛한 것이 원인이다. 즉 氣가 허하면 風이 腦에 침입해서 脈을 따라 눈까지 연결되므로 그러하다.

風邪가 심하면 반드시 간질 증세가 일어난다.

素問에 말하기를 『頭痛과 巓疾(전질－간질)은 아래는 虛하고 위는 實하면 잘못이 足少陰巨陽에 있으므로 심한 경우 腎臟으로 들어와 머리가 멍하게 흔들리고(循蒙招搖) 눈이 침침하며 귀가 안 들린다. 또는 아래는 實하고 위가 虛하면 잘못이 足少陽厥陰에 있으므로 심한 경우 肝에 지장이 있다.』 하였다.

아래가 虛하다 함은 腎이 虛함을 일컬음이다. 그러므로 腎에 지장이 있으면 두통이 생기고, 위가 虛하다 함은 肝이 虛함을 일컫는 말이다. 그러므로 肝이 虛하면 어지럽다.

補 說 丹溪先生이 이르기를 『虛가 심하면 어지러운 증세가 생긴다.』 하였다. 만일 風症이 있으면 땀을 많이 흘린다. 추우면 筋을 끌어당겨 아프고 더우면 熱이 성하고 답답하며, 濕하면 氣가 막히는데 이는 바람과, 추위와 더위와 濕의 네 氣가 虛를

타고 들어와 眩暈(현운—머리가 빙빙 도는것 같이 어지러움)이 일어나는 것과 氣가 뭉쳐 痰이 盛함으로 인해 眩暈이 일어나는 것은 그 원인이 七情이 허하여 火가 거슬러 올라가기 때문이다. 그리고 또 淫欲이 지나치므로 인해 眩暈이 일어나는 경우도 있는데 이는 腎이 虛하여 氣가 근원으로 돌아가지 못함이다.

吐하고 코피 나고 血崩(핏덩이가 쏟아져 나오는 것)으로 인해 眩暈이 일어나는데 원인이 肝虛하여 肝으로 피를 끌어당겨 섭취하지 못해서이다.

또는 빨리 일어서다 현기증(眩暈)이 일어났다가 잠시후 진정되는 경우가 많은데 이는 元氣가 허한 까닭이다. 처방은 「正元飮」에 「黑錫丹」을 넣어 마시면 된다.

濕때문에 머리가 흔들리며 어지러우면 「腎着湯」에 川芎을 加해 쓰고, 가래가 많으면 「青州白丸子」를 쓴다.

頭風은 즉 風熱함이다. 오래 되면 눈이 어두워지고, 偏頭風은 相火인데 오래 되면 눈꺼풀이 당기고 便이 거칠게 나오는바 이런 경우에는 피를 조금 내는게 좋다.

肝이 虛하여 머리가 어지러우면 「鉤藤散」을 쓰고, 腎이 虛하여 머리가 빙빙 돌면 「六味丸」이 좋고, 머리가 어지럽고 가래를 토하면 「養正丹」을 쓰되 듣지 않거든 「八味丸」을 쓴다.

血이 虛하면 「四物」에 人蔘·茯苓·白朮을 넣어 써 보아서 낫지 않거든 「當歸補血湯」을 쓰고, 氣가 허하면 「四君子」에 當歸·黃耆를 넣어 쓰되 듣지 않거든 「益氣湯」으로 치료한다.

肝木이 實하면 「瀉清丸」을 쓰고 虛하면 「地黃丸」을 쓰며, 낫지 않거든 「川芎散」을 쓴다. 脾氣가 허하면 「二陳湯」에 人

蔘·蒼朮·柴胡·升麻를 가입하고 듣지 않으면 「益氣湯」에다 茯苓·半夏를 넣어 복용하라.

脾胃에 가래가 있으면 「半夏·白朮·天麻湯」이오, 痰이 위로 막혔거든 「四神散」이오, 열이 나고 惡寒이 나면 「八物湯」이오, 七情에 氣가 거슬렸거든 「四七湯」을 쓰고, 濕에 상하여 어지러운 증세가 나거든 「除濕湯」으로 치료하라.

◎ 治療經驗

* 한 婦人은 본래 머리가 어지러운 증세가 있어 불시에 증세가 일어나곤 하였으며 月經이 늦게 오고, 나오는 量이 적었다. 이는 中氣가 허약하여 氣가 올라가지 못하는 관계로 머리의 氣血부족으로 머리가 어지럽고, 또는 中氣가 아래로도 化하지 못하므로써 月經이 늦고, 적은 것이다. 처방으로 「補中益氣湯」을 먹고 나았다가 그 뒤 힘쓰는 일을 한 것이 탈이 생겨 그만 땅에 쓰러졌고 月水가 줄줄 흘러나왔다. 원인은 努力때문에 氣가 상하여 火가 망동함이다. 역시 「補中益氣湯」에 五味子를 더 넣어 一劑를 복용하고 낫게 되었다. 이 症勢는 비록 氣가 붙일 곳이 없다 하지만 실은 脾氣가 손상된 까닭이다.

○ 養正丹=虛風으로 머리가 어지럽고 침을 줄줄 흘리는 증세를 치료한다. 이 약은 음양을 오르내리게 하여 眞氣를 補하는 성분이 있으므로 머리 어지러운 것만 치료되는 약이 아니다.

• 黑鉛·水銀·硫黃(硏)·硃砂(硏) 각 一兩.

위 약을 사기그릇에 黑鉛을 녹여 水은을 넣고 잘 흔들어 섞은 뒤 불에서 옮겼다가 잠시 후 硫黄을 넣어 다시 흔들어 섞는다. 완전히 식으면 가루를 만들어 녹두알 크기만큼 丸을 지어 空腹(食前)에 대추 삶은 물로 한차례 三十丸씩 복용한다.

○ 鉤藤散＝肝厥(氣가 거슬러 肝에 病症이 생긴)과 머리가 빙빙 돌고 어지러운 증세를 치료한다.

- 鉤藤·陳皮(炒)·半夏(薑製)·麥門冬(去心)·茯苓·茯神(去木)·人蔘(去蘆)·甘菊花·防風 각 一錢. 甘草(炙) 三分. 石膏(煆)二錢.

  이상을 作末하여 생강물로 복용한다.

○ 川芎散＝肝臟 및 腎臟의 허하므로 인해 생긴 風을 치료하고 또는 머리와 눈이 아찔하며 어지럽고, 혹은 머리가 아프고, 귀가 울고 눈에 갑자기 이상이 생긴데 치료한다.

- 小川芎·山藥·白茯神·甘菊花(들국화는 쓰지 못함). 人蔘 각 半兩. 山茱萸肉 一兩.

  이상을 作末하여 한차례 二錢씩 술에 타서 마신다.

○ 三五七散＝모든 風症으로 몸이나 手足이 마비되어 팔·다리를 쓰지 못하거나, 혹은 風寒이 腦속으로 들어가 머리가 아프고, 눈이 빙빙 돌며, 귀에서는 매미소리가 나는 증세를 치료함.

- 附子(炮)·細辛 각 三兩. 山茱萸·乾薑(炮) 각 五兩. 防風·山藥 각 十兩.

  이상의 藥材를 모두 作末하여 한차례 二錢씩 따뜻한 물에 타서 복용한다.

○ 四神散＝血風(風이 血로 들어간 것)과 어지럽고 머리 아프

고, 가래침을 자주 받고, 寒熱이 엇갈리는 증세를 치료한다.

• 菊花·當歸(酒洗)·旋覆花(去硬葉)·荊芥穗 각 一錢.

이상을 葱白 三寸, 茶가루 一錢을 물에 달여 복용한다.

○ 머리가 빙빙 돌거나 인사불성이 된 경우 喝起草의 연한 속을 취하여 그늘에 말려 가루를 만든다. 한차례 二錢씩 술에 타서 복용하면 効果가 있다. 즉 이를 「蒼耳散」이라 한다.

○ 머리가 빙빙 도는것이 마치 하늘이 움직이고 땅이 도는 것 같은 증세를 「心眩」이라 한다. 이러한 증세를 치료하려면 膽礬 一兩을 곱게 갈아 麵餅劑(밀가루떡) 한개에 반죽해서 주사위 크기만큼 떼어 기와 위에 놓고 불을 때어 말린다. 이를 다시 가루로 만들어 燈心과 竹茹 달인 물에 타서 마시는데 이는 痰을 제거하는 방법이다.

〈참 고〉

○ 正元飮=下元이 虛하여 痰이 끓어 오르고 머리와 눈이 어지러우며, 臟腑가 미끄러워 설사하고, 땀이 저절로 나오고, 수족이 차고 광난나고 근육이 당기는 증세를 치료한다.

• 紅豆(炒) 二錢. 人蔘(去蘆)二兩. 附子(炮去皮尖) 一兩·茯苓·甘草(炙) 各一兩. 肉桂 五錢. 川芎·山梔(薑汁炒)·烏藥·乾喝 각 一兩. 白朮 二兩. 乾薑(炮) 三錢. 黃耆(炙) 一兩半.

이상의 藥材를 薑棗水에 소금 약간을 넣고 달여 한차례 二錢씩 복용한다.

○ 黑錫丹=眞陽이 허하고 痰氣가 막히며 心火가 솟구치고 혹은 赤

白 帶下症 등을 치료한다.

- 肉桂·沉香·附子(炮去皮臍)·葫蘆巴(酒浸炒)·破故紙(炒)·茴香(炒)·肉豆蔻(麵裹煨)·陽起石(硏水飛)·金鈴子(蒸去皮核)·木香 각 一兩. 硫黃 黑錫(去灰) 각 二兩.

黑石과 硫黃을 가마솥에 넣고 火로 단련하여 모래처럼 되거든 땅 위에 내려놓고 火毒을 없앤 뒤 곱게 갈아(기타 약도 作末한다.) 고르게 混合한 것을 다시 갈아 黑光色이 나게 한다. 이것을 술과 풀에 반죽해서 梧子 크기만큼 丸을 지어 그늘에서 말린 다음 자루 속에 넣고 문질러(윤기 나게) 한차례 四十丸씩 복용한다.

○ 腎着湯＝15頁 (8)을 참고. ○ 靑州白子丸＝3頁 (4)를 참고.
○ 六味丸·八味丸＝24頁 (11)을 참고. ○ 當歸補血湯＝19頁 (6)을 참고. ○ 四物湯·四君子湯·補中益氣湯＝24頁 (6)을 참고.
○ 二陳湯＝24頁 (5)를 참고. ○ 瀉淸丸＝24頁 (3)을 참고.
○ 八物湯＝24頁 (4)를 참고. ○ 四七湯＝12頁 (7)을 참고.
○ 除濕湯 ＝ 腎着湯에 川芎을 加한 것 ○ 半夏白朮天麻湯＝本頁를 참고.

(5) 血風으로 인한 頭痛

許學士 이르되 『婦人 患者 가운데 頭風이 있는 者가 半이나 된다. 매양 증세가 發할 때는 현기가 나서 마치 흔들리는 배 위에 올라앉은것 같다.』 원인은 대개가 肝經의 血이 허해서 風邪가 엄습함이다. 처방은 「川芎當歸散」을 쓴다. 만일 두통에 齒痛까지 때때로 發함은 風이 腦에 맞은 것이니 이를 厥逆頭痛이라 한다. 이럴 때

는 「白附子散」이 좋다. 또는 曲鬢穴이 耳掩 앞 正尖 위에 있으니 이곳에 뜸을 뜨라. 왼쪽이 아프면 왼쪽 曲鬢穴에 뜨고 오른쪽이 아프거든 오른쪽 曲鬢穴에 뜨면 된다.

補 說 足太陽에 속하는 頭痛은 그 脈이 뜨고 급하며 風寒을 견디지 못한다. 川芎·羌活·獨活·麻黃을 爲主하고, 手少陽經에 속하는 頭痛은 脈이 자주 뛰고, 가늘고 寒熱이 往來한다. 처방은 柴胡를 위주하고, 足陽明經에 속하는 頭痛은 열이 나고, 눈이 아프고 코가 마르고 寒熱이 往來하고, 脈이 뜨고 느린데 처방은 「升麻湯」 혹은 白芷·石膏로 위주하고, 手太陽에 속하는 두통은 痰이 있고 몸이 무겁고 혹은 배가 아프고 脈은 잠기고 느린 것이니 蒼朮·半夏·南星을 위주하고, 足少陰에 속하는 두통은 발이 차서 氣가 거슬리니 이름을 寒厥이라 하는바 脈은 잠기고 미세하게 뛰는 것이니 麻黃·附子·細辛을 위주하고, 足厥陰에 속하는 두통은 침 흘리고 厥冷(冷이 심한것)하고 脈이 뜨고 느리다. 「吳茱萸湯」을 위주할 것이며, 모든 血虛로 인한 두통은 當歸·川芎을 위주하고, 氣가 虛해서 생기는 두통에는 人蔘·黃耆를 위주하고 氣血이 모두 虛하므로써 발하는 頭痛은 「補中益氣」에 川芎·蔓荊子·細辛을 조금 加하여 쓰고, 痰厥(가래가 거슬러 올라옴)로 인한 두통은 半夏·白朮·「天麻湯」을 쓰고 厥逆(氣가 거슬러 올라옴)으로 인한 두통에는 羌活 「附子湯」이오, 만일 濕氣가 머리속에 있으면 쓴 것을 먹어 吐함이 좋다.

일러두거니와 너무 方文에만 집착하지 말고 術者의 현명한 판단에 의하여 같으면서도 약간 차이가 있는 여러가지 患者의 증세에 따라 적절히 變化를 구사해서 치료해야 할 것이다.

◎ **治療 經驗**

* 한 婦人은 힘든 일을 하다가 탈이 생겨 귀가 울고 머리가 아프며 몸이 나른하다. 「補中益氣湯」에 麥門冬·五味子를 加하여 쓰니 병이 나았을 뿐 아니라 三年 뒤에 아들을 낳았다. 그런데 음식을 많이 먹지 못한는데다 힘든 일을 하다가 전 증세가 재발하여 더욱 심하고, 月水도 좋지 않으며 晡熱·內熱하고, 自汗·盜汗이 있는지라 「六味地黃丸」 및 「補中益氣湯」을 쓰고는 完治되었다.

經에 이르기를 『머리 아프고, 귀가 울고 九竅(구규-즉 두귀, 두눈 코, 입, 陰部, 肛門, 배꼽)가 불리한 것은 腸胃가 원인이다. 그러므로 脾胃가 한 번 허하면 耳目과 九竅에 모두 病이 생긴다』하였다.

* 한 婦人은 양쪽 眉稜(눈썹 부위의 도두룩한 뼈)이 아픈 것이 太陽(눈)에까지 이르고 얼굴에 靑氣가 돋고 걸핏하면 怒한다. 이는 肝經의 風熱症이다. 처방으로 「選奇湯」에 「逍遙散」을 합쳐 山梔·天麻·黃耆·半夏·黃芩을 加하여 복용토록 하였더니 나았다. 이 병을 잘못 다루어 눈이 멀고, 귀에 고름이 나게 되면 危險하다.

ㅇ 川芎當歸湯

· 川芎 一錢. 當歸(酒拌)·羌活·旋覆花·細辛·蔓荊子·防風·石膏(煅)·藁本·荊芥穗·半夏麯·生地黃·甘草(炙) 각 五分.

이상을 물에 달여 복용한다.

ㅇ 白附子散=風邪·風痰·頭痛으로 이(齒)까지 아픈 증세를 치료한다.

• 麻黃(뿌리와 마디를 자르지 않는다)·烏頭(炮去皮)·南星(炮) 각 半兩.白附子(炮一兩)·金蠍(炒五枚)·辰砂·麝香·白薑(炮) 각 一錢.

이상을 作末하여 한차례 三分을 술에 타서 복용하고 잠시 누워 쉰다.

○ 川芎茶調散=모든 風이 위로 쳐올라가 머리가 무겁고 눈이 침침하며 偏正의 두통이 發하는데 치료한다.

• 簿荷 八兩. 川芎·荆芥 각 四兩 ·羌活·白芷·防風·甘草(炙) 각 二兩. 細辛 一兩.

이상을 가루로 만들어 한차례 二錢씩 식사후 茶淸水에 타 마신다.

○ 聖餠子에 細辛을 넣어 복용하면 効果가 빠르다. 두통과 근육이 당기고 骨이 무겁고, 氣少하고 트름나고, 헛배 부르고, 기침하고, 우울증 있고 脈은 빠르고 딱딱한 증세가 일어나는 것은 腎氣가 부족하여 거슬러 올라가기 때문이다.(腎厥頭痛이라 함) 처방은 「玉眞丸」이나 「硫黃丸」이 좋다.

○ 硫黃丸=오래된 頭風,새로 생긴 頭風을 막론하고 効驗이 좋다.

• 硫黃 二兩·硝石 二兩.

이상의 약재를 곱게 갈아 滴水에 반죽 손가락 머리만큼 丸을 지어 한차례 一丸씩 삼킨다.

○ 한가지 處方으로는 生萊菔으로 汁을 내어 환자를 반듯히 눕히고는 코속에 흘려 넣는다. 이렇게 하면 오래된 증세라

도 곧 낫는다고 한다.

ㅇ 또 한가지 처방법은 風邪가 腦에 들어가 두통이 심하거든 나이 여하를 막론하고 아래의 方文대로 약을 쓴다.

· 硝石·人中白·腦子 각 等分.

이상을 곱게 갈아 약간을 환자의 코속에 불어 넣는다.

ㅇ 都梁丸=해산 전후의 風邪로 상하여 머리가 아프거나 흔들리고 어지러운 증세를 치료한다.(方文은 아래 本頁의 (6)에 있음)

〈참 고〉

ㅇ 調中益氣湯=氣血이 모두 虛하므로 인해 머리 아픈 증세를 발하는데 치료한다.

· 芍藥 三分·升麻 二分·黃耆 一錢·甘草 五分·五味子 七粒·當歸·白朮·人蔘 각 三分·柴胡·橘皮 各二分

ㅇ 半夏白朮天麻湯

· 半夏 一錢半·白朮·神麴(炒) 各一錢·天麻·黃耆·人蔘·蒼朮·陳皮·澤瀉·茯苓 各五分·乾薑 三分·黃栢(酒製)二分 大麥蘗 一錢半.

이상을 한차례 半兩씩 물에 달여 복용한다.

ㅇ 羌活附子湯

· 麻黃·黑附子(炮)·白芷·白殭蠶·黃栢 各三分·羌活·蒼朮 各五分·防風·甘草·升麻 各五分·黃耆 五分.

이상을 물에 달여 복용한다.

○ 選奇湯=風熱로 위가 막히고 眉稜骨(눈썹부근 도두룩한 뼈)이 아프며, 머리와 눈이 어지러운 증세를 치료한다.

· 羌活·防風 各三分·甘草二錢(여름에는 生으로 쓰고 겨울에는 炙해서 쓴다.)·黃芩(酒製,겨울이면 쓰지 않음)

이상을 한차례 三錢씩 물에 달여 때때로 복용한다.

○ 補中益氣湯=24頁 (10)을 참고. ○ 六味丸=24頁 (11)을 참고. ○ 逍遙散=24頁 (11)을 참고.

○ 逍遙散=24頁 (4)를 참고.

(6) 목이 뻣뻣하고 아픈 증세

頸項(경항ㅡ목)은 足太陽膀胱과 足少陰腎經에 속해 있다. 이 두 經은 서로 表裏關係를 이루고 있는바 이곳이 風寒濕氣에 감염되면 열이 오르고, 오한이 생기고 목이 뻣뻣하여 거북하고, 허리와 등이 뒤로 굽고, 瘈瘲(간질과 경기, 또는 근육이 오그라졌다 늘어졌다 하는 증세, 여기에서는 아래에 속함)과 口噤(입이 오그라져 말을 못함)되고, 脈이 잠기고 느리고 미세하게 뛰는데 初產에 血이 虛하고 땀이 자주 나오면 이러한 증세를 발하게 된다. 만일 코를 골며 자는 것은 베게를 잘못 벤 까닭이니 이 점은 무방하다. 이상의 모든 증세가 발할 경우 처방은 「三五七散」과 「追風散」을 쓰되 風邪로 傷한 경우에는 「都梁丸」과 「木瓜煎」을 복용한다.

補 說 『어깨 및 등의 통증으로 고개를 돌리지 못하는 것은 手太陽의 氣가 行하지 못하는게 원인이니 風藥으로 맺혀있는 氣를 풀어야 한다』고 東垣은 말했다.

위의 증세가 만일 肝木만이 유독 旺하므로써 연유되었다면 「瀉靑丸」을 쓰고 精血不足이 원인이면 「六味丸」을 써야 한다.

風熱이 肝經에 침입한 것이라면 「逍遙散」이라야 하고, 怒한 것이 원인이 되어 肝火가 발동이면 「加味小柴胡湯」을 쓴다.

肝經의 血이 虛한즉 「加味四物湯」이오, 腎經이 허약하여 肝을 生助하지(水生木) 못하면 「六味丸」이 좋고, 膀胱에 氣滯되었거든 「羌活勝濕湯」을 쓰는게 좋다.

대개 肝火가 旺하면 肝血이 허하여(火克金) 근육이 燥하고 목이 뻣뻣하게 굳고, 등허리가 反張(뒤로 굽은 것)되고 혹은 四肢의 힘줄이 당기거나 혹은 목에 結核이 생기는 것이다.

◎ 治療 經驗

* 어떤 婦人은 귀 속과 귀 뒤와, 한쪽 목이 아프고 寒熱이 나고, 입이 오그라져 말하기가 거북하고, 月經이 고르지 못하다 하니 이는 肝·膽經에 脾胃를 손상시킨(肝膽木이 脾胃土를 克함) 까닭이다. 처방으로 「四君子」에 柴胡·升麻·黃耆·芍藥을 加入해서 복용한 뒤 나았다가 뒤에 힘든 일로 몸이 지친데가 怒氣로 인해 口吐하고 가슴이 터지는 듯 부풀고 거북하다 하므로 「六君子湯」에 山梔·柴胡를 加入해서 복용토록 한 결과 완치되었다.

  ○ 한 婦人은 성질을 몹시 부린것이 원인으로 寒熱하고 갈증이 심하고, 왼쪽 눈이 작아지고, 머리와 목이 흔들리고, 四肢가 당기는 듯 잡아 빼는 듯 아프고 온 몸 구석구석 아프지 않은 곳이 없다 한다. 이는 血虛로 肝이 熱하여 風이 생김이

다. 처방으로 「加味逍遙散」에 鉤藤鉤를 넣어 몇제를 먹였더니 점차 나아갔고, 이어서 「八珍湯」을 복용하여 完治되었다.

- 追風散=風으로 머리와 눈이 어지럽고 아프거나, 눈·입이 비뜰어지고 어금니가 당기거나 어긋나는 듯 하고, 혹은 마디 마디가 아프고 코가 막히고 목소리가 무겁고, 목이며 등이 당기고 몸이 가렵고 얼굴에 벌레가 기어다니는 것 같이 스물스물 하는 증세를 치료한다.
  - 川烏(炮去皮臍尖)·白殭蠶(炒하여 去絲)·防風·石膏(煅)·川芎·荊芥穗·甘草(炙) 各一兩·羌活·天南星·地龍(去土)·白附子(炮)·全蝎(去尾) 一錢半·白芷 半兩·沒藥(研)·乳香(研)·草烏(炮去皮臍尖)·雄黃(研) 各一錢.

    이상을 作末하여 한차례 半錢씩 茶淸水 약간에 타서 식사 후 누울 때 복용한다.
- 都梁丸=모든 風을 치료하는 약인데 목과 등이 거북하고, 머리와 눈이 어지럽고, 뒷골이 아프거나, 혹은 해산 전후에 風으로 상하여 머리·눈이 무겁고 침침하며, 血風으로, 두통이 생기거든 白芷를 가루로 만들어 彈子 크기만큼 丸을 만든다. 한차례 一丸씩 잘 씹어 荊芥 끓인 물로 마신다.
- 木瓜煎
  - 木瓜(二個를 鐵分이 있는 그릇을 사용치 말것. 蓋를 취하고 穰은 떼어버림) 沒藥(研) 二兩·乳香(研) 一兩.

木瓜는 씨는 버리고 沒藥과 같이 그릇(鐵은 사용치 못함)에 넣고 밥 위에 쪄서 膏가 되도록 한다. 生地黃汁 반잔과 無灰酒에 타서 마신다.

어떤 사람이 風으로 목이 뻣뻣한 증세가 있었는데 午時頃에 發하여 밤이면 멈추곤 하였다. 이는 小陰經의 지장으로 인함이다. 시작할 때는 먼저 발에서부터 일어난다. 발은 小陰의 힘줄이 큰 발가락으로부터 머리에 연결되고, 또 힘줄은 肝의 合이오. 낮에서 밤 사이는 天氣의 陽이 退하고 陰이 進하는 시간으로 즉 陽中의 陰이다. 陽中陰은 肺(離火는 陽中陰)에 속하는데 禽(午)에서 兌(酉)까지는 陰이 점차 旺하고 陽은 弱해지는 때이기 때문이다. 靈室畢法에 이르기를 『禽에서 乾까지는 腎氣가 絶하고 肝氣가 약해진다. 腎肝 二脉이 陰氣를 받으므로 이 시간에 증세가 發한다』하였다.

〈참 고〉

○ 瀉青丸＝24頁의 (3)을 참고. ○ 羌活勝濕湯＝4頁의 (1)을 참고. ○ 六味丸＝24頁 (11)을 참고. ○ 八珍湯·加味逍遙散＝24頁 (4)를 참고. ○ 加味小柴胡湯＝24頁의 (2)를 참고. ○ 加味四物湯·四君子湯＝24頁의 (6)을 참고.

(7) 婦人의 腰痛

腎經은 허리를 주장한다. 그러므로 婦人의 腰痛은 腎氣가 허약하므로 인하여 생기는데 外部로는 六氣에 상하고 내부로는 七情에 상하여 病이 된다.

만일 腎經에 風邪가 乘하거든 「小續命湯」에 桃仁·杜冲을 가입해서 쓰고, 寒濕 때문에 손상당하거든 「五積散」을 쓸 것이며 본래

腎經이 허약하면 「青娥丸」을 쓰고, 氣血이 凝滯되었으면 牽牛茴香의 약을 써야 한다.

補 說 몸이 허약하고 마르며 얼굴이 검어지고 정갱이와 발이 위축되고 힘이 없어 서고 걷는데 지장이 생기는 것은 어떤 일에 크게 失望하여 충격받은 것이 원인으로 생긴 병이오. 만일 뱃살이 당기거나 膨脹하고 눈이 어두어지고 근육이 늘어져 힘이 없고 白濁(局部로 흰 뜨물같은 것이 나오는 것)이 나오는 것은 답답한 氣가 꼭 맺혀있기 때문이며, 살이 마르고 소화가 안되고 胃腸이 더부룩하고 허리와 갈비에 壓迫이 오는것 등의 증세가 일어남은 신경을 쓰고 고민을 많이 하므로서 생기는 증세니 다 내부의 지장을 받음이다.

만일 허리가 冷하고 아프며 몸이 항시 무거운 반면에 소변이 나쁘지 않고 구미도 싫지않은 증세는 고된 노동 때문에 땀을 많이 소모하고 허리가 위축되어 아프고 갈비도 뻐근한 것이다. 혹은 낙상하여 血이 막히거나 房事를 지나치게 해서 精이 고갈되는 것은 內外로 모두 지장을 받은 것이 된다.

失望의 충격으로 腎이 虛熱하면 「六味丸」이오, 腎이 虛寒하면 「八味丸」이오, 우울증과 신경질 노기로 인해 肝을 상했으면 「龍膽瀉肝湯」이오 肝이 허하면 「六味丸」으로 肝을 補하는 한편 노기를 풀어야 한다.

脾가 손상되었으면 「歸脾湯」과 「逍遙散」이오, 腎이 寒冷이면 「朮附湯」이오. 虛하면 「腎着湯」을 쓴다.

허리와 무릎에 통증이 있거든 「寄生湯」과 「養腎散」을 쓰고 瘀血이 뭉쳐 있으면 「如神湯」과 「舒筋湯」이 좋고, 房事가 지나쳐 허리가 아프거든 「靑娥丸」과「十補丸」을 복용한다.

◎ **治療經驗**

* 어떤 婦人은 허리가 아픈지가 三年이 되었다. 아플때마다 얼굴이 파랗게 변하고 머리가 빙빙 돌며 눈꺼풀이 당겨 뜨기가 거북하다.

원인은 肝·脾의 氣가 허약함이다. 「補肝湯」을 먹고 나았다가 三年 뒤에 힘든 일에 몸이 지쳐 두통이 발작하고 몸이 무겁고 아파 「補中益氣湯」에 茯苓·半夏·蔓荊子를 넣어 복용하고는 이러한 증세가 없어졌다.

* 한 婦人은 허리의 통증으로 여러해 고생해 왔다. 나는 이 부인에게 白朮 한가지로만 大劑로 지어 써 보았더니 三個月도 못되어 治療되었다. 白朮을 쓴 까닭은 胃가 허하고 다친 증세가 원인이 되어서다.

○ 如神湯=男女를 막론하고 腰痛을 治療하는데 쓰인다.

- 延胡索·當歸·桂心 각 等分

이상을 作末하여 한차례 二錢씩 따뜻한 술에 타서 복용한다. 증세가 심할 경우라도 二·三차 복용하면 낫는다.

○ 獨活寄生湯=足三陰經의 허함으로 風濕이 侵入하여 다리와 무릎이 歷節風(마디 마디가 쑤시고 아픈 風症)이 되어 통증이 심한 것을 治療한다.

- 獨活·桑寄生·續斷(酒炒)·杜冲(薑汁炒)·細辛·牛膝(酒拌炒)·秦艽·茯苓·白芍藥(炒)·桂心·川芎·防風·人蔘·熟地黃·(自製)·當歸·粉草 各五分.

이상을 물에 달여 복용한다.

○ 舒筋散＝風寒으로 腎과 膂痛(등마루뼈의 통증) 혹은 氣滯하고 瘀血(핏덩이가 積이 된 것)이 생긴데 치료한다.

· 玄胡索(炒)· 杜仲(薑汁炒)·官桂(去皮)· 羌活 · 芍藥 各 等分

이상을 作末하여 매번 二錢씩 술에 타서 복용한다. 또 한가지 처방으로는 橘核을 炒하고 木香을 갈아 모두 가루로 장만해서 술에 타 마신다.

〈참 고〉

○ 濟生朮附湯＝寒濕으로 腎을 상하고 허리가 무겁거나 冷으로 아프고 小便이 저절로 나오며, 手足에 冷氣가 거슬러 오르는데 치료한다.

· 附子(炮) · 白朮 各一兩 · 杜冲(薑炒)半兩

이상을 한차례 四錢씩 생강물에 달여 복용한다.

○ 三因腎着湯＝腎虛함으로 병이 되어 몸이 무겁고 허리가 싸늘하게 冷氣가 돌아 물을 끼얹은 것 같고, 또는 허리 아래가 차고 무거워 金 수천량을 매고 있는것 같은 증세를 치료한다. (단 갈증도 없고 小便도 정상이며 음식맛은 여전한 경우에도 적용됨)

· 茯苓 · 白朮 各四兩 · 乾薑(炮) · 甘草 (炙) 各二兩

이상을 한첩에 四錢씩 물에 달여 空腹에 마신다.

○ 靑娥丸＝腎虛로 허리 아프고 혹은 外邪가 侵入하여 허리와 정갱이가 아프며 혹은 筋骨痛이 생기는데 치료한다.

· 胡桃仁 二十枚 · 蒜(硏膏)四兩 · 破故紙(酒浸炒)八兩 · 杜冲(去皮薑汁浸炒)一斤

이상을 作末하여 마늘을 찌어 膏낸 것과 반죽해서 梧子 크기만큼 丸을 만들어 한차례 五十丸씩 醋湯으로 복용한다. 단 空腹에 먹을 것이며 마늘을 넣지 않아도 무방하다.

ㅇ 六味丸·十補丸·八味丸＝24頁의 (11)에서 참고. ㅇ 龍膽瀉肝湯＝24頁 (8)을 참고. ㅇ 補肝散＝7頁의 (17)을 참고. ㅇ 養腎散＝本頁 (8)을 참고 ㅇ 歸脾湯·逍遙散＝24頁 (4)를 참고.

(8) 婦人의 腰脚疼痛

腎은 허리와 다리를 주관하는 기관이며 女人의 胞絡이 매인 곳이다. 만일 고된 노동으로 腎氣를 상하고 이로 인해 風冷이 脈絡에 客으로 있으면 허리와 다리에 아픈 증세가 나타난다. 이런 경우 元氣를 補함을 위주하여 風邪를 제거하는 약을 써야 한다.

補 說 이상의 증세에 만일 眞陽이 쇠하고 보면 寒氣가 엄습하여 손과 발이 아프며, 오한이 나고 혹은 토하고 배아픈 증세가 발작한다. 위 설명대로 처방할 것이며, 만일 氣血이 허약해서 寒邪가 스며들면 역시 오한이 있고 열이 나고 두통, 갈증 혹은 구토 등의 증세가 발한다. 이럴때는 「五積散」을 쓴다. 만일 元氣가 허약해서 濕熱의 侵入으로 상한바 되면 두 정갱이에 종기로 고통받고 寒熱과 몸살, 혹은 토하고 먹지 못하는 증세가 있으리니 이런 때는 「檳蘇敗毒散」을 쓴다.

脾胃가 허약함으로 인해 元氣가 아래로 빠지면 寒熱·구토·두통·갈증·천촉(숨찬 것)등의 증세와 몸이 나른하여 꼼짝하기가 싫어지는데 「補中益氣湯」으로 治療한다.

만일 足三陰에 精血이 손상되어 陰火가 안에서 충동하면 內熱과 晡熱(저녁이면 열이 오르는 것)이 있고, 가래가 많고, 갈증에 小便이 잦은 현상이 있게 되는바 처방으로는 「六味地黃湯」을 쓴다.

足三陰에 陽氣가 허하면 오한, 발열하고 수족이 冷하며, 담을 토하고 먹지 못하고, 大小便을 자주 보는 등 증세가 발하는 바 「八味地黃丸」을 쓰는게 좋다.

◎ **治療經驗**

* 어떤 婦人이 먼저 허리와 다리가 아프다가 나중엔 정갱이까지 아프다 하거늘 내가 이르기를 『足三陰이 虛寒하여 外邪에 상한 까닭이다』하고 「小續命湯」과 「獨活寄生湯」을 썼다. 결과는 혹은 증세가 발하고 혹은 멈추기도 하다가 熱한 음식을 먹고는 뱃속이 편하다는 것이다. 그러나 이는 邪氣는 없어졌으나 元氣는 虛寒해서 환자의 脉이 무겁게 잠겨 가냘프게 뛴다. 이어서 「養神散」을 썼더니 점차 좋아졌고 「十補丸」을 마저 먹고는 完治되었다.
* 한 婦人은 역시 허리와 다리의 통증이 심하고 열이 많고 갈증나서 冷한 음식을 좋아하고, 脈은 크고 들멍들멍 뛰는것 같기에 손가락으로 눌러본즉 느리고 깔깔하다. 이는 血이 허하여 열이 있음인데 처방으로 「羚羊角散」에서 檳榔을 빼고 대신 白朮·茯苓을 가해서 몇제를 쓰고 다시 「加味逍遙散」을 복용시켜 낫게 되었다.
* 한 婦人은 허리와 다리 뿐 아니라 정갱이와 무릎까지 아프고

脉은 뜨고 자주 뛰나 누르면 느리고 힘 없이 뛴다. 이는 元氣가 허하여 風濕이 타고 들어감이니 「獨活寄生湯」을 써서 통증을 멈추고 다시 「八珍湯」으로 完治시켰다.

* 한 婦人은 怒氣가 원인이 되어 앞에서 論한 증세가 발한데다 寒熱이 往來하고 입이 써서 먹지를 못하며, 內熱과 晡熱이 있다. 이는 肝火로 인해 血이 허함이라 「小柴胡」에 山梔를 가입해서 쓰니 効驗이 많았고, 이어서 「加味逍遙散」을 먹고 完治되었다.

* 한 婦人은 앞의 증세에다 寒熱이 있고 머리가 아프다 하였는데 傷寒과는 다르다. 이는 寒邪로 인한 증세이므로 「檳蘇敗毒散」을 써서 안정되었고 다시 「補中益氣湯」을 복용하면서 조섭을 잘 하고는 낫게 되었다.

○ <u>骨碎補散</u>=陽氣가 허약함으로써 外邪(風·寒·濕)가 侵入하면 허리·다리가 아프고 혹은 배·갈비가 당기고 거북한 증세가 발하는 경우가 있다. 이러한 증세를 고치는 약이다.

· 骨碎補(炒)·草薢(酒炒)·牛膝(酒炒)·桃仁(去皮尖)·海桐皮·當歸(酒拌)·桂心·檳榔 各五分·赤芍藥(炒)·附子(炮)·川芎·枳殼(麸炒)各二分

이상을 作末하여 생강과 대추 삶은 물에 복용한다.

○ <u>養腎散</u>=腎經이 허약함은 風寒의 侵入 때문이다. 허리·다리의 통증으로 걷지 못하는 증세를 치료한다.

· 蒼朮 一兩·乾蠍 三錢·天麻·草烏頭(炮皮去尖)·黑附子(炮

게 마르고, 심장이 두근대고 가슴이 울렁거리며, 구역질이 나고, 아랫배가 불편하고, 몸을 움직이면 힘줄이 서고, 가슴이 膨脹하여 숨결이 가쁘고 온 몸이 시큰대고 아프다.

처방은 「香蘇散」에 檳榔·生薑을 넣어 복용한다. 만일 추운 때는 三陽(太陽·少陽·陽明)이 반드시 冷하리니 「小續命湯」을 쓰고 더울 때는 三陰(太陰·少陰·厥陰經)이 반드시 熱해지리니 역시 「小續命湯」을 쓰되 附子를 뺀다.

심히 燥한 경우는 紫雪을 쓰는게 가장 좋으나 紫雪이 없으면 百合·薄荷를 달여 冷水에 타서 복용하고, 便의 변비가 있으면 「脾約丸」과 「麻仁丸」 「三和散」을 써야 한다. 단 補藥을 너무 씻어 쓰는 것은 좋지 않다.

補 說 위에서 論한 증세를 처음으로 앓는 환자는 잘 깨닫지 못한다. 이 병은 역시 風邪로 인해 생기는바 처음에는 다리로부터 일어나 다리의 힘이 없고 아파서 걷지를 못한다. 혹은 두 정갱이에 종기가 나고, 혹은 다리가 가늘어지고, 혹은 심장이 두근거리고, 혹은 배가 거북하거나 온 몸에 근육이 당기고, 혹은 음식을 보면 구역질이 나고, 혹은 가슴이 답답하고 숨이 가쁘며, 몸이 시큰거리고, 아프다. 脈을 보아 風인지 濕인지 熱인지 寒인지를 가려내는데 즉 脈이 뜨고 자주 뛰면 風이오, 느리고 약하면 濕이오, 洪大하고 급하면 熱이오, 느리고 껄끄러우면 寒氣의 엄습으로 인함이다.

대개 남자는 腎氣가 손상되는게 원인이고 女子는 血海가 허약하며 七情 때문에 이 병이 발한다.

하여 去皮臍)각 二錢

이상의 藥材를 모두 가루로 장만하여 한차례 一錢씩 술에 타서 마시면 잠시후 마비증세가 없어진다. 임신부는 먹어서는 안된다. 이 약은 風寒이 腎經을 손상해서 膀胱이 허하고 冷한 증세를 治療하는 양약이므로 處方대로 바르게 쓰면 신효하다.

〈참 고〉

○ 五積散=本頁에서 (9)를 참고. ○ 檳蘇敗毒散=24頁 (10)을 참고. ○ 補中益氣湯 24頁(10)을 참고. ○十補丸·六味丸·八味丸=24頁(11)을 참고. ○ 小續命湯=앞에서 참고 ○ 獨活寄生湯=本頁의 (7)을 참고 ○ 羚羊角散=本頁 (1)을 참고. ○加味逍遙散·八珍湯=24頁 (4)를 참고 ○ 小柴胡湯=24頁 (2)를 참고.

(9) 婦人의 風邪脚氣

婦人의 脚氣는 肝·脾·腎 三經과 혹은 胞絡의 氣가 허하여 風毒이 침공하므로서 病이 발한다.

胞絡은 腎經에 속하여 허리와 다리에 影響力을 미치고, 三經의 絡脈은 가운데 발가락에서 일어난다. 만일 風邪가 발에 침입해서 아래로부터 올라가면 氣를 충동하므로 각각 脚氣가 모두 六淫과 七情에 매인바 되어 증세를 유발하게 된다. 그러므로 産後 혹은 月經이 있을 때 風毒이 서로 쳐서 여러가지 증세가 나타나는바 그 증세가 혹은 머리에 통증이 생기고 열이 있고, 팔, 다리의 마디가 아프고, 혹은 大便이 잘 안나오고 小便이 좋지 않고, 혹은 다리 무릎의 힘이 없고, 발, 다리에 종기가 많이 나고, 혹은 허리가 가늘

이상의 증세에 만일 足三陰이 허약하면 「還少丹」을 쓰고 脾氣가 허한이는 「八味丸」이오, 음식이 체하여 소화불량이거나 볼기(臀) 와 정갱이(腿)가 뜬뜬하고 절려 거북하거나, 浮腫으로 아픈 것은 脾氣가 아래로 빠져버리는 탓이니 「六君子」에 柴胡·升麻를 가하여 쓰고 듣지 않거든 「八味丸」을 써야 한다.

만일 열이 높아 입안이 마르고, 月經이 고르지 못하며 두 정갱이가 힘이 없는 것은 足三陰과 血이 허하고 火가 燥한 때문이니 「六味·八味丸」을 쓰고, 兼하여 위에서 論한 처방약을 쓴다. 그리고 房事가 지나쳐서 三陰을 손상하였으면 「六物附子」을 써서 허약한 元氣를 補하는 동시에 寒邪의 침범을 물리쳐야 한다.

◎ **治療經驗**

* 한 부인이 있었다. 허리 양쪽(膁)이 붉게 충혈되어 아프고 寒熱이 往來하며, 입맛이 쓰고, 구역질 나고 얼굴빛이 혹 푸르고, 누리고 혹은 붉게 變色하였다. 이는 원인이 肝木이 脾土를 壓迫함이다. 「小柴胡湯」에 山梔·升麻·茯苓을 加入해서 二劑를 복용하고 나았으며, 이어서 「六君子」에 柴胡·山梔를 加入하여 복용하고는 完治되었다.
* 한 女人은 영양부족과 힘든 일에 몸이 지친 것이 탈이 되어 증세가 발했는데 즉 두 정갱이와 다리가 아프고, 추웠다. 열이 오르다 한다. 이는 脾가 허하여 濕熱이 아래로 빠진 관계라 「補中益氣湯」에 山梔·茯苓·半夏를 넣어 달여먹고 나았다

가 뒤에 재발하였으므로 이번에는 「六君子」에 柴胡·山梔를 넣어 복용토록 하였더니 이 약을 먹고 完治되었다.

* 한 婦人은 月經을 치른 뒤에 갑자기 寒熱이 번복되면서 晡熱(밤이면 열이 심한 것)하고, 두 정갱이가 뻐근하고 아프다 한다. 이는 肝經에 血이 허한게 원인이다. 「加味逍遙散」에 山梔를 넣어 달여먹고 나았다가 뒤에 힘든 일을 하다가 재발하여 晡熱·內熱이 대단한 것을 어떤 醫院이 「四物湯」에 黃栢·知母를 加해 지어준 것을 달여먹고는 도리어 증세가 惡化되어 더욱 먹지 못하고 설사가 심하였다.

나는 이 환자에게 먼저 「六君子」에 補骨脂를 加하여 二劑를 써서 脾胃를 補해 주었더니 설사가 멈추고 밥을 먹기 시작한다. 또 「補中益氣湯」을 지어 보냈더니 그녀가 먹고 完治되었던 것이다.

○ 大腹皮散=脚氣와 四肢의 마디가 번거롭게 아프고, 우울증이 있고, 혹은 머리가 빙빙 도는듯 어지러운 증세와 기침하고 가쁘고 먹지 못하는 병을 治療한다.

• 大腹皮·柴蘇·木通·桑白皮(炒)·羌活·荊芥·赤芍藥(炒)·青皮·木瓜(鐵器는 不用)·獨活 各五分·枳殼(麸炒)一錢
이상을 生薑水에 달여 복용한다.

○ 半夏散=脚氣가 위로 壓迫해서 가슴이 膨脹하여 거북하고 구토하고 먹지 못하는 증세를 치료한다.

• 半夏(薑製)·陳皮·人蔘·大腹皮·桂心 各三分·檳榔 一錢
赤茯苓·柴蘇 各五分
이상을 생강수에 달여 복용한다.

○ 桑白皮飮=두 다리의 浮腫과 小便이 붉고 특특하거나 가슴·배가 膨脹하여 답답하거나 혹은 숨차고, 기침하고 가래가 끓고 구토하고 먹지 못하는 증세 등을 치료한다.

· 桑白皮(炒)·都李仁(去皮)·赤茯苓 各一錢·木香·防己(酒拌)·大腹皮·紫蘇子(炒)·木通(去節)·檳榔·青皮 各五分

이상을 薑水에 달여 복용한다.

〈참 고〉

○ 大黃左經湯=風·寒·暑·濕의 四氣가 足陽明經에 타고 들어가 옆구리와 정갱이가 아프고 혹은 장단지에 붉은 종기가 나며, 구토하고, 먹지 못하고 大小便이 잘 안나오고, 혹은 음식을 싫어하고 숨차고, 땀이 저절로 나오는 증세 등을 치료한다.

· 細辛·茯苓·羌活·大黃(煨)·甘草(炙)·前胡·枳殼(麩炒)·厚朴(薑製)·黃芩(炒)·杏仁(去皮尖) 等分

이상의 약재를 한차례 五錢씩 생강수에 달여 복용한다.

○ 麻黃左經湯=바람과 추위와 더위와 습기가 足太陽經에 타고 들어감으로써 病이 생겨 허리·다리의 근육이 당기거나 마비되고, 팔·다리가 무겁고, 마디가 쑤시고 아프며, 혹은 오한이 나고, 열이 오르고, 저절로 땀이 나오고 바람을 견디지 못하고 머리 아픈 증세 등을 치료한다.

· 麻黃·乾葛·細辛·白朮·茯苓·防己(酒拌)·桂枝·羌活·甘草(炙)·防風

이상을 半兩씩 생강·대추 달인 물에 다시 달여 복용한다.

○ 半夏左經湯=足少陽經에 風·寒·暑·濕이 들어가 오한하고 열나고, 허리와 정갱이가 아프고, 혹은 머리와 눈이 어지럽고 구토하고 먹지 못하고, 혹은 번민하고 다리가 마비되어 움직이지 못하는 증세 등을 치료한다.

• 半夏·乾葛·細辛·白朮·麥門冬(去心)·茯苓·桂枝·防風·乾薑(炮)·黃芩(炒)·小草(炙)·甘草·柴胡

이상을 한차례 半兩씩 생강·대추물에 삶아 복용한다. 만일 열이 있고 번민하면 竹瀝을 가하고, 숨결이 가쁘거든 杏仁·桑白皮를 加한다.

○ 六物附子湯=風·寒·暑·濕이 足太陽經에 타고 들어감으로써 뼈마디의 통증이 심하고, 四肢가 끄당기고, 땀이 나고, 호흡이 급하고, 소변이 나쁘거나 누기가 거북하고, 수족에 종기가 나는데 치료한다.

• 附子(炮)·桂枝·防己 各四錢·甘草(炙) 二錢. 白朮·茯苓 各二錢.

이상의 약재를 한차례 半兩씩 생강수에 달여 복용한다.

○ 換腿丸=風·寒·暑·濕의 邪氣가 足三陰經에 타고 들어가 근육이 당기고 四肢에 마비현상이 오거나 마디가 쳐진듯 늘어져 힘이 없고, 혹은 위 四氣가 위로는 가슴과 등으로 쳐 올라가고 아래로는 다리 무릎까지 번져 아프고, 열 오르고 걷지 못하는 등의 증세를 치료한다.

• 薏苡仁·南星·石楠葉·石斛·檳榔·草薢(酒拌)·川牛膝(酒浸)·羌活·防風·木瓜 各四兩·黃耆(炒)·當歸(酒拌)·天麻·續斷(酒炒)各一兩

이상의 藥材를 모두 作末하여, 술이나 풀에 반죽 桐子 크기 만큼 丸을 만들어 한차례 五十丸씩 소금 끓인 물로 마신다.

○ 五積散=風寒으로 상하여 脚氣로 아프고 혹은 寒熱이 번복되고 온 몸의 근육이 당기고, 구토하고, 먹지 못하는 증세를 치료한다.

• 當歸(酒拌)· 芍藥(炒)· 川芎 · 炮薑 · 人蔘 · 茯苓 · 陳皮 · 桔梗(炒)· 厚朴(薑炒)· 白芷 · 蒼朮 · 半夏(薑製)· 肉桂 · 麻黃·甘草(炒) 各五分.

이상을 생강 · 대추물에 달여 복용한다.

○ 當歸拈痛湯=濕이나 熱로 인해 病을 얻어 뼈마디가 아프고, 어깨 등이 무겁고, 앙가슴이 뻐근하고, 혹은 온 몸에 통증이 있고, 정갱이에 종기로 아프고, 혹은 濕熱氣가 아래로 스며들어 부스럼 종기 등이 번지는 증세를 치료한다.

• 羌活 · 人蔘 · 苦蔘(酒製)· 升麻 · 乾葛 · 蒼朮 各一錢 · 甘草(炙)· 黃芩(酒炒)· 當歸 · 茵陳(酒製)各五分 · 防風 · 知母(酒炒)· 澤瀉 猪苓 · 白朮 各四分

이상을 물에 달여 복용한다.

○ 紫蘇子湯=脚氣가 위로 치고 陰陽氣(寒熱)가 뒤섞여 清濁이 분명치 않으며 위는 무겁고, 아래는 허하고, 가운데는 膨脹되며 천식이 급하고, 음식을 토하고, 땀이 줄줄 나오는 증세를 치료한다.

• 紫蘇子(살짝 볶음)· 半夏(薑製)· 前胡 · 厚朴(薑製)· 當歸(酒拌)· 甘草(炙) 各二兩 · 桂心 · 陳皮

이상을 한차례 四錢씩 생강 · 대추물에 넣고 달여 먹는다.

○ 還少丹＝23 頁의 (4)를 참고. ○ 六味丸・八味丸＝24 頁 (11)을 참고 ○ 小柴胡湯＝24 頁 (2)를 참고. ○ 加味逍遙散＝24 頁 (4)를 참고 ○ 六君子湯 ＝ 24 頁 (6)을 참고.

○ 補中益氣湯＝24 頁의 (10)을 참고.

5. 勞 瘵

(1) 勞瘵와 각 疰病

勞란 정신적 육체적으로 피로가 심하여 氣血이 허약해지므로 인해 생기는 病을 말함이고, 疰란 어떤 증세가 한곳에 있지 않고 여기 저기 옮겨다니거나, 번져나가거나, 또는 전염됨을 말한다.

여기에서 論하는 疰의 증세는 尸疰(시주-시체에서 전염되는것) 勞疰(노주-허약때문에 病을 전염받음), 虫疰(균으로 전염됨), 毒疰(독주-毒이 전염됨), 熱疰(열주-열로 인해 전염), 冷疰(냉주-冷으로 인한 전염), 食疰(식주-음식때문에 생긴 병), 鬼疰(귀주-귀신병) 등의 여러가지가 있다.

이상과 같은 여러가지 원인의 하나로 일단 疰病이 감염되면 증세가 위에서 아래로 내려가면서 번져나가는 것이다. 이 증세의 변화가 二十二種 혹은 三十六種, 심지어는 九十九種까지 있다 한다.

이 증세는 몸 속 깊이 스며들어 잠겨 있으므로 쉽게 낫지도 않고 더하지도 않는데 寒熱이 오르내리고, 식은 땀이 나오고, 꿈에 귀신, 허깨비가 잘 나타나고, 小便에 白濁이 흘러나오며 혹은 뱃속에 덩이진 것이 있고, 혹은 腦部 양쪽에 혹 같은 것(結核)이 있고, 기침하고, 便에 고름피가 나오고 설사, 이질이 있고, 몸이 바싹 마르는 것등으로써 죽은 뒤에도 남에 전염되므로 심할 경우 자손이 끊어지는 불행까지 있게 된다.

또 疰病에는 蜚尸, 寒尸, 遁尸, 喪尸, 尸注가 있으니 이를 五尸라 한다. 사람이 이 疰病에 걸리면 이렇다할 고통을 모른다. 비록 狸骨,

獺肝, 天靈蓋 등의 처방이 있으나 효과를 보았다는 말을 듣지 못했다.

만일 寒熱이 왕래하고, 땀이 줄줄 흐르고, 얼굴이 창백하고, 입이 쓰고, 정신이 어지럽고, 무서워 혼자 자지 못하는 증세는 疰病이 肝으로 傳한 것이오, 寒熱이 왕래하고, 얼굴빛이 검고 코속이 마르고 건망증이 심하고, 大便이 막혀 잘 나오지 않거나 설사하고 입과 혀에 종기가 나는 증세는 疰病이 심장에 옮은 것이며, 만일 寒熱에 얼굴이 푸르고, 입술은 누렇고 혀가 굳어 말을 못하고, 구미가 떨어지고, 침을 잘 뱉고, 몸이 마르는 것은 疰病이 脾에 옮은 것이오. 만일 寒熱하고 얼굴에 赤氣를 띠고, 코는 창백하고 건조하며, 캑캑거리며 기침하고, 숨차서 헐덕이고, 피가 섞인 침을 뱉는 것은 肺에 전염된 것이오, 寒熱하고 얼굴빛이 누렇고, 귀가 붉고, 다리가 저리고 아프며, 소변에 白濁(흰 뜨물 같은 특특한 것)이 나오고, 배가 아픈 것은 腎臟에 전염된 증거다.

補說 宋나라때 한 法師가 鬼神病을 잘 고쳤다. 어떤 婦人이 귀신병에 걸린 것 같다 하면서 찾아 온 것을 法師가 말하기를 『귀신이 붙은게 아니라 당신의 肺를 벌레가 갉아먹고 있으므로 피를 토하고 목소리가 변한 것이오』하고는 獺瓜(수달피 발톱)를 作末하여 복용토록 한 결과 그 부인이 먹고 나았다 한다.

獺瓜는 獺肝이란 藥材다. 玄珠에 이르기를 『虫瘵는 兄弟가 있으면 서로 전염되어 심한 경우 絶嗣한다. 이 병은 원수가 서로 얽히고 또는 風水(墓나 집터)의 잘못으로 걸리는 수가 있는데 벌레는 죽어도 사람 또한 살지 못한다. 그러나 평소에 保養을 잘 하면 면할 수도 있다』한 것 같이 虫으로 전염된 병(虫疰)이 얼마나 고약하고 무서운가를 알수 있다.

대개 사람의 精血은 거의가 不足하다. 그러므로 그 眞을 뺏기고, 精血, 滋養이 잘못되면 胃가 나빠지고 精氣가 손상되어 위로 陽氣를 접하지 못하므로 머리가 무겁거나 아프고, 기운이 약하고, 많이 먹지 못하고, 元氣가 아래로 빠지고, 脈이 미약하게 뛴다. 이 모두 원기 부족이 원인이지 외부에서 賊邪의 침입때문에 생기는 증세가 아니다. 모름지기 肺와 腎을 補해야 元氣를 왕성하게 하는 것이 된다.

◎ **治療經驗**

* 한 부인은 평소에 고된 일을 많이 하던 터에 자식이 죽자 마음이 상해 음식 생각이 떨어져 조금씩 밖에 먹지 못하다가 한번은 피를 많이 吐하였다. 이런 뒤로 항시 일만 하면 토를 잘했는데 즉 勞瘵病에 걸린 것이다. 몸이 바싹 마르고 움직이기 싫어한다. 처방으로 아침에 『補中益氣湯』을 쓰고 저녁에는 『歸脾湯』에 地黃丸을 넣어 복용토록 하였더니 위의 병세가 나았다.
* 한 女人은 역시 勞瘵病에 걸렸다. 입술이 뒤집히고 눈동자에 白點이 끼어 있었다. 이는 벌레가 肺를 갉아먹고 있는 현상이다. 나는 그녀에게 급히 獺肝을 복용토록 일러주었으나 믿지 않고 그대로 방치하더니 드디어는 기침만 하면 고름이 섞여 나오는 증세로 악화되어 결국 죽고 말았다. 그 형제 三人도 전염되어 역시 죽었던 것이다.

  이 증세를 짐작하려면 저녁에 기침이 나올 때 그 입술을 살펴보면 알수 있는바 즉 위 입술에 點이 생기면 벌레가 위 臟腑를 먹고 있음이오 아래 입술에 點이 있으면 벌레가 아래 臟腑를 먹고 있는 증거이다.

◎ 蒸病二十四種

蒸病이란 즉 熱病과 같은 것이지만 身熱이 아니고 확근확근 하는 증세가 어떤 신체의 기관에서 발하는 증세다.

勞의 증세로 머리털이 잘라지고 기름기가 없으며, 피부가 가죽처럼 딱딱하면 그 蒸이 피부에 있음이다. 몸 밖으로 열이 있으면서도 속은 냉하여 몸이 떨리고 살이 떨리면 그 蒸症이 살(肉)에 있는 증거다.

터럭이 윤기가 없이 건조하고, 코피가 나고, 혹은 소변에 피가 섞여 나오면 그 蒸이 血에 있음이오, 身熱로 煩燥하고 바늘도 살을 찌르는 것 같이 아프면 그 蒸이 脈에 있음이오, 손톱, 발톱이 핏기가 없이 焦枯하고, 눈이 침침하고 갈비에 통증이 있으면 그 蒸이 骨髓에 있음이오, 머리가 어지럽고 열이 오르고, 우울하고, 침이 특특하고, 눈에서 진물이 나오면 그 蒸症이 腦에 있는 증거이다.

男子는 精이 부족하고 女子는 白淫(淫水가 흰 것)이면 그 蒸이 陰脛과 玉房에 있음이오, 금새 추워 떨다가 금새 열이 오르며, 中脘이 답답하면 그 蒸이 三焦에 있음이오, 小便이 붉거나 누리고 또는 특특하게 엉켜 고약같이 생겼으면 그 蒸이 膀胱에 있음이오 大便이 변비되거나 설사하고, 뱃속에서 우르렁거리는 소리가 나면 그 蒸이 小腸에 있음이오, 배가 은근히 아프고 입과 혀가 바싹 마르고 통증이 있으면 그 蒸이 大腸에 있음이다.

입과 코속이 건조하고 배가 팽창하며 저절로 땀이 나고 깊은잠이 못드는 것은 그 蒸이 胃에 있고, 입이 쓰고 귀가 멍멍하여 들리지 않으며 두 갈비 아래에 통증이 있으면 그 蒸이 膽에 있고, 속이 거북하고 뒤가 무거우며 肛門이 빡빡하고 껄끄러우면 그 蒸이 廣腸에 있고, 아랫배가 뭉클하여 거북하고, 筋脉이 느릿느릿 뛰며 陽器가 공연히 뻣뻣해지면 그 蒸이 宗筋(즉 主脉)에 있음이오, 머리가 빙빙 돌며 어지럽고, 눈물 나고 발끈발끈 성질이 잘 나면 그 蒸이 肝에 있음이오, 혀가 검고 호흡이 짧고, 번민하고 소름이 오싹거리는 것은 그 蒸이 心臟에 있음이오, 입술이 마르고 입에 부스럼이 나며 가슴과 배가 공연히 불러 답답하고 추위를 못견디고 잘 먹지 못하면 그 蒸이 脾에 있음이오, 기침이 자주 나오고, 헐덕거리고, 캭캭 가래를 자주 받고, 피를 토해 목이 시어 소리가 잘 안나오면 그 蒸이 肺에 있는 증거다.

귀바퀴가 꺼칠하니 윤기가 없고, 脚氣가 시큰거리고 아프면 그 蒸이 腎에 있음이오, 異性 그리운 생각이 간절하여 고뇌하고, 淫水가 공연히 때때로 배출되면 그 蒸이 오른쪽 腎經에 있음이오, 명치가 메어지는듯 아프고 무엇으로 때리는 것 같이 통증이 있으며 숙이고 제끼는데 지장이 있으면 그 蒸이 명치(膈)에 있음이니 이러한 증세는 虫이 肺를 갉아먹는 증거이니 속히 根絕시켜야 한다.

補說 醫林集要에 이르기를 앞에서 논한 증세에 만일 蒸이 肺에 있으면 天麻, 麥門冬, 桔梗, 紫苑, 烏梅肉을 쓰고, 蒸이 피부에 있으면 石膏, 桑白皮를 쓰고, 蒸이 氣에 있어 헐덕거리고 코가 마르고 身熱로 불안하면 人蔘, 黃芩, 梔子를 쓰고, 蒸이 大腸에 있으면 大黃, 芒草를 쓰고, 蒸이 心臟에 있으면 黃連, 生地黃, 當歸를 쓰고, 蒸이 脈이나 血에 있으면 모두 生地黃, 當歸, 어린이 小便을 쓴다.

蒸이 小腸에 있으면 赤茯苓, 木通, 生地黃이오, 蒸이 脾에 있으면 芍藥, 木瓜, 苦蔘이오, 蒸이 肉에 있으면 芍藥이오, 蒸이 胃에 있으면 石膏, 粳米, 大黃, 芒硝, 乾葛, 當歸요, 蒸이 腎에 있으면 生地黃, 石膏, 知母, 寒水石, 藁本을 쓰고, 蒸이 腦에 있으면 生地黃, 防風을 쓰고, 蒸이 骨髓에 있으면 天門冬, 當歸, 生地黃을 쓰고, 蒸이 骨에 있으면 鼈甲, 地骨皮, 當歸, 牧丹皮, 生地黃을 쓰고 蒸이 玉房에 있으면 知母, 黃柏, 當歸, 芍藥을 쓰고, 蒸이 脬(오줌통)에 있으면 澤瀉, 茯苓, 生地黃, 沉香, 滑石을 쓰고, 蒸이 膀胱에 있으면 澤瀉, 滑石을 써야 한다.

이러한 모든 증세는 熱病이므로 肉物을 먹거나 기름진 것(油膩)을 먹고, 旁事로 지치고, 술을 과음한 것이 원인이다. 오래도록 고치지 않으면 이 病으로 죽는다. 또는 학질로 熱病이 오래 되면 기침이 심하고 고치지 않으면 骨蒸과 勞瘵로 변한다.

○ 神仙秘法 = 吉日을 가려 焚香祝하고 患者는 本人의 福德方(子日이 福德이면 子方이 福德方임)을 向하여 앉아 아래 약을 복용하면 신효하다고 한다.

- 靑蒿(한웅큼, 만일 풀이 말랐으면 씨로 代用), 靑桑枝, 楊柳枝, 梅枝, 桃枝(東으로 向해 뻗은 가지 七莖), 葱白(七莖), 阿魏一錢, 眞安息香一錢

童便 一升半 가량을 一升이 남도록 달인 뒤 阿魏를 넣고 다시 달여 두세번 끓으면 朱砂 半兩과 小檳榔 半兩, 麝香 半錢을 넣어 새벽이나 밝아올 무렵에 먹으면 白虫을 죽인다. 복용 후에 맑은 粥을 먹어 補하고 잘 조섭한 뒤에 三-五月만에 다시 복용해서 病根을 없애라. 만일 虫이 검으면 이미 腎을 침입함이니 고치지 못한다.

○ 아래 약은 胸痛이 양쪽 갈비로 이끌려 고통받거나 음성이 탁하

고 熱이 있어 답답하고, 코피 나고 혹은 痰으로 가쁜 숨을 쉬고 열이 높은데 치료한다.

• 桑白皮(炒)·枳殼麵(炒)·木通·子芩(炒)·生地黃·白芍藥·甘草 各一錢.

이상을 물에 달여 복용한다.

○ 溫金散 = 肺를 치료한다. 즉 肺症으로 惡寒, 發熱하고 가래가 많고, 피부와 머리털이 燥한 것을 치료한다.

• 甘草(炒)·黃芩(炒)·桑白皮(炒)·防風 各一兩·杏仁 20個製·人蔘·茯苓 各半兩·麥門冬 三錢

위 감초, 황금, 상백피, 방풍, 행인 다섯가지 약재를 뜨물에 하루밤을 담겼다가 말린 뒤 人蔘, 茯苓, 麥門冬 三味를 넣고 같이 물에 달이되 蠟(벌 밀) 一豆 크기를 넣고 달인다.

○ 桔梗飮子 = 심장의 氣가 부족하여 몸이 게을러지고, 血이 넘치고, 혹은 가쁜 숨을 쉬고, 기침과 가래가 심한 증세를 치료한다.

桔梗(炒)·甘草(炒)·黃耆(炒)·人蔘·麥門冬 各一錢·靑皮三分

이상을 물에 달여 복용한다.

咽喉痛 치료하는 약.

• 百藥煎(去黑皮)·鵬砂·甘草·生白礬 等分.

이상을 作末하여 한차례 一, 二錢을 복용하거나 잘게 씹어 미음으로 마신다.

○ 含化丸 = 肺의 邪氣를 치료하며 가슴에 피가 뭉쳐 아프거나 음성이 변하고, 담이 많고 가쁜 숨 쉬는 증세를 치료한다.

• 蛤蚧(一隻去足)·訶子(去核)·阿膠(粉炒)·麥門冬(去心)·細辛·甘草(炒)·生地黃 各半兩

이상을 作末하여 꿀에 반죽 芡實(마름열매) 크기만큼 丸을 지어 一丸씩 입에 오문다.(삼키지 않음)

○ 河車丸 = 一切의 勞瘵로 허약해지거나 蒸이 骨에 있는 경우 그리고 가래가 많은데 치료한다.

・ 紫河車(즉 胎一具(初産인 男子아이의 胎라면 더욱 좋다)를 깨끗이 씻어 절구공이로 찌어 불에 구워 作末한다. 本草에 이르기를 人肉으로 瘵病을 치료하고, 胎는 勞病으로 얼굴에 기미끼고 피부가 검어지며 기타의 병으로 몸이 마르는데 치료), 白茯苓 半兩, 人蔘 一兩, 乾山藥 二兩

백복령, 인삼, 건산약을 作末하여 밀풀에 고루 반죽한 다음 河車(胎)를 넣고 다시 반죽한다. 크기 梧子만큼 丸을 지어 한 차례 三~五十丸씩 미음으로 복용한다. 만일 기침이 심하거든 위 약을 五味子湯으로 마시면 좋다.

○ 補肺湯 = 勞로 인해 기침하거나, 五臟이 손상되거나, 晡熱과 식은땀, 가래가 많이 나오고, 기침하고, 숨가쁜 증세를 치료한다.

・ 桑白皮(炒), 熟地黃 각一錢, 人蔘, 紫苑, 黃耆(炙), 五味子(炒)各五分

이상을 물에 달여 꿀을 약간 넣고 食後에 복용한다.

○ 養正膏 = 傳尸虫(患者의 尸體에서 傳染된 病虫)으로 인해 앓는 환자를 치료한다. 즉 땀을 내어 病虫을 나오도록 하고 邪를 제거한다.

・ 鼈甲(炒醋)一兩, 青蒿(一握), 淡豆鼓(三七粒), 葱白(兩莖), 安息香(硏一分), 桃・柳, 桑枝(各七莖), 天靈蓋(用七豆大一片酥炙), 桃仁(四十九個去皮尖隻仁)

이상의 약재를 二夜間(隔夜로) 물一升에 五更까지 담구었다가 半升이 되게 달여 童便 半升을 넣어 四合쯤 되도록 다시 달인다. 檳榔・麝香가루 각 一分을 넣고 섞어 한 낮에 복용한 뒤 이불을 폭신 덮고 누워있으면 가늘고 느른한 땀이 흘러나오는데 마치 벌레모양 같다. 증상이 심한 환자는 十日만에 또 복용한다.

○ 阿膠丸 = 勞로 인해 기침하고 咯血하거나, 열이 높고 입이 마르고 식은땀 나는데 치료한다.

- 阿膠(炒)·生地黃·卷柏葉·山藥(炒)·大薊根·五味子(杵炒)·鷄蘇 各一兩·柏子仁(炒)·人蔘·防風·麥風冬(去心) 各半兩

  이상을 作末하여 煉蜜에 반죽 丸子 크기만큼 丸을 만들어 麥門冬 삶은 물로 한차례 一丸씩 잘 씹어 마신다.

○ 四君子湯에 秦艽, 黃蠟을 가하여 물에 달여 복용하라. 勞로 인해 기침하고 피를 『캑캑』하면서 토하면 이상의 약으로 치료한다.

○ 神授散 = 傳尸虫(죽은 환자에게서 전염받은 病虫)을 물리치는데는 川椒 二斤을 씨는 버리고 모두 입이 오무라진 것으로만 골라 炒하여 作末한다. 한차례 四錢씩 밀풀에 반죽 丸을 만들어 미음물로 空腹에 복용한다.

○ 蘇合香丸 = 傳尸(病名)·骨蒸과 勞瘵와 疾病과 鬼氣가 있고 심장이 아픈데 치료한다. (3頁 (4)를 참고)

〈참　고〉

○ 四君子湯 = 24頁 (6)을 參考. ○ 補中益氣湯 = 24頁(10)을 參考. ○ 歸脾湯 = 24頁 (4)를 參考. ○ 六味地黃丸 = 24頁 (11)을 參考.

(2) 婦人의 骨蒸勞

骨蒸勞란 勞로 인해 후끈후끈한 熱氣가 骨에 붙어 있는 증세를 말한다. 간단히 말해 熱이 骨에 있으므로 붙여진 이름이다. 또는 傳尸殗殢(전시옴체-殗은 증세가 심하지 않은 상태, 殢는 증세가 심한 상태)라고도 부르는바 그 이름이 일정하지 않다.

이 병은 모두 脾胃가 상한 것이 원인으로 발생한다. 그 증세는 배가 팽창하여 부르고, 설사하고 四肢에 힘이 없다. 이 勞蒸이 腎에 전염되면 식은 땀이 줄줄 흐르고 허리와 무릎이 시리고 아프며, 꿈에 귀신이 잘 나타나고 소변은 붉거나 누리다. 心經에 전염되면 심장이 두근거리고, 喜怒의 변화가 잦고 두 뺨과 입술에 赤氣가 돋고, 금새 추웠다가 금새 열이 오르곤 한다. 肺에 전염되면 가슴이 더부룩하여 거북하고, 숨이 가쁘고, 기침하고, 가래를 잘 뱉고, 피부가 부드럽지 못하여 가죽 같다. 肝에 전염되면 두 눈이 어둡거나 침침하고,갈비뼈 아래에 통증이 있고, 역정을 잘 내는데 五臟이 이미 병들면 고치기 어렵다.

補說 이 증세는 대개 月經과 姙娠과 解產으로 인한 경우와 먹고 자고 일하는 것의 무리와 七情의 충격 등으로 肝脾를 상한 것이 원인으로 생겨난다. 이 증세에 대해서 東垣先生은 다음과 같이 말했다.

열이 오르는 증세에 肺가 熱한 환자는 손으로 가볍게 눌러보면 열이 있는 것을 느낄 수 있지만 약간 힘을 가해 눌러보면 열이 전혀 없는것 같다. 해가 질 무렵부터 열이 더욱 심한 것이니 皮毛의 열은 기침하고 숨이 가쁘고 寒熱의 번복이 잦다. 증세가 가벼우면 『瀉白散』을 쓰고 무거우면 『涼隔散』과 『白虎湯』,『地骨皮散』을 써야 한다.

心臟이 熱한 환자는 이마에 가볍게 손을 대 보면 열이 약간 있음을 느끼고 꼭 눌으면 열이 전혀 없는데 이는 熱이 血脈 속에 있기 때문이다. 한낮이면 더욱 심하며, 마음이 번민하고 아프다. 심장의 통증은 손바닥이 뜨겁고 氣가 거슬러오는 소리가 『웍웍』거리는데 『黃連瀉心湯』을 쓰고 또는 『導赤散』과 『硃砂安神丸』을 써야 한다.

脾가 熱한 환자는 이마를 가볍게 살짝 눌으면 뜨겁지 않고, 힘껏 눌러 筋骨에 압박을 가해도 熱하지 않으나 가볍지도 무겁지도 않게 적당히 눌으면 熱이 肥肉에 있어 밤이면 더욱 심하다. 그 증세는 몸이 나른하여 눕기를 좋아하고 팔 다리가 늘어지고 힘이 없어 움직이기 어렵다. 처방으로 『瀉黃散』을 써야 한다. 肝이 熱한 환자는 열이 寅卯時에 더오르고 四肢가 붓거나 당겨 움직이기 어렵고, 신경질이 심해지고 놀라기를 잘하며, 근육의 힘이 없어 누웠다가 쉽게 일어나지 못한다. 『瀉青丸』과「柴胡飮」을 써야 한다.

腎이 熱한 것은 손을 가볍게 대거나 무겁게 눌러보아도 열을 느끼지 못하지만 더욱 힘껏 骨까지 닿게 눌러 보면 열이 화끈거린다. 열 때문에 일어나지 못하는데 『滋腎丸』을 써야 한다. 이상은 열을 치료하는 처방이다.

○ 肺經이 허하여 熱하면 『人蔘補肺湯』을 쓰고, 脾氣가 허하여 肺를 도와주지 못하면 『六君子湯』을 쓰고, 脾가 熱하므로서 肺에 지장을 주면 『三黃丸』을 쓰고, 心經이 허하여 熱을 받으면 『補心湯』을 쓰고, 命門(火)이 쇠하여 脾胃(土)를 도와주지

못하면 『八味丸』을 쓰고, 肝(木)이 허하여 심장(火)을 生해주지 못하면 『補肝散』을 써야 한다.

腎(水)이 심장(火)을 압박(克)하거든 『附子理中湯』을 쓰고, 脾經이 허하여 熱하면 『人散黃耆散』을 쓰고, 脾胃土가 腎水를 克하면 『承氣湯』을 쓰고, 脾土가 肝木을 培養하지 못하면 『六君子湯』이오, 元氣가 아래로 빠져 肺金이 腎水를 도와주지 못하면 『補中益氣湯』이라야 하고, 肺金이 肝木을 克하는 경우와, 腎經이 허약하므로 인해 腎水가 능히 肝木을 生助하지 못하면 『六味丸』을 써야 한다.

◎ **治療經驗**

* 한 부인은 열이 있고(특히 저녁이면 심하다) 땀이 나고(식은 땀도 나옴) 바람과 추위를 못 참고, 음식 생각이 적고, 혹은 헛배부르고 입이 시고 혹은 대변이 묽게 나온다.

이는 脾胃가 허약하므로써 모든 기관이 따라가 지장이 생긴 까닭이다. 아침에는 『補中益氣湯』을 쓰고 저녁에는 『八珍湯』에 人蔘, 茯苓, 白朮을 넣어 각각 二十여제를 쓰고는 위의 여러가지 증세가 점점 나아갔다. 뒤에 친정어머니 상을 당하여 너무 슬퍼한 것이 원인이 되어 식은 땀이 줄줄 흐르고 便에 피가 섞여 나온다 하므로 이번에는 『加味歸脾湯』몇제를 쓰고 증세가 그쳤다. 이에 『補中益氣·八珍湯』五十여제를 계속 복용하고는 더욱 건강이 좋아졌다. 다만 月經이 두달에 한 번 이르고 어떤 일로 성질을 크게 냈다가 그만 피가 많이 나오고 열이 심하고, 갈증이 나고 몸이 시큰대고 나른하며, 머리와 눈이 어지럽고 아픈 증세가 발하였으므로 『逍遙散』과 『加味歸脾湯』 二劑를 번갈아 복용하고는 완치되었다.

* 한 부인은 盜汗(식은땀), 自汗(조금만 움직여도 땀이 줄줄 흐르는 것)이 있고 全身이 시큰거리고 아프며, 熱이 높고 (밤이면 더욱 심함)기침하고, 목마르고, 月水는 二~三月에 한번 이른다 하므로 『加味逍遙散』과 『六味地黃丸』을 겸하여 먹으면서 잘때 『陳朮丸』을 먹도록 하였더니 三個月 남짓해서 모든 증세가 나았다.

* 한 婦人은 前症(즉 骨蒸勞-위에서 이미 설명하였음)으로 인해 少食하고, 몸이 나른하고 바싹 말랐으며, 저녁이면 열이 심하고, 月水는 항시 週期보다 늦게 이르고, 갈증이 자주 난다고 하므로 『八珍湯』에 升麻, 牧丹皮, 山梔, 柴胡를 넣어 주었더니 열이 점차 내렸고 다시 『八珍湯』에 牧丹皮, 軟柴胡를 넣어 몇제를 복용토록 한 결과 완치를 보았다.

* 한 부인은 음식 생각이 떨어지고, 명치가 괴롭고 아프며, 혹은 설사하고, 소변이 잘 안 나오는 증세가 있으므로 『逍遙散』에 山梔, 茯神, 遠志, 木香을 加入해 주었더니 복용후 나았다가 뒤에 怒로 인해 寒熱이 왕래하고 나른하고, 공연히 속상한 증세가 발했다. 먼저 약에 炒한 黑黃連 三分을 넣어 복용한 뒤 금새 나았고, 이어서 『八珍湯』을 복용하면서 조섭을 잘 하고는 말끔히 나았다. 뒤에 또 성질을 크게 냈다가 吐血하고 입안이 燥하고 갈증이 심한 증세가 발했던바 人蔘 五錢에 茯苓, 蒼朮, 當歸 각 三錢과 陳皮, 甘草 一錢씩을 넣어 달여먹고는 완치되었다.

* 한 婦人은 內熱에다 입이 마르고, 어지럽고 가래를 자주 뱉고, 帶下症이 있고, 몸이 나른하고 음식 생각이 조금도 없다 하므로

『이는 脾氣가 허약해서 肺를 도와주지 못함에서 오는 것이다』 하고는 『補中益氣湯』에 茯苓, 半夏를 넣어 주었더니 복용한뒤 脾氣가 점점 좋아졌고 아울러 모든 증세가 없어졌다. 다시 『加味逍遙散』을 쓰고는 더욱 건강해졌다.

* 한 婦人은 헛배부르고 갈비의 통증에 內熱, 晡熱이 있고 月經이 좋지 않고, 갑자기 가래를 뱉었는데 어떤 의원이 가래를 삭이고 氣를 行하게 하는 약제를 썼다. 그랬더니 명치가 뭉클하고 아픈데다 증세가 여전하다.

원인은 脾氣가 울결되어 肝經의 血이 허함이다. 아침에는 『歸脾湯』에 저녁에는 『加味逍遙散』으로 百餘劑를 복용토록 하였더니 모든 증세가 차츰 나아갔다. 뒤에 먹은 것이 체하여 酸을 補하는 약을 누구에게서 지어 먹고는 입이 바싹바싹 마르고, 脾氣가 약해져 소화를 못한다 하므로 나는 『七味白朮散』과 『補中益氣湯』에 茯苓,半夏를 넣어 주었더니 脾胃가 점점 좋아졌고, 계속 『補中益氣』와 『八珍湯』을 번갈아 복용토록 해서 완전히 치유시켰던 것이다.

* 한 부인은 열이 높고 입이 마르고 月經이 제 때에 이르지 않고, 肢體에 힘이 쑥 빠지고, 정갱이가 아프고, 몸이 무겁고 나른하며, 두 무릎에 종기가 나서 낫지 않는다.

이는 足三陰의 經血이 허한 까닭이다. 『六味丸』과 『逍遙散』을 겸하여 복용토록 하였더니 두 달 남짓하여 완치되었다.

* 한 婦人은 月水가 좋지 않고 음식 생각이 없고, 대변이 나쁘고, 가슴이 부르고 아프며, 머리가 어지럽고, 눈은 침침하고 몸이 나른하고 열이 올라 燥渴症이 있다.

이는 七情의 충격으로 肝脾가 상한 까닭이다. 그러므로 『濟生歸脾湯』과 『加味逍遙散』과 『補中益氣湯』을 번갈아 먹도록 하였더니 元氣가 회복되고 모든 증세가 완치되었다.

* 한 婦人은 月經이 나쁘고, 內熱, 晡熱이 있고, 구미가 떨어지고, 몸이 말라가고, 소변이 자주 마렵다 하므로 아침에는 金匱와 『加減腎氣丸』을 쓰고 저녁에는『歸脾湯』을 복용토록 하며 (점차 나아갔다) 또한 『八珍湯』을 쓰면서 조섭한 뒤 낫게 되었다.

* 한 부인은 가슴이 더부룩하게 불러 답답하고, 아랫배는 창자가 내려가는 듯 아프고, 內熱이 있고(저녁이면 열이 더 심하다), 음식이 쓰고, 얼굴빛이 노랗다가 저녁이면 赤氣를 띠고, 오싹오싹 춥고 떨린다.

이는 脾, 肺의 氣가 모두 허해서 오는 증세다. 먼저 『六君子』에 川芎, 當歸를 加入해서 쓰고(점차 낫는다) 다시 『補中益氣』에 茯苓, 半夏를 넣어 복용시키매 증세가 전부 나았다. 뒤에 음식 잘못 먹은 것이 탈이 생겨 으시시 춥다가 열이 오르고 먹지 못한다. 이번에는 『加味小柴胡湯』 二劑를 복용토록 하였더니 열이 내렸고, 이어서 『逍遙散』과 『歸脾湯』을 복용한 뒤 말끔히 나았다.

○ 天靈蓋散 = 骨蒸(熱이 骨에 있는 것)으로 四肢가 무력하고 晡熱하고, 두뺨에 赤氣가 돋고 괜히 우울해지고 음식생각이 떨어지는 증세를 치료한다.

· 天靈蓋(酥炙)· 安息香, 地骨皮 · 當歸 · 山梔仁, 人蔘, 貝母(去心) 黃耆· 桃仁(去皮尖, 雙人을 麵으로 炒黃), 檳榔 各一兩,

鼈甲(醋炙), 柴胡, 生地黃, 赤茯苓, 麥門冬, 阿魏

이상의 약재를 한차례 五錢씩 복용하되 桃·柳枝 각 七寸을 잘라 생강 五片과 葱白 五寸을 童便에 넣어 달여먹는다.

醫學綱目에 이르기를 『本經에서는 勞를 치료하는 처방으로 柴胡가 들어간 예가 한 번도 없지만 지금은 勞症에 柴胡가 가입되지 않음이 없으니 世上을 그르친 바라』하였다.

王海藏先生은 『實熱이 아닌 증세에 柴胡를 쓴다면 어찌 죽기를 기다리지 않으랴』하였으니 대개 柴胡는 肝, 膽을 치료하는 약이므로 비록 胃氣가 아래로 빠진 것을 이끌어 올린다 하지만 한 劑에 一分이 못되게 써야 한다 하였으니 어찌 많이 쓸 수 있겠는가. 産後에는 氣血에 虛熱이 있으므로 더욱 써서는 안된다.

○ 獺肝丸 = 骨蒸(열이 骨에 들어 있는 증세)과 勞熱(勞로인해 熱이 있는 것)을 치료한다. 혹 열이 점점 높아가서나, 몸이 마르고 답답증 우울증이 있고, 몸이 아프며, 음식생각이 없는데 치료한다.

· 獺肝(一個), 鼈甲(酒炙), 柴胡 (各一兩), 硃砂(別研), 桃仁(去皮尖雙仁麥炒黃), 升麻, 天靈蓋(酥炙), 犀角(각음), 梔子仁(炒), 地骨皮, 知母各一兩, 黃耆(炒), 甘草(炒各五錢), 麝香(一錢研)

이상을 作末하여 煉蜜에 반죽 桐子 크기만큼 丸을 지어 한차례 三十丸씩 空腹에 복용한다.

○ 아래 처방은 肝臟의 中風과 心神이 복잡하고 어지러우며 말이 막혀 잘 나오지 않고 편안히 누워있지 못하는 증세를 치료하는 약이다.

• 竹瀝，荊瀝，葛根，生薑汁，白蜜各一合

이상을 고루 섞어서 자주 먹는다.

○ 麻黃散 = 心臟의 中風과 땀을 많이 흘리고，오싹오싹 춥고，하찮은 일에 성질을 내고，갈팡질팡，어쩔줄 몰라하고，말을 더듬고，혀가 뻣뻣해지고，입안이 마르고，얼굴에 赤氣가 돋아나고，머리 아프고，열이 오르고，등이 절려 아프고，손바닥이 뜨겁고，옆으로 눕지 못하고，두근거리고，한전하고，잘 놀래고，심장이 두근대고，입이 비뚤어지고，바보처럼 잘 웃는 등의 증세를 치료한다.

• 麻黃去節，白朮，防風，川芎，甘草，漢防己，當歸，人蔘 各一錢，羌活，遠志(去心)，茯神(去木) 各一錢，升麻 八分，桂心 半錢

이상을 생강수에 달인 다음 竹瀝 반잔을 넣고 다시 달여 한두차례 끓은 뒤 멈춘다.

○ 茯神散 = 骨蒸勞를 치료하는데 혹 四肢가 가라앉는 듯 무겁고，정신이 오락가락 하고 혹은 가래가 좋지 않은 증세를 치료한다.

• 茯神(去木)，羌活，麻黃(去節)，龍齒(別硏)，赤芍藥，甘草(炙)各一錢，蔓荊子，薏苡仁，麥門冬(去心)，人蔘(去蘆) 防風 (去蘆)，犀角屑 各七分半

이상을 생강수에 달여 복용한다.

○ 十全大補湯 = 氣血의 虛熱을 치료한다.

• 十全大補湯에 柴胡，地骨皮，秦艽를 加한다. (24頁 (4)를 참고.)

○ 秦艽散 = 內熱이 있어 두 뺨에 赤氣가 돋는 증세를 치료한다.

○ 逍遙散 = 血이 虛하므로 인하여 심장이 불안하게 뛰고，모든

臟에 熱이 있으며, 肢體가 아프고, 머리가 무겁고, 눈이 침침하고 가슴이 두근거리고, 밤에 赤氣가 돋고, 입안이 마르고 목이 탁하고, 열이 높고, 식은땀이 나오고, 많이 먹지 못하고, 눕기를 좋아하고, 月水가 고르지 못하고, 배가 팽창하거나 아프고, 학질 증세가 있고, 가래가 그륵거리고, 몸이 여위는바 점점 骨蒸으로 되어간다. 이상과 같은 증세가 나타날 때 치료하는 名藥인데 方文은 24頁의 (4)에 기록되었다.

○ 枳殼散 = 婦人이 手足의 열이 올랐다 내렸다 하고, 식은 땀이 나오고, 살이 마르고, 月經이 나쁘고, 나른하고, 가슴이 답답한 증세(勞氣와 비슷하다)를 치료한다.

· 枳殼(去穰麩炒)一兩, 半夏麵, 赤芍藥 各一兩, 柴胡, 黃芩 各半兩.

이상을 作末하여 한차례 三錢씩 棗薑水에 달여 먹는다.

○ 華陀(中國의 神醫)가 勞를 풀고, 몸을 살찌게 하고, 밥을 잘 먹고, 피를 살리고, 심장을 기르는 비법으로 항시 石膏를 복용토록 하였던바, 石膏에 물을 약간 타서 복용하면 신효하다고 한다.

○ 青蒿散 = 몸이 나른하고, 허약하고, 아프고, 勞로 인해 열이 오르거든 九月에 青蒿를 캐어(병든 곳은 버린다) 童便에 三日간 담궜다가 말려 作末한 것을 烏梅 一個 삶은 물에 한차례 二錢씩 타서 마신다.

○ 淸心蓮子飮 = 骨蒸勞및 五臟이 자주 열이 오르고, 手足에 熱이 심하거든 參蘇飮(3頁의 (1)을 참고)에다 黃芩, 麥門冬을 加入해서 복용한다.

〈참　고〉

o 加味小柴胡湯 = 24頁 (2)를 참고

o 紫胡飮 = 肌熱(피부열), 積熱(熱氣가 항시 있는 증세)과 혹은 땀을 많이 흘린 뒤에 일어나는 열과, 脈이 크고 자주 뛰는 증세를 치료한다.

· 柴胡·人蔘·黃芩·芍藥·甘草·當歸·大黃(煨) 各二錢半

이상을 생강물에 달여 복용한다.

o 瀉白散 = 肺臟의 氣가 實하거나 심장 가슴이 막혀 답답하고, 기침하고, 숨차고, 열이 자주 오르고, 大便이 좋지 않는 증세 등을 치료한다.

· 桔梗(炒)·地骨皮·甘草(炙)·瓜蔞仁·升麻·半夏(薑製)·桑白皮(炒)·杏仁(去皮尖) 各等級

이상을 한차례 四錢씩 생강수에 달여 복용한다.

o 導赤散 = 심장이 허약하여 熱이 항시 머물러 있으며, 소변이 붉고 껄끄러우며, 혹은 淋疾같이 고름 비슷한 것이 나오고,입과 입술에 生瘡이 생기는 증세를 치료한다.

· 生地黃·木通·甘草 等分

이상을 한차례 三錢씩 竹葉 삶은 물에 다시 달여 복용한다.

o 瀉黃散 = 脾經의 熱로 입에서 냄새가 나고, 목이 마르며, 입과 혀에 종기가 나고, 열이 오르는데 치료한다.

· 石膏·防風·藿香 等分, 甘草·山梔子(炒) 약간

이상을 한차례 三錢씩 물에 달여 복용한다.

o 涼膈散 = 上焦의 積熱로 인해 항시 갈증 나고, 머리와 눈이 빙빙 돌고 어지러우며, 咽喉에 종기로 아프고 便이 붉고 껄끄러우

며, 중얼중얼 헛소리 하는 증세를 치료한다.

· 大黃·朴硝·甘草 各二兩·連翹四兩·梔子仁(炒)·黃芩(炒)·薄荷葉 各一兩

이상을 모두 作末한다. 한차례 二三錢씩 竹葉 七片을 물에 달여 따뜻하게 해서 복용한다.

○ 白虎湯 = 胃熱로 갈증이 심하거나 더위 먹은데 효과가 좋다. 또는 熱厥(熱病, 배가 부르고 몸이 무겁고, 헛소리 하고 手足이 冷하다)로 음식을 잘 먹지 못하고 배가 팽창하고, 몸을 움직일 수 없고 얼굴에 때가 낀 듯 우중충하고, 헛소리를 중얼대고, 手足이 몹시 차고, 땀이 저절로 나오고, 脈은 잠기고 미끄럽고, 설사를 줄줄 하는데 치료한다.

· 知母·石膏 各二錢·粳米 半分

이상을 물에 달여 복용한다.

○ 附子理中湯 = 脾胃가 허약하여 手足이 몹시 차고, 음식을 잘 먹지 못하며, 혹은 배속에서 우굴거리는 소리가 나면서 몹시 아프고, 구역질이 나고, 토하고 설사하는 증세를 치료한다.

方文은 20頁의 (8)을 참고하라.

○ 硃砂安神丸 = 3頁 (12)를 참고. ○ 黃連瀉心湯 = 黃連 한가지만 作末하여 한차례 二錢씩 白湯에 타 마신다. ○ 瀉靑丸 = 24頁의 (3)을 참고. ○ 承氣湯 = 七頁 (10)을 참고. ○ 滋腎丸 = 8頁 (1)을 참고. ○ 人蔘補肺湯 = 24頁 (12)를 참고. ○ 三黃湯 = 8頁의 (9)를 참고. ○ 補中益氣湯=24頁 (10)을 참고. ○ 六君子湯=24頁 (6)을 참고.

(3) 婦人의 血風勞氣

婦人이 血風勞症을 앓는 것은 氣血이 본래 허약하거나 產後에 힘든 일을 하다가 몸이 지쳐 氣血이 손상되기 쉽고, 氣血이 손상하여 허약해지면 외부로부터 邪氣가 타고 들어가 이와 같은 질병을 앓게 된다.

이의 병이 발하면 혹은 묵은 冷이 있어 배가 아프고, 四肢가 시큰거리고, 몸이 나른하여 움직이기가 싫어지고, 공연히 땀을 흘리고, 月水가 순조롭지 못하고 얼굴이 누리고, 몸이 여위고 하는 등의 증상이 나타나는바 이와 같은 증세에는 먼저 肝과 脾臟의 氣血을 補해야 한다.

補說 위 血風勞症에 대해서 東垣先生은 다음과 같이 말했다.

사람이 갑자기 심히 기쁜 일을 만나거나 몹시 노여운 일을당하거나, 또는 먹고 자고 일하고 쉬는 것이 절도가 없으면 勞로 인해 氣를 손상한다. 氣가 손상하여 衰하면 자연 火가 旺하고, 火가 旺하면 그 脾土에 火가 타고 들어간다. 脾는 四肢가운데 主된 臟經으로써 脾土에 지장이 생기면 피곤하고, 열이 높고, 말하기 싫고 동작이 가쁘고, 外熱로 땀이 나고, 공연히 우울하고 불안해 한다. 이런 경우 먼저 마음을 안정시키고 고요히 앉아 氣를 기를 것이며, 甘寒의 藥으로 熱氣를 풀고, 酸味의 藥으로 흩어진 氣를 거두어 모이며, 甘溫한 약으로 中氣(脾胃)를 補해야 한다.

經에서는 『勞는 溫하게 하고, 損된 것도 溫하게 하라』하였고, 要略에서는 『平人은 脉이 크면 勞가 된 증거이니 黃耆建中湯 으로 치료하라』하였다.

◎ **治療經驗**

* 한 부인은 일만 하면 뒤꿈치가 화끈거리고 아프다. 이는 足三陰이 虛한 때문이다. 『聖愈湯』을 먹고 효험을 보았는데 뒤에 온몸이 가려워 風藥을 먹은 것이 잘못되어 열이 오르고 근육이 당겼다 늘어졌다 하고 肝脈이 들멍들멍 급하게 뛴다. 이는 肝經의 血이 허한 중에 火가 盛하여 風이 생긴 까닭이다. 天竺膽星으로 丸을 지어 『四物湯』에 麥門冬·五味子·黃芩·黃連·炙甘草·山梔·柴胡를 가입해서 보냈더니 달여먹은 뒤 낫게 되었다.

* 한 부인은 집이 가난하여 女工을 쉴새 없이 하다가 勞로 인해 風邪에 감염되었다. 그녀는 스스로 表散劑를 먹고는 아침이면 오한이 나고 저녁이면 열이 올라 自汗·盜汗이 연속되며 기력이 몹시 탈진되어 있었다. 脈을 짚어본즉 뜨고 들멍대다가 어떤 때는 아주 가냘프게 뛰며, 얼굴이 靑白하고, 혹은 핏기가 없이 누리고 탄력이 없다. 이는 邪는 없어졌으나 氣血은 더욱 허해진 관계다. 『十全大補湯』 三十劑를 복용한 뒤에야 낫기 시작했고, 또 『加味逍遙散』을 겸하여 먹은 결과 반년만에 치료되었다.

○ 人蔘荊芥散 = 온 몸이 아프고, 머리가 어지럽고 눈이 껄끄러우며, 심장이 두근대고, 자주 나른하여 꼼짝하기 싫고, 寒熱이 있고, 식은 땀이 나오고, 뺨에 赤氣가 돋고, 입이 마르고, 가래기침에 가슴이 팽만하여 거북하고, 月水가 고르지 못하고, 배가 아프고, 배 안에 핏덩이가 뭉쳐 있는 (積病)증세 등을 치료한다.

· 荊芥·人蔘·生地黃·柴胡·鱉甲(醋炙) 酸棗仁(炒), 枳殼(麩炒)·羚羊角(鎊)·白朮 各七分·川芎·當歸(酒拌)·桂心·防風·甘草 各五分

이상을 생강수에 달여 하루에 二回 복용한다.

○ 地黃煎 = 血虛로 심장이 두근거리고 熱이 오르는데 치료한다.

· 生地黃 · 熟地黃(自製) 各五分

이상의 약을 生薑水에 반죽하여 절구공이로 찧는다. 丸을 만들되 크기는 桐子만큼 만들어 한차례 五十丸씩 空腹에 하루 세차례 白湯으로 삼킨다. 만일 臟腑가 허하고 冷하거든 먼저 『八味丸』을 아침에 먹은 뒤 이 약을 복용한다.

이 地黃煎에 대하여 설명을 보충한다. 肝과 脾의 血이 허하여 열이 나고 (저녁때는 더욱 심함)식은 땀이 나고, 갈증 있고, 나른하고, 근육통 骨痛이 있고, 筋脈이 오그라져 당기고, 전체적으로 血이 부족하고, 虛熱이 있고, 가래가 끓고 기침하는데 치료하는 良藥이지만 만일 肝·脾·腎·精血이 燥하고 熱하므로 인해 가래가 생기고, 가슴이 더부룩하고, 기침하고 갈증나는 증세가 있거나 일체의 虛熱症에는 반드시 『六味丸』을 主劑로 삼아야 한다.

○ 乞力伽散 = 血虛하여 피부가 熱하거나, 혹은 脾虛로 蒸熱 혹은 內熱·寒熱이 생기는 환자를 치료한다.

· 白朮·白茯苓·白芍藥(炒) 各一錢·甘草(炒) 五分 이 약을 생강 및 대추 삶은 물에 달여 복용한다.

〈참 고〉

○ 黃耆建中湯 = 21頁(5)를 참고 ○ 聖愈湯 = 24頁 (9)를 참고
○ 四物湯·六君子湯 = 24頁 (6)을 참고. ○ 加味逍遙散 = 24頁 (4)를 참고. ○ 補中益氣湯 = 24頁 (10)을 참고.
○ 歸脾湯·十全大補湯 = 24頁 (4)를 참고. ○ 人蔘養榮湯 = 24頁 (3)을 참고. ○ 六味丸·八味丸 = 24頁 (11)을 참고.

(4) 婦人의 冷勞

冷勞한 즉 冷病이다. 이 冷勞는 血氣不足에 속하는바 臟腑가 허하고 차면 배꼽 밑이 冷으로 아프며, 손·발이 때때로 차고, 月經이 순조롭지 못하고, 음식의 소화가 안되고 혹은 구토가 나고, 으시시 춥다가 열이 오르고, 뼈속과 마디가 쑤시고 아프며, 肌膚(기부-살과 피부)가 여위고 얼굴은 시들거리고 누렇다.

補說 冷勞의 증세에는 內外眞寒과 內外眞熱이 있으며 또한 內眞熱과 外假寒이 있고 內眞寒에 外假熱이 있다.

만일 소화불량에 大便이 좋지 않고 腸이 울고(끄륵끄륵 하는 것) 배가 아프고, 冷한 음식을 먹지 못하고, 수족이 차고, 구토하고, 얼굴이 누리고, 바람, 추위를 타는 사람은 眞寒의 증세이니 『附子理中湯』으로 陽을 돋우고, 『八味地黃丸』으로 火를 도와야 한다.

만일 음식 소화에 지장이 없고 대변도 나쁘지 않으나 가슴·배가 더부룩하고, 찬 음식을 좋아하고, 手足에 熱이 있고, 얼굴이 붉고, 구토하고 추위와 바람을 타지 않는 사람은 內外眞熱의 증세이니 『黃連解毒散』으로 陰을 기르고 『六味丸』으로 水를 도와야 한다.

만일 음식에 지장이 없고, 대변도 좋으나 가슴이 더부룩하고, 찬 음식을 좋아하고, 수족이 차고 얼굴이 누리고, 구토하고, 바람과 추위를 두려워하는 사람은 內眞熱의 증세요 外假寒이니 『解毒湯』에 『六味丸』을 쓰는게 좋다.

만일 음식을 많이 못 먹고, 대변도 좋지 않으며, 입에서 신물이 나고, 숨을 내 쉬면 더운 기운이 나오고, 가슴·배가 팽창하고, 수족이 차고, 얼굴이 붉고, 구토하고, 바람과 추위를 꺼려하는 사람은 內眞寒에 外假熱이니 『附子理中湯』과 『八味丸』을 써야 한다.

經에 이르되 『火를 도우는 본원은 陰陰한 것을 없애고, 水를 도우는 요점은 陽光한 것을 制하여 眞水火의 不足을 모르게 해야 한다. 이러한 이치를 모르고 무조건 寒藥 및 熱藥을 쓰면 본래의 병을 고치기는 고사하고 새로운 병이 더 생기는 결과를 빚어낸다.』 하였다.

火의 근원은 陽氣로써 심장이 主가 되고, 水의 근원은 陰氣로써 腎에 속한다. 그러므로 寒症은 心을 눌러야 하고 熱症은 腎을 강하게 해야 한다.

◎ **治療經驗**

* 한 부인은 먹지를 잘 못하는데다 구토하고 가래를 자주 뱉으며 얼굴이 누렇고, 배가 아프고, 月經이 고르지 못하고, 수족이 몹시 차거웠다. 이는 위에서 논한바 內外眞寒의 증세라 『六君子』에 附子·木香을 넣어 복용시켰더니 寒症이 치료되었다.
* 한 부인은 갑자기 신물을 토하고 內熱이 있어 갈증이 나고, 음식맛이 떨어져 먹지 못하고, 찾는 것은 冷水뿐이며, 얼굴이 푸르다가 붉었다 한다. 약을 먹음에 넘기지 못하고 곧 토해내고 만다. 이는 위와 반대로 內外眞熱의 증세다. 증세가 발한지 十여일에 黃連 한가지 약만 복용시키고 서서히 白朮·茯苓을 加하여 쓰다가 며칠후 陳皮·當歸·炙甘草를 가입해서 복용시킴에 한 달 남짓하여 미음을 먹기 시작하면서 점차 나아갔다.
* 한 부인은 內熱로 갈증이 심하고 大便이 막혀 나오지 않으며,

바람과 추위에 옴싹 못하고 수족이 몹시 차다. 이는 內眞熱에 外假寒의 증세로써 먼저 『黃連解毒湯』에 뒤에 『六味丸』을 먹고 완치되었다.

* 한 부인은 처음에는 痰症에 열이 있고, 호흡이 가쁘고, 갈증이 심하였다. 어떤 의원이 火를 내리고 氣를 흩어지게 하는 약으로 치료한 결과 몸이 갈수록 마르고 증세가 더하다가 甲辰月 木氣가 왕하는 절기를 만나자 가래가 더욱 성하고, 신열이 높고 입에서 썩은 냄새가 나고, 배가 팽창하고, 정신이 어지럽고, 먹지 못하여 굶어 죽을 경지에 이르렀다. 선생이 진찰해본 뒤 『이는 虛熱이므로 火氣가 없다』하고는 水를 도우고, 土를 生하는 藥을 쓰도록 하였다. 환자가 이 처방대로 복용한 뒤 나았던 것이다.

○ 八味丸·六味丸 = 24의 (11)을 참고. ○ 附子理中湯 = 20頁 (8)을 참고. ○ 黃連解毒散 = 6頁 (11)을 참고. ○ 六君子湯 = 24頁 (6)을 참고.

6. 寒　　熱

(1) 婦人의 熱勞

婦人의 熱勞(즉 열병 여기에서 勞는 病이라는 뜻)는 心臟 및 肺臟에 열이 막고 있으므로써 氣血이 상하고, 氣血이 손상되므로 인하여 心神이 괴롭고, 뺨에 赤氣가 돋고 두통이 일어나고, 눈에 티가 든 것 같이 깔끄럽고, 입술이 마르고, 입과 혀에 腫瘡이 나고, 정신이 희미해지고, 四肢가 뜨겁고, 음식 생각이 전혀 없고, 팔, 다리가 시큰거리며 아프고, 심장이 두근거리고, 식은 땀이 나고, 갑자기 오싹거리며 춥다가 갑자기 열이 오르고 몸이 여위어 간다. 그러므로 이러한 증세가 어디에서 오는지 원인을 잘 살펴 치료하면서 氣血을 補하면 病은 자연히 나을 것이다.

補說 이상에서 논한 모든 증세는 왕성한 火(熱)가 氣를 태우고 虛火가 眞陰을 쪼라들게 하는 까닭이다.

王大僕이 이르기를 『몹시 추운 날씨에 이 증세가 심하면 熱이 뜨겁지 않으므로 火가 없고, 熱이 왔다 되돌아 가는 것은 낮에 일어났다가 밤에 사그라지거나 밤에 발했다가 낮에 멈추는 것이니 이 역시 火가 없는 증거로써 그 心臟을 補함이 옳다. 몹시 더운 날씨에 증세가 심하면 寒이 冷하지 않음이니 水가 없고, 熱이 動하면 寒氣가 멈추고, 때로 動하고 때로 그치는 증상도 水가 없는 증거니 그 腎臟을 도와야 한다. 心은 火에 속하는지라 心臟이 성하면 자연 熱(火)이 생기고, 腎은 水에 속하는지라 腎臟이 盛하면 寒(水)이 자연 生한다.

만일 腎이 虛하면 寒이 中에 動하고, 心이 허하면 熱이 內에서 거둔다』하였다.

위에서 논한 증세에 肝·脾의 血이 허하면 『四物』에 人蔘·蒼朮을 쓰고, 肝·脾가 답답하고 動하면 『小柴胡』에 『四物湯』을 합해 쓰고, 脾胃의 氣가 허하면 『補中益氣湯』이오。 肝·脾의 血이 허하면 『加味逍遙散』이오, 肝經의 風으로 熱하면 『加味小柴胡湯』이오 心經의 血이 허하면 『天王補心丹』이오, 肺經의 氣虛에는 『人蔘補肺湯』이오, 肝經의 血虛에는 『加味四物湯』을 써야 한다.

대체적으로 오전의 熱은 氣에 속하니 『淸心蓮子飮』을 쓰고, 오후의 열은 血에 속하니 四物에 人蔘·蒼朮·牧丹皮를 써야 한다.

열이 왼편에서 일어나는 것은 肝火다. 열이 實熱이면 四物에 龍膽·山梔를 넣어 쓰고, 열이 虛하면 四物에 人蔘·蒼朮· 黃耆를 넣어 쓴다.

熱이 배꼽 밑에서부터 일어나는 것은 陰火로써 四物에 人蔘·蒼朮·黃柏·知母(술에 반죽해서 검은 빛이 나도록 볶는다)·五味子·麥門冬·肉桂를 쓰되 듣지 않거든 급히 『加減八味丸』을 쓰고, 갑자기 熱이 생겨 혹 정처가 없거나, 혹 脚心을 좇아 일어나는 것은 뿌리가 없는 虛熱이다. 『加味八味丸』및 『十全大補湯』에 麥門冬·五味子를 加하여 主劑로 써야 한다.

◎ **治療經驗**

* 한 婦人은 月經이 고르지 못하고 구미가 떨어지며 晡熱이 심하다 한다. 『이 원인은 肝과 脾의 氣와 血이 모두 허한 때문이

다』하고 『十全大補湯』에 山茱萸·山藥·牧丹皮·麥門冬·五味子를 加하여 썼더니 낫게 되었다.

* 한 婦人은 月經이 좋지 않고, 몸과 발에 열이 높고, 일만 하면 다리가 저리고 아프기를 일년이 넘었는데 이번에는 입술에 종기가 나더니 반년이 지난 뒤에 몸이 바싹 마르고, 나른하여 꼼짝하기가 싫고, 구미가 없고, 月水가 行하지 않는다 하였는데 이 원인은 氣와 血이 모두 쇠하여 생기는 증세인 것을 모르고 어떤 의원이 약을 잘못 써서 도리어 氣血을 상하여 일어나지 못했던 것이다.

○ 黃耆散 = 열이 오르고, 몸이 마르고, 심장이 조하여 입이 마르고, 음식 생각이 없고, 식은 땀이 흐르고, 저녁이면 열이 심한 증세를 치료한다.

- 人蔘·黃芩(炒焦)·當歸 各三錢·柴胡 五分·黃耆(炒)·地骨皮·白茯苓·麥門冬(去心)·生地黃·白芍藥(炒) 各一錢·甘草(炒) 三分

위 약을 물에 달여 복용한다.

○ 猪肚丸 = 熱勞(熱病)로 인해 몸이 점점 여위어가는 것을 치료한다.

- 柴胡·赤茯苓·人蔘·黃耆 各一兩·黃蓮(炒)三兩·地骨皮·木香 各五錢·桃仁(去皮炒)·鱉甲 各一兩

이상을 作末하여 어린 돼지 밥통 속에 약재 가루를 넣고 끈으로 단단히 봉하여 삶는다. 익은 뒤 꺼내어 桐子만큼 丸을 지어 한차례 三十丸씩 식전에 미음으로 마시되 하루 二回 복용한다.

〈참 고〉

○ 淸心蓮子飮 = 熱이 氣에 있어 입이 마르고 소변에 白濁이 섞

여 나오고, 낮에만 열이 오르는데 치료하고, 또는 입과 혀에 瘡(종기)이 생기거나 혹은 입이 쓰고 목구멍이 말라 갈증이 심하고, 소변이 붉고 껄끄러우며, 느른한 液이 계속 흘러 나오거나, 혹은 局部에 통증이 있는 것 등을 치료한다.

· 黃芩(炒)·麥門冬(去心)·地骨皮·車前子(炒)·甘草 各一錢半·石蓮肉·茯苓·黃耆(炒)·柴胡(去苗)·人蔘 各一錢

이상을 한차례 五錢씩 물에 달여 복용한다.

○ 天王補心丹 = 이 藥劑는 心神을 편안히 하고 血을 보충하며 精을 튼튼히 하고 힘과 의지를 강하게 한다. 뿐만 아니라 三海(氣·血·痰海)를 맑게 하고 가래를 삭여 없애며 번뇌하고 놀라고, 두근거리고, 목구멍이 메마르는 증세를 치료하고, 또는 心神을 건전하게 기르는데 효험이 좋다.

· 人蔘(去蘆)·茯苓·玄蔘·丹蔘·桔梗·遠志 各五錢·當歸(酒沉)·五味·麥門冬(去心)·天門冬·柏子仁·酸棗仁(炒) 各一兩·生地黃 四兩

이상을 作末하여 煉蜜에 반죽 桐子 크기만큼 丸을 만들어 朱砂로 丸을 씌운다. 한차례 二·三十丸씩 누워 잘 때 竹葉 삶은 물로 마신다.

* 이 밖에도 方門이 많다. 예를 들면 石菖蒲·熟地黃·杜冲·百部·茯神·甘草를 一劑로 쓰기도 하고 혹은 위 약제에다 麥門冬·玄蔘·生地黃 가[illegible]서 쓰기도 한다. 이 藥劑는 비록 火를 내리고, 血을 [illegible]며, [illegible] 삭여 없애는 효과는 있으나 그 藥性이 잠[illegible]고 차서(寒) [illegible]를 손상하기 쉽고, 또는 生氣를 克伐하므로 만약 구미가 없어 적게 먹고 大便이 나쁜 사람이 복용하면 도리어 해로우니 조심해야 한다.

○ 補中益氣湯·加味四物湯·四物湯 = 이상은 24頁 (6)을 참고. ○ 加味小柴胡湯·小柴胡湯 = 二方은 24頁 (2)를 참고. ○ 十全大補湯·加味逍遙散 = 24頁 (4)를 참고. ○ 人蔘補肺湯 = 24頁 (12)를 참고. ○ 加減八味丸 = 24頁 (11)을 참고.

(2) 婦人의 客熱

客熱이란 外熱이 침입한 것을 말한다. 즉 婦人이 元氣가 허약하면 外熱이 타고 들어오고 이로 인하여 입이 마르고 심장이 부대끼고, 四肢에 열이 높고 몸이 마른다. 그러므로 이러한 증세의 원인을 살펴 치료해야 한다.

補說 위의 증세가 만일 客邪의 침입이 원인이면 『補中益氣』에 川芎·防風을 넣어 쓰고, 肝虛로 피가 부족이 원인이면 『六味地黃丸』을 쓰고, 胃에 熱이 있어 冷한 것만 찾으면 『錢氏瀉黃散』을 쓰고, 胃가 허약하여 冷한 것을 먹지 못하면 『七味白朮散』을 쓴다.

때때로 열이 오르면 『八珍湯』이오, 內熱 및 晡熱이 있으면 『逍遙散』이오, 熱이 높고 나른하면 『補中益氣湯』이오, 怒할때마다 熱이 발하는 증세에는 『小柴胡湯』이오, 번뇌와 怒로 인해 熱症이 발하거든 『加味歸脾湯』이오, 寅卯酉戌時에만 熱이 오르면 『升陽益胃湯』을 쓰는게 좋다.

◎ **治療經驗**

* 한 婦人은 본래부터 胃火(火는 熱)가 있어 『淸胃散』으로 치료하였다. 뒤에 힘든 일을 하다가 몸이 마르고 月水도 끊겼

는데 원인은 胃火가 陰血을 마르게한 관계다.『逍遙散』에 牧丹皮・山梔(炒)를 加해 복용하므로써 胃의 熱을 맑게 하고,『八珍湯』에 茯神・遠志를 加入해서 脾의 血을 보충한 결과 元氣가 충족되어 증세가 없어지고 月水도 다시 나오게 되었다.

○ 麥門冬散 = 四肢가 나른하고 아프며, 우울증이 있고, 구미가 떨어지거나, 혹은 寒熱이 왕래할 경우 복용하면 좋다.

・ 麥門冬(去心)・柴胡・赤茯苓・羚羊角(鎊)・赤芍藥・桑白皮(炒)・黃耆(炒) 各四分・生地黃・甘草(炒) 三分

위 藥材를 生薑水에 달여 복용한다.

〈참 고〉

○ 補中益氣湯 = 24頁 (10)을 참고. ○ 六味丸 = 24頁 (11)을 참고. ○ 瀉黃散 = 5頁 (2)을 참고. ○ 七味白朮散 = 21頁 (2)를 참고. ○ 八珍湯・加味歸脾湯・逍遙散 = 24頁 (4)를 참고. ○ 小柴胡湯 = 24頁 (2)를 참고. ○ 升陽益胃湯 = 1頁 (11)을 참고. ○ 淸胃散 = 24頁 (1)을 참고.

(3) 婦人의 寒熱

寒熱이란 惡寒(오싹오싹 추워 떠는 것)과 熱이 번복되는 증세를 말한다. 經에『陽이 부족하면 먼저 추워 떨다가 뒤에 熱이 오르고 陰이 부족하면 먼저 熱이 오르다가 뒤에 惡寒이 생긴다』하였는데 거의가 勞로 인해 氣血을 손상하므로써 陰陽氣가 조화되지 못한 까닭이다.

寒熱은 마치 학질(瘧疾)과 같은 증세를 발하는바 氣와 血의 虛

實을 분별해서 치료해야 한다.

補說 위와 같은 증세를 앓는 환자가 만일 寸脈이 미미하게 뛰면 陽이 부족한 증거로 陰氣가 올라가 陽中으로 들어간 까닭이니 『補中益氣湯』을 써야 하고, 만일 尺脈이 약하게 뛰면 이는 陰이 부족한 증거로 陽氣가 아래로 내려가 陰中으로 들어간 까닭이니 『益陰腎氣丸』을 써야 한다.

만일 氣와 血이 모두 허약하면 『八珍湯』을 쓰고, 怒로 인해 肝火(肝熱)가 동하면 『小柴胡湯』을 써야 하며, 만일 陰陽 두 기운이 모두 부족하면 氣血이 제 위치로 돌아가지 못해 寒熱이 번복되는 것이다.

◎ **治療經驗**

* 한 婦人은 나이가 六十四歲인데 오래전부터 怒氣가 적체되어 이로 말미암아 머리가 아프고 寒熱이 왕래하였다. 봄이 되자 젖속이 간간 아픈 증세가 있어오다가 크게 놀라 공포심으로 충격을 받고는 음식을 잘 먹지 못하고, 잠도 오지 않아 잠을 설치는 날이 많으며, 유방에 종기가 생기고, 양쪽 갈비가 화끈거리며 아프고, 오후에는 얼굴빛이 붉어진다.

이는 肝과 脾가 熱로 인해 燥해진 까닭이다. 먼저 『逍遙散』에 黑龍膽(酒炒) 一錢과 山梔 一錢五分을 넣어 二劑를 복용시켰더니 乳腫이 아물고, 계속해서 二劑를 복용한즉 아픈 증세가 없어졌고 다시 『歸脾湯』에 山梔(炒) 一錢五分을 넣어 二劑를 더 복용토록 하니 모든 증세가 말끔히 나았다.

○ 地骨皮散 = 血風으로 氣虛하여 寒熱이 때때로 발하거나 혹은 晡熱과 內熱이 있는 증세를 치료한다.

- 柴胡 · 地骨皮 各一兩 · 桑白皮(炒) · 枳殼(麵炒) · 前胡 · 黃耆(炒) 各五分 · 白茯苓 · 五加皮 · 人蔘 · 甘草 · 桂心 · 白芍藥 (炒) 各 三分.

위 약재를 生薑水에 달여 복용한다.

○ 柴胡散 = 寒熱에 몸의 통증이 있고, 입이 마르고, 음식생각이 떨어지고 몸이 여위는데 치료한다.

- 柴胡 · 黃耆(炒) · 赤茯苓 · 白朮 各一兩 · 人蔘 · 地骨皮 · 枳殼(麵炒) · 生地黃 · 桔梗 · 桑白皮(炒) · 赤芍藥 各三分 · 鱉甲(炙) 二錢 · 麥門冬(去心) 一錢 · 甘草 三分

위 藥材를 생강수에 달여 복용한다.

○ 益陰腎氣丸 = 모든 臟이 휴손되므로 인해 열이 높고, 식은 땀나고, 혹은 寒熱이 왕래하고, 심장이 熱하여 입이 마르고 갈증나며, 月水가 순조롭지 못하고, 혹은 筋骨이 당기고 아프며, 음식 생각이 없거나, 혹은 머리와 눈이 맑지 못하고, 가래가 자주 막히고, 기침하고, (저녁이면 더욱 심하다) 가슴이 더부룩하여 답답하거나, 혹은 소변이 붉고 자주 마려우며, 발이 화끈거리고, 다리의 힘이 없고, 온 몸에 통증이 생기는데 치료한다. 즉 이 약은 水氣를 돋우고 陽熱을 제어하는 성질이 있다.

- 澤瀉 · 茯苓 · 生地黃(酒拌杵膏) · 牧丹皮 · 山藥 · 茱萸(肉) · 當歸 · 五味子(炒杵) · 熟地黃(自製杵膏)

이상의 약재를 모두 作末하고 生地黃 · 熟地黃 膏낸 것을 煉蜜에 같이 섞은 다음 桐子 크기만큼 丸을 만들어 硃砂로 씌워 두고 소금 끓인 물로 한차례 五十丸씩 空腹에 먹는다.

○ 補中益氣湯 = 24頁(10)을 참고. ○ 六味丸 = 24頁 (11)을 참고. ○ 小柴胡湯 = 24頁 (2)를 참고. ○ 八珍湯·逍遙散·歸脾湯 = 24頁 (4)를 참고.

(4) 寡婦의 寒熱症

女僧과 寡婦 그리고 獨身生活을 하는 女性은 性의 상대가 없으므로 비록 마음은 있더라도 性慾을 풀 수가 없다. 그러므로 病이 되어 寒熱이 왕래하는데 증세가 흡사 학질 같으며 오래도록 치료하지 않으면 癆가 된다. 뿐만 아니라 사람에 따라서는 月水가 닫히고 白濁이 나오며, 위로는 가래가 거슬러 오르고 머리가 아프고, 가슴이 더부룩하여 답답하며, 얼굴에 기미가 끼고, 몸이 마르는 등의 증세가 생기는데 이 모두 혼자 사는 女人만이 생기는 病이다. 환자의 맥을 짚어 보아 만일 肝脈하나만이 寸口를 거쳐 魚際까지 올라가며 뛰는 것은 陰血이 왕성하다는 증거다. 그러므로 經에 이르기를 『男子는 精이 왕성하면 女子를 그리워하고, 女子는 血이 왕성하면 姙娠하게 된다』하였으니 이로 보건대 그 精과 血이 지나치게 왕성하면 異性을 그리워하는 마음이 더욱 간절하고, 따라서 이로 인해 病을 얻게 된다.

補說 위에서 논한 증세의 患者가 肝脈이 魚際(穴名)까지 이르면 生地黃을 쓰고, 血이 허하면 『四物湯』으로 허한 血을 補해야 한다. 만일 怒가 肝火(熱)를 발동시켜 寒熱이 왕래하면 『加味逍遙散』으로 도와주고, 만일 肝經을 손상하므로 인해 寒熱이 오르내리는 경우에는 『八珍湯』을 쓸 것이며, 元氣를 손상하여 寒熱의 증세가 일어나면 『補中益氣湯』으로 도우고, 우울과 번뇌로 인해 肝

脾를 상한바 되었으면 『濟生歸脾湯』으로 치료해야 한다.

◎ **治療經驗**

* 한 과부가 있었는데 寒熱이 번복되고 脈이 魚際에까지 오르니 血이 盛함으로 인해 생긴 病이다. 『小柴胡湯』에 生地黃을 넣어 쓰고는 나았다. 다만 바람과 추위를 무서워하였는데 이는 脾胃가 허약한 때문이다. 『加味歸脾湯』과 『補中益氣湯』을 겸하여 복용한 뒤 이러한 증세마져 완치되었다.
* 한 부인은 남편이 장사 길로 집을 나가 오래도록 돌아오지 않았는데 갑자기 寒熱이 생기고 經水는 열흘만이나 行하다가 겨우 멈췄다. 어떤 의원에게서 火(熱)를 내리고 血을 식히는 약을 지어다 먹고는 內熱이 더욱 심하고 땀이 쉴 새 없이 나오며 月經이 때 없이 자주 이른다 한다.

  內熱이 높고 땀이 많이 나오는 것은 脾氣가 허약한 까닭이며, 經血이 자주 나오는 것은 血이 脾로 돌아가지 못함이다. 그러므로 『歸脾湯』과 『六味丸』으로 치료시켰던 것이다.
* 한 女人은 寒熱하고 脈의 도수가 길어 寸口까지 연결되었으므로(脈은 제 위치에서만 뛰는게 나타나야 정상이고 經脈·길게 뛰는 것은 異常이 있는 증거다) 『小柴胡』에 生地黃·烏梅를 가입해 주었더니 복용한 뒤 나았다고 한다.
* 한 女人은 寒熱이 있은지가 오래되었고 月經도 고르지 못하여 『小柴胡湯』에 生地黃을 넣어 복용하고는 나았다.

  許學士 이르기를 『어떤 女僧이 바람을 싫어하고, 권태증이 심하고, 추웠다 더웠다 하기를 자주 하고, 얼굴이 붉고 우울증이

있으므로 진찰해 본즉 三部脈(尺·關·寸脈)이 寒邪를 받지 않고 다만 肝脈만이 强長하여 魚際까지 올라 있으므로 아래와 같은 처방을 쓴 결과 완치되었다.

· 柴胡·秦艽·黃芩 各半兩·生地黃 一兩을 술에 담궜다가 절구공이로 찧어 膏를 만든다)·赤芍藥 一兩

이상을 作末하여 煉蜜에 반죽 梧子 크기만큼 丸을 지어 한차례 三十丸을 烏梅湯에 하루 三次 복용한다.

〈참 고〉

○ 補中益氣湯=24頁 (10)을 참고. ○ 四物湯=24頁 (6)을 참고. ○ 加味逍遙散·八珍湯·加味歸脾湯·歸脾湯=24頁 (4)를 참고. ○ 小柴胡湯=24頁 (2)를 참고. ○ 六味丸=24頁 (11)을 참고.

(5) 婦人의 惡寒症

婦人의 惡寒(오싹오싹 춥고 떨리는 증세)에는 음양 두가지 증세가 있다. 열이 나면서 오한을 하는 것은 陽에서 발함이고, 열이 없이 오한을 하는 것은 陰에서 발하는 증거다. 陽에서 발하는 오한은 脈이 뜨고 자주 뛰는데 이 열을 풀어야 하고, 陰에서 발하는 오한은 脈이 잠기고 미세한데 내부를 따뜻하게 해야 한다.

오한증세가 있다 해서 옷과 이불을 무거웁게 입고 덮지 말아야하고 너무 방안의 기온을 더웁게 하지 말아야 한다. 만약 찬 기운과 더운 기운이 서로 부딪히면 도리어 오한이 심하게 된다. 찬 기운이 더운 기운에 쫓겨 배 속으로 다시 들어가면 寒冷이 뭉쳐 치료하기가 어렵다.

補說 몸이 피곤하고 게을러져서 눕기를 좋아하고, 몸이 오싹거리며 떨리는 것은 陽氣가 발하지 못하는 까닭이다. 『升陽益胃湯』을 쓰고, 勞로 인해 몸이 여위고 기운이 지쳐 오한증이 발하면 陽氣가 없으므로 몸을 보호하지 못하는 까닭이다. 『補中益氣湯』으로 陽을 돋우어야 한다.

음식의 잘못으로 脾胃를 상하여 이로 인한 오한이 생기면 元氣가 虛損된 원인이므로 『六君子湯』을 써야 한다.

만일 오한이 있는데다 煩燥하고 헛소리 하고 물만 찾는 경우에는 역시 「六君子」에 薑桂를 넣어 쓰고, 몸이 나른하고 갈증나고, 머리 아프고 저절로 땀을 흘리거든 『補中益氣』에 五味와 麥門冬을 加入해서 쓴다.

東垣은 『낮에 열이 오르고 오한이 발하는 것은 陰氣가 陽위에 넘침이오, 밤중에 오한이 발하는 것은 陰血이 陰分에 旺해 있음이다』하였고 海藏은 『六月 심한 더위에 몹시 추운 증세가 있거든 계절에는 구애받지 말고 증세만을 쫓아 薑桂등의 약으로 치료하라』하였으며, 丹溪는 『오래된 병에 오한을 하는 것은 가래(痰)가 脾에 머물러 있어 陽을 누르고 있으므로 陽氣가 새어나오지 못함이니 그 痰이 머물러 있는 것을 풀어야 한다』하였다.

〈참 고〉

○ 升陽益胃湯 = 3頁의 (11)을 참고. ○ 補中益氣湯 = 24頁 (10)을 참고. ○ 六君子湯 = 24頁의 (6)을 참고.

(6) 婦人의 血風과 煩悶

婦人이 血風(風이 血에 침입하므로 인해 발하는 모든 증세, 俗語로 血에 風맞는 것)으로 煩悶(답답하고 괴롭고 우울한 증세)하는 것은 勞(정신적 육체적으로 氣力을 소모함)로 인해 氣를 상하므로써 氣가 허약하여 風邪가 들어 가고, 따라서 血氣가 不和하여 四肢와 骨節이 熱해져서 통증이 생기고, 입이 마르고 잘 눕지도 못하고, 부대끼고 괴롭고 우울하게 된다. 그러므로 무엇보다도 먼저 元氣를 補함이 病의 근원을 치료하는 방법이다.

補說 위에서 논한 증세는 대개 肝經·脾經의 血이 虛하므로써 熱이 발한 것이니 역시 本頁 (4)의 寒熱方에 기록된 처방을 따라 치료하면 된다.

○ 赤芍藥散 = 번민으로 먹지 못하고 몸이 나른하고, 머리가 어지럽고 온 몸이 아프고 괴로운 증세를 치료한다.

· 赤芍藥(酒炒)· 白茯苓 各一錢 · 甘草(炒) · 柴胡 各五分

이상을 생강 및 대추물에 달여 복용한다.

(7) 血風이 脾를 쳐서 먹지 못하는 증세

脾는 一身의 中主(五臟의 으뜸이기도 함)로 뜻과 마음과 지혜를 감춘 곳이다. 모든 經이 다 脾의 滋養함을 힘입고, 胃와 더불어 表裏가 된다.

胃는 모든 음식과 공기 등 氣血을 생산하기 위한 영양을 받아들이고, 脾는 胃가 받아들인 것을 腐化하는 곳이므로 만약 勞로 인해

眞氣를 상하면 자연 밖으로부터 그 虛를 타고 邪氣가 침입하여 여러 가지 疾患이 발생한다.

補說 經에 이르기를 『胃는 脾의 剛이오 脾는 胃의 柔다. 胃를 상하면 脾가 받을 물건이 없게 되고, 脾를 상하면 胃를 위해 받아 들인 물건을 運化하지 못한다. 그러므로 脾와 胃는 表裏관계가 되어 음식을 보급받아 백가지 經脈을 기른다』하였다.

『血風이 脾를 쳐서 음식을 못한다』하는 증세는 血風 때문에 음식을 먹지 못하는 원인 이전에 음식에 체하거나 영양부족이 되거나, 해로운 음식을 먹었거나, 음식을 너무 적게 먹은 것이 원인이 되어 氣血을 손상하고 氣血이 손상하면 風邪가 들어와 脾에 지장을 주므로 소화불량, 여러가지 증세로 음식을 먹지 못하게 되는 것이다. 어쨌든 血風으로 脾가 상하여 음식을 먹지 못하면 『六君子湯』을 복용하고, 勞로 脾가 상했으면 『補中益氣湯』을 써야 한다.

風寒으로 脾가 상했으면 『人蔘理中湯』이오, 本旺節(正二月)에 脾土가 木氣의 克을 받으면 『六君子』에 柴胡를 넣어 쓰고, 口吐와 腹痛과 소변이 불리하면 『六君子』에 木香을 加해 쓰며, 가슴이 허하거나 더부룩하고 혹은 肚腹(가슴과 배 중간)이 불편하면 『六君子湯』이오, 우울증과 怒로 肝脾를 손상하였으면 『歸脾湯』으로 치료하고 命門의 火가 쇠약하거든 『八味丸』을 써야 하는바 모든 經의 邪의 유무를 살펴 치료해야 한다.

가령 먹지 못하여 영양부족으로 살이 마른다면 이는 脾胃經의 본병이고, 오른쪽 關脈이 느릿하고 약하게 뛰는 脈은 脾胃의 本脈

인데 이 脈이 만일 당기거나 四肢 움직임이 불편하고 便이 어렵고 소변이 불리하며, 힘줄이 굳으면(轉) 이는 肝으로 인한 脾胃病이다. 만일 겸하여 脈이 들멍들멍 크게 뛰고, 혹은 살에 열이 있고 자주 열이 오르고, 얼굴에 赤氣를 띠면 이는 心臟으로 인한 脾胃病이다. 그리고 또 만일 脈이 뜨고 거칠게 뛰고, 혹은 가쁘고 기침하고 가래가 성하면 이는 肺로 인한 脾胃病이다. 만일 脈이 잠겨 미세하게 뛰고, 무서움을 잘 타고, 하품을 자주 하는 것은 腎으로 인한 脾胃病이다. 각각 本經에 속하는 처방약과 겸하여 증세에 따른 약을 加해 쓰면 萬無一失이 될 것이다.

이상은 東垣先生의 治療秘方이다.

* 한 부인은 헛배가 부르고 거북하고 먹지 못하여 어떤 의원이 「人蔘養胃湯」과 「木香檳榔丸」을 썼으나 설사하고 가래를 뱉고 뱃속에 덩이가 생기므로 다시 「二陳湯」에 黃連·厚朴을 가하여 복용시키니 도리어 배가 더욱 부르고 먹지 못하여 괴로워 한다.

  내 생각에 이 증세는 脾胃가 허약해서 소화작용을 못하는 것이라, 하고 『補中益氣』에 茯苓·半夏를 加하여 五十여제를 복용토록 하였더니 脾胃가 튼튼해지고 기타의 증세가 거뜬히 나았다.

* 한 부인은 언제나 조금씩 밖에 먹지 못하다가 혹 조금만 더먹으면 대변이 나쁘고, 입에서 신물이 나오고 악취가 나오므로 어떤 의원에게서 「二陳湯」에 黃連·枳實를 넣은 약제를 지어다 먹고는 도리어 內熱에 구역질이 나온다. 내가 이 말을 듣고 『이는 근본 원인이 虛寒 때문이니 이를 고쳐야 한다』고 일러 주었으나 내 말을 믿지 않고 火(熱) 다스리는 약을 쓰더니 증세가

더하고 月經마저 멈추고 말았으므로 할 수 없이 내게로 찾아 왔다.

나는 『六君子』에 炮薑·木香을 加入해서 몇제를 지어 주었더니 그녀가 복용하고 병세가 점점 호전되었다. 이어서 『補中益氣湯』에 炮薑·木香·茯苓·半夏를 가입해서 몇 劑를 지어 주었더니 복용후 완치되었다.

뒤에 음식 부주의와 고된 일로 몸이 지친데다 怒氣로 인해 병이 재발하였으므로 먼저 쓰던 약을 써 보았으나 이 때에는 脈이 洪大하고(눌러 보니 虛하여 두 尺脈이 없는 것 같았다) 열이 높았다. 이 증세는 命門의 火가 쇠약해진게 원인임을 깨닫고『補中益氣湯』에 薑桂를 加하고, 또는 『八味丸』을 겸하여 먹도록 한 결과 두 달 남짓하여 모든 증세가 다 나았다.

이 증세가 만일 中氣 허약이 원인이면 『人蔘理中湯』 혹은 『六君子』에 木香·炮薑을 넣어 쓰고, 듣지 않으면 『左金丸』이나 『越鞠丸』을 쓸 것이며, 中氣가 虛寒하면 『附子理中湯』을 겸해 쓰면 낫지 않을 이치가 없다.

* 한 부인은 조금만 먹어도 배가 팽창하고 신물이 삼켜지며, 혹은 月經이 순조롭지 못하다 한다. 이는 中氣(脾胃)가 허약해서 소화를 못 시키는 까닭이므로 『補中益氣』에 砂仁·香附·煨薑을 넣어 복용토록 하였더니 음식을 많이 먹을 수 있었다. 다시 「六君子」에 川芎·當歸·貝母·桔梗을 넣어 복용한즉 月經도 좋아졌다.

* 한 부인은 나이가 三十이 넘었는데 갑자기 음식을 먹지 못하게 되어 맑은 차와 물 그리고 과일만 먹으면서 三年을 지났다. 나

는 이 女人의 증세가 脾氣의 鬱結때문이라 생각되어 『歸脾湯』에 吳茱萸를 가입해서 四劑를 복용시켰더니 전일과 다름없이 음식을 먹을 수 있게 되었다.(만약 脾와 腎이 모두 허하여 먹지 못하거든 四神丸으로 치료하라)

* 한 婦人은 끼니의 밥은 먹지 못하고 오직 음료수와 과일즙 정도만 먹으면서 살아온지가 三年이 되었다. 肝·脾 二脈이 떠서 만져보니 미세하게 뛰는 것이나마 간혹 멈추곤 한다. 이는 肝脾의 氣가 울결된 증거이므로 『六君子』에 木香·吳茱萸를 加해서 복용시켰다. 痰의 積을 내려 쏟고 음식에 지장이 없었지만 이미 몸이 바싹 마르고 기운이 쇠진하여 누운지 달이 넘었다. 위 약을 계속 복용하고는 건강이 완전히 회복되었다.

○ 越鞠丸 = 답답한 氣가 막혀 속이 상하고, 명치가 더부룩하거나 쓰리고 아프며, 배가 팽창하고, 목구멍이 특특하고, 가래가 끼어 개운치 않고, 음식 생각이 없고, 신물이 나오고, 썩는 냄새가 입안에서 나는데 이 약을 쓰면 좋다.

만일 脾胃가 허약이면 『六君子湯』을 위주하라. 대개 中氣가 허약하면 變症이 많이 생기는 것이니 『四君子』로 脾胃를 補하면 원기가 점점 회복되어 자동적으로 다른 증세가 낫게 된다. 이를 모르고 단순히 직접적인 약제만 쓰는 것은 그 本을 두고 末을 치료하는 어리석음이 되고 만다.

· 香附·蒼朮(炒)·川芎·梔子(炒)·神麴(炒)·山查 各等分

위 약재를 모두 作末하여 풀에 반죽 녹두알 크기만큼 丸을 만들지어 한차례 六·七十丸씩 食後 한참 된 뒤에 白湯으로 복용한다.

○ 四君子湯・六君子湯・補中益氣湯 = 이상의 方文은 24頁 (6)에 기록되었음. ○ 八味丸 = 24頁 (11)을 참고. ○ 人蔘養胃湯 = 7頁 (6)을 참고. ○ 二陳湯・左金丸 = 7頁 (17)을 참고. ○ 人蔘理中湯・附子理中湯 = 20頁 (6)을 참고.
○ 歸脾湯・八珍湯 = 24頁 (4)를 참고. ○ 二神丸・四神丸 = 8頁의 (8)을 참고.

(8) 鬼邪로 인한 病

사람은 木火土金水 五行의 秀氣로 태어나 肝・心・胃・肺・腎의 五臟의 神氣를 承하여 길러진다. 만일 調理를 잘 못함으로 인해 氣血이 심히 허해지면 그 虛한 틈을 타고 鬼邪가 침범하여 病을 앓게 되는 경우가 있다. 鬼邪가 범한 증상은 사람 상대하는 것을 싫어하여 숨어 지내고, 때로는 앞에 사람이 없는데도 공연히 중얼대고 희죽희죽 웃기도 하고, 혹은 공연히 슬퍼하고 공연히 울기도 하는 등 실성한 사람 같다. 이러한 증세를 가진 환자의 脈을 짚어보건대 더디게 뛰고, 간혹 멈추는 때가 있고, 혹은 새가 부리로 쪼는 것 같이 톡톡거리고, 혹은 빠른지 느린지 도무지 脈度를 가늠할 수 없게 뛰기도 하는 것이 이 病의 증상이다.

補說 이와 같은 증세는 七情(기뻐하고 슬퍼하고, 성내고, 즐거워하고 두렵고 사랑하고 미워하는 따위의 감정)이 度를 지나면 心血을 상하고, 이로 인하여 神이 보호를 받을 곳이 없는 까닭이다. 처방은 安神定志(心神을 안정시킴)의 약을 쓰면 邪氣가 물러가고 正氣가 회복되어 자연 神(五臟의 神氣)이 안정된다.

만약 脈이 크게 뛰었다 작게 뛰었다 하고 길었다 짧았다 하여 제멋대로 뛰는 것은 鬼祟病이니 鬼谷穴에 뜸을 떠서 치료함이 좋다.

○ 茯神散 = 망녕기가 있거나, 말을 종잡을 수 없이 횡설수설 하거나 때로 바보처럼 멍하거나, 痰과 熱이 盛하는 증세를 치료한다.

• 茯神(一兩半炒)· 茯苓 · 人蔘 · 石菖蒲(各一錢)· 赤小豆(五分)

이상을 물에 달여 복용한다.

○ 桃仁丸 = 鬼神과 도깨비(魅) 따위와 이야기 하고, 정신 병자 같이 공연히 혼자 중얼거리는 증세를 치료한다.

• 辰砂(別硏)· 檳榔 · 當歸 · 桃仁 各三錢 · 水銀 一錢(대추 一個로 번쩍거리는 것을 갈아 없앤다)· 麝香 · 阿魏(麵裏煨)· 沉香 各半兩

이상을 모두 作末하여 煉蜜에 뭉쳐 桐子 크기만큼 丸을 짓는다. 한차례 十丸씩 빈 속에 桃仁湯으로 복용한다.

○ 辟瘟丹 = 일체의 邪鬼를 물리친다.

• 虎頭骨(二兩)· 硃砂 · 雄黃 · 雌黃 · 鬼臼 · 皁莢 · 蕪荑仁 · 鬼箭羽 · 藜蘆 各一兩

이상을 作末하여 煉蜜에 뭉쳐 丸을 만들되 彈子 크기만큼 만든다. 이 丸을 주머니에 一丸씩 넣고 다니는데 男左女右로 팔뚝에 매고, 또 一丸은 患者가 거처하는 門 앞에서 불사르면 모든 邪鬼가 접근하지 못한다.

○ 妙香散 = 神氣가 부족하고, 정신이 황홀하거나, 혹은 꿈에 鬼神 · 도깨비가 잘 보이거나 말을 착란하게 하는 환자를 치료하는데, 먼저 이 약을 써서 血氣를 補해야 心神이 안정되고, 神氣가 안정된 뒤에 「茯神散」을 복용토록 해야 한다.

(이 妙香散의 方文은 앞의 3頁 (13)에 이미 기록되어 있으니 그 곳을 참고하라)

(9) 婦人의 傷寒과 傷風

傷寒症을 치료함에 있어 만일 氣口脈이 급하거든 熱을 내리게 하고, 人迎脈이 급하거든 땀을 내도록 해야 하며, 왼쪽 關脈이 뜨고 급해도 역시 땀을 내야 한다. 만일 胃熱로 헛소리 하고, 건망증이 있고, 아랫배가 부르면 『抵當湯』을 쓰고, 胃가 實하고 헛소리하면 『承陽湯』을 써야 한다.

脈이 급하고 땀이 없으면 傷寒이오, 脈이 느리고 땀이 나면 傷風이다. 熱病에 脈이 들멍들멍 뛰면 中暑(더위 맞은것)니 『香藿飮』을 쓰고 열병에 脈이 가늘고 약하게 뛰면 더위 먹은 것이니 『白虎湯』을 쓴다. 胃가 實하면 『承氣湯』이오, 傷寒에는 먼저 『黃龍湯』을 쓰되 男女가 일반이며, 다만 상한에 임신중이면 淸藥이라야 하니 桂枝·半夏·桃仁·朴硝 등의 약은 쓰지 말아야 한다.

藥을 쓰는데 있어 病이 나으면 그쳐야 하니 남은 약이 있더라도 마저 먹지 말아야 한다.

補說 한가지 주의할 것은 姙娠中과 産後에는 胎를 편안게 하고 補함을 위주하여 증세에 따라 적절히 사용해야 한다.

- 黃龍湯 = 小柴胡湯에서 半夏만 뺀 것이다.
- 桂枝紅花湯 = 傷寒과 열로 인하여 입이 마르고 혀가 마르며, 經脈이 활발하지 못한데 치료한다.
  - 桂枝·芍藥·甘草(炙) 一錢·紅花 二錢

위 약을 薑棗水에 달여 복용하고 한참 뒤 다시 마시면 땀이 나오면서 傷寒症이 풀어진다.

○ 黃芩芍藥湯 = 부인이 內熱있고 입안이 마르고 목구멍이 마르며, 헛배가 불러 먹지 못하는 증세를 치료한다.

- 黃芩炒 · 芍藥(酒炒) · 白朮 · 熟地黃(自製) 各一錢

위 약재를 물에 달여 복용하되 추우면 생강을 가입한다.

○ 當歸湯 = 傷寒으로 숨이 가쁘고, 답답하거나 혹은 떨리고 추운 것은 陰陽이 다 허함이니 이 약을 복용하면 효험이 있다.

- 柴胡 一錢 · 白朮(炒) 七分 · 人蔘 · 甘草(炒) · 赤芍藥 · 當歸 各五分 · 五味子(杵炒) · 木通 各三分

위 약재를 薑棗水에 달여 복용한다.

○ 瀉心三黃湯 = 傷寒을 치료하는데 六七日內 소변이 燥하고, 대변이 빡빡하여 나오지 않거나, 헛소리 하고 동자가 붉고 毒氣가 閉塞된 증세에도 효험이 있다.

- 大黃 · 黃芩(炒) · 黃連(炒) 各一錢

위 약재를 물에 달여 복용하되 눈동자가 붉게 충혈되고 아프면 위처방에 赤茯苓과 竹葉을 더 넣는다.

○ 燒裩散 = 女子가 男子와 合交하다가 얻은 병인데 이를 陰易이라 한다. 증세는 속이 거북하고, 冷하고 아프며, 머리가 무겁고, 눈동자에 붉은 점이 생기고, 화끈거리고, 귀에서 앵앵 소리가 나고, 가슴이 답답하고, 마디마디가 부서지는 듯이 아프다. 이런 경우 남자가 오래 입던 잠뱅이 (裩 - 바지) 를 구하여 왼쪽 배가 닿는 부위를 약간 도려내어 불에 태운 재를 하루에 세차례 白湯으로 마신다. 남자 병에는 여자의 옷을 같은 요령으로 해서 쓰

고 효과가 없으면 『蔘附湯』을 쓴다.

(10) 熱이 血室에 든 증세

婦人이 寒氣에 傷하거나(傷寒) 風에 傷하여(傷風) 열이 오르고, 經水가 증세중에 이르고, 낮엔 편하나 저녁이면 헛소리 하며, 증세가 학질 비슷한 것은 熱이 血室에 들어간 까닭이다. 치료에 주의할 것은 胃氣와 上中 二焦를 범하지 않도록 해야 하며 처방은 『小柴胡湯』을 복용한다. 脈이 느리고 冷하거든 期門穴에 針을 놓되 환자가 다섯번 호흡할 동안 꽂았다가 서서히 針을 뺀다. 期門穴이란 곳은 반드시 瀉을 시켜야지 補하면 불가하다.(살찐 사람은 二寸이요 마른 사람은 一寸半 깊이를 꽂는다)

補說 위에서 논한 病(熱이 血室에 들어가므로 인해 생기는 증세)은 힘든 일을 하다가 지치거나 怒氣를 크게 내어 熱이 발한 가운데 마침 月經週期와 같은 때에 발병한 것을 일컬음이다.

위 증세가 있으면 역시 『小柴胡湯』에 生地黃을 가하여 쓰고, 血이 허하면 『四物』에 柴胡를 가하여 쓴다. 만약 증세는 이미 낫고 다만 熱만 남아있거나 본래부터 元氣가 약했던 사람이면 『補中益氣湯』을 쓰고, 본래부터 脾氣가 침울했던 사람이면 『濟生歸脾湯』을 쓰며, 본래부터 血氣가 허했던 사람이면 『十全大補湯』을 써야 한다.

◎ 治療經驗

* 한 婦人은 月經中에 風邪에 걸려 밤만 되면 熱이 발하면서 헛소리 한다. 이는 熱이 血室에 들어간 까닭이다. 『小柴胡』에 生地黃을 더하여 복용하고는 증세가 없어졌으나 다만 머리가 어지럽고 內熱이 남아 있으므로 『補中益氣』에 蔓荊子를 넣어 복용하고는 말끔히 나았다. 뒤에 怒와 속상한 일로 인해 갑자기 寒熱에 헛소리하고, 가슴·배가 팽창하고 아프며, 月水가 앞당겨 이르는 이상이 생겼다. 이는 肝火(熱)와 血熱이 제멋대로 行함이다. 『加味逍遙散』에 生地黃 넣은 약재를 먹고 치료되었다.

* 한 女人은 怒가 원인으로 寒熱에다 머리가 아프고, 헛소리하며(밤이면 더욱 심함) 때 이른 月水가 갑자기 나왔다. 이는 怒가 肝火를 발동시킨 까닭이다. 『加味逍遙散』에 生地黃을 첨가해서 복용하고는 정신이 맑아졌으며 이어서 『補中益氣湯』을 먹고 완전히 나았다.

* 한 婦人이 月經中에 열이 갑자기 오르면서 헛소리 하므로 어떤 의원이 寒冷한 약을 썼다. 그랬더니 열이 내리기는 커녕 더욱 심하고, 月水도 끊겼으며 가슴(肚部)과 배가 아프고, 구역질하고 먹지도 못한다. 이는 熱이 血室에 들어가고 寒氣가 다시 胃를 상했기 때문이다. 『香砂六君子湯』과 『歸脾湯』을 번갈아 먹도록 하였더니 나았다.

○ <u>乾薑柴胡湯</u> = 婦人의 傷寒과 熱이 血室에 들어가 寒熱하는 증상이 학질 같이 앓고, 혹은 헛소리 하고 귀신이 보이는 증세등을 치료한다.

・ 柴胡 一錢・桂枝 三分・葛根 五分・牡礪(煅)・乾薑(炮)・甘草 各三分
이상을 물에 달여 복용하는데 땀을 내면 낫는다.

○ 海蛤散 = 부인의 傷寒과 피가 명치 근방에 맺혀 괴로운 증세를 치료한다. (이 藥을 복용한 뒤 期門穴에 針을 맞으면 효과가 빠르다)

・ 海蛤・滑石(煅水飛)・甘草 各三分・芒硝 一兩
위 약재를 作末하여 한차례 二錢씩 계란 흰자위에 개어 마시면 小腸이 뚫려 시원하고 뭉쳐 있던 핏덩이가 풀린다. 다시 『桂枝紅花湯』을 먹고 땀을 내면 거뜬히 낫는다.

〈참 고〉

○ 小柴胡湯 = 24頁 (2)를 참고. ○ 四物湯・妙香六君子湯 = 24頁 (6)을 참고. ○ 歸脾湯・十全大補湯・加味逍遙散 = 24頁 (4)를 참고. ○ 補中益氣湯 = 24頁 (10)을 참고.

(11) 婦人의 咳嗽

肺는 四臟(胃・肝・腎・心)의 華盖로써 안으로는 여러 經의 氣를 통솔하고 밖으로는 腠理(주리 - 실갖)와 皮毛를 司令한다.

만일 밖으로부터 邪氣가 肺에 침입하면 咳嗽(기침)가 나오는데 肺의 異常유무는 脈과 呼吸으로 알아낸다. 脈이 뜨고 자주 뛰면 風에서 일어나고, 脈이 느리고 약하면 濕에서 일어난 것이며, 들멍들멍 자주 뛰면 熱에서 일어나고, 더디 뛰고 깔깔하면 寒에서 일어남이다. 風은 흩어지게 하고, 濕은 燥하게 하고, 熱은 식히고, 寒은 따뜻하게 하고, 虛한 것은 補해야 한다.

補說 丹溪는 위에서 논한 咳嗽症에 대해서 다음과 같이 처방을 말했다.

봄에는 木氣가 상승하고, 여름은 火氣가 솟구치고, 가을에는 濕熱이 肺를 상하기 쉽고, 겨울에는 風寒이 침입한다. 風은 흩어지게 해야 하고, 痰은 삭여 아래로 내리고, 살갗은 열어주어야 하니 『二陳湯』에 麻黃·桔梗·杏仁을 첨가해서 쓴다.

痰에는 증세를 참작해서 약을 쓰는바 勞로 인해 기침하면 『四物』에 竹瀝과 生薑汁을 넣어 쓴다.

마른 기침은 치료가 어렵다. 마른 기침이 나오는 것은 痰이 火邪에 울결됨이니 苦梗으로 熱을 열어주고, 여름에는 陰을 補하고 火(熱)를 내리도록 약을 써야 하는데 낫지 않으면 勞症(일만 하면 증세가 발하는 것)이 되고 만다.

주로 午前에 기침이 나오면 胃火(熱) 때문이다. 貝母 石膏를 쓰고, 오후에 기침이 나오기 시작하는 것은 陰이 허한 때문이다. 『四物』에 炒한 黑黃栢·知母를 첨가해서 쓰고, 저녁에 기침이 나오기 시작하는 환자는 火氣가 肺에서 浮上한 까닭이다. 五味子·五倍子를 쓰고, 밤중에 해수하는 것은 음식으로 인한 熱(火)이 肺에 흘러다니는 까닭이다. 貝母와 연한 石膏를 쓰면 좋다.

肺가 팽창하여 해수가 나오고 이리둥굴 저리둥굴 잠을 이루지 못하는 것은 痰이 瘀血(피가 뭉친것)된 곳에 끼어 血氣가 막힘으로 인해 病이 든 것이니 血을 기르고 肝을 소통시키며 痰을 맑혀야 한다. 『四物』에 桃仁·訶子·青皮·竹瀝 등을 넣어 복용하면 낫는다.

기침이 자주 나오면서 갈비 아래가 아프면 肝氣를 소통시켜야 하므로 青皮를 쓰고, 痰이 많으면 白芥子 등을 써야 하며, 血이 氣에 지장을 받아 기침이 심한 환자는 桃仁·大黃·生薑汁丸을 쓴다. (기침을 낫게 하는데 생강을 많이 쓰는 이유는 辛으로 痰을 흩어지게 하기 때문이다) 火가 발동하여 痰이 위로 올라가서 해수하는 경우거든 먼저 火(熱)를 다스린 뒤 痰을 치료해야 하니 知母로써 기침을 그치게하고 肺를 맑히는 한편 陰을 보태주고, 火를 내리도록 해야 한다.

밤에 기침이 심한 자에게는 陰을 맑게하는 약을 쓰고,기침을 몹시 하는 자에게는 粟殼을 써야 하는 것은 의심할 여지가 없다. 오직 病根을 제거하는게 목적인데 즉 粟殼은 收斂하는 性이 있는 약이기 때문이다.

해수는 오전과 오후가 다르다. 오전은 陽에 속하고, 오후는 陰에 속하는바 오전에 자주 나오는 기침에 胃火가 왕성하면 『竹葉石膏湯』을 쓰고 胃氣가 허약하면 『補中益氣』에 山梔를 가하여 쓰며 오후에 자주 나오는 기침에 陰血이 허하면 『四物』에 黃栢·知母(이상 二藥을 酒拌하여 黑色이 되도록 炒한다)를 쓰고, 腎水가 허하면 『六味地黃丸』을 쓴다. 그리고 해질 무렵부터 나오는 기침은 『四物』에 五味子·麥門冬을 가한 藥劑를 쓰고, 밤중부터 나오는 기침은 『六君子』를 쓰되 잠을 못 이루거나 두 갈비 밑이 아프면 『六味地黃丸』과 『補中益氣湯』을 써야 한다.

만일 氣虛로 인하여 살갗이 꺼칠하면 六淫이 침입한 까닭이니 당연히 外邪를 제거하고 脾土를 實하게 해야 하며, 만일 心火의 太過로 인한 것이라면 肝木을 누르고 肺金을 滋養해야 한다. 만일 肺金의 氣가 허하면 당연히 脾土를 補하여 肺金을 生하도록 하고,

만일 腎水가 휴손되어 虛火가 솟아오르면 肺金을 補하여 腎水를 生養해야 한다. 대개 風邪와 胃火(熱)는 熱이 實하므로써 병이 되는 것이니 치료하기 쉬우나 肺와 腎이 손상되면 眞臟이 病든 것이므로 고치기가 매우 어렵다.

◎ 治療經驗

* 한 婦人은 본래부터 고된 일을 많이 해 왔는데 초겨울에 해수가 심하고 열이 오르고, 吐血하고, 식은 땀이 나고 全身이 아프고, 혹은 寒熱이 왕래한다. 어떤 의원에게서 痰을 없애고 熱(火)을 내리는 藥을 지어다 먹고는 입이 오그라져 말을 못하고 힘줄이 오그라져 屈伸이 어려웠다.

  이 부인의 증세는 본래 血이 허한데다 藥이 더욱 손상시킨 탓이다. 나는 『八味丸』을 위주하고 『補中益氣』에 麥門冬·五味子·山藥을 가입해 주었더니 그녀가 복용한 뒤 일년 남짓하여 완치되었다.

* 한 부인은 기침이 심한데다 열이 높고, 구토하고, 痰을 뱉어 주야로 五六차 토하며 호흡이 가쁘고, 가슴이 답답하고, 갈증나고, 먹지 못하고 血崩(핏덩이가 局部로 쏟아져 나옴)하니 이는 脾土가 虛하고 차기 때문이다. 『八味丸』과 『附子理中湯』을 복용시켰더니 이러한 증세가 다 나았다.

* 한 부인은 해수하고, 痰을 토하고, 밤이면 숨이 가빠서 잠을 못 이룬다. 이는 본래부터 痰이 많아 脾가 허해진데다 肺도 허하여 陰火가 위로 치받치기 때문이다. 『補中益氣』에다 麥門冬·五味子를 넣어 먹도록 하였더니 쾌차하게 되었다.

* 한 婦人은 기침을 자주 하는데다 갈비대가 아프고, 저녁이면 더 하였는데 원인은 肝脾가 虛熱하여 肺를 상함이다. 『加味逍遙散』에 熟地黃을 加해 복용하고는 나았다가 뒤에 고된 일과 怒로 탈이 생겨 太陽(눈 부위)이 아프고 寒熱이 왕래하며 기침이 다시 심해지고, 오줌이 저린다 하는데 이는 肺氣가 허하여 尿脬가 절제를 잃은 까닭이다. 먼저 복용하던 약에 『地黃丸』을 곁들여 먹은 뒤에야 다시는 재발하지 않았다.

* 한 婦人은 오래도록 咳嗽病으로 고생해 왔고, 얼굴이 누리고 쭈굴거리며 팔·다리·몸이 무겁고 나른하여 거동하기가 싫어졌으며, 밥 생각이 없는데다 조금만 더 먹으면 그만 便으로 쏟아낸다. 이는 脾가 허약하여 肺를 도와주지 못함이다. 아침에는『補中益氣湯』에 저녁에는 『六君子湯』을 主劑로 써 오면서 간간히 『八珍湯』으로 곁들여 三個月 남짓 복용하고는 낫게 되었다.

뒤에 寒邪에 감염하여 숨이 가쁘고, 가슴이며 배가 팽창하여 밥을 먹을 수가 없고 四肢는 올라오면서 冷한 증세를 발했다. 中氣(脾胃)가 아직도 허약해 있어 皮毛와 살갗에 영양을 보급하지 못한 탓이다. 『六君子』에 生薑·桔梗을 가입해서 먹은 뒤에야 완치되었다.

〈참 고〉

○ 法製清氣化痰丸 = 氣를 順히 하고, 脾를 쾌하게 하며, 痰을 삭이고 음식을 소화 시키는데 효과가 있다.

· 半夏·南星(去皮尖)·白礬·皂角·乾薑 各四兩

먼저 白礬(백번)·皂角(조각)·乾薑 등 세 가지 약재를 물 五사발 정도에 三사발쯤 되게 달이고 半夏·南星을 二日間 물에 담겼다가 모두 합쳐 다시 달이되 半夏·南星에 白點이 없어지면 달이기를 그만둔다.

· 陳皮·靑皮·紫蘇子·蘿蔔子(炒別硏)·杏仁(去皮尖炒硏)·葛根·神麯(炒)·麥蘗(炒)·山査子·香附子

위 藥材를 모두 作末하여 蒸餠(떡처럼 찐다)을 만든 다음 桐子 크기만큼 丸을 지어 한차례 五-七十丸씩 잠자리들기 직전에 茶湯으로 복용한다.

○ 茯苓湯 = 가슴에 가래가 있고 심장과 가슴이 공연히 부르며, 물만 마셔도 잘 토하므로 음식을 제대로 먹을 수 없는 (口味도 없다) 증세를 치료한다.

· 茯苓·人蔘·白朮(炒) 各三兩·枳實(炒) 二兩·橘皮二兩半·生薑 四兩

위 약재에 물 六升 정도를 붓고 二升이 남을때 까지 달여 세번에 나누어 먹는다.

○ 加減小柴胡湯 = 기침이 자주 나오고, 寒熱이 왕래하는데 치료한다.

· 柴胡·半夏·黃芩(炒) 各一錢·甘草(炒)·乾薑(炮) 各 五分·五味子(炒杵) 三分

위 藥材를 물에 달여 복용한다.

○ 黃連解毒湯 = 일체의 實火(즉 實熱)로 인한 病과 기침·천식에 脈이 洪大하고, 혹은 공연히 지껄이고, 입이 말라 冷水만 마시고, 숨차고, 눈동자가 붉고 아픈데 치료하는 약이다.

· 黃連·黃芩·梔子·黃柏 各三錢

이상의 약재를 물에 달여 먹는다.

○ 梔子仁湯 = 숨차고, 기침하고, 열이 오르고, 입이 마르고, 미

친 증세가 있고, 부대껴 안간힘 쓰고, 얼굴이 붉고, 목구멍이 아픈 증세 등을 치료한다.

· 梔子仁·赤芍藥·大青·知母 各一錢·升麻·黃芩·石膏·甘草·杏仁 各二錢·柴胡 二錢半·豆豉 百粒

이상을 물에 달여 복용한다.

○ 麥門冬湯 = 火熱이 肺를 타고 들어가므로 인해 기침할 때 피를 뱉고, 앞가슴이 더부룩하게 부르고, 五心(五臟)이 熱한 증세를 치료한다.

· 麥門冬(去心)·桑白皮(炒)·生地黃 各一錢·半夏·紫苑·桔梗·淡竹葉·麻黃 各十分·五味子(杵)·甘草 各五分

위 藥을 生薑水에 달여 복용한다.

○ 二陳湯 = 24頁 (5)를 참고. ○ 竹葉石膏湯 = 13頁 (10)을 참고. ○ 四物湯·六君子湯 = 24頁 (6)을 참고.

○ 六味丸·八味丸 = 24頁 (11)을 참고. ○ 人蔘理中湯 =20頁 (8)을 참고. ○ 歸脾湯·加味逍遙散·八珍湯 = 24頁 (4)를 참고. ○ 補中益氣湯 = 24頁 (10)을 참고.

(12) 咳嗽와 温藥

經에 이르기를 『조금 차가운 氣가 기침이 되고, 찬 기운이 심하면 腸澼(창자에 물이 잡히는 병)이 된다』하였다. 옛 사람들이 方文 세워논 것을 보면 咳嗽症에 乾薑·桂心·細辛 등의 약을 많이 쓴다. 만일 열이 上焦에 있으면 해수병이 되고, 열이 허하면 肺가 약해지고, 열이 實하면 肺에 종기가 생긴다. 혹은 氣血不足이 원인이 되고, 혹은 酒色이 원인도 되고, 혹은 津液이 없어 燥한 기운이 肺金을 태우는 것이 원인이 되기도 한다. 그러므로 脈이 빠르고, 열이 오르고, 기침하고 고름피가 나오는 것인데 의당 매웁고 溫하고, 脾胃를 도우는 약 등을 써야 한다. 만일 柴胡·鱉甲·麥門冬·葶藶 등의 약재를 쓴다면 그르치는 일이다.

補說 丹溪先生은 다음과 같이 말했다. 陰分에 속하는 기침은 대개 陰虛한데 속하는바 肺가 팽창하여 잠을 못자는데까지 이르면 고치기 어렵다. 肺가 약한 자는 오직 肺氣를 補하고, 血을 길러 肺金을 맑게 하고, 肺氣가 넘치면 氣를 뽑아야 하니 桑白皮를 위주하여 半夏·茯苓을 곁들여야 한다. 즉 그 남는 氣를 뽑고(瀉) 부족한 氣를 補하는게 치료의 妙다.

肺가 燥熱하면 濕潤한 약으로 그 熱을 내리도록 해야 되는바, 熱에 속하는 증세에는 桔梗·大力子·知母·鷄子淸을 쓰고, 寒病에 속하는 증세에는 細辛·半夏·生薑을 써야 한다. 肺가 허하거든 人蔘膏·阿膠를 위주하고, 肺에 陰不足이면 「六味地黃」이 主藥이며, 혹은 知母茯苓湯을 쓰며, 陰虛하여 숨이 가쁘면 四物에 陳皮·甘草를 가입하여 그 燥한 기운은 내리고 虛한 陰을 補해야 한다.

위에서 논한 증세에 있어 기침하고 코막히고, 음성이 무거우면 風邪에 肺가 손상됨이니 「蔘蘇飮」을 쓰고, 얼굴이 붉고, 숨차고, 기침하는 것은 火(熱)가 肺를 克함이니 「人蔘平肺散」을 쓰며, 寒熱이 교체되는 증세는 肝氣가 不和함이니 「四君子」에 知母·柴胡·桔梗을 쓴다. 해수하고 가쁜 것은 肺虛가 원인이니 「人蔘補肺湯」이오, 몸이 나른하고, 적게 먹는 것은 脾가 허한 관계니 「蔘朮補脾湯」이오, 입이 마르고 목이 컬컬하고 燥한 것은 虛火

(虛熱)가 위로 솟구쳐 오르는 원인이니 「六味丸」을 써야 한다.

대체로 논한다면 열이 오르고, 가쁘고, 기침하고, 혹은 기침할때 고름피가 나오고, 음식이 당기지 않는 증세가 발하거든 급히 脾와 肺를 補하고 아울러 腎水를 補해주면 치료될 수 있다. 만약 脈이 뜨고 들멍들멍 뛰며, 얼굴에 赤氣가 돋는 경지까지 이르면 고치기 어렵지만 脈이 떠도 짧고 껄끄러우면 치료할 수 있다.

○ 蔘蘇散 = 風寒에 減染되므로 인해 기침하고, 氣가 거슬러 올라오며, 血이 上焦에 싸여 熱이 오르고, 숨이 급하고, 혹은 기침할 때 피를 토하고, 코피나고, 혹은 가래와 기침이 그치지 않을 경우 치료하는 약이다(만일 이 藥劑에 黃芩·山梔를 加入하면 「加味蔘蘇飮」이라 부른다)

• 人蔘·紫蘇葉(去梗)·半夏(薑汁拌炒)·茯苓·陳皮·桔梗·葛根·前胡·枳殼(麩炒) 各一錢·甘草(炙) 五分

위 약재를 물에 달여 복용한다.

○ 金沸草散 = 肺經에 바람을 받아 머리와 눈이 어지럽고 아프며, 기침하고, 목이 잠기고 짙은 가래가 목에 붙어 잘 뱉어지지 않는데 치료한다.

• 荊芥穗 七分·前胡·麻黃·旋覆花 各七分·甘草·赤芍藥·半夏 各五分

위를 薑棗水에 달여 복용한다.

○ 定喘湯 = 痰이 있고 가쁘고 가슴이 더부룩하고, 앉으나 누우나 편치 않고 소리가 무겁게 잠기고, 코가 막히고, 머리가 어지러운 증세를 치료한다.

• 半夏(麯)·明阿膠(炒)·甘草(炒) 各五分·罌粟殼(製) 二錢·五味子(杵炒)·

桑白皮(炒)·麻黃(去節)·人蔘 各三分

이상의 약에 생강 三片, 烏梅 半個를 加入해서 물에 달여 잠자리에 들기전 복용한다.

○ 金不換正氣散 = 肺·胃가 허약하여 기침이 계속 나오고 가래가 많고, 숨이 가쁜 병을 치료한다.

· 罌粟殼(製) 一錢·杏仁(製)·甘草·枳殼 各五分

이상을 생강·오매 달인 물에 달여 복용한다.

○ 錄驗橘皮湯 = 肺가 상하여 冷濕으로 기침하고 목에서 그륵그륵 소리가 나고, 氣가 오르고, 머리 아픈데 치료함.

· 陳皮·紫苑·麻黃(去皮)·杏仁(製)·當歸 各一錢·桂心·甘草(炒)·黃芩 各五分

이상을 물에 달여 복용한다.

○ 華蓋散 = 肺에 寒邪가 감염되어 기침하고 목이 잠겨 말소리가 탁하고, 가슴(명치)이 더부룩하고, 눈과 머리가 어지러운데 치료한다.

· 蘇子(炒)·陳皮·赤茯苓·桑白(皮炒)·麻黃 各一錢·甘草 五分

이상을 생강물에 달여 복용한다.

○ 千金五味子湯 = 기침하고, 피부가 건조하고, 침에 피가 섞여 나오고, 가슴·갈비가 아픈데 치료한다.

· 五味子(杵炒)·桔梗(炒)·紫苑·甘草(炒)·續斷 各一錢·竹茹 三錢·赤小豆 한웅큼·生地黃·桑白皮 各半兩

위 藥을 물에 달여 복용한다.

○ 知母茯苓湯 = 기침이 멈추지 않고, 寒熱이 왕래하며, 땀이 줄줄 나오고, 가쁘고, 혹은 肺가 허약한데 치료한다.

· 知母·茯苓 各一兩·五味子(杵)·人蔘·薄荷·半夏·柴胡·白朮·款花·桔梗·麥門冬(去心)·黃芩(炒) 各半兩·川芎·阿膠·甘草(炙) 各三錢

이상을 한차례 一兩씩 생강물에 달여 복용한다.

○ 小靑龍湯 = 肺에 寒邪가 감염되어 기침하고, 가쁘고, 헐덕거리면 杏仁을 가입해서 달이고, 땀을 많이 흘리거든 麻黃을 빼고 細辛을 넣는다. 또는 열이 있고, 머리 아프고, 脈이 잠기고 가늘게 뛰며, 구역질 하고, 혹은 배불러 숨차고, 혹은 便이 불리하고, 아래 배가 부르고 기침하고, 喘息하는데 치료하는 名藥이다.

○ 瀉白散 = 5頁 (2)를 참고. ○ 桔梗湯·人蔘平肺湯·人蔘補肺湯 = 이상 四方은 24頁 (12)에 참고. ○ 六味丸 = 24頁 (11)을 참고. ○ 四物湯·四君子湯 = 24頁 (6)을 참고.

(13) 勞로 인한 咳嗽

經에 이르되 『寒에 감염되면 증세가 적을 경우 기침하고 심할 경우 피를 토한다』하였다.

肺는 氣를 주장하며 皮毛와도 연관성이 있으므로 邪가 피모를 손상하면 기침하고 肺가 병들며 모든 臟에 전달되어 때때로 邪를 받는다.

肺는 연약한 臟이므로 邪에 쉽게 상하여 다른 곳에 비해 고치기가 어렵다.

기침이 나오는 원인으로는 肺·心·脾·胃·腎·肝·風·寒·支·飮·膽의 열가지가 있고, 또는 勞(事役·번민 등으로 몸이 허약해져 생기는 질환 또는 힘든 일)가 원인으로 기침하는 경우도 있다.

華陀가 이른바 「邪嗽」와 孫眞人이 일컫는 「注嗽」는 酒色이 지나치거나 勞가 지나쳐 肺脛을 상하여 중한 경우 「칵칵」하고 가래를 뱉으면 피가 섞여 나오고, 가벼운 경우 기침이 나왔다 그쳤다 한다. 혹은 기침하기 전에 피를 토하고 뒤에 기침이 나오는 증세가 있고, 혹은 먼저 기침한 뒤에 피를 토하는 증세도 있으며, 또는 邪를 끼고 전염하는 경우도 있다. 이와 같은 증세에 孫眞人은 「通氣丸」을 썼다 한다.

꿈에 귀신 도깨비가 잘 나타나는 환자에게는 「四滿丸」에 蛤蚧·天靈蓋·桃柳枝·「安息香」등의 약을 쓰고, 만일 肺에 벌레가 있어 목구멍으로 들어가 근질대고 기침나오는 경우에는 藥으로 다스리면 벌레가 죽고 기침이 그치게 된다.

補說 위에서 논한 증세에 대해 仲景先生은 다음과 같이 말했다.

기침을 하여 두 갈비가 아파서 움직이지 못하거나 두 갈비 부근에 무엇이 꽉 차 있는 것 같으면 「小柴胡湯」을 쓰고, 기침한뒤 쓴 물을 뱉는 것은 膽과 腑에 속하는 증세로 黃芩·半夏·生薑湯을 쓸 것이며, 기침하고 목구멍이 뻣뻣한 것 같은 것이 심한경우 咽腫이 되어 목구멍이 막힐 우려가 있는데 이는 心臟에 속하는지라 「桔梗湯」을 써야 한다.

기침하고 대변이 좋지 않은 것은 小臟腑에 속하니 「芍藥甘草湯」이오, 기침하고 오른쪽 갈비가 아프며, 어깨며 등이 땡겨 심한 경우 움직이지 못하고, 움직이면 기침이 견딜 수 없이 나오는 것은 脾에 속하므로 「升痲湯」을 쓰고, 기침하고 구역질하고 심한 경우 長虫이 나오는 수가 있다. 이는 胃腑에 속하니 「烏梅丸」으로 치료하며, 기침하고, 숨차고, 호흡할 때 소리가 나며, 심한 경우 피를뱉게 되는데 이는 肺에 속하는지라 「升麻湯」을 쓰는게 좋다. 기침하고 소변이 저리는 것은 大臟腑에 속하니 「麻黃附子細辛湯」이오, 해수하고 자신도 모르게 소변이 나오는 것은 膀胱에 속하니 「茯苓半夏湯」이오, 기침이 그치지 않고 三焦에서 받으면 그 형상이 배가 공연히 불러 먹지 못하고, 눈물 나고 얼굴에 浮腫이 나며, 氣가 거슬러 올라오는 증세에는 「異功散」이 좋다.

◎ 治療經驗

* 한 婦人은 기침하고 晡熱(밤이 되면 열이 심한 것)과 內熱(배 속의 열)이 있고 또는 寒熱이 왕래하고 갈증나고, 식은땀이 흐르고, 소변이 잦고, 月經은 二·三月만에 한차례 밖에 이르지 않는다 한다. 이는 肝脾의 氣血이 虛損되므로 인한 것이다. 「八珍湯」·「六味丸」을 각각 六十여제를 썼더니 모든 증세가 멈추고 月經도 빼놓지 않고 치르게 되었다. 다시 八珍·六味를 계속 쓰면서 「加味逍遙散」을 곁들여 각각 三十여제를 복용하고 나았다가 그 뒤 怒로 인해 月經때 피가 너무 많이 나오고, 기침하고 열 나는 등 먼저 앓던 증세가 재발되고, 음식 생각이 떨어지고, 배에 종기까지 생겨 고생한다. 「十全大補湯」 몇제를 먹고 점차 회복되었고, 또는 八珍·六味를 계속 복용하면서 조리를 잘하여 거의 완치되어었다. 그러나 뒤에 자식이 죽자 마음을 크게 상한 것이 탈이 되어 갑자기 가슴이며 배가 거북해지고, 잘 먹지를 못하며, 열이 오르고 식은땀이 나오고 便에 피가 섞이고, 잠을 못 이룬다 하므로 이번에는「加味歸脾湯」과 먼저 쓰

던 약을 겸하여 복용토록 하였더니 증세가 없어졌다.

* 한 婦人은 咳嗽病(해수병 - 기침)을 앓는데 갑자기 열이 오르므로 그 열을 맑히는 약제를 먹었다. 그러나 열이 더욱 심하고 식은 땀이 줄줄 흐르고, 두 발이 후끈거리고 全身의 열이 높으며 정신이 희미하여 술에 취한듯 하다가 열이 내린 뒤에야정신을 차릴 수 있다. 이 女人은 陰血이 허하고 陽氣가 약한 까닭인데 이를 모르고 잘 못 치료함이다. 그리하여 아침에는 「六味丸」을 쓰고 저녁에는 「十全大補湯」을 복용하면서 모든 증세가 나아갔고, 이어서 「補中益氣湯」을 복용한 뒤 완치되었던 것이다.

○ 孫師四滿丸 = 五嗽(氣·飲·燥·冷·邪嗽)를 치료한다.

· 乾薑(炮)·桂心·躑躅花·芎藭·紫苑 各二兩·芫花根皮 二分·蜈蚣(一條去頭足炙)·細辛·甘草(炙)·鬼督郵·人蔘·半夏(炮) 各一兩

위 藥材를 作末하여 煉蜜에 반죽 콩낱 크기만큼 丸을 지어두고 하루 세차례를 매번 五丸씩 米飮으로 삼킨다.(듣지 않으면 七·八丸을 먹도록 하라)

○ 溫金散 = 勞가 원인으로 기침하고, 숨이 가쁘고, 부대끼고, 가래를 뱉을 때 피가 섞여 나오면 이 약을 복용하라(方文은 앞의 5頁 (1) 勞瘵方에 있음) ○ 阿膠丸 = 勞로 인해 기침하고 아울러 기침할 때 血痰이 섞여 나오는 증세를 치료한다.(方文은 위 5頁 (1)의 勞瘵方에 기록되었음)

○ 團魚丸 = 骨蒸(骨에 熱이 박혀있는 증세)과 勞로 인한 해수병이 생긴데 치료한다.

· 貝母·前胡·知母·杏仁·柴胡 各等分·生團魚 二個

위 藥材는 生團魚와 함께 넣고 달여서 고기와 국물을 다먹는다. 그런 뒤에 약재만 건져 말리고 볶아 作末해서 骨更 삶은 물 一

공기 정도에 개어 丸을 짓되 桐子 크기만큼 만든다. 한차례 二十丸씩 「黃耆六一湯」으로 空腹에 마셔야 하며, 병이 낫거든 黃耆六一湯 한가지만 복용 조리해야 한다.

〈참 고〉

○ 地骨皮散 = 咳嗽에 복용하면 효험이 좋다.

• 知母 · 柴胡 · 甘草 · 人蔘 · 地骨皮 · 茯苓 · 半夏(薑製) 各一錢

위를 생강물에 달여 복용한다.

○ 海藏紫菀散 = 기침할 때 피가 섞여 나오거나 勞로 허약해져서 肺가 약해진 경우에 복용한다.

• 人蔘 · 紫菀 · 知母(炒) · 貝母 · 桔梗(炒) · 茯苓 · 阿膠(炒) 各一錢 · 五味子(杵) 三分 · 甘草(炙) 五分

위를 생강물에 달여 복용한다.

○ 蔘朮調中湯 = 熱을 내리고 氣를 補하며, 기침과 천식을 멈추게 하고, 脾胃를 和하여 음식을 먹도록 하는데 효험이 있다.

• 黃耆 四分 · 桑白皮 五分 · 人蔘 · 甘草(炙) 靑皮 · 白茯苓 各三分 · 五味子(杵) 五分 · 白朮 三分 · 地骨皮 · 麥門冬 · 陳皮 各五分

위를 물에 달여 복용한다.

○ 二陳湯 = 脾胃가 허약하고, 中脘에 痰이 머물러 있고, 혹은 구토하고, 혹은 머리와 눈이 어지럽고, 음식 생각이 떨어진데 효험이 있다. (方文은 24頁 (5)에 기록되었음)

○ 異功散 = 22頁 (3)을 참고. ○ 六味丸 = 24頁 (11)를 참고.

○ 八珍湯 · 加味逍遙散 · 十全大補湯 · 加味歸脾湯 = 24頁 (4)를 참고. ○ 補中益氣湯 = 24頁 (10)을 참고.

(14) 喘 滿 症

岐白이 말하기를 『밤에 다닐 때는 喘(천-숨차서 헐덕거리는것)이 腎에서 나온다』하였다.

淫氣가 肺를 병들게 하여 공포증을 일으키고, 喘이 肝에서 나오면 淫氣가 脾를 해쳐 놀라고 두렵게 하며, 喘이 肺에서 나오면 淫氣가 心臟을 상하여 물을 건너다가 미끄러져 넘어지게 되고, 喘이 腎이나 骨에서 나오는 것은 모두 外邪에 감염된 까닭이다.

太陽經이 병들면 脈이 뜨고, 땀이 없이 숨이 가빠 헐덕거리는바 이런 경우 「麻黃湯」을 쓴다. 陽明經이 병들면 땀이 나오고 헛배부르고 헐덕거리고, 熱이 오르는 것이니 「承氣湯」을 쓰고, 숨이 가쁘고 땀이 나오면 「葛根黃芩湯」이라야 한다. 약간 헐덕거리는 증세에는 「桂皮·厚朴·杏仁湯」이오, 땀이 난 뒤 헐덕거리면 「麻黃·杏子·甘草·石膏湯」이오 外邪가 풀리지 않았으면 「小靑龍湯」에서 麻黃을 빼고 杏仁을 넣어 써야 하며, 寒에 감염되고 熱이 잠복되어 숨이 가쁘거든「九寶湯」이오, 氣가 답답하고 가래가 성하면서 숨이 가쁘면 「四七湯」으로 치료한다.

침이 많아 숨차거든「千緡丸」, 눕지 못하고 숨차면 「神秘湯」, 寒熱이 왕래하면서 숨차고 기침하면 「棗膏丸」이오. 氣가 올라와 헐덕거리면「神授湯」이오, 위는 盛하고 아래가 약하면 「黑錫丸」을 삼켜야 한다.

만일 四肢가 몹시 냉하고, 脈은 잠기고 미세하며, 혹은 寸脈은 큰데 尺脈이 작으며, 가슴이 더부룩하고 식은 땀이 흐르고, 대변이 잦고 氣가 올라와 숨차면 이는 극도로 허하여 寒을 낀 陰症이므로 급히 「返陰丹」을 복용해야 한다.

補 說 肺金이 邪를 받게 되는 것은 脾胃가 허약하여 脾土가 肺金을 生할 수 없기 때문이다. 그러므로 肺가 邪를 받게 되고 따라서 肺金의 지장으로 인해 기침하고 숨이 가쁘며, 氣가 皮毛에까지 올라와 寒邪를 방어하지 못하며 이로 인해 精神이 약해지고 갈증나고 마음이 슬프고 우울하게 되는바 이 모두 陽氣가 부족한 반면에 陰氣는 넉넉한 까닭이다.

만일 肺氣가 허약함이 원인이면 「四君子湯」에 枳殼·半夏를 가입해 쓰고, 脾가 허하므로 인해 肺를 生하지 못하면 「補中益氣湯」이오 七情의 충격으로 氣가 맺히면 「四七湯」이오,脾經이 鬱結되었으면 「歸脾湯」이오 脾氣가 허약하면 「人蔘補肺湯」이오, 肺經에 火(熱)가 盛하면 「人蔘平胃散)이오, 腎水가 허하고 탁하면 「六味丸」이오, 眞陽이 虛損되면 「八味丸」이오, 또는 眞陽이 허한중 소변이 불리하면 증세가 더욱 심하리니 「六味丸」이나 「八味丸」이 아니면 치료하기 어렵다.

기타는 前 11頁과 12頁의 설명을 같이 참작해서 처방하면 좋다

◎ 治療經驗

* 한 婦人은 風寒으로 傷하여 喘息症(가쁘게 숨쉬는 것)이 생겼다. 어떤 의원이 表散劑를 썼으나 천식이 더욱 심해지고 음식생각이 없어졌으며, 가슴과 배가 거북해졌을 뿐이다. 원인은 脾와 肺의 氣가 허한 관계인바 먼저 「六君子湯」에 桔梗을 넣어 복용시켰더니 점점 차도가 있었고, 이어서「補中益氣湯」을 복용한 결과 온전히 나았다.
* 한 부인은 역시 喘息이 심했는데 이 경우는 命門에 火가 虛하여 능히

脾土를 生助해주지 못한데 있었다. 「補中益氣湯」 「八味地黃丸」을 복용하고 나았다가 뒤에 재발하여 喘息이 더욱 심해졌다. 먼저 쓰던 약을 먹어도 듣지 않는다. 그리하여 이번에는 「黑錫丹」을 쓰고서야 드디어 나았다.

○ 神秘湯 = 水氣가 너무 盛하여 肺에 지장이 생김으로써 가쁜 숨을 쉬거나, 가래가 끓고, 기침하고. 잘 먹지못하는 증세를 치료한다.

• 陳皮(去白)· 紫蘇飮 · 人蔘 · 桑白皮 · 生薑 各一錢.

위를 물에 달여 복용한다.

○ 千緡湯 = 가래침이 많이 나오고, 숨이 가쁜데 복용한다.

• 半夏(七枚炮製)· 皂角(去皮尖弦) 一寸 · 甘草(炙) 一寸 · 生薑 如指大

이상을 생강물에 달여 복용한다.

○ 棗膏丸 = 오른쪽 갈비뼈 밑에 술잔만한 어떤 뭉치나 생겼거나, 寒熱하고 숨차고 기침하는데 치료한다.

• 甜葶藶(炒研)·陳皮·桔梗 各等分

이상의 약재를 作末하여 삶은 대추〈물이 아님〉에 같이 반죽한다. 桐子만큼 丸을 만들어 한차례 二三丸씩 白湯으로 복용한다.

○ 神援湯 = 氣가 올라오고 숨이 가빠서 눕지도 잘 못하는 증세를 치료한다.

• 橘紅 · 桔梗 · 紫蘇 · 人蔘 各一錢 ·五味子(杵炒) 三分

이상을 생강물에 달여 복용한다.

○ 九寶湯 = 熱이 잠복되므로 인해 기침하고, 숨가쁜데 치료한다. 그러나 勞로 허약해져서 땀이 잘 나오는 환자에게는 쓰지 못한다.

• 薄荷 · 紫蘇 · 大腹皮(洗) · 甘草(炒) · 杏仁(去皮尖) · 陳皮 各一錢

생각 열쪼각, 烏梅 한개를 같이 넣고 물에 달여 복용한다.

○ 四磨湯 = 七情(喜怒哀懼愛惡欲)이 안정을 잃으면 氣가 거슬러 올라와 숨이 가쁘고 가래침이 솟아 오른다. 이럴 경우 이 약을 복용하면 신효하다.

• 人蔘 · 檳榔 · 沉香 · 烏藥

이상의 약재를 각각 짙게 갈아 白沸湯에 따뜻이 해서 마신다.

○ 五味子湯 = 기침하고, 피부가 건조하고, 침을 뱉으면 피가 섞여 나오고 가슴 · 갈비에 통증이 생기는데 치료한다.

• 竹茹 一錢 · 續斷 五錢 · 赤小豆 一撮 · 甘草(炒) 五分 · 五味子(杵炒) · 桔梗(炒) · 紫苑 各五分 · 生地黃 二錢 · 桑白皮 二錢 ·

이상을 물에 달여 복용한다.

〈참 고〉

○ 六君子湯 · 四君子湯 = 24頁 (6)을 參考. ○ 四七湯 = 12頁 (7)을 參考. ○ 歸脾湯 = 24頁 (4)를 參考.

○ 人蔘補肺軸 · 人蔘平肺湯 = 24頁 (12)를 參考. ○ 六味丸 · 八味丸 = 24頁 (11)을 參考. ○ 黑錫丹 = 4頁 (4)를 參考.

(15) 風痰으로 인한 咳嗽

婦人의 脾胃가 허약하면 風邪가 침입하여 痰이 막히고 기침하고, 눈이 어둡고 머리가 어지러운 증세가 생긴다.

經에서는 『九竅 = 두 귀, 두 눈, 코, 입, 두 눈, 肛門 · 腎)에 지장이 있는 것은 腸胃에서 나온다』하였고, 無澤은 『무릇 風熱에 속하는 병은 「三生飮」·「化痰丸」이 가하고, 寒冷에 속하는 병은 「金沸草散」이라야 하며, 暑熱에 속하는 병은 「消暑丸」이오 氣가 답답하게 막힌 증세에는 「四七湯」을 써야 한다. 그리고 증세가 위에 있으면 「瓜帶散」으로 吐 시키고 아래에 있으면 「控涎丹」으로 풀려내리게 해야 한다. 또는 환자의 勇怯(대담한 성격과 겁이 많은 것)과 脈의 虛實을 참작해서 치료해야 한다.』하였다.

補說 前症(風痰으로 인한 咳嗽)이 만일 肝經에 怒로 인하여 생긴 병이면 「小柴胡湯」을 쓰고, 肝經에 風熱때문이면「鉤藤散」을 쓰며, 肝과 腎氣가 虛한 원인이면 「川芎散」을 써야 한다.

脾經이 울결되었으면 「濟生歸脾湯」이요, 鬱怒(怒를 풀어내지 못하고 맺혀 있는 것)로 肝·脾를 손상하였으면 「加味逍遙散」이오, 脾가 허약해서 痰이 거슬러 올라오면 「白朮·半夏·天麻湯」이오, 脾氣가 허약하면 「六君子」또는 「益氣湯」이오 肺氣가 답답하게 막혔으면 「二陳湯」에 貝母·桔梗을 넣어 쓰고,陰이 부족하여 水氣가 뜨면 「六味地黃湯」이오, 腎虛하므로 陰火(火는 熱)에는 「加減八味丸」이오, 腎虛하여 火가 源(제 위치)으로 돌아가지 못하면 「八味地黃丸」을 써야 한다.

◎ **治療經驗**

한 부인은 內熱에 입이 마르고, 일만 하면 머리가 어지럽고, 가래를 많이 뱉고, 帶下가 있곤 하였으므로 어떤 의원한테서 痰을 삭여 없애고 氣를 다스리는 藥劑를 지어다 먹었다. 그랬더니 증세가 더욱 악화되고 肢體가 마비되고 수족이 냉했다 더워졌다 한다는 것이었다.

애초 이 병의 원인은 脾土가 약하여 肺金이 脾의 생조를 받지 못하는데 있다. 나는 이 환자에게 「補中益氣湯」에 茯苓·半夏·炮薑을 가입해서 二十여제를 복용시켰더니 상태가 매우 좋아진다. 이어서 「加味逍遙散」三十여제를 쓰고 전부 나았다. 그러나 뒤에 역정을 크게 낸 것이 탈이 되어 痰을 토하고, 가슴이 더부룩하게 불러 氣가 잘 유통되지 않는 것을 또 어떤 의원에게서 氣를 맑히고 가래 삭이는 약을 지어다 복용했다. 그런데 이번에는 밥을 조금씩 밖에 먹을 수가 없고, 가래가 더욱 심한데다 가슴이 팽만하게 부르고, 脈이 뜨고 들멍거리며 뛰다가 간혹 미세하게도 뛴다. 나는 「六君子」에 人蔘·蒼朮 갑절을 넣고, 木香 약간을 가미해서 복용토록 한 결과 환자가 복용하고는 마침내 완치되었던 것이다.

* 한 婦人은 심한 기침으로 갈비가 울려 아픈 것을 어떤이가 「肺를 맑히고, 痰을 삭이며 火(熱)를 내리도록 하는 약」을썼으나 낫지 않을 뿐 아니라 內熱과 晡熱이 있고, 양쪽 갈비가 괴롭고, 혹은 배에 열이 있으며, 기침이 더욱 심하게 나온다 하므로 나는 말해주기를 『이는 肝經에 속한 병으로 血이 허하여 火(熱)가 발동한 때문이다』하고 「六味丸」에 五味子를 가하여 복용시키고 다시 「補中益氣湯」을 써서 완치되었다.

○ 旋覆花湯 = 風痰으로 구역질하고, 소화불량과 머리·눈이 어지러운 증세를 치료한다.

• 旋覆花·枇杷葉·川芎·細辛·赤茯苓 各一錢·前胡一錢五分 이상을 물에 생강·대추를 넣고 달인다.

○ 大半夏湯 = 痰飮(가래가 많아 저절로 삼켜지는 것)과 脾胃가 나쁘거나 , 기침, 구토와 음식이 잘 들어가지 않는 증세를 치료한다.

• 半夏·白茯苓·生薑 各二錢

이상을 생강물에 달여 복용한다. 胃가 막힌 듯 더부룩하거든 陳皮를 가해 쓰고, 그래도 듣지 않으면 「四七湯」을 쓰면 좋다.

○ 導痰湯 = 가래가 성하여 막히고, 명치가 막혀 거북하며, 혹은 기침하고, 심장이 떨리고, 음식 생각이 없는데 치료한다.

• 半夏 四錢·南星·枳實(麸炒)·茯苓·橘紅 各一錢·甘草 五分

이상의 약재에 생강 열쪽을 넣어 물에 달여 복용한다.

〈참 고〉

○ 川芎散 = 肝이나 腎氣가 허하거나 頭風으로 어지러운 증세를 치료한다.

• 小川芎·山藥·白茯苓·甘菊花·人蔘 各五錢·山茱萸 (肉) 一兩

이상을 한차례 一兩씩 물에 달여 식사전 空腹에 복용한다. 혹은 위 약재를 갈아 술을 담궈 하루 三차례 먹기도 한다.

○ 小柴胡湯 = 24頁 (2)를 參考. ○ 鉤藤散 = 4頁 (4)를 參考. ○ 歸脾湯 · 加味逍遙散 = 24頁의 (4)를 參考. ○ 白朮半夏天麻湯 = 4頁 (5)를 參考. ○ 六君子湯 = 24頁 (6)을 參考. ○ 二陳湯 = 24頁 (5)를 參考. ○ 六味丸· 加減八味丸 ·八味丸 = 24頁 (11)을 參考. ○ 補中益氣湯 = 24頁 (10)을 參考.

(16) 婦人의 心胸嘈雜

婦人이 嘈雜症(가슴속에 어떤 不純物이 들어있는것 같이 꺼름하고 거북한 증세)이 있는 것은 脾胃의 火(熱火가 맺혀 있는 것) 때문이다. 즉 울화가 있으면 痰이 막히고, 또는 血液과 눈물과 땀으로 인하여 嘈雜症이 생기는 것이다.

치료법은 猪血(돼지피)를 볶아 먹어야 한다. 원리인즉 피로써 피를 인도하여 源으로 돌려보내는 역활을 하도록 함이다. 또는 「旋覆花湯」이 더욱 좋다.

補 說 嘈雜症이 만일 음식때문에 脾胃가 맺혀 생긴 것이라면 「六君子」에 山査·山梔를 가입해 쓰고, 胃의 熱때문에 생긴 것이라면 「二陳湯」에 炒한 黃芩과 黃連을 加入하고, 만일 六鬱(大腸·小腸·胃·膽·膀胱·三焦의 氣가 맺혀 있는 것)로 인한 것이라면「越菊丸」을 쓰고, 만일 胃氣가 막힌 것이 원인이면 「四七湯」에 桔梗·枳殼을 加入해 쓴다.

이 病은 거의가 元氣가 부족한 것이 주된 원인이다. 그러므로 「六君子」를 위주하여 각각 증세에 따른 처방약을 보조약으로 써야 한다. 잘못 알고 火를 다스린다면 반드시 부작용이 일어나 입에서 신물이 나고 가슴이 더부룩하게 팽창될 우려가 있다.

◎ **治療經驗**

* 한 부인은 음식 생각이 떨어지고 가슴 속에 꺼림한 것이 들어있어 괴롭고(嘈雜), 머리가 어지럽고, 가래를 뱉어낸다. 이는

中氣(脾胃)가 허해서 熱이 생긴 때문이다. 「六君子」에 炒한 黑山梔·桔梗을 넣어 복용토록 하니 치유되었다가 뒤에 힘든 일에 지친 것이 원인이 되어 머리가 어지럽고 열이 오르고, 가래를 뱉고 먹지 못하므로 「補中益氣」에 半夏·茯苓·天麻를 가입해서 복용토록 하였더니 병이 나았다.

* 한 婦人은 中脘이 嘈雜하고 입안이 시고, 혹은 기침하고, 가래를 토하고, 숨이 가쁘고 얼굴빛이 희었다 붉었다 한다. 이는 脾氣가 허하여 肺에 火(熱)가 잠복된 까닭이다. 「六君子湯」에 山梔·桔梗·柴胡·炒한 黑片苓을 넣어 다스린즉 치유되었다.

* 한 부인은 嘈雜症에 신물을 삼킨다 하는데 이는 음식이 울결되어 痰이 생긴 때문이므로 「六君子湯」과 「越鞠丸」을 보냈더니 복용하고 효과가 좋다고 한다. 다시 「加味歸脾湯」을 복용시킨 결과 더욱 편안하다 한다. 그런데 뒤에 怒가 원인이 되어 두 갈비가 부르고 아프며 中脘이 쓰리다 하므로 「四君子湯」과 「左金丸」을 보내어 복용시켰더니 증세가 없어졌고, 이어서 「六君子」와 「越菊丸」을 더 보냈더니 다시는 재발되지 않았다.

○ <u>旋腹花湯</u> = 脾胃가 虛寒하여 中脘에 痰이 머물러 있고, 온 가슴이 嘈雜하고, 배가 우굴거리고, 잠이 많아지고, 구토로 먹지 못하고, 갈비가 팽창하여 아프고, 脈이 잠겨 느리고 힘없이 뛰는 증세를 치료한다.

• 旋覆花·細辛·橘紅·桂心·人蔘·甘草(炒)·苦梗·白芍藥·半夏 五分·赤茯苓 各三分

이상을 생강물로 달여 복용한다.

ㅇ 나는 부인의 心胸이 嘈雜한 증세를 「茯苓補心湯」으로 완치시킨 일이 있었다.

〈참 고〉

ㅇ 四君子湯·六君子湯 = 24頁 (6)을 參考. ㅇ 二陳湯 = 24頁 (5)를 參考. ㅇ 越菊丸 = 本頁 (7)을 參考.
ㅇ 四七湯 = 12頁 (7)을 參考. ㅇ 歸脾湯 = 24頁 (4)를 參考. ㅇ 人蔘理中湯 = 20頁 (8)을 參考. ㅇ 補中益氣湯 = 24頁 (10)을 參考.

7. 吐瀉와 血病

(1) 婦人의 嘔吐

婦人이 嘔吐하는 것은 脾胃가 나쁘기 때문이다. 脾胃가 나쁘게 되면 外邪가 침입하여 여러가지 脾胃疾患을 발생시킨다. 즉 胃가 허하여 냉하고, 혹은 胃와 입안에 열이 있고, 혹은 中脘에 痰이 있고 혹은 胃經의 피가 부족한 것등 여러가지 지장을 유발한다.

만일 胃가 냉하면 「丁香散」과 「理中丸」이오, 胃가 熱하면 「小柴胡湯」「竹茹湯」이오, 胃가 허하면 「藿香正氣散」이요 胃에 痰이 머물러 있으면 「半夏茯苓湯」과 「二陳湯」이오, 胃의 熱이 허하면 「十全大補湯」에 陳皮·半夏·藿香을 가입해 쓴다.

補說 嘔吐症에 대해서 東垣先生은 다음과 같이 말했다.

『嘔吐는 몸속에 들어있던 묵은 寒氣가 새로 들어온 음식과 같이 胃로 들어가면 新(음식) 舊(묵은 寒氣)와 眞邪가 서로 충돌하여 두 氣가 함께 거슬리는 것이 다시 胃에서 나오므로 왝왝거리며 구역질(噦)을 하게 된다』이러한 증세가 있거든 먼저 手太陰經을 補하고 足少陰經을 瀉(기운을 빼는 것)해야 한다.

胃氣가 거슬러 올라오므로 구역질이 나오는 것인데 이 구역질과 구토하는 증세는 胃 때문이지만 그 氣血의 多少에 따라 증세가 달라진다.(嘔吐는 모두 토하는 것이지만 엄밀히 구분하면 嘔와 吐가 다르다. 嘔는 음식을 먹은지 얼마 뒤 즉 먹은 음식이 일단 胃臟으로 들어갔다가 그것이 다시 입으로 거슬러 나오는 것이고, 吐는 음식이 목구멍으로 넘어가자 마자 다시 넘겨내는 것을 말한다.)

嘔는 陽明經에 관련되는데 血도 많고 氣도 많다. 그러므로 嘔할 때 「왝왝」하는 소리도 나고, 물건도 나오는 바 血과 氣가 모두 병통이 생긴 까닭이다. 孫眞人은 이르기를 「嘔하는 환자는 生薑을 많이 먹어야 한다. 생강은 嘔症을 고치는 聖藥이다』하였으니 氣가 거슬러 올라오면 당연히 그 氣를 흩어지게 해야하므로 生薑을 위주하는 것이다.

吐는 太陽經과 관련된다. 吐症은 血이 많고 氣가 적으므로 토할 때 나오는 물건은 있으나 「왝왝」하는 소리가 없다. 이는 血病이니 橘皮를 흰 것은 골라내고 吐의 主藥으로 쓰는게 좋다.

噦는 少陽과 관련된다. 氣가 많고 血이 적으므로 「왝왝」거리는 소리는 있어도 나오는 물건이 없다(이를 俗語로 「건구역질」 또는 마른구역질이라 한다) 이 噦는 氣病에 속하니 薑(製한 것)과 半夏를 위주하여 처방해야 한다.

위에서도 말했거니와 대개 脾胃가 허약함은 寒邪가 胃에 침입해서 머물러 있는 까닭이다. 음식으로 胃가 상했으면 「六君子湯」에 藿香·生薑을 넣어 복용하고, 胃에 熱이 있고 앙가슴(膈)에 담이 있거든 「二陳湯」에 山梔·黃連·生薑을 넣어 쓴다.

만약 오래된 胃病으로 胃가 허하고 먹기만 하면 구토가 생겨 穀物을 받아들이지 않는 환자에게는 生薑·人蔘·蒼朮·黃耆·香附子의 類를 쓴다.

痰이 心·脾 사이와 中焦에 들어있어 먹은 음식이 내려가지 않을 경우가 있고 氣가 거슬러 嘔하는 경우도 있고, 氣가 胃의 入口

에 맺혀 있는 경우도 있고, 음식이 심장과 肺 부위에 막혔다가 다시 입으로 나오는 경우도 있고, 胃口에 火(熱)와 痰이 가로 막고 있어 嘔하는 경우도 있으며, 크게 吐하고 갈증이 심해 물만 들이키게 되는 경우도 있는데 이 모두 童便을 마시는 것이 응급 조치법이다.

◎ **治療經驗**

* 어떤 地方伯의 夫人이 있었는데 걸핏하면 역정을 잘 내는 터였다. 하루는 앙가슴이 뭉클하면서 가래를 많이 토하더니 입에 신물이 줄줄 나와 삼켜지고 입에서 고약한 냄새가 나며, 음식 생각이 없고 수족에 열이 높다. 이런 증세가 있은지 몇년이 되었는데 그동안 먹은 약은 黃芩·黃連·枳實이 아니면 반드시 檳榔·蘇葉·厚朴이었다.

脈을 짚어 본즉 왼손 關脈이 洪大하고 오른손 關脈이 급히 뛰었다. 이는 肝火(熱)로 피가 燥해져서 肝木이 胃土를 克하고 있다는 증거다. 아침에는 「六味地黃丸」을 쓰고, 저녁에는 「六君子湯」에 當歸·芍藥을 加入하여 肝에 水分을 滋養하고 脾土를 補하였더니 순조롭게 치유되었다.

어느해 여름 이 女人은 크게 역정을 내었다가 그것이 원인이 되어 그전의 병이 재발되었다. 어떤이가 二陳湯에 石膏를 넣어 써 봤으나 가래침 토하기를 물 흐르듯 하고 몸이 불덩이처럼 뜨거우며 脈이 들멍거리며 크게 뛴다.(그러나 압력을 가하면 없는 것 같았다) 나는 말하기를 『병이 재발되어 이와 같은 증세가 있는 원인은 바로 脾胃가 허손되고 虛陽이 밖으로 발산하며 脾가 병통이 생겨 느른한 침이 넘쳐나오는 것이다』 하고 「六君子湯」에 생강·桂 한종발을 加하여 복용시켰더니 차도가 있었고 이어서 몇제를 더 복용한 뒤 완치되었다.

* 한 婦人은 밥을 먹은 뒤 누구에게서 언짢은 말을 듣자 마음이 거슬려 그만 신물을 토하고, 內熱있고, 침이 바싹바싹 말라 냉수만 들이킨다. 脈을 짚어보니 氣口脈은 크고 제멋대로 뛰며 얼굴빛은 푸르렀다 붉었다 한다.

이는 肝脾의 울화로 된 것인데 약을 쓰면 넘어가기도 전에 토해낸다. 三日 뒤에 먹은 음식을 토하더니 七日 뒤에는 시고누런 물을 토해냈으며, 十一日째는 쓴물을 토하였고, 脈은 크게 뛰고 冷水만 찾는다. 나는 黃連 삶은 물을 조금 마시도록 하고 二十日째 되는날 白朮과 茯苓을 加하고, 二十五日째에 陳皮, 二十七日째는 當歸·甘草(炙)를 加하여 복용시켰다. 그랬더니 六十日쯤 되어서야 비로서 미음 半盞가량 먹기 시작하여 죽을 먹게 되었고, 차츰 병세가 좋아지면서 조리하고 낫게 되었다.

* 한 婦人은 음식을 먹은 뒤 역정을 크게 내었는데 이것이 원인이 되어 그만 학질 증세가 생기고, 구토하므로 「藿香正氣散」을 쓰고 편안해졌다. 그러나 뒤에 또 怒로 인해 병이 발한 바이번에는 痰을 받고, 두서 없는 말을 중얼대고, 열이 盛하고, 가슴과 갈비가 그득하게 부르고 통증이 있어 괴로워 하는 것을 손으로 주물러 약간 증세가 감하는 듯 하였지만 脈이 크고 질서 없이 뛰며, 눌러보면 미세하다. 원인은 肝·脾 두 經이 虛한데 있다. 「加味逍遙散」에 熟地黃·川芎을 加入해서 쓰니 脈이 정상으로 돌아갔고 다시 「十全大補湯」을 쓰고는 편안해졌다.

* 어떤 老婦人의 치료 경험이다. 그는 脾臟이 허약하고, 가슴이 팽창하고, 가래가 많고, 기침하고, 열이 높고, 냉면 따위와 시원한 차만 찾고, 입에서는 신물이 많이 나오며, 구토하여 먹지도 못한다. 누가 잘못 알고 黃芩·黃連·靑皮 등을 썼으므로 병이 낫기는 커녕 寒熱이 왕래하고, 입이 마르고, 느른한 침이 계속 흐르고, 음식은 말만 들어도 구역질하고 토하게 되었다.

나는 마침 이 사실을 알고 『脾가 침(涎)을 주장하는바 이 증세의 원인은 脾가 허약한 때문이니 「人蔘安胃散」을 쓰는게 좋다』고 알으켜 주었으나 주인(婦人의 아들)은 여러의원들의 말에만 혹해서 내 말을 듣지 않고 『胃經의 火가 實한 것을 다스려야 한다』며 그대로 약을 썼다. 그러나 병은 낫기는 고사하고 날이 갈수록 심해져서 겨울인데도 외(瓜) 같은 시원한 과일만 찾고, 밥은 한술도 먹지 못한다.(만약 한술만 들어가면 즉시 토하고 신물이 줄줄 나오기 때문이다)하는 수 없이 내게 와서 치료를 요청하기에 환자를 진찰해 보았더니 이미 神이 벗어나고 脈은 끊어져 빈사상태에 이르렀고, 다만 눈동자만 약간 움직이고 있을 뿐이었다. 내가 말해주기를 『이는 寒氣가 안에서 넘친 때문이니 맵고(辛) 熱한 약으로 치료하는게 옳지만 너무 병세가 기울어져 약을 쓰기가 어렵다』하고는 급히 鹽艾·附子(炒)를 뜨겁게 해서 배꼽부근을 다리미질 하듯 해서 寒氣를 풀어내리고 陽氣를 돌아오게 하도록 하고, 한편 그 아들을 시켜 환자의 입에 기운을 불어넣어 補하도록 하였으며, 또는 附子로 떡을 만들어 따끈하게 달구어 배꼽 사이에 붙여놓고 환자의 동정을 살펴보았다. 그랬더니 잠시 후에 神氣가 조금 살아난다. 人蔘·蒼朮·附子를 作末 陳皮를 가입해서 달인 膏로 좁쌀만큼 잘게 丸을 만들어 五~七개를 입안에 넣어 침 삼킬 때 같이 삼켜지게 하였다. 환자는 구토가 멈추었고 二日 뒤에 五十丸을 복용시키매 모든 증세가 조금씩 물러가고 흐르는 침만 그치지 않았으며, 또 二日 뒤에 一, 二 수저를 먹인즉 胃氣가 약간 회복되어 죽을 먹을 수 있게 되었다. 뒤에 人蔘·蒼朮등을 써서 脾胃를 따뜻하게 해주면서 한편 補하여 五十餘齊를 계속 쓰고서야 쾌차하게 되었다.

○ 丁香散 = 脾胃의 氣가 약하여 구토하고, 물과 곡식을 막론하고 넘기지 못하는데 치료한다.

• 丁香·白朮·縮砂·草果 各三錢·人蔘 一兩·當歸·白豆蔻 藿香·甘草(炒) 各半兩·橘皮 三分·神麯(炒)·訶子 各半兩

이상을 作末하여 한차례 二錢씩 薑棗湯에 타서 복용한다.

○ 竹茹湯 = 胃熱로 인한 嘔吐를 치료한다.

• 乾葛 二錢·半夏(薑製)三錢·甘草 五分·竹茹 一彈子大

이상을 薑棗水에 달여 복용한다.

한 婦人이 傷寒으로 땀이 나고 몸이 서늘한지 며칠뒤에 갑자기 구토하고 약과 음식을 받지 않으므로 丁香·藿香·滑石을 써 보았더니 약이 들어가자 즉시 토해낸다. 결국「竹茹湯」을 쓰고서야 낫게 되었다.

○ 許仁貼半夏丸 = 胃가 冷하여 구역질이 나고 먹지 못하는데 치료한다.

• 半夏(洗去骨)一斤·小麥麵 一斤

이상을 물에 반죽해서 彈子만하게 丸을 만들어 끓인 물로 복

용한다.(처음에는 四~五丸을 먹고 다음부터는 차츰 늘려 十五丸까지 먹는다)

○ 七味人蔘丸 = 胃冷으로 구역질하여 먹지 못하는 증세에 半夏丸이 듣지 않으면 이 약을 쓴다.

- 人蔘 · 白朮 各五兩 · 厚朴(薑製)· 細辛 各四兩 · 生薑 · 橘皮 三兩 · 桂心 一兩

위를 作末하여 煉蜜에 반죽하여 桐子 크기만큼 丸을 만들어 米飮에 마시되 한차례 十丸씩 먹다가 점점 가하여 二十丸까지 먹는다.

○ 靑金丸 = 구토가 멈추지 않을 때 복용하면 효과가 있다.

- 硫黃 三錢 · 水銀 一錢

이 약재를 남비 (후라이팬은 더욱 좋다)에 넣고 열이 새지 않도록 하는데 木片을 뒤적거려 검은 빛이 나거든 꺼내어 생강즙에 반죽 녹두알 크기의 丸을 짓되 한차례 二~三 十丸씩 미음으로 복용한다.

〈참 고〉

○ 人蔘安胃散 = 脾胃가 虛熱하여 구토하고 설사하고 혹은 음식을 먹지 못하는데 치료한다.

- 人蔘 一錢 · 黃耆 (炒)二錢 · 生甘草 · 炙甘草 各五分 · 白芍藥 七分 · 白茯苓 四分 · 陳皮 三分 · 黃連 (炒)二分

이상을 물에 달여 복용한다.

○ 六君子湯 = 24頁 (6)을 參考. ○ 加味逍遙散 · 十全大補湯 = 24頁 (4)를 參考. ○ 六味丸 = 24頁 (11)을 參考.

(2) 婦人의 霍亂

嘔吐하고 泄瀉하는 것을 霍亂이라 한다. 이 霍亂症은 腸胃가 허약한 사람이 과음과식 하거나 風冷을 觸感하므로써 淸濁이 충돌하여 일어난다.

증상은 몇가지가 있는데 먼저 배가 아프다가 토하는 것, 혹은 먼저 토한 뒤에 배가 아픈 것, 혹은 吐瀉가 같이 일어나기도 한다. 이와 같은 증세를 치료함에는 寒과 熱을 잘 구분해서 다스려야 한다.

토사霍亂 中에 冷한 것만 마시는 환자에게는 「五苓散」을 쓰고, 끓인 물을 먹는 환자에게는 「理中丸」을 쓰고, 四肢가 냉하고 脈이 미세하면 「通脉四逆湯」에 돼지 쓸개물을 가입해서 쓰고, 더위를 먹어 霍亂이 난 사람은 부대끼고 갈증나고 冷한 것만 먹고 힘줄이 땡기는 증세가 일어나는바 「香藿散」을 쓴다. 만일 脈이 뜨고 洪大하면 치료가 쉬우나 脈이 미미하고 느리게 뛰는 환자는 치료가 어렵다.

補 說 賈元良先生은 말하기를 『여름에 더위에 걸리면 먼저 입과 이로 들어가 心胸絡의 經을 상한다』하였다.

이의 증세는 머리 아프고, 입이 마르고, 얼굴에 때가 끼고, 땀이 나고, 몸이 나른하여 기운이 없고, 혹은 등이 차고, 뜨거운 것을 싫어하고, 심한 경우 정신이 희미해지고, 혹은 霍亂으로 吐瀉하고, 가래를 자주 뱉고, 배아프고, 下血하고 피부에 黃色과 斑點이 나타난다.

위와 같은 증세를 치료하려면 心火(熱)를 맑히고 소변을 이롭게 하는 처방으로 위주해야 한다. 만일 까닭없이 땀나고, 열이 심하거든 「白虎湯」을 쓰고, 머리 아프고, 오싹거리며 추운 증세가 일어나면 「十味香藿散」이라야 하며, 설사하고, 부대끼고, 갈증이 심하고, 토하면 「五苓散」이오, 열이 심하고, 갈증나고 부대끼면 「益元散」을 쓴다. 만일 겉 열은 생겼다가 풀리고 속 열이 심하거든 「黃連解毒散」이오, 脈이 미미하고, 설사하고, 갈증나고, 따뜻한 것을 좋아하고, 혹은 몹시 냉하고, 인사불성이 되는 경우에는 「竹葉石膏湯」에 熟附 반개를 가하여 식은뒤 마신 다음 「來復丹」과 「五苓散」으로 치료한다. 그러므로 東垣이 이르기를 『脾胃가 허약하면 여름에 날씨가 궂을 때 몸이 무겁고, 기운이 없고, 심하면 四肢가 나른하여 부들거리고, 다리가 쑤시고 눈이 캄캄해지는데 이럴 경우 肺氣를 滋養하여 水의 근원을 補해야 한다』하였다. 이러한 까닭에 五月에는 五味子·人蔘·麥門冬 같은 약제를 먹는데 이는 熱이 元氣를 상함으로서다. 그러므로 丹溪는『여름에는 伏陰이 안에 있다』하였다.

대개 사람의 배는 地에 속한다. 巳月에는 六陽이 땅에 다 오는 것이니 사람의 陽氣도 역시 살갗(肌表)에 떠서 皮毛에 흩어지므로 배속의 陽이 虛해지는 것이다. 그리고 더위를 피하느라 몸을 서늘하게 부채질하고, 거처를 시원하게 하며, 차가운 물에 목욕도 하고, 음식은 차고 冷한 것만 가려 먹으므로써 속은 덥고 피부는 차가와 도리어 질병이 발생하게 된다.

陳無擇이 이르되 『더위먹어 갈증이 심한 병에는 절대로 冷藥을 쓰지 말고 오직 溫藥으로 다스려야지 冷을 쓰면 즉사한다. 혹 도

중에서 병이 생겨 溫湯이 없을 경우 곧 더운 흙으로 배꼽 부위를 문지르고 더운 오줌을 약간 마시면 응급조치가 된다』한 것만 보아도 알 수 있다.

內經에 이르기를 『허하고 몸이 熱한 것은 더위에 상하여 얻어진 병이다』하였고, 難經에 이르기를 『 더위에 상하여 얻은 病에는 正과 邪가 있다. 즉 火는 스스로 병난 것이므로 냄새를 싫어하고, 몸이 뜨겁고, 마음이 괴롭고 아프며 脈은 뜨고 크고 흩어진다』하였으며 傷寒論을 보면 『太陽經이 더위를 먹으면 몸이 뜨겁고 아프고, 脈이 미약하거나, 혹은 熱이 오르고 惡寒이 있고 脈이 미세하고 느리게 뛴다』하였다.

대개 寒은 형체를 손상하고 熱은 氣를 상한다. 氣를 상하고 형체를 상하지 않으면 氣가 사라져 脈이 허약하므로 先哲의 말씀에 『여름에는 마땅히 補한다』한 것이 옳은 말이다. 위 증세에 만일 안에 積(뭉치)이 있고, 밖에 감염된바 있거든 「二陳湯」을 加減하여 치료하고 혹은 蘿蔔子를 찧어 먹고 吐시켜야지 잘못 米湯을 먹으면 즉사한다 했다.

本文에서 『더위를 먹어 토사곽난에 냉수만 찾고 힘줄이 땡기는 증세에 「香藿散」을 쓰라』했다. 이 증세가 멈추지 않거든 남자는 손으로 陰脛을 잡아 당기고, 여자는 손으로 乳房을 잡아당겨 두 젖이 서로 가깝도록 하면 좋다. 이는 위 증세를 치료하는 要法의 하나이다.

乾霍亂(吐할 듯이 목구멍 입구까지 거슬러 올라와 吐를 못하고 있는 증세)에 거슬러 온 것을 吐하지도 못하고 胃로 내리지도 못하며 쏟지도 못하면 생명이 경각간에 있다. 이럴 경우 끓인 소금물을 마셔 吐시키고 뒤에 「二陳湯」에 川芎·蒼朮·防風·白芷 生薑을 넣고 다려 먹는다. 만일 변소에 가서 便으로 쏟지 못하면 위 처방에 枳殼을 더 넣어 복용시키면 효과가 있다.

여름철에 외(瓜)나 기타의 과일을 먹은 것이 風을 타서 霍亂症이 발하거든 「六和湯」에 藿香을 倍로 加入해서 쓰면 좋다.

대개 더위를 먹어 죽는 사람은 거의 원기가 허약함으로써 熱이 乘하여 설사하고 陽氣가 갑자기 脫落된 까닭이니 진짜 陰寒의 병이다. 이런 증세에는 급히 그 脫落된 陽을 補해야만 생명을 건질 수 있고 늦으면 살리지 못한다. 모르고서 더위로 인한 熱이라고만 寒藥을 投入하면 큰일이다. (이 陽을 돌이키고 本을 튼튼히 하는 방법은 아래에 논하였으니 잘 참고하기 바란다.)

◎ 治療驗經

* 어떤 부인이 겨울에 옷상자를 열었더니 열자마자 그 상자안에서 훅끈한 熱氣가 나오는 것을 느꼈다. 이 옷상자 속에는 여름에 입던 옷을 빨아 말려둔 옷이 들어 있었던 것이다. 한참 뒤에 갑자기 곽난이 나면서 발가락과 뒤꿈치의 힘줄이 당기는 등 그 증세가 매우 심하여 꼭 죽는것만 같았다. 그리하여 처방으로 「香藿飮」一劑를 급히 달여 먹고는 모든 증세가 멈추고 살아났던 것이다.

○ 加減理中丸 = 가슴·배가 아프고 수족이 冷하며 음식을 먹지 못하는데 치료한다.

• 人蔘·白朮·乾薑·甘草 各等分

이상의 藥材를 빻아 가루를 만든 다음 꿀에 반죽해서 丸을 만들어 한차례 一丸씩 白湯에 마신다. 嘔吐하거든 枳殼을 加하고 설사하거든 乾薑을 가할 것이며 건구역질 하거든 半夏를 加하고, 몸이 냉하고, 땀이 약간 나오고 배가 차거든 炮한 附子를 넣어 물에 달여 먹는다.

○ 四順附子湯 = 곽난에 吐瀉하고 배아프며 수족이 냉하고 脈이 미미하거나 끊어졌다 이어졌다 하는데 치료한다. (方文은 8頁 (11)에 있음)

○ 四逆湯 = 猪膽(돼지쓸개물)을 가하면 이름을 「 四逆猪汁湯 」이라 한다.

• 甘草 三兩 · 乾薑 三兩 · 生附子 一枚

이상을 한차례 五錢씩 물에 달이는데 달일 때 猪膽汁 半合을 넣는다.

○ 香藿散 = 吐瀉하고 배아프고, 熱이 있고 머리 아프고, 혹은 곽난에 근육이 땡기는 증세를 치료한다.

• 香藿 二錢 · 白扁豆 · 厚朴(薑製) · 茯苓 各一錢

이상을 물에 달여 식은 뒤 복용하되 연속 二, 三劑를 복용해야 한다. 여기에 黃連을 加하면 「 黃連香藿飮 」이라 한다.

〈참 고〉

○ 十味香藿散 = 더위를 먹어 몸이 나른하고, 두통 · 오한 · 吐瀉 등을 치료한다.

• 香藿 一兩 · 人蔘 · 陳皮 · 白朮 (炒) · 茯苓 · 黃耆 炒 · 木瓜(쇠그릇을 사용해서는 안됨) · 厚朴 薑製 · 扁豆 · 甘草 (炒) 各 一兩.

이상을 一兩씩 물에 달여 복용한다.

○ 淸暑益氣湯 = 여름에 濕熱로 인해 四肢가 나른하고, 정신이 흐리고, 마디가 쑤시거나 혹은 호흡이 거칠고, 숨차고, 熱이 오르고, 부대끼고, 심장 밑이 더부룩하고, 소변이 누리고 잦으며, 대변이 지리거나 설사하고, 음식생각이 떨어지고, 저절로 땀나고 몸이 무거운 증세 등을 치료한다.

• 黃耆(炒)·蒼朮·升麻 各一兩·人蔘·白朮·神麯(炒)·陳皮 各五分·甘草(炙)·黃柏(炒)·麥門冬(去心)·當歸 各三錢·葛根 二分·五味子(炒杵)九粒·澤瀉 五分·靑皮 二分

이상을 물에 달여 복용한다.

○ 白虎湯 = 胃熱로 갈증나거나 더위먹은데 더욱 좋다. 혹은 熱이 오르고, 배가 팽창해지고, 몸을 이리저리 돌려눕기 어렵거나 얼굴에 때가 끼고, 헛소리하고, 갑자기 오줌이 저리고, 수족이 냉하고 저절로 땀나고 脈이 잠기고 미끄러운데 치료한다.

• 知母·石膏 各二錢·粳米 半合

이상을 물에 달여 복용한다.

○ 人蔘白虎湯 = 더위먹고 갈증나고 脈이 허한 것 등의 증세를 치료한다.

• 人蔘 一錢五分·知母 二錢·石膏 半兩·甘草 一錢

위에 粳米 一合을 넣고 물에 달여 복용한다.

○ 人蔘益氣湯 = 더위에 들려 氣가 상하고 四肢가 늘어지고 눕기 좋아하고 많이 먹지 못하고 두 손가락이 뻣뻣해지는 증세를 치료한다.

• 黃耆 (炒)八錢·甘草 七錢內에 二錢은 炙·人蔘 半兩·升麻 一錢·白芍藥 (炒)三錢·五味子百四十個杵炒· 柴胡 二錢五分

이상을 네차례 나누어 먹되 씹어서 먹는다.

○ 大順散 = 더위를 먹어 熱이 있으므로 물만 지나치게 먹고, 비위가 濕을 받아 소화를 못하고, 곽난으로 구토하고, 臟腑가 나쁜데 치료한다.

• 甘草(炒)·乾薑(炮)·杏仁(去皮尖炒)·桂枝(去皮)

이상을 가루로 내어 한차례 三錢씩 끓인 물로 마신다.

○ 淸暑丸 = 더위를 먹어 熱이 생기고 두통이 있거나, 혹은 구토·설사하고 대소변을 가리지 못하는데 치료한다.

• 半夏·甘草·茯苓 各半斤

이상을 作末하여 生薑汁에 반죽 桐子만하게 丸을 지어 한차례 五十丸씩 물로 삼킨다. 간단한 방법은 생강즙과 좋은 식초에 半夏가루를 달여 풀에 위 作末한 약재를 고루 섞어 丸을 짓기도 한다.

○ 薑附湯 = 곽난으로 힘줄이 땡기고 수족이 냉하고 땀나고, 구역질하고, 배아프고, 脈이 끊어지는 듯 가냘프게 뛰는데 치료한다.

• 乾薑(炮)一兩·附子 一個生用

이상을 作末하여 한차례 五錢씩 물에 달여 복용한다.

○ 通脈四逆湯 = 곽난으로 오한나고, 배아프고, 몸이 냉하고, 땀나고, 脈이 갸냘퍼 끊어질 듯 하는데 치료한다.

• 吳茱萸 二兩炒·附子 炮一兩·桂心·通草·細辛·白芍藥(炒)·甘草(炙)各半兩·當歸 三錢

이상을 한차례 四錢씩 물이나 술에 생강을 넣고 달여 복용하되 듣지 않거든 약을 倍로 늘려 달여먹는다.

○ 半夏解毒湯 = 一切 暑熱로 인한 毒과 마음이 초조하고, 입, 혀, 목구멍이 마르는데 치료한다.

• 黃柏(炒)·黃芩(炒)·山梔子(炒)·半夏 等分.

한차례 五錢씩 물에 달여 먹는다.

○ 六和湯 = 더위를 먹어 열이 배고, 곽난으로 筋이 땡기고, 토사하고, 추웠다 더웠다 하고, 어지럽고, 침침하고, 나른하여 눕고만 싶고, 소변이 붉거나 껄끄러운 증세에 임신과 해산 전후를 관계치 않고 복용한다.

• 縮砂·半夏(湯炮七枚)·杏仁(去皮尖)·人蔘·甘草(炙)一兩·赤茯苓·藿香·木瓜 各二兩·白扁豆(薑汁略炒)·香藿·厚朴(薑製) 各四兩

이상을 한차례 一兩씩 복용하되 薑棗水에 달여 먹는다.

○ 益元散 = 더위에 들려 열이 있고 소변이 잘 안나오고, 혹은 열이 오르면서 몸이 아프고 목이 마르고 갈증나는데 치료한다.

• 滑石 六兩·甘草 살짝 炒해서 一兩

이상을 作末하여 한차례 三錢씩 꿀을 약간 넣고 끓인 물에 복용한다.

○ 二陳湯 = 24頁 (5)를 參考. ○ 來復丹·五苓散 = 21頁 (10)을 參考. ○ 竹葉石膏湯 = 13頁 (10)을 參考.

(3) 飜胃吐食

翻胃吐食(번위토식)이란 胃가 뒤집히는 듯 통증이 심하면서 음식을 토해내는 증세를 말한다.

補 說 病機에 기록되기를 胃가 뒤짚힐 듯 하면서 토해내는 증세의 원인으로 세가지가 있으니 氣와 積과 寒으로 이 모두가 三焦를 좇아 발하게 된다.

上焦의 吐는 氣에서 나오는데 氣는 天의 陽이라 그 脈이 뜨고 洪大하며 먹은 뒤에 갑자기 吐하고, 갈증으로 물을 들이키고,대변이 빡빡하고, 氣가 위로 찌르고 가슴이 아프다. 치료법은 氣를 내리게 하고 中(胃)을 和하게 해야 한다.

中焦의 吐는 積으로 좇아 생기는데 陰도 있고 陽도 있어 음식과 氣가 서로 잘못되므로서 이것이 積이 되어 통증이 발하며, 脈은 뜨고 숨어 있다. 증상으로 말한다면 혹 먼저 아프고 뒤에 吐하는 경우와 吐부터 하고 뒤에 통증이 발하는 경우가 있다. 치료법은 작은 毒藥으로 그 積을 없애야 하니 檳榔·木香은 그 氣를 行하도록 하는 藥性이 있다.

下焦의 吐는 그 脈이 잠기고 느리게 뛴다. 증상을 말하자면 아침에 먹은 음식을 저녁에 吐하고, 저녁에 먹은 음식은 아침에 토하며, 소변은 맑으나 대변은 빡빡해서 나오지 않는다. 치료법은 마땅히 毒藥으로 막힌 것을 통하도록 하고, 寒氣를 따습게 하여 대변이 통하거든 다시 中焦에 쓰는 약으로 和하면 대변이 굳어 막히지 않고 자연히 낫게 하는 것이다.

王太僕이 말하기를 『음식이 들어가지 않음은 火(熱)가 있음이오, 음식이 들어가면 되돌려 나오는 것은 火(溫氣)가 없음이다』하였다.

대개 陽만 있고 陰이 없으면 化하여 通치 못하고, 陰이 위치를 잃으면 陽이 대신 잠복하여 아래로 化하여 내려가지 않고 도리어 위로 거슬러 올라가 吐하는 것이다. 그러므로 翻胃吐食은 음식관계, 환경관계 및 七情이 脾胃를 손상시킨 까닭에 痰이 막히고 따라서 脾胃가 作用을 못하는데서 발생한다. 그러므로 「補中益氣湯」을 主劑로 하여 치료해야 한다. 만일 鬱火가 맺혀 脾를 상했거든 「歸脾湯」에 枳殼·桔梗을 가입해서 쓰고, 근심과 힘든 일로 인해 肝을 상했거든 「小柴胡湯」에 山梔·茯苓·人蔘·蒼朮을 가입해서 쓸 것이며, 脾氣가 허약한 것이 원인이면 「六君子」에 山梔·枳殼을 가입해 쓰고, 氣血이 다 虛한 것이 원인이면 「八珍湯」에 山梔·半夏를 가입해서 쓴다.

만약 氣를 行하도록 하는 藥을 쓰게될 경우 가슴이 더부룩하고 부대끼면 「六君子」에 川芎·當歸를 가입해서 쓰고, 만일 香燥의 약을 많이 써서 대변이 빡빡하게 마르면 「四物」에 人蔘·蒼朮을 넣어 쓰며, 만일 음식이 넘어가지 않거든 「六君子」에 山梔·吳茱萸·黃連(製)을 가입해서 쓰고, 음식을 넘겼다가 되돌려 토하거든 「六君子」에 炮薑·白豆蔲와 黃連·吳茱萸(製)를 가입해서 써야 한다.

만일 痰이 막힘으로서 먹은 음식을 즉시 토하면 「六君子」에 枳殼·桔梗을 넣어 쓰고, 음식맛이 떨어지고 대변이 좋지 않으며 가슴이 더부룩하고 부대끼고, 신물나고, 숨을 내쉴 때 썩은 냄새가 나고, 소화가 안되는 것은 脾胃가 虛寒한 원인이니 東垣의 처방인 「固眞丸」 및 「八味丸」을 쓰는게 좋다.

만일 열 때문에 시달리고 숨차며, 바람, 추위를 싫어하면서도 배속에서는 뜨거운 음식을 받지 않고, 혹은 수족이 냉하고, 가슴이 꽉 메이고, 배가 팽창한 증세가 일어나는 것은 內部는 眞寒인데 外部는 假熱이다. 「神効附子丸」 혹은 「八味丸」을 쓰는게 좋다.

嘔吐를 하면서도 음식을 잘 먹고 냉수를 좋아하는 환자는 火(熱)때문이고, 구토에 잘 먹지 못하고 뜨거운 湯을 좋아하는 환자는 火(陽熱)가 없는 까닭이다. 이 모두 그 원인을 살펴 다스려야 한다.

◎ **治療經驗**

* 한 婦人은 앞에서 論한 질환이 있는데 가슴과 배가 더부룩하여 부대끼다가 토해 내거나 설사하면 부대끼는 증세가 가라앉는다 하므로 『이는 脾氣가 鬱結되고 허약한 것이 원인이니 조섭을 잘 하고 補하면 낫는다』말해 주었으나 내 말을 믿지 않고 다른 의원의 말에 혹하여 「二陳湯」에 枳殼·黃連을 넣어 복용하였는데 듣지 않는 것을 계속 이 약을 더 써보았으나 더욱 심하고 形氣가 더욱 허약해졌다. 하는 수 없이 내게 찾아왔으므로 나는 「加味歸脾湯」을 복용토록 함에 반년만에 치료되었던 것이다.
* 한 婦人은 먹기만 하면 곧 吐해 내고 빈 속인데도 가슴·배가 부르고, 답답하며, 혹은 배가 우글대고 아프고, 소변이 잘 안나오고 나올때 통증이 있다고 한다. 『이는 肝火에다 血이 허한데서 오는 증세이니 肝火를 맑게 하고 肝의 血을 補하며 脾土를 길러 肺金을 生하는 약제를 써야 한다』고 일러주었으나 내 말을 믿지 않고 利氣化痰의 약을 어디선가 지어다 먹었다. 그

러나 증세가 더욱 악화되고 虛症이 사방에서 일어났다. 그때서야 내게 다시 와서 치료해주기를 요청한다. 나는 「加味逍遙散」에 「加味歸脾湯」을 차례로 복용시킨 결과 거뜬히 나았다.

* 한 부인은 가래침 뱉기를 심히 하고, 수족이 항시 냉하며, 밥 생각이 없다 하므로 『이는 肝脾가 怒氣때문에 맺혀 풀리지 않은데다 命門의 火(陽)가 쇠약한 탓이다』하였으나 믿지 않고 化痰利氣의 약을 어디선가 지어다 먹었다. 그랬더니 낫기는 커녕 가슴과 배가 공연히 불러 답답해졌으므로 또 다른 약을 먹었지만 듣지 않았다. 나는 이것을 알고 사람을 시켜 전달하기를 『그 전의 약은 환자의 병을 고치는 방법이 안된다. 脾虛로 인해 發腫하는 증세를 다스리는 처방을 변경해야 한다』 하고 또 이르기를 『급히 金匱와 「加減腎氣丸」을 쓰면 낫는다』말해주었으나 환자집에서 역시 듣지 않고 거꾸로 沈香化氣 하는 약을 쓰더니 과연 종기까지 생기면서 병을 고치지 못하고 사망했던 것이다.

○ 白堊散 = 虛熱로 胃가 뒤집히는 듯 아프면서 吐하는 증세를 치료한다.

• 白堊土 一斤·米 醋一斤

白堊土를 불에 구으면 붉게 달아오른다. 이것을 식초에 넣었다가 식은 뒤에 꺼내어 다시 불에 구어 붉게 달아오면 다시 초에 담구어 식힌다. 이렇게 여러번 되풀이하여 식초가 달아 없어질 때 까지 한다. 이 달군 白堊土 一兩에 炮薑 一錢을 합하여 作末해두고 한차례 一錢씩 미음으로 복용한다. 증세가 심하거든 二錢씩 복용하는데 四兩쯤 먹으면 대개는 낫는다.

○ 實熱에 胃가 뒤집히는 듯 하는 증세를 치료하는 약은 아래와 같다.

• 黃連 五錢·生薑汁(沉炒)·山査 三錢·保和丸 三錢

이상을 같이 作末하여 풀에 반죽丸을 만든 다음(麻子 크기) 胭脂로 옷입힌다. 한차례 六十丸씩 人蔘湯에 竹瀝을 넣어 달인 물로 복용한다.

○ 太倉丸 = 胃가 허약함으로써 胃가 뒤집히는 듯 하는 증세를 치료한다.

• 肉豆蔻·砂仁 各一兩·丁香 一兩·陳蒼朮 一升土炒

이상을 作末한다. 薑汁이나 풀에 반죽 桐子만큼 丸을 지어한차례 六七十丸씩 생강탕으로 복용한다.

○ 靑金丹 = 위 증세를 치료하는데 한차례 三十丸을 생강 및 陳皮 달인 물로 마신다.(方文은 7頁의 (1)에 있음)

○ 東垣室眞丸

• 肉蓯蓉(酒浸焙)·葫蘆巴(炒)·附子(炮去皮)·陽起石(煅)·肉豆蔻(麵煑煨)·兎絲子(淨洗酒浸蒸)·川烏(炮去皮)·沉香·五味子 各五錢·鹿茸(酒浸炒)·巴戟(去心)·鍾乳粉 各一兩

이상을 作末하여 桐子 크기만큼 丸을 지어 한차례 七十丸씩 空腹에 미음이나 소금물로 마신다.

○ 神効附子丸 = 脾와 腎이 虛寒함으로써 嘔吐하거나 혹은 胃가 뒤집히거나 앙가슴이 막혀 답답한 증세를 치료한다.

• 黑附子(一兩四五錢에 端正하고, 밑이 平하고 尖하거나 둥근것 중 一枚를 選擇하여 用)

위를 잿불에 구워 껍질이 터지거든 꺼내어 생강즙에 담궜다가 다시 잿불에 구어 말리고 하기를 여러번 되풀이 하되 생강즙이 半으로 줄어들때 까지 한다. 이와 같이 한 附子를 껍질과 배꼽은 따 버리고 人蔘을 膏가 되도록 진하게 다린 것과 반죽해서 좁쌀만하게 丸을 만든다. 단 먹을 때 입안의 침으로 삼켜야 한다(한차례 五六丸씩)

이 약을 먹고 胃가 회복되어 음식을 먹게 되면 이때부터는 溫하고 補하는 약을 써야 한다.

〈참 고〉

○ 六君子湯·四物湯=二方은 24頁 (6)을 參考. ○ 歸脾湯·加味歸脾湯·八珍湯·加味逍遙散=24頁 (4)를 參考. ○ 八陳湯= 24頁 (5)를 參考. ○ 金匱加減腎氣丸=22頁 (10)을 參考.
○ 補中益氣湯=24頁 (10)을 參考.

(4) 婦人의 血膈方

血隔(피가 명치에 막힌 것. 명치는 심장과 비장 사이를 말한다)의 원인이 만일 氣가 거슬러 올라와 피가 막힌 경우라면 「流氣飮」을 쓰고, 만일 분노가 치밀어 血이 거슬러 올라와서 막혔으면 「小柴胡湯」에 山梔·牧丹皮를 가하여 쓴다.

血虛에는 「四物湯」에 人蔘 蒼朮·柴胡·山梔·牧丹皮를 가입하고, 만일 鬱結로 인해 血이 손상하였으면 「加味歸脾湯」에 「加味逍遙散」을 겸용하고, 脾가 虛하여 血을 生하지 못한 것이 원인이면 「益氣湯」이오 肝이 허하여 血을 간직하지 못하면 「補肝散」을 쓰되 응하지 않으면 「六味丸」을 겸용하고, 脾·肺가 허하거든

補中益氣湯」을 쓰고 듣지 않으면 「六君子加味湯」을 써야 한다.

◎ 治療經驗

* 한 婦人이 前症(먹은 것을 吐하고 胃氣가 거슬러 올라오는 증세)으로 가슴이 더부룩 하고 답답하여 고통을 받는다. 이 증세의 원인은 脾經의 血이 허한 관계이니 「四君子」에 川芎·當歸를 加入해 주었더니 복용하고는 나았다가 그 뒤 怒로 인하여 두 가슴이 메이는 듯 부르고, 고통스럽고 머리와 눈이 개운치 않다 하므로 「加味逍遙散」에 鉤藤을 加入해 주었다. 환자가 복용한 뒤 완치되었던 것이다.

* 한 婦人은 역시 前症을 앓는데 명치가 아프고, 얼굴은 멀겋고 눈은 갈쿠리지고 소변이 자주 마려우며, 추웠다 열이 올랐다 한다. 이는 肝氣의 피가 엉킨 때문이므로 먼저 「失笑散」二劑를 복용시켜 통증을 멈추도록 하고 이어서 「加味逍遙散」을 복용시켰더니 모든 증세가 없어졌다.

○ 神攻散 = 피가 막혀 가슴과 배가 아픈데 치료하는 약이다.

• 五靈脂(炒)一兩·莪朮·桂心·蘿菖子(炒)各半兩

이상을 한차례 二錢씩 물에 달여 복용한다.

〈참 고〉

○ 流氣飮 = 3頁(9)을 參考. ○ 小柴胡湯 = 24頁(2)를 參考. ○ 加味歸脾湯·加味逍遙散 = 24頁(4)를 參考. ○ 四君子湯·六君子湯 = 24頁(6)을 參考. ○ 補肝湯 = 本頁 17을 參考. ○ 六味丸 = 24頁(11)을 參考. ○ 失笑丸 = 20

頁 (5)를 參考. ○ 補中益氣湯 = 24頁 (10)을 參考.

(5) 코피 나오는 증세

婦人이 氣血이 調和되면 經絡이 잘 순환된다. 그러나 만일 勞로 인해 元氣를 상한 중에 陰(血)이 허하고 火(陽·熱)가 발동하여 氣가 肺를 압박하면 피가 코를 따라 나온다. 이와 같은 증세가 産後에 생긴다면 더욱 치료하기 어렵다.

陳無擇이 이르기를 『코피는 勞 때문에 나오는 경우가 대부분이다. 어떤 사람이 코피가 나오기에 먼저「蘇合丸」을 쓰고 뒤에 「五靈散」을 쓰고는 이어서 진하게 달인 「白茅花湯」을 복용시켰더니 코피나오는 증세가 그쳤고, 또 「芎歸湯」으로 調理시키고는 건강이 회복되었다』하였다. 어느 부자집 남자가 있었는데 코피가 나오고, 六脈이 모두 洪大하고, 급하게 뛴다 하기에 무슨 약을 먹었느냐고 물어보니 「丹藥」을 먹었다 한다. 이에 黃芩·黃連·大黃을 作末하여 물에 마시라 하였더니 환자가 복용하고 낫게 된 일이 있었다.

補 說 코피가 나오는 증세에 만일 熱이 胃經에 맺혀 풀리지 않으면 「犀角地黃湯」을 쓰고, 만일 더위가 안에 잠복되어 있으면 「黃連香薷飮」을 쓰고, 怒를 크게 하여 피가 위에 뭉쳐 있으면 「小柴胡湯」을 쓰고, 만일 脾가 손상되어 血을 제 위치로 돌려보내지 못하면 「歸脾湯」을 써야 한다.

經에 이르되 『身熱이 있고 脈이 크게 뛰면 고치기 어렵다. 이는 火邪가 기세를 부리는 것이오, 몸이 차고 脈이 고요하면 치료하기 쉬우니 이는 正氣가 회복됨이다.

◎ 治療經驗

* 한 婦人은 본래 月水가 고르지 못하였는데 어느날 크게 역정을 내다가 그만 코피가 터져 나왔다. 원인은 肝火(熱)가 치솟아 오르기 때문이다. 「加味小柴胡湯」에 紅花를 가입해서 二貼을 먹였더니 코피가 멈춘다. 다시 「加味逍遙散」과 「八珍湯」을 지어 三十여첩을 겸용하고는 月經까지 정상으로 회복되었다.

* 한 부인은 울적한 마음이 맺혀 그만 코피가 터져 나왔다. 이 부인에게는 먼저 「加味歸脾湯」을 쓰니 코피가 점점 멈추었고, 이어서 「加味逍遙散」을 복용시키매 元氣가 점점 회복되고 寒熱이 있던 증세마저 없어졌다. 뒤에 怒로 인해 또 코피가 나오고 寒熱이 왕래한다. 이번에는 「小柴胡湯」에 川芎·當歸·牧丹皮를 加入해 복용하고는 완치되었다.

* 어느 婦人은 고된 일을 하였다가 그만 코피가 터져 나온다. 피를 식혀주는 약을 썼더니 도리어 便에도 피가 나온다. 어떤 이가 피를 다스려야 한다고 주장하는 것을 나는 반대하기를 『이는 脾氣가 아래로 빠지면서 피가 그 기운을 따라 흘러내리기 때문이니 마땅히 脾氣를 補하므로써 그 피가 내려가지 않고 본 위치로 돌아가게 해야 한다』하였으나 그는 듣지 않고 자기 고집대로 약을 썼다. 그러나 피가 그치기는 고사하고 더욱 심하다. 나는 아침에 「補中益氣湯」을 쓰고 저녁에는 「加味歸脾湯」을 쓰고서야 병을 고치게 되었다. 이 증세에는 寒冷한 약으로 피를 그치게 하는 동시에 脾肺를 補해야지 그렇지 않는다면 죽는 이가 많을 것이다.

○ <u>刺薊散</u> = 血이 熱함으로 인해 코피가 나오는 증세를 치료한다.

• 刺薊・生地黃 各二錢・桑耳・亂髮灰・艾葉(炒)各一錢・蒲黃 五分

이상을 물에 달여 복용한다.

○ 白茅根을 汁내어 一合쯤 마시면 즉시 코피가 멈춘다.

○ 生葱心으로 코를 막으면 멈춘다. 뿐만 아니라 칼이나 도끼 따위의 연장에 다쳐 피가 나올 때도 사용하면 좋다.

○ 四物에 生地黃을 加入하여 虛熱과 吐血症에 복용하면 효과가 좋다. 만일 脾經의 血이 허하거든 「四君子」에 川芎・當歸를 넣어 쓰고, 脾經이 울결되었으면 歸脾湯을 쓰고, 肝・腎이 손상되어 피를 흘리면 「六味丸」으로 치료하고, 氣血이 모두 허한게 원인이면 「十全大補湯」을 복용해야 한다.

〈참 고〉

○ 濟生犀角地黃湯 = 熱 맺힌 것이 풀리지 않고 經絡으로 돌아다니거나 혹은 腸胃로 흘러 氣를 따라 솟구치기도 하고 혹 흘러내리기도 하므로써 피를 입으로 쏟거나 혹은 便으로 섞여나오는 증세를 치료한다.

• 犀角(鎊, 없으면 升麻로 代用한다)・生地黃・白芍藥・ 牧丹皮 各等分

이상을 한차례 四・五錢씩 물에 달여 복용한다. 만일 實熱이 심하면 炒한 黃芩을 加入하고, 만일 피흘리는 것이 심하거든 이는 혹 脾肺가 휴손되어 血을 받아 그 本源으로 돌려보내지 못하기 때문이니 급히「四君子湯」을 쓰고, 울결된 경우거든 「歸脾湯」으로 다스린다.

○ 枇杷葉散 = 더위의 毒이 심장을 공격하므로써 코피를 쏟고, 입으로 피를 토하거나 혹은 吐瀉하고 갈증이 심한 증세를 치료한다.

• 香薷 二錢 · 厚朴(薑製)一錢半 · 甘草 (炙) · 麥門冬 (去心) · 本瓜 (鉄器를 사용말것) · 白茅根 各一錢 · 枇杷葉 · 陳皮 · 丁香 各半錢 위를 매번 三~五錢씩 생강을 넣고 달여 복용한다.

○ 黃連香薷飮 = 더위를 먹어 코피 나오는데 四時를 불구하고 치료한다.(方文은 本頁 (5)에 기록되었음)

○ 小柴胡湯 · 加味小柴胡湯 = 24頁 (2)를 參考. ○ 歸脾湯 · 加味逍遙散 · 八珍湯 · 加味歸脾湯 = 24頁 (4)를 參考. ○ 補中益氣湯 = 24頁 (10)을 參考.

(6) 婦人의 吐血症

婦人이 입으로 피를 吐하는 것은 臟腑가 손상된 까닭이다. 대개 氣와 血은 밖으로는 經絡에 흘러다니고 안으로는 臟腑의 영양을 공급하고 보호한다. 만일 六淫과 七情과 飮食 및 환경노동 등으로 氣血이 손상되면 血이 제 흐르는 길을 잃어 병폐가 생기며 거슬려 올라가서 吐血이 되는 것이다.

補 說 피를 吐하는 증세가 만일 熱이 맺혔으면 「犀角地黃湯」을 쓰고, 脾胃에 더위가 잠복된 것이 원인이면 「黃連香薷飮」을 쓰며, 心 · 脾에 熱이 엉켰으면 「生地黃湯」이오 心氣가 모손이면 「茯苓補心湯」이오 脾氣가 勞로 인해 상한 것이면 「鷄蘇散」이오, 번뇌가 지나쳐 脾가 상하면 「歸脾湯」이오, 脾 · 肺가 虛熱하

면 「麥門冬飮」이오, 肝腎에 虛熱이 있으면 「六味地黃丸」이오, 氣血이 모두 허하면 「十全大補湯」을 쓰는게 좋다.

經에 이르기를 『脾는 모든 脈의 氣를 朝會받고, 肝은 모든 經의 血을 거느린다』하였으니 반드시 甘溫한 성분의 藥劑로 그 陽氣를 補하는 한편 피로 하여금 각각 그 經(가야할 위치)으로 돌아가도록 해야 한다. 가령 吐血하는 病은 그 脈의 느리고 급한것을 막론하고 「獨蔘湯」으로 도와주어야 하며, 만일 熱이 있고, 기침하고 脈이 빠르게 뛰는 경우에는 元氣가 허하여 假熱때문에 그렇게 脈이 뛰는 것이며, 모두 脾胃가 먼저 손상되므로 근본 원인이니 人蔘의 類를 써야 한다.

本草에 쓰이기를 『人蔘은 脾胃 부족함을 다스리는 한편 中(역시 脾胃)을 補하고 中을 따습게 하며 또는 脾肺가 熱(火)한 것을 다스려 瀉시키는 힘이 있다』하였다.

東垣先生은 말하기를 『脾胃가 허한 사람은 심장의 血의 저항이 심하고 土位(脾胃)를 타고 肺까지 미쳐 肺氣가 邪를 받는 것이니 모름지기 黃耆를 많이 쓰고 人蔘·甘草를 다음으로 써야 한다』하였다. 실로 脾胃가 일단 허하고 보면 자연적으로 肺氣는 끊긴다. 그러므로 黃耆를 써서 皮毛를 발육시키고 피부를 편안케 해야 한다. 어쨌거나 본래 氣血이 허약한 者를 치료함에는 「十全大補」가 으뜸이다. 이를 모르고 寒涼의 약을 써서 血을 그치게 한다면 피를 멈추는 효과는 있을지 모르나 胃가 찬 기운에 상하여 치료될 수 없는 병으로 악화되고 말 것이다.

◎ 治療經驗

* 어느 老婦人은 앓기만 하면 病의 輕重을 막론하고 먹지를 못하였다. 증세로는 혹 가슴이 거북하고, 혹은 中脘의 통증도 있고, 혹은 설사하고, 혹은 소변이 불편하였다. 나는 이 부인의 병은 肝脾의 질환이라 하여「逍遙散」에 山梔·茯神·遠志·木香을 가입해서 복용하라 하였더니 환자가 복용한 뒤 낫게 되었다. 뒤에 우울증이 맺혀 검붉은 피를 토하곤 하였는데 이럴때마다 먼저 몸이 나른해오면서 熱이 높아 전에 먹던 약제에 炒한 黑黃連 三分과 吳茱萸 二分을 가입해서 복용시켰더니 금시 낫는다. 뒤에 또 怒가 원인이 되어 병이 재발해서 붉은 피를 많이 토하고 조갈증이 나서 죽을 지경에 이르렀다. 이것은 血脫인데 血脫에는 氣를 補해야 하므로 人蔘 一兩과 蒼朮·當歸 各各 二錢과 陳皮와 炮한 黑乾薑 各 一錢과 炙한 甘草와 木香 各 一錢을 가입 一劑를 쓰니 즉시 멈추었고 또 「歸脾湯」을 쓰면서 조리를 잘 하고는 완치되었다.

* 어떤 女人은 본시 우울한 회포가 있었는데 가슴이 팽창해지고 많이 먹지 못하며, 吐血하고 얼굴은 赤氣를 띠었다. 「六味丸」과 「歸脾湯」에 山梔·貝母·芍藥을 가입해서 복용하고는 낫게 되었다.

* 한 婦人은 母喪을 당해 슬프게 울었는데 이것이 원인이 되어 吐血하고, 기침하고, 熱이 높고, 식은 땀이 나오고, 月水도 끊겼다. 이는 다른 까닭이 아니고 너무 슬퍼하여 肺를 손상함이다. 아침에는 「補中益氣」에 桔梗·貝母·知母를 가입해서 먹고, 저녁에는 「歸脾湯」을 쓰면서 간간히 「六味丸」을 곁들여 복

용한 뒤 치유되었던 것이다.

* 어느 부인은 月經이 좋지 않고, 혹은 吐血하므로 診脈해 보니 脈은 정상이었다. 이 女인에게 「四生丸」을 보냈더니 복용후 치료되었다.

* 한 女人은 배불리 먹은 뒤 무거운 짐을 지다가 그만 吐血하여 찾아왔기에 역시 「四生丸」으로 치료하였다.

보통 의원들은 대부분 吐血을 치료함에 竹茹·地黃·藕汁을 써 왔으나 이에 집착할 必要가 없다. 陽이 陰을 乘하여 血이 熱하면 그 熱을 흩어지게 해야 하고, 經水가 넘쳐 나오면 凉한 것을 따습게 해야 하니 大黃·犀角 等의 성분을 써야 한다. 또는 陰이 陽을 乘하면 이는 天寒地凍(하늘이 차고 땅은 꽁꽁 얼다. 陰陽이 모두 냉각되었다는 뜻)으로 물이 얼어 어름덩이가 된 형상이니 溫藥으로 冷한 것을 녹여야 한다. 즉 乾薑과 肉桂 等이 溫藥이라 할 수 있다.

○ 柔脾湯 = 虛熱로 吐血하거나 코피가 나오고 땀을 흘리는데 치료한다.

• 甘草(炒)·白芍藥(炒)·黃耆 各半兩·熟地黃(自製)一兩五錢

이상을 한차례 五錢씩 물에 달여 복용한다.

○ 四生丸 = 陽이 陰을 乘하므로 吐血하거나 코피 나오는데 치료한다.

• 生荷葉·生艾葉·生栢葉·生地黃 各等分

이상을 찧어 반죽해서 계란 만하게 丸을 만들어 한차례 一丸씩 물에 달여 복용한다.

○ 옛날 어떤 중이 다리가 튼튼치 못해 밥상이 넘어지려는 것

을 급히 엎드려 방지하려다 그만 피를 토하게 되었는데 四生丸을 먹고 치료되었으므로 이 方文이 전해졌던바 많은 사람들이 이 「四生丸」을 여러번 시험해 보아도 과연 효험이 좋았다고 한다.

○ 犀角地黃湯 = 즉 濟生犀角地黃湯이니 本頁 (5)를 參考.

○ 薑草湯 = 陰이 陽을 乘하여 寒으로 인한 吐血하는데 치료한다.

• 甘草(炒)·乾薑 各一錢

이상을 달여 먹는다.(理中湯도 같은 효과가 있다)

○ 花蕊石散 = 瘀血 (피뭉치)이 안에서 積 (단단하게 뭉쳐 풀리지 않음, 또는 뭉치가 점점 커짐)되므로 인해 大小便이 불통하거나 혹은 피가 위로 몰려 吐血을 계속하는데 치료한다. 어떤 부인이 吐血이 멈추지 않아 백약이 무효였는데 술에 童便을 넣어 이 약을 복용하고서야 나았다 한다. (方文은 18頁의 (2)에 있음)

○ 如聖散 = 吐血이 멈추치 않는데 치료한다.(方文은 17頁 (4)에 기록되었다.)

〈참 고〉

○ 濟生雞蘇散 = 勞로 肺經을 상하여 침에 피가 섞여 나오거나 목구멍이 붓거나 아픈데 치료한다.

• 雞蘇葉·黃耆(炒)·生地黃·阿膠(炒)·貝母·白茅根 各一錢·桔梗(炒)·麥門冬 (去心)·蒲黃(炒)·甘草 (炒) 各五分.

이상을 생강물에 달여 복용한다.

○ 生地黃散 = 熱이 울결되어 코피가 흐르거나 咯血 또는 吐血하는 것이 陰虛하여 낫지 않을 경우 치료한다.

• 枸杞子・柴胡・黃連(炒)・地骨皮・天門冬・白芍藥(炒)・甘草(炒)・黃芩(炒)・黃耆(炒)・生地黃・熟地黃(自製) 各五分.

위를 물에 달여 복용한다. 下血에는 위약에 地楡를 가입해서 달인다.

○ 三因茯苓補心湯 = 얼굴이 누리게 뜨고 內熱이 높고, 기침하고 吐血하는데 치료한다.

• 半夏・茯苓・紫蘇・前胡・人蔘・枳殼(麩炒)・桔梗(炒)・ 甘草(炒) 乾葛 各五分・當歸 一錢・川芎・陳皮・白芍藥 各一錢・ 熟地黃(自製) 一錢 五分.

이상을 薑棗水에 달여 복용한다.

○ 麥門冬飮子 = 氣虛로 피를 토하거나 혹은 氣虛하여 血을 섭취하지 못하는 질환을 치료한다.

• 五味子(杵十粒)・麥門冬(去心)・黃耆(炒)各一錢・當歸身・人蔘・生地黃 各半錢

위를 물에 달여 복용한다.

○ 十全大補湯 = 胃氣가 허약하고, 코피 나오고, 피를 토하고, 便에 피가 섞여 나옴으로써 그 부작용으로 外症이 생기고, 惡寒하고, 열이 오르고, 自汗・盜汗이 있고, 음식을 적게 먹고, 신체가 나른하고, 寒熱이 번복되고, 갈증나고, 머리가 아프거나 현기증이 있고, 얼굴이 중풍들린 것 같거나 혹은 氣血이 모두 허하고, 가슴・갈비・배가 아프거나, 혹은 骨節痛이 있고, 月經이 좋지 않거나, 혹은 寒熱이 왕래하고 저녁만 되면 熱이 오르

거나 가슴·배속이 熱하고 목구멍이 乾하고, 입이 빡빡하게 마르고, 가래를 많이 뱉고 기침하고 숨차고 가슴과 명치가 허전하거나, 더부룩하며, 혹은 구토·설사하고, 수족이 냉하다 뜨겁다 하는 여러가지 질환을 치료한다.

方文은 24頁 (4)에서 參考하라.

○ 歸脾湯·加味逍遙散 = 24頁 (4)를 參考. ○ 加味小柴胡湯 = 24頁 (2)를 參考. ○ 六味丸·八味丸 = 24頁 (11)을 參考. ○ 獨蔘湯 = 3頁 (13)을 參考. ○ 補中益氣湯 = 24頁 (10)을 參考. ○ 黃連香薷飮·枇杷葉散 = 本頁 (5)를 參考.

(7) 婦人의 痃癖

婦人의 痃癖(현벽-즉 積病)은 元氣가 허약하면 邪氣가 모이고 쌓여 이루어진다. 대개 痃은 배 안에 생기는데 배꼽 가까운 左右에 積이 되어 증상으로는 筋脈이 땡기고 아프며 그 형체는 팔뚝 같고, 손가락 처럼 생기거나 혹은 반달(弦)같은 형상으로 되어 있는 것을 말함이오, 癖이란 두 갈비(肋)사이에 積이 생겨 때때로 통증이 일어나는 病인데 이 모두 陰陽이 不和하고 經絡이 활발히 流通되지 못하는 관계로 음식도 잘 내려가지 않고 막히며, 冷氣가 단단히 맺혀 이루어진 것이다.

補 說 위에서 論한 病은 음식과 생활환경, 즉 영양부족, 운동부족 과로 등으로 元氣가 허약해지거나 七情의 충격을 받으므로 원인이 되어 臟腑가 虧損되고 氣血이 順치 못하며, 陰絡이 상함을

받고 循行함이 度數를 잃은 까닭이다.

羅謙甫先生이 이르기를 『正氣를 기르면 邪氣는 자연 제거된다』 하였으니 이는 다른 뜻이 아니다. 먼저 調攝을 잘 하여 영양을 충족시키고, 氣血이며 臟腑 등을 보호하는 것이 正氣를 기르는 것이 된다.

만일 邪를 녹여 해치지 않으면 안되는 것이지만 除去함에 있어서도 급히 서두르지 말고 점차적으로 서서히 해나가야 한다. 만일 급히 제거하려면 도리어 顚覆되는 해가 있다. 그리고 또 禁忌하는 것을 지키지 않는다면 비록 욕망을 즐기는 일은 될지 모르나 몸을 喪하지 않는자 드물다.

◎ **治療經驗**

* 한 婦人은 內熱로 갈증이 심하고, 음식 생각이 적으며, 배속에 처음에는 계란만한 덩이가 생기더니 점점 자라서 四·五寸에 이르고 月水도 三個月만에 한차례 치르고, 肢體가 마르고, 齒頰(잇몸)이 부럼같고, 脉이 크고 자주 뛰고 허한데 왼쪽 關脈이 더욱 심하다.

이와 같은 질환은 肝脾가 울결된 것이 원인이므로 겉에 阿魏膏를 붙이고, 오전에는 「補中益氣湯」을 쓰고, 오후에는 「加味歸脾湯」을 써 왔더니 두달 남짓하여 肝火(熱)가 조금 물러가고 脾土가 약간 健壯해졌다. 그 뒤에 아침에는 「補中益氣湯」으로 六味丸을 삼키고, 저녁에는 「逍遙散」 달인 물에 「歸脾丸」을 복용하도록 하고, 또는 한달 넘어서 하루에 「蘆薈丸」을 空腹으로 二次 복용하고, (逍遙散으로 마신다)날이 저물면

「蘆薈丸」을 「歸脾湯」으로 마시도록 하였더니 일년쯤 이와 같이 조리하고는 완치되었던 것이다.

* 어떤 婦人은 배속에 덩이진 것이 있어 때때로 위로 치받쳐 올라오므로 통증이 심하고 혹은 소리도 난다. 그런가 하면 입에서는 신물이 나오고, 헛배부르고, 부대끼고 月經不順에 소변보기도 거북하기를 二년이 넘었다. 얼굴을 보니 푸르고 누리다.

이는 肝脾의 氣가 막힌 관계다. 「六君子湯」에 川芎·當歸·柴胡와 炒한' 黃連·木香·吳茱萸를 조금씩 넣어 二劑를 쓰고, 또는 「歸脾湯」에 「蘆薈丸」을 마시기를 三個月 남짓 복용시켰더니 肝脾가 좋아져서 모든 증상이 물러갔다. 이어서 「調中益氣」에 茯苓·牧丹皮를 가하여 복용한즉 脾胃가 건강해지고 月經도 정상으로 돌아갔다.

* 한 婦人은 성격이 쾌활하지 못한데다 걸핏 역정을 잘 내었는데 女工을 좀 힘들게 하다가 배 안에 덩이 하나가 생기더니 혹은 아프고 혹은 거북하며 月經이 끊겼다 나왔다 한다. 정성스럽게 肝火를 누르는 약을 썼으나 內熱있고 寒熱이 왕래하며 가슴이 부대끼고, 음식맛이 떨어지고 잇몸이 희어졌다.

이는 脾土가 약하여 肺金이 脾土의 生을 받지 못하고, 따라서 肺金이 腎水를 生하지 못하며 腎水는 또 肝木을 生하지 못하니 연쇄적 지장이 생긴 까닭이다. 그러므로 「補中益氣」와 「六味地黃丸」으로 化하는 근원을 기르니 얼마 안되어 완치되었다.

* 어떤 사람이 있었다. 그는 怒하기를 잘 했는데 그것이 원인이 되어 뱃속에 뭉치가 생긴지가 일년이 넘었다. 이젠 잇몸이 상

하여 먹어 들어가고 몸이 극도로 허약해졌다. 때는 겨울인데 肝脈이 크게 들멍거리고, 눌러보니 긴급하다. 어떤 의원이 肝木을 치고 胃火를 맑히는 藥을 써야 한다 하였지만 나는 『眞氣는 허하고 邪氣가 實하니 肝木을 치면 내년 봄에는 위험하다』 하고 「八珍湯」으로 氣血을 生하도록 하고, 「地黃丸」으로 腎水를 補하였더니 증세가 호전되었다. 뒤에 크게 역정을 부리다가 귀속에서 피가 나오고 肝脈이 크게 뛰며 열로 부대끼고 갈증이 심하게 되었다. 이는 뿌리 없는 火 때문이다. 먼저 쓰던 약에 肉桂를 넣어 二劑를 썼다. 脈이 정상으로 돌아갔고 열도 내려 건강이 회복되는가 하였으나 미쳐 완치도 되기 전에 大怒로 인해 病이 재발하여 결국 죽고 말았다. 十二月 辛巳日인데 金(白臘金)이 肝木을 克한 까닭이다.

* 어떤 婦人은 月經이 기간을 넘고 熱이 오르고 몸이 나른하여 꼼짝하기가 싫다. 어떤 의원이 「四物湯」과 「黃連湯」의 類를 쓰니 月水가 두달에 한차례 이르고 또는 배속에 조그마한 덩이가 뭉쳐 있다. 다른 의원이 또 峻藥을 쓰니 이번에는 두 눈을 얇은 비단으로 가리운 것 같이 희미해진다. 내가 말하기를 『脾란 모든 陰의 우두머리요 눈은 血脈의 으뜸이다. 이 脾가 五臟을 상하여 눈에 지장이 생긴 것이다』하고 「補中益氣」와 「濟生歸脾」 二湯을 복용시켰더니 일년 남짓 치료받고는 완치되었다.

○ <u>麝香丸</u> = 뱃속에 瘀血이 뭉치거나 氣가 冷하고 가슴·배에 통증을 일으키는데 치료한다.

• 麝香(二錢別硏)· 五靈脂(炒)· 阿魏(五錢麵裏煨令麵熱)· 桃仁·

三稜(醋製) 各二兩. 芫花(醋炒)· 檳榔 各一兩 · 莪茂(醋製)· 桂心 · 沒藥 · 木香 · 當歸 各半兩

위를 作末하여 반죽해서 桐子 크기만큼 丸을 만들어 한차례 十丸을 묽은 초물로 마신다.

○ 痃癖(현벽 - 피가 뭉친 積)을 치료하는데 신효한 방법이 있다. 돼지 肝 한벌은 무게가 열량은 될 것이다. 巴豆仁 五十枚를 돼지肝 속에 넣고 釅醋(즉 식초) 三사발에 끄느름하게 볶아 말린 다음 三稜가루를 가입해서 桐子 크기의 丸을 지어 食前에 술로 마신다.

○ 桃仁桂枝湯 = 어떤 女人이 月經때마다 배가 몹시 아펐는데 이 약 一齊를 복용하고 거뜬히 나았다.(方文은 앞 1 頁 (12) 에 있음)

〈참 고〉

○ 蘆薈丸 = 積病(痃癖)으로 살이 바싹 마르고 열이 발하여 입안의 침이 마르고, 음식생각이 떨어지고 혹은 疳疾(단 음식만 찾음)·食積(먹은 것이 내려가지 않고 뭉쳐 있는 것)과 입과 코에 부스럼이 생기고, 잇몸과 어금니가 먹어들어가는 질환을 치료한다.

• 蘆薈 · 胡黃連 · 黃連(炒焦)· 木香 ·白蕪荑(炒)· 靑皮 各五錢 · 當歸 · 茯苓 · 陳皮 各一兩半 · 甘草 (炙)七錢

위 藥材를 作末한다. 풀에 반죽 桐子만하게 丸을 지어 한차례 七八十丸을 米湯으로 복용한다.

○ 阿膠膏 = 가슴·배가 불러 더부룩하거나 덩이가 뭉쳐 積이

된 질환을 치료한다.

• 羌活·獨活·玄蔘·官桂·赤芍藥·穿山甲·大黃·白芷·天麻 各五錢·紅花 四錢·生地黃 五錢·兩頭尖 五錢·木鱉 (十枚去殼)·亂髮 一團如鷄子大·槐柳桃枝 各三錢

위를 香油 二斤四兩을 넣고 검게 달여 거친 것을 추어내고 터럭은 그냥 두고 달이면서 거친 것을 가려낸다. 또는 黃丹을 넣고 서서히 달여 芒硝·阿魏·蘇合香油·沒藥을 각각 五錢씩 넣고 고루 섞여 고약을 만든다. 이 膏를 아픈 곳이나 積이 있는 곳에 붙이고 丸藥(胡連丸)을 먹는다. 黃丹은 진짜라야 효과가 있다. 고약을 붙일 때 먼저 朴硝를 患部에 손가락 두께만큼 붙이고 종이로 덮고 뜨거운 다리미로 문질러 朴硝가 녹아 없어지면 그곳에 고약을 붙인다. 만일 肝積이면 朴硝에 蘆薈가루를 가입해서 다리미질 하면 좋다.

○ 六君子湯·補中益氣湯 = 24頁 (6)을 參考. ○ 八珍湯·加味歸脾湯·歸脾湯·逍遙散 = 24頁 (4)를 參考. ○ 六味丸 = 24頁 (11)을 參考. ○ 調中益氣湯 = 4頁 (5)를 參考.

(8) 婦人의 疝瘕症

疝瘕(산가)란 산증과 積病을 말한다. 婦人이 이 질환이 발생하는 원인은 음식이 고르지 못하고, 勞役으로 인해 血氣가 손상되거나, 혹은 姙娠中이나 出産때 또는 月經때 風冷이 침입함으로써 발생한다. 대개 疝症은 아프고, 瘕症은 假(邪)때문에 생기는바 脈이 팔팔하게 뛰면 살지만 미미하게 잠기면 죽는다. 尺脉이 깔깔하고 뜨고 굳은 것은 血은 實하고 氣는 虛하여 배가 아프고 氣가 거슬러 올라가는데 이는 胞 가운데 나쁜 피가 있어 經에 질환을 일으키는 것이다.

補 說 오줌이 찔끔거리고, 잘 안나오고, 陰經이 시들거리고,마비현상이 있고 精液이 미끄럽고, 白淫이 나오는 것은 남자의 疝症이오, 血이 말라 月水가 나오지 않고, 月經 뒤에 배에 積이 생기고(혹은 積덩이가 간간이 옮겨다니고) 局部가 붓고 局部 속이 치질 같은 증세가 있는 것은 女子의 疝症인데 女子의 疝은 瘕라 하는 것이다.

◎ **治療經驗**

* 한 婦人은 아랫배가 더부룩하게 부르고 때 없이 소변이 나오며, 白帶가 끼고 느른한 것이 흘러나온다. 이는 肝經의 濕熱이 아래로 쏠리기 때문이다. 처방으로 「龍膽瀉肝湯」을 쓰라 일러 주었더니 그녀가 복용하고는 낫게 되었다.
* 한 婦人은 아랫배가 부르고 아프며, 소변이 나쁘고 혹은 유방이 아픈 때가 있고 갈비가 더부룩하기도 하고, 혹은 氣가 거슬려 심장에 압박을 준다 하니 이는 肝에 들어와 血이 傷한 것이다 하고 「四物」과 「柴胡湯」을 쓰면서 간간 玄胡·紫木香을 가입해 복용시켰더니 완쾌되었다.
* 어떤 부인은 배가 더부룩하게 불러 거북하고, 소변 보는데 지장이 있으며 內熱 있고 몸이 나른하고, 음식은 몇끼를 건너 조금씩 하는 정도라 하므로 「八珍湯」에 柴胡·山梔· 龍膽草를 加入해서 주었더니 환자가 복용하고 쾌차해졌다.

○ 乾漆湯 = 疝瘕(산증과 積病)로 가슴·갈비가 아픈데 치료한다.

• 乾漆(炒하여 炒이 사라지도록)·木香·芫花(醋炒)·赤芍藥·桂心·當歸·川芎·琥珀 各一兩半·大黃 二兩炒·牛膝 一兩 桃仁(去皮尖一兩을 別硏)·麝香 一錢

이상을 作末하여 한차례 一錢씩 따뜻한 술에 타서 먹는다.

○ 燔葱散 = 前症은 寒氣가 흩어지지 않는데 속한다. 이 증세로 통증이 심할 경우 복용하면 신효하다.

〈참 고〉

○ 寶鑑蒺莉湯 = 陰疝으로 배가 아프고, 小便이 不利하고, 手足이 逆冷하고 혹은 가슴과 배가 부대끼고 아픈 질환을 치료한다.

• 蒺莉(去刺)·附子(炮)·梔子(去皮) 各半兩.

이상을 作末하여 한차례 三錢씩 물에 달여 식사 전에 溫服한다.

○ 丹溪定痛散 = 寒疝·疝症으로 아픈데 효과가 빠르다.

• 枳殼 十五個·山梔子(炒)·吳茱萸(炒)·荔枝核(炮) 各等分.

이상을 作末하여 長流水에 타서 한차례 一·二錢씩 空腹에 먹는다.

○ 三因失笑散 = 小腸의 疝氣로 아프거나, 혹은 血氣疾로 가슴·배가 아픈데 치료한다.(方文은 20頁 (5)를 參考) ○ 龍膽瀉肝湯 = 24頁 (8)을 參考. ○ 四物湯 = 24頁 (6)을 參考.

○ 八珍湯 = 24頁 (4)를 參考.

(9) 婦人의 八瘕

婦人이 臟腑가 조화되고 經脈이 잘 순환하면 月水가 때를 맞추어 이르고 기타의 질환이 생겨나지 않는다. 그러나 만일 外邪(風寒暑濕 따위)가 타고 들어와 陰陽(血과 氣)과 섞여지면 질환을 일으켜 소변이 불편하고, 가슴·갈비·허리·등이 서로 끌어당겨 아프고, 月經이 고르지 못하며, 陰(局部) 가운데 헌데가 생기고 소변이 저리고 얼굴이 누리거나 검게 되니 이와 같은 증세가 발하면 자연 瘕症이 생기는 것이다.

이 瘕症에는 여덟가지가 있으니 즉, 靑瘕·黃瘕·燥瘕·火瘕·脂瘕·氣瘕·蛇瘕·鱉瘕다.

補 說 經에 이르되 氣는 따뜻함을 요하고 血은 濕潤함을 요한다 하였으니 血이 잘 흘러다니지 못하면 瘕이 된다.

瘕은 즉 積이오 積은 血이 뭉친 것으로 그 가운데는 딱딱하지만 이것이 갑자기 흩어졌다 모였다 하는 것이다. 원인은 거의가 六淫·七情과 음식관계·생활환경 등의 잘못으로 臟腑가 손상되므로써 생긴다. 치료법은 痃癖論과 동일하다. 거듭 말해 두는 것은 元氣를 다시 傷해서는 치료가 어려우니 특별히 이 점에 유의해야 한다.

○ 桃仁煎 = 血瘕를 치료한다.

• 桃仁·大黃(炒) 各一兩·蝱虫 半兩을 검게 炒·朴硝

이상을 가루로 만들어 식초 一종발을 石器에 넣고 三分쯤(따끈한 정도) 끓인 다음 위 약재를 넣어 丸 짓기에 알맞게 잘 반죽한다. 朴硝를 또 혼합해서 桐子 크기의 丸을 만들어 五更初

에 따뜻한 술로 五丸씩 복용한다.

이 약을 복용하면 다음날 정오 무렵에 더러운 것이 녹아 나온다. 만일 나오지 않거든 한차례 더 복용한다. 그런 다음에는 氣血을 調和시키는 약을 써야 한다.

어떤 婦人이 소변을 누지 못하는데다 배가 몹시 불렀으므로 진찰하니 바로 血瘕(피가 뭉쳐 있는 것)이었다. 그래서 「桃仁煎」을 한차례 복용시켰더니 배가 아프며 핏덩이가 녹아 便으로 모두 瀉하고는 즉시 나았다. 단 이 藥은 作用이 猛烈하므로 氣血이 虛한 환자에게는 참작해서 써야 한다.

○ 大硝石丸 = 모든 瘕症을 치료한다.

• 硝石 三個 · 大黃 四錢 · 人蔘 一錢 · 甘草 八分

위 藥材를 作末하여 소주 一升을 옹기그릇에 담아 大黃 달인 膏를 먼저 넣고 또 남은 藥을 넣고 반죽한다. 크기는 桐子만큼 丸을 지어 한차례 三十丸씩 米飮으로 마신다. 단 三日만에 한 차례 복용할 것이며 몇차례 먹으면 붉은 것이 아래로 흘러나올 것이다.

(10) 腹中瘀血

婦人이 배속에 瘀血이 생기는 것은 月經이 닫혀 그 피가 뭉쳐 있거나, 아니면 風寒으로 血이 엉켜 오래도록 풀리지 않고 積聚되어 癥과 瘕이 된다.

補 說 瘀血의 원인은 여러가지가 있다. 만일, 속상한 일(번뇌)이 맺혀 脾가 상했으면 「加味歸脾湯」을 쓰고, 역정을 내거

나 憤한 마음의 충격으로 肝을 상했으면 「加味逍遙散」을 써야 한다.

産後에 찬 空氣를 싫어하면 「失笑散」이오, 肝脾가 虧損되었으면 「六君子湯」에 柴胡를 加入하여 쓰고(이는 元氣 補함을爲主함이다) 胃氣가 허약하면 「益氣湯」에 茯苓·半夏를 넣어쓴다.

배속이 아파 손으로 문질지 못하는 증세는 안에 瘀血이 생긴 때문이다. 만일 몸이 평상시와 같으면 元氣와 病氣가 모두 實한데 속하니 「桃仁承氣湯」으로 瘀血을 풀려내리게 하고, 반대로 위 증세가 있으면서 몸이 나른하고, 음식 맛이 떨어지면 이는 脾胃가 손상됨이니 病氣가 盛하고 元氣는 쇠약된데 속하므로 「當歸散」으로 조화시켜야 한다.

만일 배가 아파 손으로 문지르는 것을 좋아하고, 몸은 무겁고 나른하며 음식 생각이 적은 것은 元氣와 病氣가 모두 不足한 증거이니 「六君子」에 炮한 薑과 川芎·當歸를 加入해서 쓴다.(이는 순전히 補를 爲主함이다) 만일 배가 아프고, 大便이 좋지 않고, 소화가 안되는 것은 脾胃가 허약한 때문이니 「六君子」에 炮薑·肉果를 加入해서 溫하게 補할 것이며, 만일 瘀血로 아프고 구토하고 조금씩 밖에 먹지 못하는 것은 이 역시 脾胃가 허약함이니 「六君子」에 炮薑·藿香을 가입해 쓸 것이며, 瘀血로 배가 아프고 구토하고, 먹지 못하고, 설사하거든 「六君子」에 生薑·桂를 가입해서 쓰고, 만일 手足이 冷하고, 공연히 땀이 줄줄 나오거든 위 처방에 附子를 더 넣어 쓰면 된다.

◎ **治療經驗**

* 어떤 婦人이 있었는데 귀밑에 赤腫이 나고, 寒熱이 왕래하며, 입이 쓰고, 月經이 고르지 못하고, 배속에 積 한덩이가 있다. 이는 肝火의 氣가 막혀 血이 엉킨 때문이다. 「小柴胡」에 山梔·川芎·牧丹皮를 가입해서 썼더니 모든 증세가 퇴치되었다.
* 한 婦人은 오래도록 腹痛을 앓아왔다. 瘀血 치료하는 처방을 썼더니 잠시 통증이 멈췄다가 더욱 심히 아프고 이제는 모든 약이 듣지 않는다. 나는 『다른 원인이 아니라 脾胃가 虛寒한 때문이다』하고 人蔘·蒼朮·炮薑으로 丸을 지어 한차례 두 세 알씩 먹인 뒤에 二味를 짙게 달여 먹도록 하였더니 점차 나았다.(좁쌀만큼 丸을 지어 자기 침으로 삼켜야 한다)

○ <u>桃仁丸</u> = 瘀血로 月水가 나쁘고 熱이 오르고, 갈증나고, 가슴·배가 더부룩하고, 혹은 가슴·배가 아픈 질환을 치료한다.

• 桃仁·大黃(炒)各三兩·蝱虫(炒)去翅足·水蛭(炒焦)各四十枚

위 藥材를 作末하여 煉蜜에 반죽 桐子만큼 丸을 만들어 한차례 五六丸씩 마시되, 空心에 뜨거운 술로 복용한다.

○ <u>桃仁承氣湯</u> = 瘀血로 배에 급통이 일어나고 大便이 불리하며, 혹은 헛소리 하고, 입이 마르고, 全身이 누리고, 소변이 저절로 나오고, 혹은 피가 가슴에 맺히고, 배가 아파 손댈 수 없고, 혹은 寒熱로 昏迷할 때는 미친사람 같은 증세를 발하는데 치료한다.

• 桃仁 半兩·大黃(炒)二兩·甘草 二錢·肉桂 一錢

이상을 생강물로 달여 발병하는날 밤 五更에 복용한다.

〈참 고〉

○ 加味歸脾湯 = 瘀血은 이미 없어졌는데 혹 脾經의 失血로 小腹이 아파 잠을 못이루고, 열이 있고, 식은 땀이 나오며, 혹은 脾가 상하여 血을 섭취 못하거나 혹은 심장·비장이 모두 상하여 아프고, 눕기 좋아하고, 많이 먹지 못하거나, 혹은 번뇌로 脾를 상하므로 血이 허하고 열이 오르거나, 혹은 肢體에 종기가 나서 아프고, 大便이 좋지 않으며, 혹은 月經이 고루지 못하고 內熱과 晡熱이 있는 등의 모든 증세를 치료한다.(方文은 24頁 (4)에 기록되었음)

○ 加味逍遙散 = 24頁 (4)를 參考. ○ 失笑散 = 20頁 (5)를 參考. ○ 六君子湯 = 24頁 (6)을 參考. ○ 當歸散 = 8頁의 (5)를 參考. ○ 小柴胡湯 = 24頁 (2)를 參考. ○ 補中益氣湯 = 24頁 (10) 參考.

(11) 婦人의 癥痞方

癥痞(징비)란 피가 뭉쳐(瘀血) 積이 있거나 氣가 막혀 가슴이며 배가 더부룩하고 답답한 증세를 말한다.

이와 같은 질환이 발생하는 원인은 음식관계(즉 먹지 못하여 영양실조가 되거나, 체하거나, 소화불량, 중독 등)의 잘못으로 脾胃가 휴손되고, 邪와 正이 서로 부딪혀 배속에 굳게 積이 되어 풀리거나 옮겨가지 않으므로 위와 같은 증상이 발하는데 이를 癥(징)이라 한다. 배속이 冷하면 통증이 일어나고, 冷이 子宮까지 침입하면 임신을 못하며, 胞絡으로 들어가면 月水가 끊긴다.

補 說 위 질환(癥痞)의 원인이 만일 脾胃가 허약이면 「六

君子」에 川芎·當歸를 가입해 쓰고, 脾胃가 허약이면 「補中益氣」와 「歸脾湯」을 쓰고, 肝火가 답답하게 막혔으면 蘆薈·地黃 二丸을 복용하는 한편 患部에 阿魏膏를 붙이면 좋다.

患者는 반드시 七情과 六淫과 음식과 起居를 주의하여야 하고, 病을 다스리는 의원은 때때로 환자의 기미를 잘 살펴 약을 쓰면 효과가 빠를 것이다.

〈참 고〉

○ 穿山甲散 = 癥痞의 瘀血로 인해 가슴·배의 통증이 심한데 치료한다.

• 穿山甲·鱉甲(醋炙)·赤芍藥·大黃(炒)·乾漆(炒하여 연기가 없어질때까지)·桂心 各一兩·川芎·芫花(醋炙)·當歸尾 各半兩·麝香 一錢

이상을 作末하여 한차례 一錢씩 술에 타서 복용한다.

○ 六君子湯 = 24頁 (6)을 參考. ○ 歸脾湯 = 24頁 (4)를 參考

○ 六味地黃丸 = 24頁 (11)을 參考. ○ 蘆薈丸 = 本頁 (7)을 參考. ○ 補中益氣湯 = 24頁 (10)을 參考.

(12) 婦人의 食癥

食癥(식징)이란 음식관계로 瘀血되는 질환을 말한다.

婦人이 臟腑가 허약하면 이 질환이 발생하기 쉬운데 특히 月經中에 날것을 먹거나 冷한 음식을 가리지 않고 먹으면 臟腑가 약해지고, 너무 힘든 일을 하면 元氣를 상하여 이 증세가 발한다.

陳無澤이 이르기를 『經이 行하지 않거든 먼저 經水를 인도하여 나오도록 한 뒤에 元氣를 튼튼히 하는 것으로 치료의 主를 삼아야 한다』하였다.

補 說 위 증세를 앓는 患者가 만일 형체가 허약하거든 먼저 脾胃를 調和하고 補하는 치료부터 해야 하고, 만일 氣가 막혀 行하지 않으면 「烏藥散」으로 막힌 氣를 풀어 行하도록 해야하며, 만일 脾氣가 허하여 血이 순환되지 않으면 「四君子」에 川芎·當歸를 加入해서 血을 순환시키고, 만일 脾氣가 응결되어 氣가 순환되지 않으면 「歸脾湯」으로 응결된 氣를 풀어 行하도록 하고, 肝脾의 피가 燥하므로써 순행을 못하거든 「加味逍遙散」으로 燥한 피를 맑혀 行하도록 해야 한다.

음식이 積되어 뭉친 것으로 인해 가슴이 더부룩하면 邪氣가 勝하고 眞氣가 벗어나서 虛해지므로 인함이니 正氣를 補하고 邪氣를 제거하면 積이 자연 없어진다. 치료에 있어 단단히 뭉친 것은 깎아 없애고, 엉뚱한 것(邪)이 不必要하게 머물러 있으면 이를 제거하는 처방을 쓰되 胃氣가 아직 虛하지 않은 狀態라면 量을 적게 쓰는게 좋다. 그리고 또 病이 오래되어 심히 허약해진 환자에게도 用藥을 경솔히 해서는 안된다.

(13) 積年血癥

婦人이 여러해 동안 瘀血이 풀리지 않고 머물러 있는 것은 차고(寒) 따뜻한(溫) 것이 절도를 잃어 脾胃가 허약하고, 月經이 不通하므로서 쏟아야 할 피와 邪가 서로 맺히고 서리고 굳어 날이 갈수록 단단해져서 풀리지 않는 관계다. 이와 같이 오래 되면 갈비가 고통스러워 참기가 어렵다. 이런 경우 「三稜煎」으로 다스려야 한다.

補 說 위에서 論한 증세는 무엇보다도 七情에 의한 원인으로 발생하는 경우가 대부분이다. 七情이 안정을 잃으면 그 영향이 五臟에 미치고, 五臟에 지장을 받으면 각각 병통이 생겨 괴이하게 어긋난다.

원래 氣는 冷해서는 안되므로 따뜻함을 요하고, 血은 熱해서는 안되므로 적시고(濡) 윤택함을 要한다. 脾는 血을 거느리는 곳이오, 肝은 血을 간직해 두는 곳이므로 마음이 울결되면 脾를 상하고, 憤怒가 심하면 肝을 상하는데 이러한 경우에서 위의 질환이 많이 생겨난다.

가슴이 아프고 배가 아픈 것은 바로 肝과 脾 二經의 증세에 속하므로 肝脾를 치료해야 옳다.

羅謙甫 先生이 이르기를 『正을 기르면 積은 자연 없어진다』 하였고, 東垣先生은 이르기를 『사람은 胃氣로 本을 삼는다. 병을 다스리는 법은 元氣를 튼튼히 하는 것으로 위주하고 病邪를 攻伐하는 藥으로 도와 歲月로 구원해야지 一朝一夕에 고쳐지는게 아니다. 만일 속한 효과를 보기 위해 峻한(藥性이 센 것) 약으로 다스리면 도리어 그르치는 결과가 된다』하였다.

○ 三稜煎 = 血이 燥하거나 血이 뭉치거나, 음식이 積된 것과 痰이 막힌 증세를 치료한다.

• 莪朮(醋浸炒)· 三稜 各三兩 · 靑皮(去白)· 半夏·麥芽(炒) 各一兩 이상에 좋은 식초 한종발을 넣고 폭신하게 삶아 말린 뒤 作末한다. 丸을 만들되 초와 풀을 섞어 반죽해서 桐子만하게 丸을

지어 한차례 三·四十丸씩 淡醋湯으로 복용하고, 痰이 積된 것이면 生薑湯으로 복용한다.

(14) 婦人의 心痛

婦人이 心痛을 앓는 경우가 있는데 이는 그 근본이 臟腑의 虛弱에서 온다. 臟腑가 虛弱하면 風冷이 그 틈을 타고 들어와 질환을 일으킨다.

심장이란 모든 장부의 우두머리로 심장이 손상되면 이를 「眞心病」이라 하는바 아침에 병나면 저녁에 죽고, 저녁에 발하면 다음날 아침에 죽는다. 만일 心絡이 상하여 통증이 발하면 그 증상이 심했다. 가벼웠다. 하면서 이 증세를 발하는 것이다.

補 說 이 질환이 만일 寒邪에 상한 것이라면 溫한 藥으로 풀어야 하고, 음식이 내려가지 않고 막혔으면 이를 소화시켜 내려가도록 해야 하며, 肝火(火는 熱)가 망녕되어 발동한 것이면 辛한 약으로 안정시키고, 脾氣가 울결되었으면 이를 和解시켜야 한다.

◎ **治療經驗**

* 한 婦人은 오래도록 心痛을 앓아왔는데 口味가 없고 藥을 먹으면 받아들이지 않고 즉시 吐해 낸다. 이는 脾土가 虛弱한게 주된 원인이므로 白朮과 黃土를 볶아 쌀뜨물로 진하게 달여 서서히 조금씩 복용시켰더니 며칠 뒤에는 자기 스스로 먹을수 있게 되었으며, 이어서 三斤 남짓 복용하고는 치유되었다.

* 한 婦人은 본래 겁이 많고 심장이 약했다. 産後에 피부병(疥瘡)이 생겨 일년여를 낫지 않았는데 간간 현기증도 일어났다. 하루는 감기에 걸려 앓고 있는데 얼마전 부터 생겼던 心脾사이의 종기에 갑자기 심한 통증이 발하여 손을 댈 수가 없었다. 뿐 아니라 嘔吐가 그치지 않고 六脈(左右의 尺·關·寸脈)이 미세하다. 어떤 의원이 이 형상을 보고는 『모든 통증에는 補氣하는게 불가하다』하고 이에 青皮·木香·五味·吳茱萸 등의 약을 쓰고 진정되었지만 이어서 학질을 앓고는 落胎까지 한다. 이번에는 「理氣行血」하는 약을 복용한즉 병은 나았지만 元氣가 점점 脫落되므로 두번째로 人蔘·黃耆등 補劑를 써도 듣지 않으며, 六脈이 실낱같이 미세하여 곧 끊어지려 한다. 하는 수 없이 환자집에서 나를 찾아와 치료를 부탁하므로 그 집에 가서 진맥해 본 뒤 말해주기를 『形은 비록 여위지 않았으나 脈 뛰는게 虛가 극단에 이르렀거늘 도리어 理氣하는 약을 썼으니 그 眞氣를 손상시킨 결과를 빚었다』하고 급히 人蔘·黃耆·當歸·蒼朮·附子·薑桂의 처방으로 二劑를 계속 쓰고 간간히 「八味丸」을 복용시킨 결과 五日만에 잠도 잘 자고 음식도 먹게 되었으며, 六脈이 회복되었다. 만약 心脾가 아프기 시작할 당시 이 약을 썼더라면 통증이 없이 쉽게 나았을 것이다.

〈참 고〉

○ 烏藥散=血氣가 막혀 심장과 배의 통증이 일어나는 질환을 치료한다.

· 烏藥·莪茂(醋浸炒)·桂心·當歸·桃仁·青皮·木香 各等分

이상의 약재를 作末하여 한차례 二錢씩 뜨거운 술에 타서 먹는다.

o 靈苑方=玄胡·靈脂를 作末하여 하루에 三차례 복용하되 한차례 一錢씩 뜨거운 물로 마신다.

o 八味丸= 24 頁 (11)을 참고.

(15) 婦人의 心腹痛

婦人이 心痛·腹痛을 앓는 까닭은 대개는 臟腑가 虛弱한 때문이다. 臟腑가 虛弱하면 風邪가 虛를 타고 들어와 眞과 邪가 충돌하면서 氣를 따라 오르고 내리는 관계로 심장과 배가 아픈 것이다.

補 說 心痛·腹痛이 일어나는 원인이 만일 氣가 막히고 瘀血된데 있으면 「沒藥散」을 쓰고, 勞(힘겨운 일로 몸이 지치는 것)로 말미암아 元氣를 상했으면 「益氣湯」을 쓰고, 肝脾가 울결되었으면 「四七湯」을 쓰고 怒 때문에 肝火가 발동한 것이면 「小柴胡湯」을 쓰고, 肝脾의 血이 虛하면 「四物湯」을 쓰고, 脾·肺의 氣가 虛弱하면 「四君子湯」을 쓰고, 中氣가 虛弱하면 「補中益氣湯」을 쓰고, 氣血이 모두 虛한 것이 원인이면 「八珍湯」을 써야 한다.

◎ **治療經驗**

* 한 女人은 성질을 부리기만 하면 가슴과 배의 통증이 발하여 오래도록 진정되지 않는다. 이는 肝火가 脾의 氣를 손상시킨 탓이다. 그래서 炒한 山梔 一兩과 生薑 五片을 달여먹도록 하

였더니 통증이 멈추었고 다시「二陳湯」에 山梔·桔梗을 加入해 주었더니 복용후 재발이 없었다 한다.

* 한 婦人은 恨 맺힌 일이 있었는데 갑자기 가슴·배가 아팠으므 치료를 받았으나 모든 약이 듣지 않는다. 내게 찾아왔기에 나는 「歸脾湯」에 炒한 山梔를 加入해 주었더니 그녀가 복용후 나았다는 소식이 왔다.

〈참 고〉

○ 琥珀散=氣가 막힘으로 인해 심장, 배가 아프거나, 月經이 끊기고 小便 볼때 통증이 있는 것을 치료한다.

- 烏藥·莪茂(醋浸炒)各二兩·當歸 一兩

이상을 作末하여 한차례 二錢씩 따뜻한 술에 타서 복용한다.

○ 蠲痛散=血氣관계로 찌르고 아픈 증세를 치료한다.

- 荔枝核(燒存性) 半兩·香附子 一兩

이상을 作末하여 한차례 二錢을 술에 소금을 약간 타서 마신다.

○ 菖蒲丸=피가 뭉쳐 가슴과 명치 근방의 통증이 발하는데 치료한다.

- 九節菖蒲 六兩·吳茱萸(炒)·香附子 各四兩,在이 藥材를 作末하여 食醋에 神麵을 개어 풀에 반죽 丸을 만들되 크기는 桐子만큼 한다. 한차례 四五十丸을 맑은 生薑湯으로 복용한다.

○ 沒藥散=血氣가 流通되지 않으므로 인해 가슴·배가 아프거나 혹은 月經이 고르지 못하고, 열이 오르고, 저녁열이 있는 등의 질환을 치료한다.

- 紅花·沒藥·當歸·玄胡索(炒) 各等分

이상을 作末하여 매번 二錢씩 童便에 타서 먹는다.

○ 木香枳朮丸=滯氣를 뚫고, 음식을 소화시키고 胃를 열어 음식을 잘 먹도록 하며, 痰 삭이는데 효험이 좋다.

• 木香·枳實(炒)一兩·白朮(炒)一兩

이상을 作末하여 한차례 五錢씩 대추와 생강 달인물로 복용한다.

○ 木香化滯湯=脾胃가 虛弱해서 음식이 잘 체하고, 헛배가 불러 아프고, 심장밑이 더부룩하고 답답해서 음식 생각이 없는데 치료한다. 만일 근심하고, 역정내고 음식관계로 인해 아픈 병에는 더욱 효과적이다.

• 木香·紅花 各三錢·橘皮·當歸梢 各二錢·柴胡 四錢·草豆蔲·甘草(炙) 各半兩·半夏 一兩·枳實(炒)二錢

이상의 약재를 한차례 四五錢씩 물에 달여 복용한다.

○ 四君子湯·四物湯=24頁 (6)을 참고. ○ 四七湯=12頁 (7)을 참고. ○ 小柴胡湯=24頁 (2)를 참고. ○ 八珍湯·歸脾湯=24頁 (4)를 참고. ○ 二陳湯=24頁 (5)를 참고. ○ 補中益氣湯=24頁 (10)

(16) 婦人의 小腹痛

婦人이 小腹에 痛症이 있는 까닭은 胞絡이 冷을 받아 그 冷이 血氣를 쳐서 그 血氣는 行하지 못하고 그만 小腹에 맺혀 있으므로서다.

補 說 小腹痛의 원인이 만일 氣가 寒한 관계로 피가 맺혀 잘 유통되지 않으면 「威靈仙散」을 쓰고, 氣가 막히고 피가엉켜 그

러하면 「當歸散」을 쓰며, 肝經의 血이 虛하여 그러하면 「四物湯」에 人蔘·蒼朮·柴胡를 가입해서 쓴다.

肝經의 濕熱 때문이면 「龍膽瀉肝湯」이오. 肝脾의 氣가 虛하면 「六君子湯」에 柴胡·芍藥을 加入해 쓰고, 肝脾가 虛寒하면 「六君子湯」에 柴胡·肉桂를 가입해 쓰고, 만일 구토가 兼했으면 「六君子」에 木香을 가입해 쓰며, 四肢에 冷이 들었거든 「六君子」에 炮薑을 넣어 쓴다.

◎ **治療經驗**

* 어떤 女人이 있었는데 小腹의 통증이 있으므로 「附子理中湯」을 쓰고, 또는 附子 八十여개를 먹었다. 이는 寒冷한 것이 痼疾이 되어 太甚한 者니 흔치는 않는 일이다.

○ 威靈仙散=冷氣가 血에 막혀 小腹이 아프거나, 혹은 月經中에 怒한 것이 원인으로 배가 팽창하고 아프거든 이 약으로 치료하라.

· 威靈仙 一兩·當歸·沒藥·木香·肉桂 各半兩.

위藥을 作末하여 한차례 四錢씩 뜨거운 술에 타서 먹는다.

○ 當歸散=血積으로 小腹이 아프거나 혹은 氣가 거슬러 月水가 나오지 않고 배가 아픈데 치료한다.

· 當歸(炒)·赤芍藥·劉寄生·沒藥·枳殼(麩炒)·玄胡索(炒) 各等分

이상을 作末하여 한차례 一錢씩 熱酒에 타 먹는다.

○ 四物湯·六君子湯=24頁 (6)을 참고. ○ 龍膽瀉肝湯=24頁 (8)을 참고. ○ 附子理中湯=21頁 (8)를 참고.

(17) 婦人의 兩脇脹痛

婦人이 양쪽 갈비가 벌어지는 듯 팽창하고 아픈 것은 臟腑가 虛弱한 까닭이다. 臟腑가 虛弱하고 보면 氣血이 調和되지 못하고, 氣血에 지장이 생기면 風冷의 邪가 胞絡에 客(본래 없던 것) 으로 머물러 있어 氣血과 風冷이 서로 공격하므로써 氣血이 순조롭게 流通되지 못하고, 갈비 부위에 막혀 있어 더부룩하거나 벌어지는 듯 아픈 것이다.

補 說 東垣先生이 이르되『가슴이며 배가 아프고, 입이 쓰고, 혀가 마르고, 寒熱이 왕래하고, 건구역질이 나오고, 토하고, 四肢가 뻑뻑하고, 小便이 지리고, 배속이 갑자기 아픈 것은 肝木이 망녕되어 行함이다.』하였다.

위 증세가 몹시 怒한 것이 원인으로 血이 손상되었으면 「小柴胡」에 川芎·山梔를 가입해 쓰고, 氣가 虛한 까닭이면 「四物」에 人蔘·蒼朮·柴胡·山梔를 가입하고, 오랜 怒로 인해 氣가 傷한 까닭이면 「六君子」에 川芎·當歸·山梔를 가하고, 氣血이 모두 虛한 까닭이면 「六味地黃丸」을 쓰고, 月經中에 배아프고, 寒熱있고 晡熱 있거나 혹 月水가 고르지 못한 가운데 熱이 오르고,가래가 많고 기침하고, 많이 먹지 못하고,눕기 좋아하고, 몸이 아픈것 등 여러가지 증세가 있으면 「八珍湯」에 柴胡·牧丹皮를 넣어 쓴다.

만일 두 갈비가 벌어지는 것 같고, 열이 오르고, 갈증나고,가래를 뱉고 혹은 小便이 저절로 나오고, 목에 結核이 있거나 혹은 식은 땀이 많이 나오고, 便에 피가 나오고, 血不足이 되고 음성이 變하는 증세 등이 있거든 「六味丸」을 쓰고, 만일 두 갈비가 벌어지는 듯 팽창되고, 視力이 흐릿하고 혹은 筋脈이 땡기고, 혹은 얼굴 빛이 푸르고, 배가 아프고, 小便이 찔끔거리는 증세가 있거든 「補肝散」을 써야 한다. 그렇지 아니하고 香燥의 약재를 쓰면 도리어 淸和한 氣를 상하여 血이 生을 받지 못하고 따라서 모든 증세가 발한다.

丹溪先生이 이르되 『오른쪽 갈비가 아픈데는 「推氣散」·「小龍薈丸」·「當歸龍薈丸」·「控涎丹」·「抑靑丸」·「十棗湯」을 쓰는데 모두 病氣와 元氣가 같이 實해지는 藥劑이니 쓸 때 잘 참작하여야 할 것이다』하였다.

◎ **治療經驗**

* 한 婦人은 성질이 매우 급했는데 吐血하고, 열이 높고, 양쪽 배가 부풀어 팽창해지면서 아프고, 저녁에는 더욱 심하다. 이는 怒氣로 肝을 상하여 氣血이 虛해진 까닭이다. 아침에는「逍遙散」에 炒한 黑山梔·黃栢·貝母·桔梗·麥門冬을 倍加해서 쓰고, 저녁에는 「歸脾湯」과 「地黃丸」을 복용시킨 결과 치료되었다.
* 어떤 과부가 있었는데 內熱에 晡熱하고, 팔, 다리가 저리고 마비되며, 자주 가래를 뱉는다. 어떤 의원이 이 환자에게 氣를 맑히고 가래를 삭이는 약을 썼으나 약을 먹자 목구멍 사이가 아프고 白帶가 나오며 배가 공연히 불러온다. 이번에는 氣를 行하고 血을 흩어지게 하는 약재를 썼다. 그랬더니 가슴 주위가 거북하고 답답하며 팔, 다리가 저리고 마비현상이 온다.

이 병의 원인은 다른데 있는게 아니라 울적한 심사에 怒氣가

겹쳐 肝脾가 손상됨이니 위와 같은 약을 쓰면 더욱 불리하다. 그리하여 내가 이 여인의 병을 다스리게 되었는데 아침에는 「歸脾湯」으로 답답한 것을 풀어주는 한편 脾氣를 生해주고, 저녁에는 「加味逍遙散」으로 肝火를 맑히는 한편 肝血을 生하도록 하였다. 이와 같은 처방의 약을 百餘劑를 복용하고 나았는데 그 뒤에 怒로 인하여 재발되었으니 즉 口味가 점점 떨어져 가고 몸을 꼼짝하기 힘들고, 月經은 줄줄 쏟아지고, 脈이 뜨고 洪大하며 자주 뛴다. 이는 脾가 肝의 상함을 받아 血을 걷어잡지 못하므로써 崩血되어 아래로 쏟는 것이며, 肝氣가 血을 휴손시킨 관계로 脈이 크고 급한 등 여러가지 증세를 발하는 것이다. 처방으로 「六君子」에 川芎·當歸와 炮한 薑을 가입해서 썼더니 血崩되어 쏟아지던 피가 그쳤고, 또 「補中益氣」에 炮薑과 茯苓·半夏를 加入해 쓰니 元氣가 회복된다. 다시 「歸脾湯」과 「逍遙散」을 모두 복용하고는 편안해졌다.

〈참 고〉

○ 人蔘紫荊皮散=가슴, 배를 찌르는 듯 아프고 앞가슴이 빡빡하게 불러오고 음식을 먹지 못하는데 치료한다.

· 紫荊皮·蒼朮·石菖蒲 各一兩·香附子 二兩·人蔘 半兩·木香 二錢

이상의 藥材를 모두 作末한 다음 풀에 반죽해서 桐子만하게 丸을 지어 食後마다 三十丸씩 生薑湯으로 마신다.

○ 左金丸=四金丸 이라고도 한다. 肝火로 가슴·배가 터질듯 부르고 아프며, 혹은 寒熱이 왕래하고, 혹은 두통이 있고, 눈이

어렷거리며, 혹은 大便이 묽고, 혹은 小便이 잘 나오지 않거나 小腹이 몹시 아픈 등 일체 肝火로 인한 증세를 치료한다.

• 黃連(炒) 六兩・吳茱萸 一兩(잠깐 달일때 넣는다)

이상을 作末한 다음 粥을 쑤어 丸을 만들어 白米나 陳皮湯에 복용한다.

○ 當歸龍會丸=肝經의 熱이 꽉차서 가슴이 부르고 아프며, 혹은 大便이 막히거나 小便이 빽빽하여 누기가 불편하는 등 肝經에 熱이 實한 증세를 치료한다.

• 當歸・龍膽草(炒焦)・梔子仁(炒)・黃連(炒)・黃芩(炒) 各一兩・大黃(炒)・蘆薈・青黛 各五錢・木香 一錢五分 ・麝香(別硏)五分

이상을 作末한 다음 神麵을 풀쑤어 반죽해서 桐子크기의 丸을 만든다. 한차례 二十丸씩 生薑湯으로 먹는다.

○ 補肝散=肝・脾 二經의 氣血이 휴손되므로 인해 갈비가 벌어지는 듯 아프고, 혹은, 갈비가 팽창하고 머리가 어지럽고 寒熱있고, 혹은 온 몸이 쑤시고 뻐근하고, 아프고, 月經이 고르지 못한 증세 등을 치료한다.

• 山茱萸・當歸・五味子(炒杵)・山藥・黃耆(炒)・川芎・木瓜 各半兩・熟地黃(自製)・白朮(炒)各一錢・獨活・酸棗仁(炒)各四兩

이상을 作末하여 한차례 五錢씩 대추 삶은 물로 복용한다.

○ 小柴胡湯 = 24頁 (2)를 참고. ○ 四物湯・六君子湯 = 26頁 (6)을 참고. ○ 六味丸 = 24頁 (11)을 참고. ○ 八珍湯・逍遙散・歸脾湯・加味逍遙散 = 24頁 (4)를 참고. ○ 補中益氣湯 = 24頁 (10)을 참고.

(18) 婦人의 心腹脹滿

婦人이 심장부위와 배가 그득하게 불러 터질 듯이 아픈 것은 心臟과 脾臟이 虛損된 까닭이다. 즉 心·脾에 병통이 생기면 邪氣가 타고 들어가 여러가지 형태의 질환을 발한다.

구체적으로 말한다면 足小陰經과 腎經의 脈이 발가락으로부터 일어나 腎絡과 膀胱을 거쳐 肝·脾로 들어가고 이곳에서 나와 心臟에 얽게(絡)되는데 만약에 邪가 三經을 공격하면서 아울러 脾에 邪氣가 맺이면 脾가 虛弱해져서 심장(가슴)과 배가 부풀어 팽창해지는 것이다.

補 說 위에서 논한 증세(심장과 배가 터질 듯 불러오는 증세)에 만일 脾胃가 虛해서 가슴·배가 더부룩하면 「六君子湯」을 쓰고, 脾胃가 虛寒한 까닭이면 「人蔘理中湯」이오. 脾胃가 울결되어 氣가 막힌 까닭이면 「歸脾湯」이오. 肝木이 脾土를 누르면 「六君子」에 柴胡·芍藥을 가입해 쓰고, 脾胃가 꽉막혔으면 「紫蘇飮」이오. 전날 먹은 음식이 체하였으면 「養胃湯」이오. 脾血이 虛하고 流通을 못하면 「四物」에 人蔘·蒼朮을 가입해 쓴다.

◎ **治療經驗**

* 한 婦人은 명치가 거북하고, 음식맛이 떨어졌으며, 헛배부르고 신물이 삼켜지곤 한다. 단순한 食滯로 알고 滯 내려가는 약을 썼으나 도리어 배가 부르고 먹지를 못한다. 『이는 脾氣가 虛하고 肝木이 너무 實한 까닭이다.』 말해주고는 「補中益氣湯」에 砂仁·香附子·煨薑을 가입해 쓰고 또는 「六君子」에 川芎

桔梗·當歸를 加入해서 복용토록 하였더니 완치되었다. (本頁 (1)을 참고할 것)

* 어떤 老婦人은 역정을 내다가 갑자기 가슴과 배가 터질듯이 부르고, 얼굴에는 볼거지가 돋고, 두 정갱이가 무겁고, 氣가 거슬려 숨차고, 말할 때 헐덕거린다. 그리하여 氣를 맑히는 약을 지어다 먹었으나 듣지 않는다. 『이는 脾와 肺가 虛寒한데 원인이 있다』 하고는 먼저 「六君子湯」 한제를 쓰니 병세가 즉시 감했고, 뒤에 「補中益氣湯」에다 茯苓·半夏·乾薑을 加하여 三劑를 쓰니 모든 증세가 사라졌다.

그 뒤에 또 怒하다가 밤이면 배가 팽창해진다. 하기에 「十全大補」에 木香을 넣어 복용시켰더니 즉시 낫게 되었다.

〈참 고〉

○ 白朮散=脾胃에 氣가 체하여 가슴과 배가 불러와서 음식을 싫어하는데 치료한다.

· 白朮(炒)·草果·訶子·茯苓·檳榔·桂心 各五分·陳皮·厚朴(薑炒)·人蔘 各一錢·甘草(炒) 三分

이상을 생강·대추 삶은 물로 복용한다.

○ 가슴이 부르거나 배가 불러 답답하고 거북한 증세에는 厚朴·薑汁炒를 한차례 四五錢씩 쓴다. 생강은 七片을 넣고 물에 달여 따뜻하게 복용하는데 절기를 막론하고 위 약에다 간간히 「沈香降氣湯」을 곁들여 먹음으로써 효과를 빨리 보았다.

○ 平胃散=脾氣가 꽉 막히고 가슴·배가 거북하거나 혹은 음식이 들어가지 않고, 소화가 안되고, 嘔土하는데 좋다.

· 蒼朮 · 厚朴(薑炒)· 陳皮 各一錢五分 · 甘草 各五分

생강과 대추 삶은 물로 복용한다.

○ 人蔘養胃湯=脾氣가 막혀 명치가 쓰리고 아프며, 혹은 음식에 체하거나 가슴·배가 벌어지는 듯 팽창하거나, 혹은 風寒에 걸려 토하고 머리 아픈 증세 등을 치료한다. (方文은 21頁 (9)를 참고)

○ 四物湯 · 六君子湯 = 24頁 (6)을 참고. ○ 人蔘理中湯 = 20頁 (8)을 참고. ○紫蘇飮 = 12頁 (8)을 참고. ○ 十全大補湯 · 歸脾湯 = 24頁 (4)를 참고. ○ 補中益氣湯 = 24頁 (10)을 참고.

8 便과 陰部症

(1) 婦人의 小便不痛

小便을 눌려고 해도 찔끔거리며 조금씩 나오기만 하고 시원스럽게 나오지 않는 것을 淋瀝(임역)이라 한다. 이와같은 증세가 생기는 것은 腎虛에 膀胱(오줌보)이 熱하기 때문이다.

膀胱은 腎과 더불어 表裡관계가 되어 직접적인 연관을 이루고 있는바 膀胱에 水를 저장하여 腎으로 내 보내는 것이 즉 小便이다. 그러므로 腎이 虛하면 小便이 자주 나오고(조금씩), 膀胱이 熱하면 찔끔거리며, 답답하게 나오는데 심한 경우 소변불통이 되고, 따라서 배가 팽창하도록 부르고 호흡이 가쁘게 되니 속히 치료해야 한다.

補 說 이와 같은 증세의 원인이 만일 膀胱에 熱이 맺힌 것이라면 「五淋散」을 쓰고, 脾에 虛熱이 있으면 「補中益氣湯」에 山藥, 五味子, 麥門冬을 넣어 다스릴 것이며, 脾經의 熱로 인한 것이면 「加味歸脾湯」을 쓰고, 肺經의 熱이 원인이거든 「黃芩淸肺飮」을 복용하라.

만일 肝經의 濕熱 때문이면 「龍膽瀉肝湯」이오. 血이 虛한 때문이면 「加味逍遙散」이오. 陰이 不足하면 「六味丸」에 柴胡, 山梔를 加入해서 쓴다.

갈증이 없이 소변이 잘 나오지 않는 것은 熱이 下焦에 있음이니 이는 血分으로 「滋腎丸」을 쓰고, 갈증이 있으면서 소변이 잘 나오지 않는 것은 熱이 氣에 있음이니 이는 氣分으로 「淸肺飮」으로 다스려야 한다.

尺脈이 자주 뛰면서 힘이 없으면 陰火가 盛하고 陽이 化하지 못함이니 「六味丸」과 「滋腎丸」으로 위주하고, 尺脈이 뜨고 힘이 없으면 陽氣가 虛하여 陰이 生하지 못함이니「加減八味丸」과 「滋腎丸」으로 위주하여 치료해야 한다.

◎ **治療經驗**

* 한 婦人은 淋瀝症이 있고, 內熱에 몸이 나른하여 권태롭다 하거늘, 이는 肝火로 血이 부족한데다 脾氣가 허약해진 까닭이다. 「八珍湯」과「逍遙散을 썼더니 한 달 남짓하여 소변이 잘 나왔다. 이어서 「八珍湯」을 계속 복용하고는 허약했던 氣血도 회복되었다.
* 한 婦人은 역시 소변이 잘 안나왔는데 얼굴이 푸르고 가슴이 터지는 듯 거북하므로 치료를 받았으나 모든 약이 듣지 않는다. 이 말을 듣고 생각하기를 이는 肝絡에 氣가 막히고 血이 傷한 때문이다 하고 山梔, 川芎을 달여먹도록 하였더니 곧 나았다.
* 한 婦人은 소변이 잘 안나오고 아래배가 뒤틀리는 듯 아프며, 간혹 가슴과 배가 팽창하게 부르고 아프다 한다. 이는 肝火 때문이라 「加味逍遙散」에 龍膽草를 가입 四劑를 쓰니 점차 낫는다. 다음에는 龍膽草를 빼고 「八珍湯」에 炒한 黑山梔를 加入해서 보냈더니 그녀가 먹고 치료되었다.

○ 石葦湯＝小便이 찔끔거리며 잘 나오지 않는데 치료한다.

• 石葦, 黃芩(炒), 木通, 楡白皮, 葵子, 瞿麥, 甘草 各五分
이상에 생강을 넣고 달여 복용한다

○ 雞蘇散＝血이 熱하여 소변이 잘 안나오는데 치료한다.

• 雞蘇葉, 木通 各二兩, 生地黃, 滑石 各三兩 刺薊根 一兩
이상을 한차례 半兩씩 복용하되 淡竹葉 三七片을 넣고 물에 달인다.

○ 桃仁煎＝血瘕(피가 뭉친 것)로 소변이 찔끔찔끔 나오고(시원스럽지 못함) 배가 터질듯 부르고 아픈데 치료한다.(方文은 7頁 (9)에 기록되었음)

○ 火府丹＝心經에 熱이 積되어 소변이 특특하게 나오거나 찔끔거리며 시원하게 나오지 않는 증세를 치료한다. 아래 약제에 甘草를 加하면 「導赤散」이라 한다.

• 生地黃 二兩을 杵膏, 木通(作末), 黃芩 (炒) 各三兩
이상을 蜜에 개어 桐子 크기만큼 지어 한차례 三十丸씩 木通 달인 물로 복용한다.

※ 어떤 사람이 갈증이 심해 날마다 한말 정도의 물만 들이키고 밥을 못먹은지가 석달이 되었다. 이는 心經에 熱이 차 있음이니 「火府丹」을 자주 먹어야 한다고 권하였더니 그가 몇번 먹어본 뒤 찾아와 고맙다고 인사하면서 하는 말이『하루에 세차례 먹었더니 갈증이 그치고 또 세번 먹음에 음식을 제대로 먹게 되었다』고 한다. 이는 본래 淋症을 고치는 약이지만 갈증에도 약의 원리를 이용 변통한 것이다.

또 한가지 처방은 牛膝 一合쯤 물에 달인 뒤 麝香을 약간 넣어 복용하면 淋(잘 나오지도 않으면서 아무때나 찔끔거리며 나오는 것)을 고친다.

〈참 고〉

○ 滋腎丸=熱이 血分에 있어 없어지지 않고 소변이 잘 안나오며 혹은 腎虛로 발이 뜨겁거나 다리의 힘이 없어 걷지 못하거나 또는 下焦가 陰虛하여 소변이 불리하거나 배가 부르고, 종기가 생기고, 혹은 피부가 팽창하므로써 터지거나, 눈동자가 솟아나오는데 고치는 神藥이다.

• 知母(酒炒), 黃栢(酒炒)各二兩, 肉桂 二錢.

이상을 따로따로 가루를 내어 같이 반죽 桐子만큼 丸을 만든다. 空腹에 복용하되 한차례 二百丸씩 白湯으로 삼킨다.

○ 黃芩分淸飮=肺熱로 소변이 불리한데 이 약으로 熱을 맑힌다.

• 黃芩(炒), 山梔(炒) 各一錢

이상을 물에 달여 먹는데 배속이 좋지 않거든 鹽豉 二十粒을 가입한다.

○ 五淋散=膀胱의 熱로 소변이 나오지 않거나, 찔끔거리기만 하고 시원스럽게 나오지 않는 경우, 혹은 오줌피가 팥삶은물 같거나, 혹은 모래알 같은 것이 나오고, 혹은 고약 같이 찐득거리거나 혹은 熱氣가 있고 便에 피가 섞여 나오는데 치료한다.

• 赤茯苓 一錢五分, 赤芍藥, 山梔 各一錢, 當歸, 甘草 各一錢五分

이상을 燈心에 넣어 물에 달인다.

○ 補中益氣湯= 24頁 (10)을 참고. ○八珍湯, 加味歸脾湯, 加味逍

遙散＝24 頁 (4)를 참고. ㅇ 龍膽瀉肝湯＝24 頁 (8)를 참고.

ㅇ 加減八味丸，六味丸＝24 頁 (11)을 참고.

(2) 婦人의 轉脬와 小便不利

婦人의 오줌보가 움직여 땡기는(轉脬) 疾患이 생기는 경우가 있는데 그 원인이 몇가지를 들 수가 있다. 혹 內熱이 盛하므로써 熱氣가 胞絡을 치거나 혹은 小便을 오래 참은 것이 탈을 잡아 氣가 안에서 거슬려 올라가므로써 아랫배가 아프고 소변을 보지 못하는 등의 증세가 일어나는 것인데 심할 경우 죽기도 한다.

補 說 위 증세는 남녀를 불문하고 같은 처방으로 치료해야 한다.

임산부는 힘줄이 땡기고 소변이 잘 나오지 않는 증세가 있게 되면 생명을 잃기 쉽다. 이런 경우에는 「八味丸」이 아니면 구원되지 못한다. (前頁 및 後頁을 兼하여 참고하라)

* 한 婦人은 항시 소변이 마려운 듯하여 막상 눌려면 찔끔거리며 잘 나오지 않고 아랫배가 부르고 거북하며, 가슴도 더부룩하고 호흡이 급하므로 치료를 받았으나 모든 약이 듣지 않는다. 마침 나에게 찾아왔기에 진찰해 보니 轉筋(힘줄이 움직이며 땡기는 것)의 증세였다. 그래서 「八味丸」을 한차례 썼더니 소변이 줄줄 흘러 나온다 하였다.
* 한 婦人은 울화병으로 인해 小便不通에 걸렸는데, 마려워 눌려면 방울방울 떨어질 뿐이며, 배가 공연이 불러 거북하고, 가래를 토하고 숨이 차서 헐덕거린다. 나는 이 女人에게 「八

味丸」을 달여 먹도록 하였더니 복용한뒤 소변이 잘 통하였다 한다.

o 滋腎生肝飮=肝火로 인해 소변이 잘 나오지 않는데 치료한다.

- 山藥, 山茱萸(肉) 各一錢, 熟地黃(自製) 二錢, 澤瀉 茯苓, 牧丹皮 各七分, 五味子(杵炒) 五分, 柴胡 三分, 白朮, 當歸, 甘草

이상을 물에 다려 복용한다.

o 葱白湯=氣가 막힘으로 인해 소변이 나오지 않거나, 배가 팽창되어 죽을 지경에 이르는 질환을 치료한다.

* 橘皮 三兩·葵子一兩·葱白 一莖

이상을 물에 달여 세차례로 나누어 복용한다.

o 滑石散=오줌보에 이상이 생겨(轉脬) 여러날 오줌을 누지 못하는데 치료한다.

- 滑石 一兩·寒水石 二兩·葵子 一合

이상을 作末하여 물 한말쯤 붓고 다린다(半斗쯤 될 때까지) 때매로 한차례 一斤가량 마시면 소변이 통할 것이다.

o 又一方=증세는 前과 同一

* 亂髮(灰)·葵子·車前子 各等分

이상을 作末하여 한차례 二錢을 술에 타 마신다.

o 石葦湯=轉脬(오줌보가 움직여 땡기는 것)로 인해 소변을 누지 못하는 증세를 치료한다 (方文은 本頁 (1)을 참고)

o 소변을 억지로 참은 것이 탈이 되어 轉脬症으로 발전 소변을 누지 못하고 곧 죽게된 경우에 치료하는 藥劑다.

* 滑石 二兩·亂髮灰 一兩

이상을 作末하여 한차례 三錢씩 복용한다. 요령은 桃白皮 一斤을 가늘게 썰어 절구공이로 푹신 찧어 물三盞에 반죽 그 汁

으로 복용한다.

- ○ 千金翼에 보면 위 증세에는 杏仁 二十粒을 尖皮를 버리고 麩(밀기울)에 섞은 뒤 누렇게 볶아 잘 씹어 물로 마시면 소변이 즉시 통하게 된다 하였다.
- ○ 또 한가지 방법은 皀角 가루를 코구멍에 불어 넣어 재채기가 나오도록 하면 된다 하였다.

(3) 小便을 자주 보는 症勢

小便은 腎과 膀胱(오줌보)이 주관하는데 腎氣가 陰에 通하거나 膀胱·腎의 二經이 虛弱해서 熱이 침입하면 小便이 특특하여 막히고, 二經이 虛하면 오줌이 자주 마렵다.

補 說 小便이 자주 마려운 증세가 만일 肝經의 火(熱)가 動한 까닭이면 「逍遙散」에 龍膽草·車前子를 가입해서 쓰고, 膀胱의 熱 때문이면 「六味丸」에 麥門多·五味子를 가입해 쓰고, 肝과 腎이 濕熱 때문이면 「龍膽瀉肝湯」이오, 울적한 마음이 肝·脾를 손상시켰으면 「加味逍遙散」과 「加味歸脾湯」이요, 肝·脾肺가 虛한 원인이면 「補中益氣」에 麥門多·五味子를 넣어 쓰고 肝經의 血이 虛한 때문이거든 「加味逍遙散」을 쓰고, 腎氣가 虛敗된 원인이면 鹿茸散을 쓰되 듣지 않거든 「八味丸」을 쓴다.

◎ **治療經驗**

- * 한 女人은 소변이 자주 마렵고 저녁이면 熱이 심했다. 이는 肝·脾의 血이 虛하여 氣가 막히고, 濕熱을 兼한 때문이다.

「加味逍遙散」에 車前子를 가입해 복용시켰더니 나았다.

* 한 婦人은 소변이 자주 마렵고 熱이 오르고 가쁘고 얼굴이 붉고 脈은 크고 虛하게 뛴다. 이 원인은 血이 虛한 관계로 燥症이 발함이다. 「當歸補血湯」 몇 劑로 치료시켰다.

* 한 婦人은 小便이 자주 마려운 증세가 생긴지 오래되었다. 이는 脾胃가 휴손되어 모든 經에 병폐가 생김이라 하고 「六君子」와 「補中益氣湯」을 兼해 먹도록 하였더니 나았던 것이다.

* 桑螵蛸散=腎氣가 虛寒하여 小便을 조금씩 자주 보거나, 혹은 때 없이 찔끔거리며 나오거나, 혹은 밤이면 자주 마려운 증세를 치료한다.

* 桑螵蛸 (三十枚炒)・鹿茸(炙)・牡蠣(煅)・甘草 (炒)二兩・黃耆(炒)二兩

이상을 作末하여 한차례 二三錢씩 食前 空腹에 하루 두번을 薑湯에 타서 먹는다.

* 縮泉丸=오줌보의 氣가 虛寒한 관계로 소변이 자주 마렵고 혹은 자면서 오줌을 지리거나 멈출 사이 없이 저절로 찔끔거리며 나오는데 치료한다.

(어린이 증세에는 더욱 좋다)

* 烏藥・益智仁 等分

이상을 作末한 다음, 술에다 山藥가루를 풀 같이 쑤어 같이 갠다. 桐子 크기만큼 丸을 지어 한차례 七十丸씩 소금을 탄 술이나 미음으로 삼킨다.

○ 鹿茸散=腎氣가 虛寒하여 오줌을 자주 누고 혹은 밤에 더 잦고, 오줌을 지리는데 치료한다.

* 鹿茸(炙)・烏賊魚骨・桑寄生・當歸・龍骨(煅) 各二兩・白芍藥(炒)・

附子(炮) 各三錢・桑螵蛸(炙) 各五錢

이상을 作末하여 한차례 二錢을 복용하되 식사전 空心으로 따뜻한 술에 타 마신다. (丸을 지어 먹어도 무방하다. 附子는 어떤 처방을 막론하고 무게 一兩三錢, 밑이 평하고 위는 둥글고 둘레에 씨 같은 것이 있어야만 藥用이 된다)

〈참 고〉

○ 當歸補血湯・八味丸・六味丸・加減八味丸＝24頁 (11)을 참고. ○ 逍遙散・加味逍遙散・加味歸脾湯＝24頁 (4)를 참고. ○ 六君子湯＝24頁 (6)을 참고. ○ 補中益氣湯＝24頁 (10)을 참고.

(4) 遺尿 失禁

經에 이르기를 『膀胱이 불리한 것을 癃(융ㅡ들피병)이라 하고, 오줌이 나오는 줄・모르게 저절로 지리는 것을 遺溺(유요)라』 한다. 이와 같은 증세가 생기는 원인은 心臟과 腎臟의 氣가 정상적인 건강이 못되기 때문이다. 그러므로 오줌 나올 때 껄끄럽게 느껴지며 지리는 경우도 있고, 나오는 오줌이 멈춰지지 않아서(失禁 나오는 줄 모르게 지리는 경우도 있으며, 또는 아이를 낳다가(生産) 膀胱을 다쳐 膀胱의 機能이 상실하여 지리는 경우, 또는 오줌보(脬)가 차고(寒) 臟이 冷하여 지리는 경우 등 여러가지가 있다.

補 說 內經에 이르기를 『胞에서 熱이 膀胱으로 옮겨가면 癃이 되어 피오줌을 누고, 膀胱의 機能이 잘못된 것이 癃이며, 나

오는 줄 모르게 저절로 지리는 것이 遺溺(유요)가 된다』하였다.

注解에서는『膀胱은 津液을 담는 府니 水가 이곳으로 모이기도 하고 이곳에서 나오기도 한다. 그러나 足三焦脈이 實하여 下焦와 약속해서 通하지 못하도록 하면 小便을 누지 못하고, 足三焦脈이 虛하여 下焦와 약속하지 못하면 오줌을 지린다』하였다.

靈樞經에 이르기를『足三焦는 太陽의 別稱이다. 太陽의 正氣를 膀胱으로 얽어 들이면 下焦와 약속하는데 實하면 지리지 않고 虛하면 오줌이 지린다』하였다.

위에서 論한 증세 즉 오줌이 저절로 나오는 증세가 만일 肝腎의 虛熱로 尿道의 기능이 마비되므로 인한 것이면「六味丸」을 쓰되 듣지 않으면「加味八味丸」으로 치료하고, 陽氣가 虛하여 膀胱의 冷積 때문이면「鹿茸丸」을 쓰며, 듣지 않거든「八味丸」을 쓴다.

만일 脾氣가 虛弱해서 지리는 것을 막지 못하면「補中益氣湯」에 山藥·山茱萸·五味子를 넣어 쓰고, 肺氣가 虛寒한 때문이면 前湯에 附子·桂心을 가입해 쓴다. 대개 이 병은 虛熱에서 많이 생기고 眞寒한 경우에서는 적게 생긴다.

◎ **治療經驗**

* 한 婦人은 소변이 저절로 나오고 어떤 때는 잘 나오지 아니하며 밤이면 더하다. 이는 肝이 熱하여 陰이 尿道를 조정하지 못하기 때문이니「六味丸」에 白朮을 加해(酒炒黑) 黃栢(七分)·知母를 넣어 몇제를 썼더니 증세가 없어졌다.
* 한 老婦人은 역시 前症이 있었는데 惡寒하고, 몸이 나른하고

四肢가 모두 冷하다. 이는 陽氣가 虛한 때문이다. 먼저 「補中益氣」에 附子를 넣어 三劑를 썼어도 効果가 없다. 결국 「參附湯」 四劑를 복용한 뒤에야 조금 차도가 보이므로 계속 복용시켰더니 치료되었다.

* 한 婦人은 앓고난 뒤에 소변에 똥이 섞여나온다. 이는 陰陽이 그 機能을 상실함이다. (大小腸이 交함이다) 먼저 五苓散 二劑를 쓰고 뒤에 「補中益氣湯」으로 완치시켰다.

※ 大小腸이 交함이란 각각 그가 맡아 하는 일을 제대로 처리하지 못하고 엇갈린다는 뜻임.

○ 鹿茸丸=陽氣가 虛寒하여 小便에 白濁이 나오거나, 저절로 지리거나 혹은 배꼽 부위가 冷하여 大便이 좋지 않은 것 등을 치료한다.

• 鹿茸(炙)·椒經·桂心·附子(炮)·牡蠣(煆)·補骨脂(炒)·石斛·肉蓯蓉(酒浸)·雞膍胵(炙)·沉香 各一兩·桑螵蛸(炙) 二錢

이상을 作末하여 酒糊에 반죽 桐子만하게 丸을 만들어 한차례 三十丸을 空腹에 따뜻한 술로 삼킨다.

○ 秘元丹=陽氣가 虛하여 소변이 멈춰지지 않고 혹은 밤이면 소변이 자주 마려운 증세를 치료한다.

• 白龍骨(炒) 三兩·訶子 十個去核·縮砂(去皮) 一兩

이상을 作末하여 찹쌀죽에 반죽 桐子 크기만큼 丸을 지어 한차례 五十丸씩 빈 속에 소금 탄 술로 복용한다.

○ 또 한가지 처방은 鹿角을 깎아 作末해 두고 한차례 四五錢씩 식사전 뜨거운 술에 타 마신다.

○ 또 一方은 雞膍胵을 炙하여 가루를 만들어 두고 매번 二·三

錢씩 空腹에 술에 타서 마신다. (一日에 二·三回 복용함)

○ 또 하나의 처방으로는 桑螵蛸·茯神·遠志·菖蒲·人蔘·當歸·龍骨·龜板을 모두 作末하여 밤에 자리를 눕기전 한차례 三錢씩 人蔘湯으로 마신다.

○ 또 一方은 桑螵蛸를 술에 재었다가 볶아 말려 作末해서 한차례 二錢씩 空心으로 먹되 생강탕에 타 마신다.

〈참 고〉

○ 六君子湯＝24頁 (6)을 참고. ○ 六味丸·加減八味丸＝24頁 (11)을 참고. ○ 蔘附湯 ＝ 19頁 (6)을 참고. ○ 五苓散＝21頁 (10)을 참고. ○ 補中益氣湯＝24頁 (10)을 참고.

(5) 婦人의 小便出血

心臟은 血을 주관하는 기관으로써 經絡에 通行시키고 臟腑로 순환토록 한다. 만일 심장에 찬 기운을 接觸하면 피가 엉켜 껄끄럽고, 熱이 닿으면 血은 망녕되이 돌아다니며 그 본래의 機能을 상실한다. 이렇게 되면 넘쳐 脬(오줌보)에 血이 스며들어 小便으로 나온다.

補 說 小便에 피가 나오는 원인이 肝經의 血이 熱한 것이라면 「加味逍遙散」을 쓰고, 怒氣로 血을 손상한 때문이면 역시 「加味逍遙散」에 髮灰를 넣어 쓰며, 만일 肝經의 風熱이면 「加味逍遙散」에다 子苓丸을 加入해 쓰고, 氣와 血이 모두 虛弱한 때문이면 「八珍湯」에 髮灰와 膏粱을 加入해 쓴다.

熱이 쌓여 積이 된 때문이면 「淸胃散」에 槐花·甘草를 넣어 쓰고, 風熱로 배가 아픈 환자는 「四君子」에 防風·枳殼을 넣어 쓰며, 胃氣가 약하여 血을 이끌어 잡지 못한 때문이면 「補中益氣湯」이오. 우울증이 맺혀 脾가 상하고, 이로 인해 血을 이끌어 들이지 못하는 것이면 「濟生歸脾湯」을 써야 한다.

◎ **治療經驗**

* 한 婦人은 소변에 피가 섞여 나왔고 怒 때문에 寒熱이 왕래하고, 혹은 두통이 있고, 혹은 두 갈비가 벌어지는듯 부르고 아프다. 이 증세의 원인은 脾血이 虛하고 肝火가 盛한 때문이다. 「加味逍遙散」과 「補中益氣」에 蔓荊子를 加入해 복용시켰더니 두통이며 血尿(피오줌)가 나았다. 뒤에 울적하고 역정을 크게 내다가 이것이 탈이 되어 복통이 있고 소변에 피가 나온다. 前藥을 쓰면서 龍膽草를 加入하고, 아울러「歸脾湯」을 兼하여 복용하고는 거의 낫게 되었으나 음식 먹은 것이 또 원인이 되어 병이 재발하였다. 위 증세에다 이번에는 가슴까지 두군거린다. 역시 前의 처방을 계속 복용한 뒤 편안하게 되었다.
* 한 婦人은 오줌에 피가 섞여 나오고, 얼굴이 누렇게 되고, 몸이 나른하여 꼼짝하기가 싫어지고, 음식이 달지 않으며, 晡熱이 있고 갈증이 심하다.

  이는 脾胃가 虛하므로써 能히 血을 껴잡아 經으로 돌려보내지 못한 까닭이다. 「補中益氣湯」을 用하여 胃氣를 補하고, 「歸脾湯」으로 울결된 것을 풀며, 「加味逍遙散」으로 肝血을 조화하고, 養하였더니 완치되었다.

* 한 婦人은 소변에 피가 나왔으므로 「四物」에 蒲黃 등의 약을 먹었더니 다시 열이 오르고 가래를 심히 뱉는다. 芩·連의 類를 복용하매 이번에는 음식 생각이 없고 虛症이 사방에서 일어난다. 診脈하니 肝脈은 자주 뛰고 脾脈은 느리다. 이는 肝經의 風熱때문에 脾가 상하여 그 血을 섭취하지 못하므로 모든 臟에 고장이 생긴 관계다. 나는 「補中益氣湯」과 「六味地黃丸」을 썼더니 어렵지 않게 나았다.

○ 鹿茸散=힘든 일에 지쳐 氣血이 손상되므로 인해 오줌피가 나오거나, 열이 심하고 혹은 寒熱이 왕래하고, 입이 마르고 갈증나는데 치료한다.

· 鹿茸(炙)·當歸·熟地黃(自製)·葵子(炒)·蒲黃(炒)·續斷(酒炒) 各等分 이상을 作末하여 한차례 二錢씩 술에 타서 하루 세차례 복용한다.

○ 髮灰散=환경의 부조리로 상한바 되어 소변에 피가 나오거나 혹은 소변 참은 것이 탈이 되어 오줌보가 움직여 땡기거나 (脬轉) 배꼽 밑이 갑자기 아프거나, 소변이 나오지 않는데 치료한다.

또는 肝에 종기가 생겨 코피가 나오고, 혹은 피를 吐하거나 혀에서 피가 나오는데 치료한다.

처방의 藥은 흩어진 머리카락을 태운 재를 복용한다.

本草에 이르기를 『髮灰(머리카락 태운 재)는 能히 瘀血(피가 엉킨 것)을 고치고, 關膈되는 것을 뚫어 통하며, 水道(소변 통하는 곳)를 순조롭게 한다. 뿐 아니라 瘀

血·積病으로 인한 통증과 온갖 종기와 脬轉症과 大小便이 막힌 것과 기침하고 吐血하고 코피나는데 치료된다』 하였다.

즉 亂髮灰를 作末하여 한차례 二錢씩 米醋湯에 타 마신다.

○ 生地黃湯=血이 熱하여 小便에 피가 나오는 질환을 치료한다.

· 生地黃 二錢·黃芩(炒) 五錢·阿膠(炒)·栢葉(炒) 各一錢

이상을 물에 달여 복용한다.

○ 當歸散=血分으로 熱이 있어 소변에 피가 나오고 혹은 때때로 피가 섞여 나오는데 치료한다.

· 當歸·羚羊角(鎊)·赤芍藥 各一錢半·生地黃·刺薊葉 各一錢

이상을 물에 달여 복용한다.

○ 또 한가지 방법은 血分으로 熱이 높은 증세에 生地黃을 汁내어 한차례 작은 盞으로 한잔씩 하루 세차례 복용한다.

○ 血分으로 熱이 있거나 소변에 피가 나오면 炒한 蒲黃가루를 한차례 二錢씩 따뜻한 술이나 뜨거운 물에 타 마신다.

○ 腎이 虛한데는 鹿角 二兩을 노랗도록 구어 가루로 만들어 長流水에 타 마신다. (二回로 복용함)

〈참 고〉

○ 八珍湯·加味逍遙散·歸脾湯=三方은 24頁 (4)를 참고. ○ 子芩丸=12頁 (6)을 참고. ○ 淸胃散=24頁 (1)을 참고. ○ 四君子湯=24頁 (6)을 참고. ○ 補中益氣湯=24頁 (10)을 참고.

(6) 大便不通

大便이 막혀 나오지 않는 것은 거의가 臟腑가 좋지 못해서다.

寒氣나 熱氣가 腸胃에 맺혀 있으면 經水가 지나치게 흘러나와 안에는 津液이 없는 때문이니 이런 경우에는 「三脘散」을 쓰거나 혹은 「四物」에 靑皮를 加入해 쓰거나 혹은 「七宣丸」 또는 「麻仁丸」 가운데서 가려 쓴다.

補 說 大便이 막혀 나오지 않는 원인이 大腸에 津液이 마르거나 혹은 血이 虛하여 火(熱)가 津液을 쪼라들게 하는 것인데 증세가 발한 日字를 계산할 수는 없고, 오직 음식을 많이 먹어 배가 부른 뒤에야 便이 막혀 나오지 않음을 알 수 있는 것이다.

이런 경우 可能하면 음식을 적게 먹어야 하는데 입이 당겨 적게 먹을 수 없는 사람이면 돼지쓸개즙을 복용하여 臟腑를 미끄럽게 潤澤시켜야지 쓸데 없이 苦寒하고 매웁고 散시키는 藥을 썼다가는 元氣가 더욱 손상되어 가슴·배가 더부룩하게 막혀 내려가지 않는 질환이 발생할 것이다.

大便不通의 원인이 血虛에 火가 燥한 때문이면 「加味逍遙散」을 쓰고, 氣血이 모두 虛한 때문이면 「八珍湯」이라야 한다.

燥한 藥은 血을 상하는 것이니 「四君子」를 쓰고, 連翹·甘草는 剋伐의 性이 있어 氣를 상할 염려가 있으니 「四君子」에 川芎·當歸를 加入해 쓸 것이며, 속이 熱하여 갈증나면 끓인 물을 마셔야 하고, 脈이 實하면 竹葉湯을 써야 한다. 또는 內熱로 갈증이 심해 冷한 것만 마시기 좋아하고, 脈이 깔깔하거든 四物과 「潤腸丸」을 쓴다.

肝膽의 木이 脾土를 克하여 脾土가 輸送치 못하면 小柴胡에 山梔·郁李仁을 가입해 쓰고, 腸胃의 氣가 虛하여 傳해 보내지 못하면 「補中益氣」에 芍藥·厚朴을 쓰며, 熱이 積되어 빽빽하게 맺혔으면 「淸胃散」에 芍藥을 넣어 쓴다.

熱이 燥하고 風이 燥한 것과 陽이 맺히고 陰이 맺힌 데는 모두 中氣(脾胃)를 손상해서는 안된다. 그러므로 질병을 다스리는 원인은 잘 살펴 行하여야 한다.

◎ **治療經驗**

* 한 婦人은 가래가 끓고, 숨이 가쁘며, 內熱이 있고, 大便이 잘 나오지 않고 두달을 자지 못했는데 脈이 洪大하나 눌러보면 미세하다. 이는 肝과 肺와 腎이 缺損된 까닭이다. 아침에는 「六味丸」에 저녁에는 「逍遙散」을 쓰기를 三十여제 복용시켰는데 환자가 그동안 먹은 음식이 백여사발이라 배가 비로소 더부룩하고 부대낀다. 위 글에 이른바 血이 虛하여 火가 津液을 마르게 함이니 猪膽汁으로 인도하여 便을 通하도록 하고 「十全大補湯」을 복용하면서 잘 조리하더니 완치되었다.

○ 通神散=大便이 實熱로 인해 막혀 나오지 않고, 가슴과 배가 부르고 아파 손댈 수가 없고, 가슴이 괴롭고 거북하면서도 음식은 당겨 먹고싶어지는 증세를 치료한다.

· 大黃(炒)·芒硝·檳榔·桃仁(炒)·郁李仁(湯에 담궈 去皮하고 酒炒) 各一兩

이상을 作末하여 한차례 二錢씩 粥에 타서 먹는다.

○ 大麻仁丸=腸胃에 風이 맺혀 大便이 항시 빽빽하면서도 食慾은 더해지는데 치료한다.

· 大麻仁(別硏하여 膏처럼 만든다) 大黃(炒) 各二兩·檳榔·木香

枳殼(麩炒) 各二兩

이상을 作末하여 麻仁을 넣고 꿀에 반죽해서 桐子 크기만큼 丸을 지어 한차례 二十丸씩 따뜻한 물로 복용한다.

○ 皂角丸=大腸經에 風이 들어 大便이 잘 나오지 않는데 치료한다.

· 皂角(炒去子)·枳殼(麩炒) 等分

이상을 作末하여 蜜에 반죽 桐子만하게 丸을 지어 한차례 七十丸씩 空腹에 米飮으로 복용한다.

○ 蘇麻粥=氣를 順하게 하고 腸을 미끄럽게 하여 便이 잘 나오도록 하려면 紫蘇子·麻子仁을 물을 붓고 갈아 그 汁으로 죽을 쑤어 먹는다.

○ 潤腸丸=火가 잠복하고 風熱이 있어 大腸이 말라 便秘가 된 것을 치료한다. 단 血脫(土吐·下血)로 피가 적거나 腎이 虛弱하면 이 약을 쓰지 못한다.

· 麻子仁·桃仁(去皮尖別硏) 各一兩·羌活·當歸尾·大黃(煨)·皂角仁·秦艽 各五錢

이상의 약재를 따로 作末한 다음 煉蜜로 반죽 桐子만하게 丸을 지어 한차례 五十丸씩 空腹에 白湯으로 복용한다. 만일 直腸이 乾하고 껄끄러우면 猪膽汁으로 便을 인도하고 이 약은 쓰지 말아야 한다.

〈참 고〉

○ 加味逍遙散·八珍湯=24頁 (4)를 참고

○ 四物湯·六君子湯=24頁 (6)을 참고.

○ 補中益氣湯＝24頁 (10)을 참고.

○ 小柴胡湯＝24頁 (3)을 참고.

○ 淸胃散＝24頁 (1)을 참고.

○ 竹葉黃耆湯·竹葉石膏湯＝24頁 (12)를 참고.

(7) 老弱者와 中風患者의 便秘

大便不通이나 便秘를 치료함에는 그 患者가 老弱者 또는 中風患者인가 평소 건강한 사람인가를 살펴 약을 써야 한다. 그러므로 여기에서는 이에 대하여 대략 논하고자 한다.

初虞世는 이르기를 『肺는 氣를 주장하는 기관이다. 그러므로 肺에서 氣를 내려보내지 않으면 大腸이 물건을 받아 便으로 보내지 못한다. 肺氣가 虛弱해서 便秘되는 경우거든 杏仁·枳殼·訶子 등의 약을 쓴다. 만약 老弱者 혹은 風病 환자라면 津液이 짧고 大便이 빡빡하고 껄끄러워 누기가 힘드는 것이니 胡麻·杏仁·麻仁·阿膠·皀角 등의 약을 쓰는게 좋다. 빠른 효과를 내려고 약성이 속한 약을 쓰면 大便은 비록 通하게 될지라도 精血이 상하여 도리어 副作用이 생길 우려가 있다.

한 男子가 風淫의 末疾(즉 大便不通)에 걸렸는데 어떤 의원이 이를 속히 고치려고 藥性이 빠르고 잘 通하는 약을 썼다. 그랬더니 肺가 상하여 캭하고 짙은 피를 토하고 大便까지 不通하여 죽고 말았던 것이다.

補 說 便秘에 만일 胃는 강하고 脾는 약하여 津液이 사방으로 퍼져나가지 못하여 다만 膀胱으로만 보내져서 소변은 잦고 대변은

잘 나오지 않는 경우에는「脾弱丸」을 쓰는게 좋고 만일 陰血이 마르고 內熱이 盛하여 脾肺가 傳하는 機能을 잃으므로써 대변이 힘들고 소변만 자주 마려운 경우에는 「潤腸丸」을 써야 한다. 그런데 이 丸은 熱이 높고 氣가 實한 사람에게는 마땅하나 虛熱이 있거나 氣血이 부족한 사람에게 쓰면 脾가 더욱 약해지고 腸이 더욱 燥해져서 도리어 虛하고 가슴, 배가 더부룩해지는 증세가 생기므로 쓰지 말아야 한다.

◎ **治療經驗**

* 한 婦人은 아무리 大便을 눌려고해도 나오지 않으며 그렇다고 便이 堅實한 것도 아니다. 뿐 아니라 배속이 불편하고 때로는 팽창하게 불러온다. 양쪽 關脈과 尺脈이 뜨고 크다.

이는 腸胃의 氣血이 虛弱함이라 「十全大補湯」에 肉蓰蓉을 가입해 복용토록 하였더니 비로소 쾌차해졌다. 만일 이 약을 二·三日만 먹지 않으면 배속이 또 팽창해지고 대변이 어려워질 것이다.

○ <u>搜風順氣丸</u>＝치질과 腸에 風을 맞은 것과 風熱로 便이 닫혀 잘 나오지 않는데 치료하는데 단 元氣가 충실한 환자라야 이 약을 쓸 수 있다.

- 車前子 一兩五錢·大麻子(微炒)·大黃 五錢 半生半熟·牛膝(酒浸)·郁李仁(湯泡)·兎絲子(酒浸蒸晒爲末)·枳殼(麩炒)·山藥 各一錢 이상을 作末하여 煉蜜로 丸을 만들되 桐子 크기만큼 만들어 한차례 二十丸씩 空腹에 白湯으로 마신다.

○ <u>子和脾約丸</u>

· 麻仁一兩 二錢半 · 枳殼(麩炒) · 厚朴(薑製) · 芍藥 各一兩 · 大黃 四兩蒸 · 杏仁 (去皮尖炒) 一兩二錢

이상을 作末하여 杏仁膏를 넣고 煉蜜에 갠다. 桐子만큼 丸을 지어 한차례 二·三十丸씩 空腹에 먹되 끓인 물로 마신다.

(8) 泄痢와 秘結 (大便不通을 치료하는 方法)

經에 이르되 『봄에는 風으로 인해 傷하고 여름에는 밥으로 인해 泄瀉한다』 하였다.

대개 木은 土를 克刑하는지라 土가 泄하지 못하면 木氣가 勝하는 관계로 津液이 말라 다져지기 때문에 泄瀉나 便秘는 風 고치는 처방으로만 치료할 수는 없다.

어떤 女人이 나이가 七十인데 痢疾에 자주 걸리고, 허리와 다리가 오그라지는것 같아서 백방으로 치료해 보아도 낫지 않았다가 결국 蒺藜·酸棗仁을 쓰고서야 낫게 되었고, 또 어떤 사람은 便이 빡빡하게 맺혀(秘結) 나오지 않는 것을 역시 蒺藜·酸棗仁을 쓰고 나았다.

補 說 앞에서 論한 증세가 만일 足三陰經이 虧損되어 熱이 오르고, 갈증이 있고 가슴이 뭉클하고 답답하면서도 消化는 잘 되고, 얼굴 빛도 밝으나 脈은 洪大하고 虛하고 몸이 나른한 경우에는 「補中益氣湯」과 「六味地黃丸」을 쓰고, 脾胃가 虛弱한게 원인이면 역시 「補中益氣湯」이오. 脾經이 鬱結된 때문이면 「加味歸脾湯」이라야 하고, 氣와 血이 모두 虛한 때문이면 「八珍湯」에 肉蓯蓉을 加하여 쓴다.

腎經의 津液이 不足하므로써 便秘症이 생기면 「六味地黃丸」이오. 胃火가 津液을 쪼라들게 한 것이면 「竹葉黃耆湯」이오. 肝木이 脾土를 억압한 때문이면 「小柴胡湯」에 山梔·郁李仁·枳殼·靑梁을 가입해 쓰고, 熱이 積된 때문이면 「淸胃散」에 山梔·郁李仁·枳殼을 넣어 쓰고 만일 直腸이 燥한 때문이면 猪膽汁으로 潤滑시켜 인도해야 한다.

◎ **治療經驗**

* 한 老婦人이 있었는데 한달이 가깝도록 大便을 누지 못하는데다 痰으로 가쁜 숨을 쉬고, 內熱이 높으며 눕지도 못하는데 脈은 洪大하나 무겁게 누르면 아주 미세하다. 그러므로 아침에는 「六味丸」을 쓰고 저녁에는 「逍遙散」을 각각 五十여제를 복용시켰다. 그동안 음식 먹은 것도 百餘그릇을 먹은 관계로 배가 불러 부대끼는데 이는 火가 燥하여 直臟의 水分이 증발된 관계라 猪膽汁으로 潤澤하게 하고 「十全大補湯」으로 虛한 것을 補하여 편안했다가 그 뒤에 또 大便이 막혀 나오지 않는 것을 「八珍湯」에 「肉蓯蓉」을 倍加해서 복용하고는 순조로와졌다.

o 風으로 앓는 환자가 大便不通인 경우 치료하는데는 皂莢子 三百個를 두쪼각 낸 뒤 끄느름한 불에 볶아 말리고, 酥康大를 넣고 다시 볶아 말린 뒤 또 酥(牛羊油)을 넣어 검은 빛이 나도록 볶아 가루를 만든다.

이상을 꿀에 개어 桐子만하게 丸을 지어 한차례 三十丸씩 疾藜酸棗仁湯으로 空腹에 복용한다. 기다려도 通하지 않거든 다시 먹되 百丸까지 먹으면서 大便이 나올때 까지 복용한다.

○ 疾藜湯=疾藜를 炒하여 절구공이로 빻아서 꺼칠한 가시는 골라 내어 三兩쯤 準備하고 酸棗仁을 炒하여 一兩을 마련하여 매번 五錢씩 물 一盞 분량으로 달여 찌꺼기는 버린뒤 위 皂莢子丸을 이 湯으로 복용한다.

○ 大五柔丸=臟氣가 좋지 않으므로써 大便을 보기 힘들거나 혹은 빡빡하고 단단히 뭉쳐 나오지 않는데 通便시키는 약이다.

· 大黃(밥위에 얹어 찌고 火에 말려 作末)· 枳殼(去穰麩炒)· 白芍藥(末)· 葶藶(炒爲末)· 牛脂(熬油)· 蓯蓉(酒浸焙) 各一兩· 桃仁(百枚去皮尖研)· 杏仁(四十枚去皮尖研 炒黃研炒)

이상을 고르게 섞어 煉蜜로 桐子 크기만큼 丸을 지어 米飮으로 복용하되 한차례 三十丸을 하루 세차례씩 便이 통할 때까지 복용한다.

○ 二仁丸=風으로 便秘가 생겨 不通하는데 치료한다.

· 杏仁(去皮尖 麵炒黃)· 麻仁(別研)· 枳殼(去穰麵炒爲末)· 訶子(炒去核爲末)

이상을 作末하여 蜜丸에 반죽 桐子 크기만큼 丸을 지어 한차례 二三十丸씩 따뜻한 물로 복용하되 效果가 없거든 量을 늘린다.

○ 蜜導法=좋은 蜜 四五兩을 鐵이 아닌 그릇(옹기그릇 따위)에 넣고 세지 않은 불에 볶아(손을 멈추지 않고 젓는다) 蛤粉으로 손을 발라 볶은 煉蜜을 꺼낸다. 이를 손가락 크기만큼 뭉쳐 糞門(肛門一大孔)에 집어 넣고 손으로 막고 있으면 얼마 안되어 便이 通할 것이다. (不通이면 재차 같은 要領을 되풀

이 한다)

○ 通氣散=虛症이 있는 사람이 근심 또는 怒로 肺와 大腸을 상하며 便으로 내보내지 못하는 증세를 치료한다.

· 陳皮·蘇葉·枳殼(麵炒)·木通 各一錢

이상을 물에 달여 복용한다.

○ 皂角丸·蘇麻粥(위에 처방이 기록되었음)을 복용해도 좋다.

〈참 고〉

○ 補中益氣湯=24頁(10)을 참고. ○ 六味丸=24頁 (11)을 참고, ○ 加味歸脾湯·八珍湯·逍遙散·加味逍遙散·十全大補湯=五方은 24頁 (4)를 참고. ○ 竹葉黃耆湯=24頁(12)를 참고. ○ 小柴胡湯=24頁 (2)를 참고. ○ 淸胃散=24頁 (1)을 참고.

(9) 婦人의 泄瀉

泄瀉症(설사증)은 腸胃가 虛冷한 관계다. 즉 腸胃가 虛冷하면 邪氣가 그 虛한 틈을 타고 들어가 설사를 유발시킨다. 또는 음식 때문에도 생기는바, 날것을 먹거나 冷한 것을 먹으면 脾胃를 상하고, 따라서 소화불량이 되어 그대로 쏟아 내리는데 腸胃가 나쁘지 않으면 날것이나 冷한 것을 먹더라도 묽은 설사에 까지는 이르지 아니한다.

치료의 大法은 腸胃가 寒冷하면 따습게 하고, 熱하면 시원하게 하고, 미끄러우면(滑) 껄끄럽게 하고, 濕하거든 燥하게 하는 藥으로 다스리면 된다.

補 說 泄瀉의 원인이 만일 날것과 冷한 음식을 먹은 관계라면 「六君子」에 木香·砂仁을 가입해 쓰고, 매운 것 뜨거운 것을 먹어 腸胃를 상한 것이라면 「二陳湯」에 炒한 黃連·山梔를 넣어 쓰고, 가루것(麵)을 먹은 때문이면 「六君子」에 神麯을 가입해 쓰고, 밥을 먹은 것이 腸胃를 상해 설사하면 「六君子湯」이 좋고, 상한 음식, 또는 절도없이 시간을 맞추지 못하고 먹은 때문이면 「四君子湯」을 쓰고, 음식이 지나쳐서(過飮過食) 상한바, 되었으면 「六君子湯」이오. 음식에 체한 때문이면 「人蔘養胃湯」이오. 脾氣가 虛弱한 때문이면 「六君子」에 升麻·柴胡를 넣어 쓰고, 脾氣가 虛寒하면 「六君子」에 木香·炮薑을 가입해 쓴다.

肝木이 脾土를 억압하거든 「六君子」에 柴胡·芍藥을 넣어 쓰고, 肝火가 脾土를 克하면 芍藥·山梔를 넣고, 中氣(胃)가 虛하여 아래로 빠져 내려가면 「補中益氣湯」이오. 번뇌 등 속상한 일이 맺혀 脾를 상한 때문이면 「濟生歸脾湯」이오. 腎氣가 虛한 때문이면 「五味子散」이오. 脾氣가 虛하므로 인한 것이면 「二神丸」이오. 脾·腎이 모두 虛弱하면 「四神丸」이오. 命門의 火가 쇠약한게 원인이면 「八味丸」이오. 眞陽이 虛敗된 까닭이면 「固眞丸」으로 치료해야 한다. (아래 (10)의 滯症을 참고할 것)

◎ **治療經驗**

* 어떤 婦人은 밥을 못 먹고 배아프고 설사한다 하기에 「六君子」에 木香·炮薑을 가입해 주었더니 복용후 나았다가 뒤에 같은 증세가 또 발하였으므로 이번에는 「四神丸」으로 치료시켰던 것이다.

* 한 젊은 女人이 있었는데 설사병에 걸려 오직 멈추는 약만 썼으나 듣지 않았다. 이는 원인이 腎經에 있었는데 내 말을 듣지 않고 고집 부리더니 끝내 고치지 못하고 말았다.

* 한 부인은 나이가 五十인데 저녁을 먹지 않았음에도 밤중에 瀉가 났다. 이것이 병의 시작이 되어 二十年이 되도록 간간 설사를한다. 뒤에 痢疾에 걸려 줄줄 쏟았으므로 午前에는 「香連丸」을 쓰고, 午後에는 「二神丸」을 아침 저녁으로 복용시킨즉 瀉가 멈췄다. 이어서 「二神丸」을 몇차례 복용한 뒤로 밤참을 먹어도 탈이 생기지 않았으며, 한달이 못되어 설사병이 다 나았다.

* 한 婦人은 血疾을 앓아온지가 二十年이 되었다. 항시 설사하고, 음식 생각이 없으며 얼굴이 누렇고, 가운데가 더부룩한데 여름이면 더욱 심하다. 熱 다스리는 약을 무려 수백제를 복용하였으나 조금도 덜하는 기미가 없다. 이는 脾와 腎이 모두 虛하고 손상된 까닭이다. 하고 「補中益氣湯」과 「二神丸」을 쓰고, 이어서 「十全大補湯」과 「二神丸」을 兼해 복용토록 하였더니 병세가 점차 물러갔다. 만일 가슴 밑이 거북하면 人蔘·蒼朮을 쓰지 말아야 하고 痰症이 있거나 氣가 寒冷하면 熟地黃을 쓰지 않아야 한다.

○ 桂香丸=虛寒하여 설사하고, 배아프고, 혹 구토로 먹지 못하고 수족이 冷한 것을 치료한다.

· 附子(炮)·肉荳蔻(炮)·丁香·桂心·白茯苓 各一兩·木香(炮)·白乾薑(炮) 各半兩

이상을 作末하여 쌀풀에 반죽 丸을 짓되 桐子 크기만큼 만들어 한차례 五十丸씩 빈 속에 米飮으로 마신다.

○ 胃苓散=脾胃를 상하여 吐瀉가 멈추지 않고, 먹은 음식이 그대로 나오는데 치료한다.

方文은 五苓散과 平胃散을 합치면 胃苓散이 된다. 이 약을 한차례 五·六錢씩 薑棗水에 달여 空腹에 먹으면서 음식을 조금씩 먹어야 한다.

○ 木香散=臟腑가 虛寒하여 설사하거나, 먹은 것이 그대로 나오고 입에 종기가 생기며, 혹은 구토하며 먹지 못하는 증세를 치료한다.

○ 木香(煨)·破故紙(炒)各一兩·良薑·縮砂(炒)·厚朴(製) 各三錢·赤芍藥(炒)·桔紅·桂心·白朮 各半兩·胡椒·吳茱萸(炮) 各一錢·肉荳蔻(煨) 檳榔一錢

이상을 作末하여 한차례 三錢씩 복용한다. 또는 돼지간 四兩과 合해 반죽해서(돼지간은 물, 식초·葱·소금을 넣고 달인 뒤 말려가지고 作末한다) 桐子만하게 丸을 지어 한차례 百丸씩 粥으로 마신다.

○ 어떤 女人이 설사를 하는데 모든 약이 듣지 않는다. 내가 진찰한 뒤 말하기를 『이는 肝과 腎이 虛해서 생기는 증세다』 하고 「木香散」을 썼더니 복용하고 나았다.

○. 香連丸=痢疾 및 물을 많이 마셨거나 더위를 먹어 설사하고 배아픈데 치료한다. (赤痢·白痢를 막론하고 다 効果가 있다)

· 黃連(淨) 二十兩·吳茱萸 (去枝梗)十兩

이 藥材를 더운물에 넣고 반죽해서 磁器에 담아 하루동안 끓인다(黃連이 紫色이 되도록) 달인 뒤 吳茱萸는 버리고 黃連으로 作末하여 가루 四兩에 木香 一兩의 비율로 食醋와 米飮에 반죽 桐子만하게 丸을 만들어 한차례 二·三十丸씩 湯인 물로 먹는다.

오래된 이질로 인해 中氣가 아래로 빠진 환자라면 「補中益氣湯」으로 이 丸을 먹고, 中氣가 虛한 경우에는 「四君子湯」과 겸용하고, 中氣가 虛寒된 경우는 薑桂를 더 넣어 丸을 만든다.

○ 三黃丸=熱로 인하여 痢疾과 복통이 있거나 혹은 입술과 혀에 종기가 생기거나 목구멍과 이가 아픈 질환 및 일체의 虛火때문에 생긴 병을 고친다.

· 黃芩·黃連·黃栢 各等分

이상을 각각 作末하여 쌀풀에 반죽 桐子만하게 丸을 지어 한차례 七·八十丸씩 白湯으로 복용한다.

○ 芍藥湯=熱 때문에 이질에 걸리고, 便에 피가 나오고, 便이 마려운 듯 하면서도 잘 안나오는데 치료한다. 經에 이르기를 『오줌에 膿血이 나오는 것은 이 氣가 行하여 血이 멈춘 것이니 血이 行하면 자연히 膿이 낫고, 氣를 조화시키면 後重(뒤가 무거워 마려운듯 하면서도 막상 뒤를 보려면 나오지 않는 것)이 자연 낫는다』 하였다.

○ 芍藥(炒) 一兩, 當歸·黃連(炒) 各 半兩, 檳榔·木香·甘草(炒) 各 二錢, 桂 二錢五分, 黃芩(炒) 五錢.

○ 二神丸=脾와 腎이 虛弱하여 밤중이나 새벽에 설사하고, 혹은 음식 생각이 전혀 없거나 소화가 안되고 大便이 좋지 않는데 신효한 약이다. 이 二神丸에 五味子 二兩과 吳茱萸 四兩을 합치면 「四神丸」이 된다.

· 破故紙(炒)四兩·肉荳蔲 二兩生用

이상을 作末하여 大紅棗 四十九個와 生薑 四兩을 썰어 넣고 달여 생강은 빼고 대추만 건져 作末한 것과 합쳐 丸을 짓는다. (크기는 桐子만큼) 한차례 五十丸씩 空心에 소금 끓인 물로 마신다.

○ 五味子散=腎經의 虛弱으로 大便이 지리거나 혹은 밤중만 되면 설사하는 질환을 치료한다.

· 五味子 (炒)二兩 · 吳茱萸 半兩

위 약재를 作末하여 한차례 二錢씩 미음에 타 마신다. 풀에 반죽해서 丸으로 만들면 더욱 좋다.

○ 白朮芍藥湯=脾經이 濕을 받아 물이 아래로 흘러내리는 관계로 後重끼가 있고, 배가 불러오고, 몸이 나른하여 권태롭고, 음식 생각이 없고, 혹은 갑자기 설사하고, 便이 잦고 음식이 그대로 나오는 질환을 치료한다.

· 白朮(炒) · 芍藥(炒) 各二錢 · 甘草(炒) 一錢

위 약을 물에 달여 복용한다.

○ 茯苓湯=濕熱로 설사하거나, 혹은 음식에 상하여 설사하는데 치료한다.

· 白朮(炒) · 茯苓 各五錢

이상을 물에 달여 식사 전에 복용한다. 또 一方은 芍藥을 等分하여 쓰는데 이름을 「白朮散」이라 한다.

○ 蔘濕湯=寒濕에 상하여 몸이 무겁고 허리가 冷하여 마치 물속에 앉은 것 같고, 혹은 小便이 껄끄럽고, 잘 안나오며, 大便에 溏(진흙 같은 것)을 쏟는 질환을 치료한다. (위 증세는 濕한 곳에 앉거나 눕거나 혹은 찬비를 맞으면 얻어진다)

· 蒼朮(炒) · 白朮 · 甘草(炒) 各一兩 · 乾薑 · 茯苓 各二兩 · 陳皮 一

兩·丁香 二錢半

위 약재를 한차례 四五錢씩 생강물에 달여 복용한다.

○ 防風芍藥湯=음식으로 인해 설사하고 몸에 熱이 높고, 脈이 빠르고, 腹痛과 頭痛이 있는데 치료한다.

· 防風·芍藥(炒)·黃芩(炒) 各二錢

위 약재를 물에 달여 복용한다.

〈참 고〉

○ 六君子湯·四君子湯=24頁 (6)을 참고. ○ 人蔘養胃湯= 21頁 (9)를 참고. ○ 十全大補湯·濟生歸脾湯=24頁 (4)를 참고. ○ 八味丸=24頁 (11)을 참고. ○ 東垣神眞丸=7頁 (3)을 참고 ○ 補中益氣湯=24頁 (10)을 참고.

(10) 婦人의 下痢症

下痢는 痢疾(이질) 즉 고름같은 便(俗稱 곱똥)이 나오기도하고 물만 줄줄 쏟아지는 증세다. 고름처럼 뭉클거리며 나오는 便이 赤黃色이면 米穀이 소화를 못하고 그대로 瀉함인데 갈증도 나고, 구역질하고, 小便도 불리하고, 가슴이 부대끼고, 호흡이 燥하고 脈은 虛하고 크고 자주 뛴다. 이는 胃經에 熱이 있는 관계다. 胃經이 熱하면 津液을 나누어 大腸과 조절을 못하게 되므로 이상과 같은 증세를 발한다. 처방으로는 「五苓散」을 먼저 쓰고 뒤에 「玉粉丹」과 「四味阿膠丸」을 위주로 써야 한다.

補 說 앞에서 논한 증세의 원인이 만일 胃氣가 虛한 관계면

「補中益氣湯」을 쓰고, 肝木이 脾土를 억누르면 「六君子湯」을 쓰고, 우울증이 맺혀 脾土가 상한 때문이면 「歸脾湯」을 쓰고, 命門에 火가 쇠약해진 원인이면 「八味丸」을 쓴다.

◎ 治療經驗

* 한 女人은 五月경에 痢疾에 걸렸는데 증상은 밤이나 낮이나 마찬가지며 아래배가 쳐져내리는 듯 아프고 열이 있으며 惡寒도 한다. 나는 이 질환의 원인이 脾氣가 虛弱한 때문이라 하고 「六君子湯」과 香連丸 二劑를 보내 주었더니 환자가 복용하고 점점 나아갔다. 이에 「六君子」에 「四神丸」을 계속 복용시키매 完全히 나았다가 七月 그믐께 아무것도 하기 싫어지면서 눕기를 좋아 하고, 四肢를 마음대로 움직일 수가 없이 몸이 무겁고, 뼈마디가 쑤시며, 입이 마르고, 구미가 없고, 大便이 묽고 小便이 잦고 惡寒으로 떨리고, 공연히 서글퍼져 매사 즐거운 일이 없다 한다. 이는 脾와 肺와 腎이 虛하여 陽氣를 펴지 못하는 관계다. 그러므로 「升陽益胃湯」을 쓰니 모든 증세가 치료되었다.

○ 玉粉丹＝痢疾을 치료한다.

· 蛤粉·硫黃 等分

위 약재를 作末하여 쌀풀에 개어 桐子만하게 丸을 만들어 한차례 五十丸씩 米飮으로 복용한다.

○ 四味阿膠丸

· 黃連(炒)·赤茯苓 二兩·芍藥 (炒)三兩·阿膠 (炒)燥一兩

위 약재를 作末하여 식초에 반죽 桐子 크기만큼 丸을 만들어 한차례 三十丸을 食前에 미음으로 복용한다.

〈참 고〉

ㅇ 六君子湯＝24頁 (6)을 참고. ㅇ 歸脾湯＝24頁 (4)를 참고.
ㅇ 八味丸＝24頁 (11)을 참고. ㅇ 補中益氣湯＝24頁 (10)을 참고.

(11) 婦人의 滯症

經에 이르되 『봄에는 風에 傷하고, 여름에는 음식 때문에 설사증이 생긴다』 하였다.

대개 風은 肝을 잘 손상하지만 그러나 봄철에는 도리어 肝木이 脾土를 克하므로 곧 잘 滯하여 赤白(고름 똥과 피똥)을 내리고 속이 뒤틀리고 뒤가 묵적지근하여 大便이 잘 안나오는 질환에 걸리기 쉽다. 이런 증세에는 먼저 「神朮散」을 쓰고 다음으로 「五苓散」 같은 약을 써야 한다.

滯로 인해 부대끼고, 갈증나고, 소변이 붉거나 껄끄럽고, 脈은 들멍대며 자주 뛰는 증세는 熱 때문이니 「白頭翁湯」의 類를 쓰고, 脈이 虛弱한 것은 더위를 먹은 때문이니 「香藿散」을 쓰며, 風邪로 인해 下血하면 「胃風湯」을 쓰는게 좋다.

滯하면 배가 아프고, 구역질하고, 수족이 차고 六脈이 미세하면 臟腑가 虛寒한 때문이니 급히 「四順附子湯」을 쓰고, 또는 氣海穴과 丹田에 뜸을 떠야 한다. 오래된 痢疾에 臟이 미끄러우면 「理中湯」에 肉果·訶子를 가입해 쓰거나 혹 「十全大補湯」에 木香·肉果 등속을 가입해 쓰는게 좋다.

한 지방과 한 고을에 같은 病을 앓는 환자가 많은 경우는 疫疾

(유행병)이므로 별도로 증세에 따라 적당하게 처방해야 한다.

補 說 東垣이 이르기를 『太陰經이 濕氣를 받으면 물이 쏟아 내려 膿血(농혈—고름)로 변한다』 하였다.

脾에 병통이 생겨 腎에 전염되는 것을 賊邪라 하는바 고치기 어렵고 먼저 痢疾되고 뒤에 瀉하는 증세를 微邪라 하는바 고치기 쉽다.

만일 厥陰經에 이질이 내리고 脈이 잠기고 미세하며, 수족이 뻣뻣해지거든 「麻黃小續命湯」으로 땀을 빼내고, 만일 저절로 땀이 흐르고 小便은 지장이 없는데 脈이 미미하고 구토가 나오면 漿水(간장)를 복용하여 따습게 해주며, 만일 脈이 빨리 뛰고, 몸을 움직일 때 큰 마디에서 소리가 나거든 「白朮芍藥湯」을 쓴다. 맥이 잠기고, 몸이 무겁고, 음식이 당기지 않거든「薑附湯」을 쓰고, 몸이 무거워 四肢를 들 수 없이 가라앉으면 「朮附湯」을 쓰는게 좋다.

음식에 체하여 먹은 음식이 내려가지 않고 停滯되었거든 「六君子湯」으로 脾胃를 補하여 소화하도록 하고, 만일 소화되기 전에 아래로 흘러내리거든 「補中益氣湯」으로 脾胃를 補하면서 元氣를 오르게 하고, 만일 風이 腸胃를 상했으면 神朮散을 써서 脾胃를 補하고 外邪를 풀어야 하며, 만일 痰이 中焦에 積(뭉친 것) 되었으면 「六神丸」으로 脾胃를 補하면서 痰이 뭉친 것을 풀어야 한다. 대개 비위가 虛弱하면 당연히 中氣를 補하여 飮食을 잘 調和하도록 해야 한다.

◎ 治療經驗

* 어떤 나이 많은 女人이 있었는데 怒가 원인이 되어 이질을 앓게 되었다. 증상은 뱃속이 급하고 뒤가 마려운듯 안나오며, 肛門이 빠져 나온다. 이는 脾氣가 아래로 빠진 때문이다. 「六君子」(大劑로)에 附子·肉荳蔻·木香(以上 各一錢)· 吳茱萸(五分)·骨脂·五味子(各一錢 五分)를 加하여 二劑를 쓰니 모든 증세가 다 물러가고 오직 배가 불러 부대끼는 것만 남았다. 이는 肝氣가 脾에 막힌 때문이라 「調中益氣」에 附子·木香(各五分)을 가입해서 四劑를 복용시켰더니 나았다가 그 뒤에 입안의 침이 짠것같다 하는데 이는 腎虛로 水가 뜬(浮)증거다. 「六味地黃丸」二劑를 복용하고 낫게 되었다. 또 음식 잘못으로 大便이 좋지 않고 四肢가 冷해졌는데 이것은 脾·胃를 모두 상한 탓이다. 「六君子」에 附子(五分)를 가입하고 겸하여 「八味丸」을 복용하고 낫게 되었다.

* 한 婦人은 여름에 이질에 걸려 배아프고 大便이 자주 나오며, 갈증나고 뜨거운 물만 먹는데 손으로 아픈 배를 문지르면 통증이 멈춘다는 것이다. 내가 손가락으로 두들겨 보았더니 힘이 뻗친다. 이는 원인이 眞氣는 虛하고 邪氣만 實한 관계다. 급히 人蔘(五錢)·白朮·茯苓(各 三錢)·陳皮·炙甘草·附子·升麻(各 一錢)를 달여 먹였더니 곧 낫는다. 그런데 똑 같은 증세를 앓는 환자 한사람이 있었는데 다만 痢疾 치료하는 약을 먹고는 일어나지 못했으니 애석한 일이라 하겠다.

○ 神朮散=봄에 風으로 상하고, 여름에 음식으로 인해 설사하거

나, 혹은 風으로 머리 아프고, 목과 배가 땡기고, 맑은 코물이 줄줄 흐르는 증세를 치료한다.

• 蒼朮 (炒)二錢 · 藁本 · 川芎 各一錢 · 羌活 · 粉草 (炒)一錢五分 · 細辛 五分

위 약을 생강물에 달여 복용하되 땀을 내려면 葱頭를 가입한다.

○ 四順附子湯

• 生附子 (去皮臍) · 白乾薑(炮) · 甘草(炒) · 人蔘 各一兩

이상을 한차례 四五錢씩 물에 달여 복용한다. 吐瀉와 腹痛이 있으면 肉桂 半兩을 넣고, 소변이 잘 안나오면 茯苓 半兩을 가입한다. 만일 몸이 차거나, 저절로 땀 나거나 수족이 冷하거나 六脈이 虛弱하거나, 얼굴에 때가 끼고, 얼굴에 기름 바른것 같이 번질거리거나, 이(齒)가 乾하고 부대끼고, 숨차고, 갈증나서 물을 자주 먹는 것 등의 모든 증세는 더위를 먹음이니 마땅히 「小柴胡湯」과 「五苓散」과 酒에 蒸한 黃連丸을 쓰는게 좋다.

○ 加減蔘附湯=寒氣에 상하여 이질에 걸리고, 陽氣가 脫陷되고 구토하고 먹지 못하고 수족이 冷한 것을 치료한다.

• 大附子(炮) · 大人蔘 各二錢 · 丁香 十五粒

위 약에 생강 열개, 쌀 한웅큼, 물 한종발로 달여 먹되 듣지 않으면 두번 복용하라.

○ 말을 못하게 되거나 痢疾을 치료하는데 妙方이 있다. 石蓮肉을 作末하여 한차례 二錢씩 묵은 쌀로 미음을 만들어 마신다.

○ 乾山藥을 半은 생것, 半은 炒하여 누릇누릇하거든 作末하여

아무 때나 미음에 타 마신다.

〈참 고〉

○ 胃風湯＝風冷이 虛를 타고 腸胃에 침입하므로써 음식의 소화가 안되고 설사를 쏟거나 혹은 腸胃가 濕毒으로 인해 小便이 팥물 같고, 혹은 瘀血이 쏟아내리는 질환을 치료한다.

• 人蔘・白茯苓・芎藭・肉桂・當歸・白芍藥炒・白朮(炒)各等分

위 약을 한차례 二三錢씩 粟米 몇알을 물에 넣고 달여 空腹에 뜨거울 때 마신다.

○ 木賁木香丸＝오래된 이질로 배속이 뒤틀리고, 便이 마렵기만 하고 안나오는데 치료한다.

• 鶯粟殼(去穰三兩)・青皮(去白)二兩四錢・甘草(炙)上同・訶子(炮去核)八兩・當歸・木香 各六兩

위 藥材를 作末하여 煉蜜에 반죽 彈子 크기만큼 丸을 만들어 한차례 一丸씩 空心에 복용한다. (丸을 짓지 않고 물에 달여 먹기도 한다)

○ 戊己丸＝胃經이 熱을 받아 설사가 멈추지 않거나 혹은 음식이 당기지 않고 腹痛이 멈추지 않는데 치료한다.

• 黃連(炒)・吳茱萸(去梗炒)・白芍藥 各五兩

위 약재를 作末하여 밀풀에 반죽해서 桐子만큼 丸을 만들어 한차례 三十丸씩 식사전에 미음으로 복용한다.

○ 眞人養臟湯＝痢疾泄瀉에 赤白便이 나오거나 배속이 뒤틀리고 아프며 후중끼가 있고 肛門이 빠져나오는데 치료한다.

• 粟殼(蜜炙한 것)三兩六錢・人蔘 六錢・白朮 六錢・肉桂 八錢・

當歸 六錢·訶子皮 一兩二錢·木香 (煨)二兩 四錢·肉荳蔻 (麵煨)半兩·白芍藥 (炒)一兩·甘草 (炒)一兩 八錢

위 약을 한차례 四錢을 물에 달여 먹는다. 臟이 차거든 附子 一兩을 加入하라.

○ 升陽除濕防風湯=大便이 막히거나 혹은 속이 뒤틀리고, 뻐근하여 뒤가 마려운 듯 하여 便所에 자주 가고 혹은 白膿이 나오거나 下血하는데 치료한다.

• 蒼朮 (米泔浸)四錢·防風二錢·白朮(炒)·白茯苓·白芍藥 (炒)各一錢

먼저 물 한종발 반에 창출을 넣고 한종발쯤 남게 달인 뒤 여러가지 약을 넣고 같이 달여 (八割쯤 되게) 食前에 복용한다.

이 약은 아래로 내려가는 陽氣를 위로 올려 脾胃를 補하고 아래로 내려가지 못하게하는 効果가 있으므로 升陽湯이라 하였다.

○ 調中益氣湯=脉이 洪大하고 느리고 잠기되 눌러보아서 中下가 한번도 껄끄러운 것을 얻지 못하면 그 증거가 四肢가 퍽퍽하고 마디가 아파 屈神이 어렵고, 몸이 무겁고, 가슴이 두근거리며 불안하고, 살쪘다 말랐다 하고, 四肢가 나른하고 口味가 없고 대소변을 자주 보고, 마시기가 무섭게 소변이 나오고, 혹은 대변이 껄끄럽고, 막히고, 여름에 음식탈로 설사하고, 便 뒤에 피가 나오고, 혹은 白膿이 나오고, 가슴이 불러 숨차고, 목구멍이 막히고, 잠만 오고 기운이 없고, 음식생각이 없는 등 여러가지 증세에 효험이 있다. 方文은 4頁 (5)에 기록되었음.

○ 麻黃續命湯

• 防風·杏仁 (去皮尖) 各二兩·麻黃 (去節)二兩·人蔘 黃芩(炒) ·甘草

芍藥(炒)·防已·肉桂 各一錢·附子(炮去皮臍) 五錢.

위 약을 한차례 四錢씩 복용하되 생강물에 달인다.

○ 白朮芍藥湯=太陰脾經에 濕을 받으므로 인해 물이 새어 내려가거나, 몸이 무거워 늘어지고 피곤하여 힘이 없고, 음식 생각이 없고, 혹은 설사가 걷잡을 수 없이 나오고, 물이건 곡식이건 소화가 안되거든 이 약으로 조화시켜야 한다.

• 白朮·芍藥 (炒)各一兩·甘草 (炒)五錢

한차례 一兩씩 물에 달여 먹는다.

○ 漿水散=설사가 물같이 줄줄 쏟아지고 온 몸에서 땀이 나오고 전신이 모두 冷하고, 맥이 미약하게 뛰고 숨차서 말하기가 어렵고, 심한 경우 피를 토하는 증세는 惡病이니 급히 이약으로 救急하라. 늦으면 위험하다.

• 半夏(一兩 炮洗)·附子(半兩炮)·乾薑(一作乾 生薑)·肉桂·甘草(炙各五錢)·良薑(二錢五分)

위 약재를 作末하여 한차례 三~五錢씩 간장물에 달여 복용하고 듣지 않거든 量을 늘린다.

○ 薑附湯=霍亂으로 뒤틀리고 手足이 몹시 차거나 혹은 吐하고 몸이 冷하고 脈이 미미하고 급하거든 이 약으로 구하라.

• 乾薑 一兩·附子 一個生用

한차례 半兩씩 물에 달여 먹는다.

○ 朮附湯=痢疾과 脾氣가 脫陷하거나 몸이 뻣뻣해지고, 땀이 나고 몸이 차고, 숨차고, 구토하고, 먹지 못하는 질환을 치료한다.

• 白朮·生附子 좋은 것.

위 약을 作末하여 한차례 五錢씩 薑棗水에 달여 먹되 찌끼까지 먹는다. (듣지 않으면 倍를 더한다)

o 六神丸=음식이 積滯되거나, 痢疾로 赤白膿이 섞인 설사를 하거나, 배 아파 먹지 못하거나, 혹은 설사가 멈추지 않는데 치료한다.

• 神麯(爲糊)·麥芽(炒)·茯苓·枳殼(麵炒)·木香·黃連(炒赤) 各等分

위 藥材를 作末하여 神麯풀에 반죽 桐子 크기만큼 丸을 만들어 매번 五十丸씩 白湯으로 마신다.

o 香連丸=本頁 (9)에 기록됨. o 六君子湯=24頁 (6)을 참고.

o 五苓散=21頁 (10)을 참고. o 六味丸·八味丸=24頁 (11)을 참고. o 補中益氣湯=24頁 (10)을 참고.

(12) 痢症 뒤의 嘔噦

滯한 뒤에 기침하고 구역질 하는 증세를 옛사람은 噦(얼)이라 하였다. 이와 같은 증세의 원인은 胃氣가 虛寒한데서 생기는 위험한 질환이다. 橘皮乾薑湯과 半夏生薑湯·丁香蒂湯을 쓰고 熱로 인해 氣가 거슬러 기침하는데는 小柴胡湯과 橘皮竹茹湯을 쓴다.

痢疾에 기침하고 脈이 잠겨 미약한 환자가 退陰散을 두차례 먹고 나은 예가 있고, 또 한 사람은 이질 뒤에 기침이 걷잡을 수 없이 나오므로 期門穴에 뜸 三壯을 뜨고 나은 일이 있었다.

補 說 東垣이 이르기를 이질로 설사한 뒤에 구역질 하는 것은 胃氣가 불리한 까닭이다. 上焦가 不和하거든 生薑橘皮湯을 쓰고, 中焦가 不和하면 川芎·當歸·肉桂·茯苓을 쓰며, 下焦가 不和하

고 차면 가벼운 약으로 치료하고, 熱이 심하면 重劑로 치료함이 옳다. 또는 胃火가 위를 찔러 구역질하는 자도 있고 滯가 積되어 구역질하는 자도 있으며 陰이 虛하여 구역질하는 자도 있다.

丹溪는 이르기를 이질로 설사하고 먹는 것이 거슬려오르고, 아래로부터 쳐올라가는 것은 火의 象에 속한다. 옛 方文에는 모두 胃가 약한 것으로만 말했으나 그게 아니다. 胃가 약한 자는 脾陰이 약한 것이다. 그러므로 오래된 병에는 그 증세가 변하는 것이나 이것이 胃가 약하고 脾가 寒冷한 危症임을 옛 사람들은 생각지 못했다. 半夏 一兩, 生薑 半兩을 쓰고 혹은 理中湯에 枳殼·茯苓·半夏를 넣어 쓰되 효험이 없거든 다시 丁香·柿蒂 각 十枚를 더하여 쓸 것이며, 胃熱과 헛기침이 나오는 경우에는 橘皮竹茹湯을 쓰고, 엉뚱한 증세가 갑자기 생기거든 半夏茯苓湯에 枳實·半夏를 加入해 쓰거나 木香調氣散을 쓰는 것이 좋다.

◎ **治療經驗**

* 한 婦人은 痢疾을 치른 뒤에 구역질과 딸꾹질을 계속하므로 어디서 火(熱)를 내리고 가래 삭이는 약을 지어다 먹고는 더욱 심하며 脈은 洪大한데 눌러보면 虛하고 가늘며 갈증이 나서 湯藥만 마시는데 어떤 약이든지 입에 들어가기만 하면 구역질이 나는 것이었다. 나는 이 증세의 원인이 脾胃가 虛하고 冷한 관계로 음식을 받아들여 처리하지 못하는데 있다. 하고 人蔘·蒼朮·炮薑가루 각 一兩씩을 밥에 반죽丸을 만들어 미음물로 三~五個씩 먹도록 하였다. 환자가 시키는대로 三兩쯤 먹고는 吐를 않했으며, 이에 「六君子湯」에 炮薑을 가입해서

三十여제를 썼더니 정상적인 건강을 회복하였던 것이다.

* 한 婦人은 이질 뒤의 구역질 딸꾹질로 음식 생각이 적고, 가슴과 배가 팽창하고, 대변이 좋지 못하며 증세가 다 虛寒과 假熱로 인한 것 같다. 아침에는 補中益氣湯에 炮薑·木香을 가입해 쓰고, 저녁에는 六君子와 四神丸을 먹도록 한즉 점점 차도가 있었고, 또 八味丸과 四神丸을 계속 복용한 뒤 편안하게 되었다.

* 한 婦人은 怒가 원인으로 病이 발했는데 구역질과 딸꾹질을 하고, 간간 정신이 까무라지고 공연히 심란하여 말하기가 싫고 혹은 간간 온몸의 살이 풀쑥풀쑥 움직이고, 얼굴 빛이 때로는 푸르고 때로는 붉다. 『이 증세의 원인은 肝火(熱)가 盛하여 脾土가 肝木의 억눌림을 받은 때문이다』하고 小柴胡湯에 山梔鉤藤을 가입해 주었더니 점점 나았고, 또 加味歸脾湯과 逍遙散을 복용하면서 몸 조섭을 잘하고는 편안해졌다.

○ 橘皮乾薑湯＝胃가 寒冷하여 구역질하고, 먹지 못하며, 가래를 뱉고 배아프고, 설사하는데 치료한다.

• 橘皮·通草·乾薑·桂心·甘草(炒)一錢·人蔘 一錢

위 약을 물에 달여 복용한다.

○ 橘皮竹茹湯＝딸꾹질과 구역질 하는 증세를 치료한다.

• 橘皮二錢·竹茹·甘草(炒)·人蔘·半夏 各一錢

위 약에다 생강 대추를 넣고 물에 달여 먹는다.

○ 猪苓湯＝기침하고 구역질하고 갈증나고, 번뇌로 잠을 못 이루는데 치료한다.

• 猪苓·赤茯苓·澤瀉·阿膠(炒)·滑石 各一錢

위 약을 물에 달여 먹는다.

○ 半夏湯=구역질과 딸꾹질이 심한데 치료한다.

· 半夏一兩·生薑(切)二兩

위 약을 물에 달여 먹는다.

○ 丁香柿蒂湯=숨찬기침이 심한데 치료한다.

· 丁香(十粒) 柿蒂 十五個

위 약을 물에 달여 뜨거울 때 복용한다.

○ 生薑橘皮湯=구역질·딸꾹질·재채기가 심하거나 수족이 冷한데 치료한다.

· 橘皮一錢·生薑四錢

위 약을 물에 달여 먹는다.

○ 退陰散=陰毒과 傷寒으로 수족이 冷하거나 혹은 숨찬기침이 멈추지 않고, 脈이 잠겨 미세하고, 머리아프고, 허리가 무겁고 할때 급히 三차례 복용한다. 만일 冷으로 상했거든 한차례 복용할 때마다 正元散에다 一錢을 넣어 같이 달여 먹는다. (소금 약간을 친다)

· 乾薑(炮)·川烏(炒)各等分

위 약을 한차례 一錢씩 소금 약간을 넣고 달여 먹는다.

○ 倉廩湯=이질로 심장이 부대끼고 수족은 따뜻해도 두통이 발하는 증세(이는 熱毒이 위로 衝하는 관계)에 이 약으로 치료한다.

즉, 敗毒散이니 한차례 四五錢씩 먹는다. 이 敗毒散에 陳倉米(묵은쌀) 百粒, 薑 五片, 棗 一枚를 넣고 달인다. 만약 脈이 미약하거나 혹은 가슴이 팽창하고 헛배가 부르며, 수족이 몹시 冷하며, 혹은 罌粟과 烏梅을 너무 먹어 구역질이 나오면

山藥（半은 生것 半은 炒한 것）을 가루로 만들어 위 약（倉廩湯）에 타서 하루 二三차 복용한다.

〈참 고〉

○ 木香調氣散＝滯氣로 구토하거나 혹은 가슴·배가 찌르는 듯이 아프면서 음식 생각이 없는 질환을 치료한다.

· 木香·白豆蔻·丁香·檀香 各二兩·藿香·甘草(炒) 各六一兩·砂仁 四兩

위 약재를 모두 作末하여 한차례 一錢씩 白湯에 타 먹는다.

○ 半夏茯苓湯＝12頁 (3)을 참고. ○ 補中益氣湯＝24頁 (10)을 참고. ○ 六君子湯＝24頁 (6)을 참고. ○ 八味丸＝24頁 (11)을 참고. ○ 竹葉石膏湯＝24頁 (12)를 참고.

(13) 大便으로 下血하는 증세

婦人이 臟腑가 상하면 風邪가 침입하여 大便에 피가 쏟아져 나온다. 혹 팥물(豆汁) 같고 혹은 배아픈 증세가 같이 따른다.

만일 便 뒤에 피가 나오는 증상은 血이 먼 곳에서 나오는 증거이고, 피가 먼저 나오고 便이 나오는 것은 피가 가까운 곳에서 나오는 증거다. 먼곳에서 나오는 위 부분에 병통이 생기고, 가까운 곳에서 나오면 아래부분에 병통이 생겼다고 보아야 한다. 만일 얼굴에 血色이 없고, 몸은 춥기도 하고 熱하기도 하며, 脈이 뜨고 미약한 (눌러보면 실낱처럼 가늘다) 증세 등이 바로 臟腑가 風邪에 손상됨 때문이다.

補 說 위 증세는 혹 음식관계 눕고, 앉고, 활동하는데 잘못된 것이 있거나, 六淫과 七情(모든 감정)의 충격을 받으면 元氣가 손

상하고 陽絡이 밖으로 상하게 되어 발생하는 것이다. 만일 먹은 음식이 熱에 積(뭉친 것) 되었으면 加味淸胃散을 쓰고, 怒氣가 肝을 상하였으면 六君子에 柴胡·芍藥·川芎·當歸를 가입해 쓰고, 우울증이 맺혀 脾를 상한 때문이면 加味歸脾湯이오. 脾氣가 虛弱하면 六君子湯이오 번뇌를 너무하여 心을 상했으면 妙香散을 쓴다.

大腸이 風熱이면 四物에 側柏·荊芥·防風·枳殼을 쓰고, 大腸이 血熱이면 四物에 牧丹皮 柴胡를 넣어 쓰고, 中氣가 아래로 빠지면 補中益氣에다 茯苓·半夏를 넣어 쓰고, 心·脾가 血을 섭취하지 못한 때문이면 반드시 脾와 肺의 근원 즉 心脾를 補하면서 아래로 빠져 내려가는 氣를 올려야 한다.

◎ **治療經驗**

* 한 婦人은 下血이 멈추지 않고 얼굴은 누렇게 뜬데다 四肢가 冷한 것 접촉을 두려워 한다. 이는 中氣가 아래로 빠진 때문인데 補中益氣湯과 四神丸을 겸해 먹은 뒤 치료되었다.
* 어떤 女人은 본래 脾胃가 약하여 소화가 안되어 滯를 잘 하므로 剋伐하는 약을 먹었다. 그랬더니 땀이 많이 나오고 몸이 冷해지고, 숨이 가쁘고, 배아프고, 便에 피가 나온다. 어떤 의원에게서 여러가지 補劑를 지어다 먹었지만 낫지 않는다 하였다.

  나는 이 女人에게 人蔘과 炮한 附子 五錢을 합쳐 二劑를 써보니 약간 効果가 있었고, 다음에는 六君子湯에 附子(炮) 三錢씩 가입해서 주었더니 더욱 차도가 있었다. 훨씬 회복된 뒤에는 六君子에 附子 一錢씩만 가입해 썼는데 복용한 뒤 재발이 없이 완치되었던 것이다.

* 한 婦人은 어떤 일에 憤怒가 폭발한 것이 병의 원인이 되었다. 가슴이 더부룩하여 꽉 막힌 것 같고, 음식생각이 없어 먹지를 못한다. 음식을 소화하고 滯氣를 인도하는 약을 쓰고는 下血한다. 하기에 나는 補中益氣湯에 茯苓·半夏·炮薑을 가입해서 四劑를 썼다. 그랬더니 모든 증세가 즉시 멈추었고, 이어서 八珍湯에 柴胡·山梔(炒)를 加入해서 복용토록 하여 완치시켰던 것이다.

* 한 婦人은 瘀血로 배아프고, 또는 大便에 피가 나온다 하기에 역시 위에서 치료하던 약재를 복용시켜 고쳤던 것이다.

○ 加減四物湯=臟의 風症으로 下血하는데 치료한다.

· 側百葉(炒)·荊芥·槐花(炒)·甘草(炒)各五分·枳殼(麩炒)·生地黃 當歸·川芎 各一錢

위 약을 생강수에 달여 복용한다.

○ 腸風黑神散=腸風으로 下血하거나 腸이 아프고 후중끼 있고 혹은 肛門이 빠져 나온 것을 치료한다.

· 敗棕(燒)·木饅頭(燒)·烏梅(去核)·粉草(炙) 各一錢.

위 약재를 물에 달여 먹는다.

※ 위 두가지 증세에 만일 病이 오래되어 中氣가 虛弱하거든 반드시 脾胃를 培補하는 처방을 위주한다.

○ 地楡湯=陰이 맺혀 便에 피가 나오는 증세를 치료한다.

· 地楡 四兩·甘草(炒)一兩半·縮砂仁 四十七粒

위 약재를 물에 달여 한차례 三錢씩 복용한다.

○ 防風如神散=風熱로 잘 滯하고 便을 누은 뒤에 下血하는 증세를 치료한다.

・ 防風・枳殼(麸炒)各等分

위 약재를 한차례 三錢씩 물에 달여 복용한다.

※ 위 두 증세가 만일 胃氣가 虛하여 血을 거느리지 못하므로 인해 下血하거든 四君子를 쓰고, 中氣가 아래로 빠진 때문이면 補中益氣湯을 쓰고, 脾에 氣가 맺혔거든 歸脾湯을 쓰고, 脾湯이 虛弱하면 八珍湯을 쓰고, 氣血이 虛寒하거든 十全大補湯을 쓰는게 좋다.

치료한지가 오래된 후 또 下血症이 쪼각 쪼각 덩이가 되어 나오거든 머리털을 태운재(髮灰)를 한차례 一・二錢씩 물에 타 마신다.

○ 妙香散=心氣疾로 下血하거든 이 약을 따뜻한 술에 타 마신다.

〈참 고〉

○ 加味淸胃散=24頁 (6)를 참고. ○ 四君子湯・六君子湯・四物湯=이상은 모두 24頁 (6)을 참고. ○ 八珍湯・加味歸脾湯 = 24頁 (4)를 참고. ○ 二神丸=本頁 (9)를 참고. ○ 補中益氣湯=24頁 (10)을 참고.

(14) 婦人의 痔瘻

痔瘻(치루)란 치질을 말한다. 婦人이 痔疾에 걸리는데는 여러가지 원인이 있지만 그 중에도 우울증 怒氣로 인한 것과, 風熱로 인한 것과, 너무 기름진 음식 즉 고량진미 등을 먹은 것이 원인이 되기도 한다. 이 치질에는 다섯가지 種類가 있으니 즉 肛門 갓에 젖(乳)같은 고름이 나오는 증세를 牝痔(빈치—암치질, 患腫 속에 있다)라 하고, 종기가 솟아 피가 나오는 증세를 牡痔(무치—숫치질) 肛門이 아프기만 한 것을 脉痔, 종기가 結核(단단한 것이 肛內에 있음)된 것을 腸痔, 大便을 볼 때마다 피가 나오는 증세를 血痔라 한다.

치료할 때 이와 같은 五種의 痔疾 가운데 어떤 증세에 속하는가를 잘 살펴 처방해야 한다.

補 說 치질은 婦人이 임신하고, 해산하고, 月經을 치르는 과정에서 잘못이 있어 직접적인 원인이 되기도 하고, 음식과 起居와 六淫·七情의 調和를 잃어 원인이 되는 예가 대부분이다. 남자는 술에 몹시 취하거나, 음식을 배불리 먹고 女人을 가까이 하면서 筋脈이 横으로 풀리고, 精氣가 脫泄하여 熱毒이 虛를 타고 들어가 痔疾 또는 기타의 여러가지 病에 걸리는 것이다.

혹 굽고 지져 만드는 음식은 陰이 虛한 濕熱性이 많은 음식이므로 이것이 원인으로 치질이 발생한 것이면, 血을 시원하게 하고 燥한 것을 축축하게 하며 風을 없애도록 해야 하며, 元氣를 길러 陰精을 補해야 한다.

치질이 그 腸頭에 종기가 덩이처럼 뭉친 것은 濕熱로 인한 증세요. 아프면 風 때문이오. 便이 燥하면 火(熱) 때문이오. 고름이 무너져 나오면 熱이 血을 勝함이다. 大便볼 때 아프거든 燥한 것을 축이고 濕을 除할 것이며, 肛門이 빠져나오고 아픈 증세에는 水를 瀉하고 濕을 인도할 것이며, 小便이 껄끄러워 막히거든 肝을 맑히고 濕을 인도해야 한다.

經에 이르되 「많이 먹으면 筋脈이 横으로 풀어지고 腸이 새여 치질이 된다」하였으니 이 증세는 肝과 腎의 氣血이 부족한데 속하므로 加味地黃丸과 六味丸이면 効果가 있을 것이니 절대 毒藥같은 것을 붙이지 말고 寒冷한 藥은 쓰지 말아야 한다.

○ 鱉甲散=위에서 論한 五種의 여러가지 치질과 고름피가 줄줄 나오고, 혹은 患部가 몹시 아프고, 딱딱하고 굳어 풀리지 않거나 아래로 떨어져 내리는 증세를 치료한다.

• 鱉甲·露蜂房·蛇脫·蝟皮·猪後懸蹄(돼지 뒷발굽이 땅에 닿지 않는 것으로 五味子로 태워 적당히 끄슬린 것 各二錢)·麝香一分

위 藥材를 作末하여 生地黃 삶은 물에 타서 한차례 一錢씩 空腹에 마신다.

○ 熱이 있어 화끈거리며 아프거든 寒水石과 朴硝를 作末하여 그 津을 患部에 바른다.

〈참 고〉

○ 六味丸=24頁 (11)을 참고. ○ 加味地黃丸=24頁 (3)을 참고

(15) 婦人의 脫肛에 대하여

脫肛(밑이 빠진다고 함)은 大腸 때문이다. 大腸이 虛寒하여 그 氣가 아래로 빠져내리면 肛門이 뒤집혀 뾰족이 나오는데 혹은 解產할 때 너무 힘쓰다가 엉뚱하게 脫肛되는 경우도 있다.

補 說 脫肛症이 만일 大腸의 濕熱때문이면 升陽除濕湯을 쓰고 血이 熱한게 원인이면 四物에 條芩·槐花를 加入해 쓰며, 血虛된

까닭이면 四物에 白朮·茯苓을 가입해서 쓴다.

脫肛에 痔疾을 兼하여 통증이 있거든 四物에 槐花·黃連·升麻를 加하여 쓰고, 中風으로 虛弱한 때문이면 補中益氣에 芍藥·白朮을 넣어 쓰고, 中氣가 虛寒하거든 半夏·炮薑·五味子를 加入하고, 腎虛로 인한 것이면 六味丸이오. 腎이 虛寒된 까닭이면 八味丸을 복용한다.

대개 脾와 大腸은 表裏가 되는데 肛은 大腸의 門이 되므로 脾가 實熱하면 便이 빡빡해지고, 肺가 虛寒하면 肛이 빠져 나온다. 그리고 腎은 大便을 주관하는 곳이므로 肺와 腎이 虛한 사람이 이 症을 많이 얻는다.

◎ **治療經驗**

* 한 婦人이 脫肛되었기에 補中益氣와 加味歸脾湯을 각각 百餘劑(여기에서 劑란 貼을 말함이니 이 册子에서 劑라 한 것은 貼으로 알아두기 바람)를 복용하고 나았다가 解產할 때 다시 肛이 빠졌으므로 위 약을 각각 二百餘劑를 써서 치료한 일이 있다.

○ 姚和象은 鐵粉(쇠가루)을 患部에 붙였더니 効果가 좋더라고 한다.

○ 生鐵(무쇠) 三斤을 물 一斛에 달이는데 물이 쪼라 五升 쯤 되면 그 물로 하루 二次씩 患部를 씻으면 효험이 있다 한다.

○ 또 한가지 방법은 五倍子 삶은 물로 씻고, 赤石脂 가루를 患部에 발라 손가락으로 잡고 안으로 들여보낸다.

○ 脫陰한 경우=침대 두개를 나란히 놓고(中間은 약간 떼어 놓는다) 患者를 두 침대 중앙에 눕힌다. 사기그릇에 끓인 물(

五倍子) 담아 빠져나온 것을 그릇에 잠기도록 하는데 물이 식으면 뜨거운 물로 갈아 쓴다. 하루 한차례씩 같은 방법을 하되 며칠이건 물이 다 없어질 때까지 한다는 것이다.

〈참 고〉

○ 升陽除濕湯

· 升麻·柴胡·防風·神麯(炒)·澤瀉·猪苓 各半兩·蒼朮 一兩·陳皮·甘草炙·大麥蘖 各三錢

위 약재를 한차례 五錢씩 물에 달여 空心에 복용한다. 胃가 차고 腸에서 우굴거리는 소리가 나면 益智仁·半夏 각 半兩을 가입해서 생강 대추를 같이 넣고 달인다.

○ 四物湯=24頁 (6)을 참고. ○ 六味丸·八味丸=24頁 (11)을 참고. ○ 補中益氣湯=24頁 (10)을 참고.

(16) 婦人의 陰腫

婦人이 陰腫이 생기는 것은 胞絡이 본시 虛한 사람이 風邪의 客이 陰部를 타고 들어가 血氣와 부딪히게 되면 陰腫이 생긴다.

補 說 陰腫의 원인이 만일 氣血이 虛弱한 때문이면 補中益氣湯으로 補하고 肝經의 濕熱 때문이면 龍膽瀉肝湯으로 맑게 한다.

◎ **治驗經驗**

* 한 女人은 陰中에 종기가 생겨 소변을 볼 때 깔죽거리며 막히고, 두 갈비에도 종기가 생겼으며, 內熱과 晡熱(저녁에만 熱이 오르는

증세)이 있고 月經도 고르지 못하고, 어떤 때는 춥고, 어떤 때는 더운 증세가 발한다. 이는 우울증과 怒로 인해 肝脾의 元氣가 아래로 빠져 내려가고 濕熱이 막힌 때문이다. 아침에는 歸脾湯에 柴胡·升麻를 넣어 맺힌 것을 풀게하는 한편 脾氣를 補하고 元氣를 오르게 하며, 저녁에는 加味逍遙散으로 肝火를 맑히고 濕熱을 제하도록 하였더니 모든 증세가 낫는다. 뒤에 四君子에 川芎·當歸·牧丹皮를 가입해서 肝脾를 補한즉 經水도 순조롭게 行하였다.

○ 菖蒲湯=月水가 껄끄러워 잘 나오지 않거나 陰部에 종기가 생겨 아픈데 치료한다.

· 菖蒲·當歸 各一兩·奏艽 二兩

이상을 한차례 二錢씩 葱白을 넣고 물에 달여 복용한다.

○ 百礬散=陰腫이 딴딴해져서 통증이 심한데 치료한다.

· 白礬 半兩·甘草 半錢·大黃 一兩

위 약재를 作末하여 물에 반죽, 대추 크기만큼씩 솜에 싸서 陰部속에 넣어 두되 하루 二回를 바꾸어 넣는다. (나을 때까지)

〈참 고〉

○ 補中益氣湯=24頁(10)을 참고 ○ 龍膽瀉肝湯=24頁 (8)을 참고.

(17) 婦人의 陰癢

陰癢(음양)이란 陰部가 견딜 수 없이 가려운 증세를 말한다.
이 陰癢은 三虫이 腸胃사이에 있으면 臟이 자연 虛해지므로 이로 인해 陰 가운데로 갉아먹어 들어가 陰 속이 가렵고 심한 경우 통증까지 생긴다.

補 說 이 陰𧏾은 肝經의 化에 속한다. 그러므로 당연히 肝을 瀉시키는 龍膽瀉肝湯과 뭉친 것을 풀게 하는 逍遙散을 써서 그 內部의 병통을 고치고 겉으로는 桃仁硏膏에 雄黃가루를 섞어 바르고 혹은 닭의 肝을 陰部 속에 집어넣으면 그 벌레가 죽는다.

◎ **治療經驗**

* 한 婦人은 가슴이 뻐근하고 답답한 가운데 內熱이 있어 갈증나고 입맛이 쓰고, 팔 다리의 힘이 없어 권태로우며, 게다가 陰部 속이 가렵고 小便이 껄끄럽고 붉으레하다. 이는 우울증과 怒가 원인으로 脾肝을 상한 까닭이다. 歸脾湯에 山梔를 가하여 쓰고는 나았다가 그 뒤에 또 怒로 탈이 생겨 患部와 아래배가 팽창하고 아픈 증세가 발했다. 이번에는 小柴胡에 山梔·川芎·當歸·芍藥을 가입해 주었더니 복용후 통증이 멈췄다. 이어서 逍遙散에 山梔를 가입해서 먹고는 나았다가 그 뒤에 또 고된 일에 지쳐 병이 재발되어 환부에 종기까지 나고 小便은 뻑뻑하게 나온다 하므로 補中益氣湯에 山梔·茯苓·牧丹皮를 加入해 주었더니 복용후 편안하였다.
* 한 婦人은 음부 속이 아프고 가려운 가운데 內熱있고, 四肢가 늘어지고 음식 생각이 없다 하니 이는 肝脾에 우울증이 맺혀 元氣가 손상되고 또는 濕熱이 있는 관계다. 人蔘·蒼朮·黃耆·陳皮·柴胡·炒한 山梔·車前子·升麻·芍藥·牧丹皮·茯苓을 같

이 넣고 달여먹은 뒤 낫게 되었다.

陰部 속에 벌레가 있어 가렵고 아픈 증세는 肝木에 속하므로 桃仁·雄黃을 음부 속에 넣어 벌레를 죽이고 한편으로는 脾를 맑히고 울결된 것을 풀어주는 약을 써야 한다.

鷄肝을 陰部 속에 넣는 방법은 오직 벌레를 없애는 効果 뿐이다.

○ 새로 돋은 복숭아나무 잎을 솜에 싸서 음부 속에 넣기를 하루 二三차 갈아 넣으면 효험이 있다 한다.

○ 龍膽瀉肝湯＝24頁 (8)을 참고. ○ 逍遙散＝24頁 (2)를 참고.

(18) 婦人의 陰冷

婦人의 陰部에 冷症이 생기는 것은 肝臟을 상하여 風冷이 客(엉뚱한 것)으로 멈춰있기 때문이다. 五加皮·乾薑·丹蔘·蛇床子·熟地黃·杜冲 各 三兩씩을 鍾乳粉 四兩과 天門冬 一兩, 地骨皮 二兩을 술 十五升 정도에 담궈 이틀간 재웠다가 한차례 一盞씩 밥 먹기 전에 마신다.

補 說 冷症은 肝經 안에 濕熱이 있음을 말해준다. 밖으로부터 風冷이 타고 들어간 까닭인데 만일 小便이 껄끄럽고 막히거나 혹은 小腹이 아프면 龍膽瀉肝湯을 쓰고, 만일 內熱이 있고, 寒熱이 왕래하고 혹은 月水가 고르지 못하면 加味逍遙散을 쓰며, 만일 陰冷에 寒熱이 있고 몸이 나른하여 꼼짝하기가 싫어지고 음식생각이 적으면 加味四君子湯이오. 만일 우울증이나 怒로 인해 熱이 발하고 잠도 자지 못하고 먹기 싫은 증세는 加味歸脾湯을 쓰는게

옳다.

◎ **治療經驗**

* 한 婦人은 子宮이 寒冷하고, 小便은 누리고 껄끄러우며, 內熱에 寒熱이 왕래하고, 입이 쓰고, 가슴이 더부룩하다. 이는 肝經이 濕熱한 까닭이므로 龍膽瀉肝湯을 써서 濕熱을 없애고 加味逍遙散으로 血氣를 순환시켰더니 자연 건강해졌다.
* 한 婦人은 陰部가 寒冷하고, 寒熱이 왕래하고 嘔吐하고, 두 다리에 종기가 생겨 아프다고 하는지라 먼저 小柴胡湯에 山梔를 가입해서 一劑를 쓰니 寒熱과 嘔吐가 즉시 멈췄고 다음에 龍膽瀉肝湯 一劑를 복용하고는 종기의 통증도 없어졌다.
* 한 婦人은 陰中이 寒冷하고 小便은 맑았고 배속이 冷하고 음식생각이 적고 大便도 잘 안나오고 下元이 虛冷하다 하기에 八味丸을 복용토록 하였더니 한 달 남짓하여 구미가 당기고 大便이 좋아지며 얼마 안가서 모든 질환이 다 나았다.

○ 八味丸＝血이 부족하여 臟腑에 충족하게 보급치 못하고, 이로 인하여 津液이 마르고 風寒이 子臟에 客으로 머물러 있어 寒冷하게 되는데 이러한 모든 증세를 치료한다. (方文은 24頁 (11)을 참고)

〈참 고〉

○ 小柴胡湯＝24頁 (2)를 참고. ○ 龍膽瀉肝湯＝24頁 (8)을 참고. ○ 加味逍遙散・加味歸脾湯＝24頁 (4)를 참고. ○ 加味四君子湯＝24頁 (6)을 참고.

(19) 婦人의 陰挺下脫

婦人이 陰部가 빠져나오는 경우가 있는데 이렇게 되는 원인은 胞絡이 손상된 까닭과 혹은 子臟의 虛冷으로 인한 경우, 혹은 分娩할 때 힘을 너무 써서 그렇게 되는 경우가 있다.

補 說 위와 같이 陰部가 빠져나오는 증세에는 元氣를 補하는 것이 제일이다. 가령 肝脾가 울결되어 氣虛때문에 아래로 빠져 나온다면 補中益氣湯을 쓰고, 肝火(熱)로 濕熱하면 小便이 막히고 껄끄러운 것이니 龍膽瀉肝湯을 써야 한다.

◎ **治療經驗**

* 한 婦人은 陰部 알맹이가 톡 불거져 나온 것이 마치 버섯처럼 생기고 그 언저리가 종기로 아프며, 小便이 자주 마렵고, 內熱晡熱이 있고, 가렵기도 하고, 아프기도 하며, 小便이 빼근하게 나온다.

  이는 肝脾가 울결된 때문이다. 대개 肝火로 濕熱하고 종기로 아프고 脾가 虛하여 아래로 무겁게 빠져내리면 補中益氣湯에 山梔·茯苓·車前子·青皮를 加入해서 肝火를 맑히고 내려빠지는 脾氣를 끌어 올려야 하며 또는 加味歸脾湯으로 울결된 脾를 調理하여 生生한 돼지 기름으로 藜末을 타서 환부에 바르고 조리하면 좋다. 그러므로 이 女人에게 이와 같이 하도록 일러 주었더니 모든 증세가 완치되었다.

* 한 婦人은 子宮 알맹이가 五寸이나 빠져나와 괴롭고 아픈데

게다가 물이 줄줄 흘러나오고, 小便은 껄끄럽고 막혀 잘 나오지 않는다. 하기에 저녁으로 龍膽瀉肝湯으로 濕熱을 분리시키고 아침에는 補中益氣湯으로 脾氣를 올리면서 補하라 하였더니 복용후 점점 나아간다. 다시 歸脾湯에 山梔·茯苓·川芎·黃栢을 가입해서 간간히 복용한 뒤 나았으나 뒤에 怒氣로 인해 下部가 습하고 가렵고 小便이 잘 안나오므로 前藥을 복용시켜 낫게 되었다.

〈참 고〉

○ 補中益氣湯= 24頁 (10)을 참고. ○ 龍膽瀉肝湯= 24頁 (8)을 참고. ○ 歸脾湯·加味歸脾湯= 24頁 (4)를 참고.

(20) 婦人의 陰中生瘡

婦人의 陰部에 헌데(瘡)가 생기는 것은 七情의 울화가 肝脾를 손상하므로써 濕熱이 아래로 쏠리기 때문이다. 밖으로 나타나는 증세로는 陰部에 헌데가 생기는바 그 모양은 뱀죽이 내민 것이 뱀도 같고 버섯도 같고 혹은 닭벼슬도 같으며 혹 벌레가 생겨 축축하고 가렵기도 하며 혹은 헐어서 진물도 나고 혹은 헌데의 毒으로 통증이 심하다. 안으로 나타나는 증세는 몸이 나른하여 게을러지고 內熱이 있고, 月水가 고르지 못하고, 음식맛이 없고 저녁이면 열이 높고 가슴 부위가 부대끼고 小便이 잘 안나오고 배가 더부룩하고, 赤帶·白帶가 흐르고, 小便이 찔끔거리고, 껄끄럽다.

治療法은 腫氣때문에 아프거든 四物湯에 柴胡·山梔·牧丹皮·膽草를 가입해 쓰고, 子宮이 축축하고 가렵거든 歸脾湯에 柴胡·山梔

牧丹皮를 넣어 쓰고, 물이 흘러나오며 뜨끔거리는 증세에는 龍膽瀉肝湯에 白朮·牧丹皮를 쓰고, 헌데가 헐고 부패된 것은 逍遙散에 山梔·川芎을 넣어 쓰고, 腫瘡으로 子宮이 빠져나가는 듯이 아프면 補中益氣湯에 山梔·牧丹皮를 가입해 쓴다.

그리고는 外科 治療法에 의하여 補助 治療하면 좋다.

◎ **治療經驗**

* 한 婦人은 子宮이 헐고 상하여 고름이 줄줄 나오면서 견딜 수 없이 아프고, 寒熱이 왕래하고, 小便이 붉고, 뜨뜸대고, 內熱로 갈증이 나고, 몸이 나른하고, 가슴이 부대끼고, 음식생각이 없다 한다. 나는 이 질환이 肝脾가 虧損된 때문이라 하고 補中益氣湯에 柴胡·升麻 各 一錢에 山梔 二錢·茯苓 一錢을 가입해 주었더니 몇첩을 먹고 조금 낫는다. 이번에는 歸脾湯에 山梔·川芎·茯苓을 넣어 三十여첩을 먹였더니 모든 증세가 다 물러가고 오직 內熱만 아직 남아 있으므로 逍遙散에 山梔를 갑절 倍로 加해 쓰고는 內熱도 내렸다.
* 한 婦人은 본시 성질이 급했는데 陰部 속이 아프고 小便이 붉고 껄끄러웠다. 怒한 뒤 더욱 심해져서 열이 오르고, 혹은 추웠다 더웠다 한다. 이는 肝經의 濕熱 때문이다. 그러므로 川芎·當歸 炒한 山梔·柴胡·茯苓·蒼朮·牧丹皮·澤瀉·炒한 芍藥·車前子·炒한 黃連 生草 이상의 여러 약재를 같이 달여 몇 劑 복용하니 점차 낫는다. 이번에는 黃連·澤瀉를 빼고 몇 劑 더 복용시키매 완전히 나았다.

〈참　고〉

○ 四物湯＝24頁 (6)을 참고. ○ 逍遙散·歸脾湯＝24頁 (4)를 참고. ○ 龍膽瀉肝湯＝24頁 (8)을 참고. ○ 小柴胡湯＝ 24頁 (2)를 참고. ○ 補中益氣湯＝24頁 (10)을 참고.

(21) 婦人이 房事로 인한 頭痛

婦人이 房事만 치르게 되면 머리가 어지럽거나 頭病이 생기는 사람이 있다. 이는 中氣가 虛弱한 때문이니 補中益氣湯과 六味地黃丸으로 治療하면 된다.

○ 來復丹＝房事가 끝난 뒤 四肢가 무겁게 잠기고 머리 아프고 어지러운데 治療하는 약으로 한차례 五十丸씩 미음으로 마신다. 方文은 21頁 (10)에 있음.

〈참　고〉

○ 補中益氣湯＝24頁 (10)을 참고. ○ 六味丸＝24頁 (11)을 참고.

(22) 性交中 出血과 痛症

女人이 男性과 房事를 치르는 동안에 까닭없이 피가 나오고(子宮) 局部의 통증이 심한 질환이 있다.

한 婦人은 性交때마다 子宮에 出血하고 통증이 발한다. 이는 肝火(熱)가 脾를 충동하므로(肝木이 克 脾土) 能히 血을 섭취하지 못하는데 원인이 있다. 補中益氣湯과 濟生歸脾湯을 번갈아 복용토록 하였더니 이러한 증세가 말끔히 없어졌다고 한다.

만약에 피가 너무 많이 나오면 다른 질환으로 변증되기 쉽지만 그렇더라도 오직 위 약으로 肝脾를 補할 따름이다.

○ 千金療法 = 交接할 때 出血을 치료한다.

· 桂心·伏龍肝 各等分

이상을 作末해두고 술에 조금씩 타 먹는다.

〈참 고〉

○ 補中益氣湯 = 24 頁 (10)을 참고. ○ 濟生歸脾湯 = 24 頁 (4)를 참고.

(23) 陰部의 其他疾患

한 婦人은 性交 때마다 出血하고 아프며 熱이 오르고 갈증나고 구역질 한다. 이러한 증세를 治療하고자 어떤 의원을 찾아 약을 지어다 먹고는 증세가 더욱 심하다. 즉 不時에 구토하고 구미가 떨어지고 몸이 날로 마른다. 알고보니 그 의원은 이 女人에게 寒冷한 약을 썼던 것이다. 이는 肝火에 속하는 증세로 그 약이 다시 脾胃를 상하게 했다 말해주고는 六君子湯에 山梔·柴胡를 넣어 주었더니 그 女人은 脾胃가 튼튼해지기 시작하면서 모든 증세가 없어졌다. 이어서 加味逍遙散을 먹고 여윈 몸도 다시 회복되었다.

한 婦人이 있었는데 陰腫이 아래로 내밀어 떨어져 나가는 것 같이 아프고 물이 흐르고 가슴과 배가 거북하고 小便이 잦고, 內熱과 晡熱이 있고 입이 쓰고 귀가 운다. 이는 肝脾의 火症이다. 小柴胡湯에 車前子·膽草·茯苓·蒼朮·升麻를 넣어 한첩을 먹으니 차도가 있었고, 또 加味逍遙散에 升麻를 가하여 몇첩을 먹으니 점차 나아간다. 이번에는 加味歸脾湯에 升麻·柴胡를 넣은 것과 補中益氣湯에 山梔를 넣어 각각 몇재를 兼해 먹도록 하였더니 깨끗이 나았다.

○ 陰腫을 治療하는데는 닭벼슬에서 나오는 피를 받아 患部에 바르고 赤石脂 가루로 患部를 문지르거나 五倍子 가루를 발라도 효험이 있다.

〈참 고〉

○ 六君子湯＝24頁 (6)을 참고. ○ 加味逍遙散·加味歸脾湯＝24頁 (4)를 참고. ○ 六味丸＝24頁 (11)을 참고.

○ 補中益氣湯＝24頁 (10)을 참고.

(24) 小戶의 痛症

小戶란 즉 子宮이며 陰部의 內孔이다. 處女가 맨 처음 男性과 交合하면 누구를 막론하고 痛症을 느끼지만 이는 常例이니 말할 必要가 없고, 痛症이 정도를 넘어 남에 비해 특별히 아파서 하나의 증세로 볼 수 있는 경우를 말한다.

治療法은 補中益氣湯과 六味地黃丸 그리고 來復丹등을 쓰면 된다.

○ 千金方＝결혼해서 男便과 房事를 치른 관계로 인해 子宮(小戶)이 아픈데 治療한다.

・ 甘草·生薑 各五分·白芍藥 四分·桂心 二分

위 약재를 술 二升에 달여 三四차 끓으면 복용한다.

○ 또 한가지 처방은 海螵蛸를 태운 가루를 한 두저씩 떠 넣고 술로 넘기되 하루 세차례 복용한다.

○ 또 한가지 방법은 小麥과 甘草를 같은 비율로 달인 뒤 그 물로 아픈 곳을 씻으면 신효하다고 한다.

9. 求 嗣

(1) 자식을 두는 비결

한 남자와 한 여자가 혼인하여 夫婦가 되고 夫婦가 있으면 반드시 자식을 낳아 父子관계가 이루어진다. 그러므로 혼인한 뒤에 자기 代를 이어갈 자식을 두려는 것은 사람으로써 당연한 마음이라 하겠다.

옛 사람은 사람에게 세가지 不孝가 있다 하였는데 그 세가지 不孝가운데 뒤를 이을 자식이 없는 것을 가장 크게 여겼으니 代를 이어간다는 것이 얼마만큼 중대한 일인가를 알 수 있다.

그런데 자식을 두려면 먼저 夫婦間에 勞로 인해 傷한 痼疾의 有無부터 살펴 만약 그러한 증세가 있거든 지체말고 즉시 처방에 따라 치료해야만 夫婦間에 平和가 유지되고 따라서 자식을 두게 된다.

補 說 丹溪先生이 이르기를 『사람이 育胎(임신하는 것) 되는 것은 陽精을 쏟으면 陰血이 그것을 섭취해서 胎가 이루어진다. 즉 精은 자식을 만들고 血은 胞를 만들어 孕胎되는 것이다.

그런데 女人이 자식을 두지 못하는 것은 그 飮血이 不足하여 陽精을 섭취하지 못하기 때문이다. 그러므로 자식을 두려면 精血을 補하여 결함이 없게 해야만 孕胎할 수 있는 것이지 보통 처방으로 奏桂丸 따위의 약을 써서 臟腑가 후끈거리고 血이 끓어오르게 한다면 자식 두기는 고사하고 다른 질환마저 불러들이는 결과가 되고 만다』 하였다.

대개 婦人이 孕胎를 못하는 원인이 또 한가지가 있다. 六淫과 七情에 의한 邪가 衝脈과 任脈을 상하거나 혹은 宿疾이 고치지 못하고 남아 있어 臟腑에 影響을 끼치거나, 혹은 子宮이 虛冷하거나, 혹은 氣는 旺盛해도 血이 衰弱하거나, 혹은 血 가운데 熱이 잠겨 있거나, 또는 脾胃가 허하여 능히 衝脈과 任脈에 충분한 영양을 공급치 못하는 것 등 그 원인이 하나 둘이 아니다. 그러므로 그 원인을 바르게 알려면 우선 男子부터 形氣의 虛實이 어떠한가를 살펴야 한다. 가령 腎虛하고 精이 약하여 成胎시키지 못하는 예도 있고, 先天的인 精이 미약하고 氣血이 虛損된 경우도 있고, 色慾이 지나쳐 陰精이 枯渴狀態에 이르기 때문인 것도 있다. 이 모두 근원을 찾아 치료해야 한다.

大要로 男女의 尺脈을 살펴 아는 방법이니 만일 왼편 尺脈이 미세하거나 혹은 허하고 커서 힘없는 사람은 八味丸을 쓰고, 왼편 尺脈이 洪大한 경우 누르면 무력하게 뛰거든 六味丸을 쓰며, 양쪽 尺脈이 모두 미세하거나 혹은 뜨고 크면 十補丸을 쓰는게 좋다.

◎ **治療經驗**

아래는 모두 醫學綱目 求嗣部에 기록된 내용이다.

* 한 婦人은 月經이 순조롭지 못하여 때 없이 나왔는데 치료후 자식을 두게 되었다. (1頁 (13) 月水不斷에 대한 內容에 있음)
* 한 부인은 陽氣가 虛寒하였는데 치료한 후에 자식을 낳았다. (5頁 (4))
* 한 婦人은 結核이 있었다가 치료된 뒤에 아들을 낳았다. (14頁 (3))

* 한 부인은 禀氣가 약하여 月經때마다 腹痛이 있는 질환을 고친 뒤에 자식을 두었다. (1頁 (14))
* 한 부인은 본시 허약하며 鶴膝風을 앓았는데도 病이 나은 뒤 자식을 두었다. (24頁 (9))
* 한 부인은 연주창을 알았으나 치료된 뒤 자식을 두었다. (24頁 (3))
* 한 婦人은 입술병을 앓았는데 병이 나은 뒤 자식을 낳았다. (24頁 (3))

(2) 아들을 얻는 방법

옛날 建平 孝王의 妃姬가 얼굴은 예뻤으나 자식이 없어 民家에서 處女를 구해다가 王의 잠자리를 모시도록 했는데도 역시 자식이 없었다. 그러므로 王이 묻기를 『아들을 구하는데도 道(방법)가 있는지?』하니 澄이 대답하기를 『男女가 다 적당한 나이가 있으니 男子가 비록 十六세면 精을 通한다 하였으나 반드시 三十에 장가들도록 하였고, 女子는 비록 十四세에 天癸(經血)가 이른다 하지만 二十세가 된 뒤에 시집가도록 한 것은 모두 陰陽이 完全하고 實해진 뒤에 交合해서 孕胎하고 양육하도록 하려는데 있읍니다. 男子는 현재 旺盛한 壯年인데 그 상대는 아직 나이 어린 少女가 經水가 겨우 시작되는데 벌써 男子를 가까이 하면 陰氣가 일찍 새어 完全치 못한 것이 손상되고 實하지 못한데 動하는 것입니다. 그러므로 交하여도 孕胎를 못할 것이며 설사 孕胎한다 할지라도 배속에서 길러나가지 못할 것입니다. 이것이 곧 자식을 두지 못하는 까닭입니다』 하고는 이어서 『그런데 婦人들을 보면 모두 딸만 낳은 사람이 있고, 아들만 낳은 女人도 있으니 大王께서는 男子를 많이 낳은 女人을 구하여 宮中으로 들이면 혹 아들을 낳을 方道가 있읍니다』 王이 듣고『그럴듯한 말이다』하고는 그 말을 따라 아들만 많이 낳은 女人들을 구하여 相關한 결과 두 돐도 못되어 六男을 낳았다고 한다.

대개 老陽이 少陰을 만나고 老陰이 少陽을 만나면 역시 子息을 두는 방법 가운데 하나라 하겠다.

(3) 無子에 대하여

옛 사람은 자식을 두지 못하는데 대해 다음과 같이 말했다.

자식이 없는 것은 그 원인을 세가지로 크게 나눌 수 있다. 첫째 墓 쓴 것이 風水地理法에 맞지 않아서 (墓, 자리가 나쁜 탓) 자식이 없는 경우, 둘째, 夫婦間의 나이가 相剋되므로 인해 자식을 두지 못하는 경우, 세째, 夫婦가운데 그 어느 한 편이 질병이 있어 자식을 두지 못하는 경우 등을 들 수 있다.

이 세가지 원인 가운데 墓자리가 나쁜 것과, 年齡이 相剋된데 대해서는 藥方으로 고칠 수 없으나 夫婦의 질병만은 약으로 치료할 수 있다. 그런데 婦人이 자식이 없는 것은 혹 힘에 겨운 일을 한 것이 血氣를 상했거나, 혹은 月經이 닫히고 月水가 껄끄럽거나, 혹은 血이 안해서 무너져 쏟아지거나(崩漏 혹은 血崩),혹은 帶下症이 있는 관계다.

오른쪽 尺脈이 뜬 것은 陽이 끊어진 증거요. 혹 尺脈이 미미하고 거칠게 뛰거나 혹 少陰脉이 뜨고 급하거나 혹은 尺脈, 寸脈이 모두 미약하게 뛰면 產氣가 끊어진 증거다. 만일 몸

조섭을 잘 못했거나 음식이 적절하지 못하거나, 風에 상하고 冷이 엄습하여 子臟(子宮)에 맺혀있으면 역시 자식을 두지 못한다.

(4) 자식을 두기 위한 合房法

이는 千金翼이 논한 求子方이다.

夫婦가 아무도 없이 단 둘만이 조용하고 으슥한 房에 있으면 공연히 마음부터 들뜨고 情慾이 치솟아 흥분해지기 때문에 血氣가 평상시 같지 않고 순조롭게 순환되지 못하기 쉽다. 이런 상태로 交合을 이룬다면 孕胎하더라도 胎兒가 완전히 자라기도 전에 落胎하거나 腹中에서 상할 우려도 없지 않은 것이다.

특히 婦人의 病은 男子보다 十倍가 고치기 어려운데 혹 七情(喜, 怒, 哀, 樂, 惡, 愛, 懼)이 正常을 잃었거나 혹은 음식의 영양실조가 되어 있거나, 혹은 胎가 온전치 못한 것을 치료되기 전에 交合하거나, 혹은 大小便 볼 때에 風이 陰戶를 타고 들어가 痼疾을 이루었거나 하는 등속의 원인으로 자식 두기가 어렵게 된다.

그리고 자식을 두려면 반드시 交媾(性交)하는 때를 잘 맞추어야 한다. 즉 日氣가 淸明한 날, 또는 정신이 맑고 마음이 평화롭게 안정된 때, 氣血이 和平하고 天月德 生氣 福德을 만나는 날, 夫婦 本命으로 五行이 相生되고 또는 帝旺이 닿는 날을 가려 行하면 자식을 두게 되고 낳은뒤 壽하고 건강하고 賢明하게 될 것이며, 그렇게 못하였으면 얻기 어렵고, 혹 얻는다해도 혹 어리석거나 단명하거나 賤薄한 자식을 둔다.

(5) 交合에 禁忌할 점

자식을 두기 위해 合房하려면 吉日良辰을 가려 交合하고 禁忌하는 日辰과 때, 환경, 장소 등을 피해야 한다. 즉 禁忌할 것은 다음과 같다.

丙丁日, 그믐(晦), 초하루(合朔), 보름(望), 上弦(民曆 참고) 下弦(民曆 참고), 폭풍우가 부는 날, 큰 비가 쏟아지는 날, 안개가 짙은 날, 뇌성벽력이 있는 때, 天地가 몹시 캄캄한 때, 日月이 빛을 잃은 때, 무지개 서는 때, 지진이 일어나는 때 등을 피하고, 또는 해와 달과 별빛이 환히 비치는 곳, 神廟, 부엌, 우물, 便所, 무덤 부근, 시체가 있는 房 등을 피해야 한다.

위와 같은 禁忌를 어기고 交合한다면 만일 受胎 될 경우 父母를 잃고 그 자식은 질병이 따르고, 어리석고, 불효하고 포악하고, 빈천하고, 단명할 것이며, 위 禁忌를 피하고 吉日良辰에 交合을 이루어 자식을 둔다면 福祿이 無窮하고 총명하고 착하고 건강하고 장수할 것이다.

(6) 아들을 놓는 時日

아들을 孕胎하려면 婦人의 月經이 그친날 부터 一日, 三日, 五日째 되는 날 交合하면 男兒가 될 確率이 많다고 한다. (이 날짜에 天月德 등 吉神을 만나면 더욱 吉하다. 반면에 月經이 멈춘뒤 二日 四 日 六日이 닿는 날에 瀉精하면 거의가 女子라 한다. 또는 旺相日은 더욱 좋고 半夜 入房하여 자식을 낳으면 그 자식이 賢明하고 貴하고 長壽한다 하였다.

譯者註 本文에 보면 月經이 끝난 날부터 六日이 지나면 孕胎가 안된다. (이 內容은 삭제하였음) 하였으나 이 論理는 맞지 않는다. 現代醫學으로 實驗한 결과에 의하면 月經週期를 三十日(平均) 假定하여 세가지로 구분하는바 즉 月經後 十日까지는 姙娠可能期(姙娠될 가능성이 있음(즉 50%) 月經 十日後 부터 約 十日까지는 姙娠週期(80%이상 확율), 다음 月經이 시작되기 十日前은 不姙週期(절대 姙娠되지 않는 때)로 보고 있으니 이 點을 참고하기 바란다.

月 經	姙娠可能	姙娠期間	不姙期間
5日	7～8日	8～10日	10日

(7) 干支旺相日

旺相이 되는 日辰은 다음과 같다.

春＝甲乙・寅卯日 夏＝丙丁・巳午日, 秋＝庚辛・申酉日 冬＝壬癸・亥子日

(8) 月別 宿日

正月：初一 初六 初九 初十 十一 十二 十四 二十 二十一 二十四日
二月：初四 初七 初八 初九 初十 十二 十四 十九 二十二 二十七日
三月：初一 初六 初七 初八 初十 十七 二十 二十五日
四月：初三 初四 初五 初六 初八 初十 十五 十八 二十二 二十八日

五月：初一 初二 初三 初四 初五 初六 初十 十二 十三 十五 十六 二十 二十五 二十八 二十九 三十日

六月：初一 初三 初十 十三 十八 二十二 二十六 二十七 二十八 二十九日

七月：初一 十一 十六 二十一 二十四 二十五 二十六 二十七 二十九日

八月：初五 初八 十三 十八 二十一 二十二 二十三 二十四 二十五 二十六日

九月：初三 初六 十一 十六 十七 二十 二十一 二十二 二十四日

十月：初一 初四 初九 十四 十七 十八 十九 二十 二十二 二十九日

十一月：初一 初六 十一 十四 十五 十六 十七 十九 二十六 二十九日

十二月：初四 初九 十二 十三 十四 十五 十七 二十四 二十七日

이상의 宿日과 旺相日 즉 正二三月에 甲寅 乙卯日, 四五六月에 丙午 丁巳日, 七八九月에 庚申 辛酉日, 十·十一 十二月에 壬子 癸亥日을 맞추어 合房하면 더욱 아름답다.

(9) 자식을 두기 위한 服藥

자식을 두기 위해 男女를 막론하고 良藥을 복용함에 있어 먼저 써야할 藥이 있으니 男子는 「七子散」을 먹고 女子는 「盪胞湯」과 「紫石英門冬丸」 및 「坐道藥」을 복용하면 자식 두는 일 뿐 아니라 기타의 건강에도 매우 좋다.

- 七子散=男子가 氣虛하고 精氣가 衰弱하므로 인해 자식을 두지 못하는데 복용한다.

• 牡荆子 · 五味子 · 兎絲子 · 車前子 · 菥蓂子 · 山藥 · 石斛 · 熟地黃 · 杜冲 · 鹿茸 · 遠志 各八分 · 附子(炮) · 蛇床子 · 川芎 各六分 · 山茱萸 · 天雄 各五分 · 桂心 一錢 · 白茯苓 · 牛膝 · 人蔘 · 黃耆 各二分 巴戟 一錢二分 · 蓯蓉 七分 · 鍾乳粉 八分

이상의 藥材를 作末하여 한차례 一錢가량 술에 타 마시되 하루에 두차례 복용한다. 또 一方은 위 약에 覆盆子 二錢을 가입해 쓴다고도 한다.

ㅇ 慶雲散=男子가 陽氣不足으로 性行爲가 잘 안되는데(瀉精) 치료한다.

• 覆盆子 · 五味子 各一升 · 兎絲子 一升 · 白朮(炒) · 石斛 各三兩 麥門冬 · 天雄 · 各八兩 · 紫石英 二兩 · 桑寄生 四兩

이상을 作末하여 술에 타 마시는데 한차례 一錢가량 食後마다 하루 세차례 복용한다. 혹은 米飮으로 冷하지 않게 하여 마시는데 桑寄生을 빼고 細辛 四兩을 넣는 경우도 있다. 혹 早漏症이 있으면 石斛을 빼고 그 대신 檳榔 十五個를 넣는다.

ㅇ 盪胞湯=婦人이 한번도 아이를 낳아 길러보지 못한데 치료한다.

• 朴硝 · 牧丹皮 · 當歸 · 大黃(蒸 一飯久) · 桃仁 各三兩 · 細辛 · 厚朴 桔梗 · 赤芍藥 · 人蔘 · 茯苓 · 桂心 · 甘草 · 牛膝 · 陳皮 各二兩 · 附子(炮) 一兩半 · 虫虫(炒焦去翅足) · 水蛭(炒) 各十枚

이상을 물에 달여 먹는다.

ㅇ 坐導藥=한번도 아이를 낳아보지 못했거나, 斷産된 것을 다시 姙娠토록 하려면 이 약을 복용하고 다시 盪胞湯을 복용하라.

• 皂角(去皮)一兩・吳茱萸・當歸・大黃・晋礬(枯)・戎鹽・川椒 各二兩・五味子・細辛・乾薑 各三兩(一方은 吳茱萸가 없고 葶藶, 苦匏 各 三分을 넣기도 한다.)

이상의 약재를 作末한다. 비단주머니를 손가락 모양처럼 만들어 作末한 약을 주머니에 팽팽하도록 담아 그것을 陰戶(子宮) 가운데 넣는데(小便時에는 일단 꺼냈다가 다시 넣는다) 하루 한차례씩 바꾼다.

만일 子宮에서 冷이 흐르면 陰雨때는 통증이 있으리니 冷이 멈춘 뒤에 약 끼어넣는 것을 그만 둔다. 그리고 날마다 아침 저녁으로 苦欒 삶은 물로 씻어내고 위 藥을 넣은 다음 紫石英丸을 복용하라.

○ 紫石英丸

• 紫石英・天門冬 各二兩・紫威・牡蒙 各二兩・粉草 一兩半・桂心・川芎・卷柏・烏頭(炮)・熟地黃(乾)・辛夷仁・禹餘糧(煅醋淬)・當歸 石斛 各三兩・烏賊骨・牛膝・薯蕷 各六分・桑寄生・人蔘・牧丹皮・乾薑・厚朴・續斷・食茱萸・細辛 各五分・柏子仁 一兩

위 약재를 모두 作末하여 蜜丸을 만들되 桐子 크기만하게 하고 한차례 二十丸씩 따뜻한 술로 삼킨다.

○ 續嗣降生丹＝婦人이 五臟이 虛하거나 손상되고, 子宮의 염증으로 寒冷하여 姙娠을 못하는데 치료한다.

• 當歸・桂心・龍齒・烏欒・益智・杜冲・石菖蒲・吳茱萸 各一兩半 伏神・牛膝・秦艽・細辛・桔梗・半夏・防風・白芍欒 各三錢・乾薑(一兩을 半은 生, 半은 炒) 附子(무게 一兩 나가는 것으로 구멍을 뚫어 朱砂 一錢을 넣고 젖은 麵으로 싸서 구어

가지고 作末) 牡蠣(二兩重을 童便에 담궈 四十九日間을 두었다가 硫黃末 一兩으로 바른 다음 종이에 싸서 食醋에 적신 뒤 굳기를 기다려 숯불에 말린다.)

이상의 藥材를 모두 作末하여 쌀풀로 반죽 桐子만하게 丸을 지어 한차례 三十~百丸을 空腹에 맑은 식초 혹은 따뜻한 술, 또는 묽은 소금물로 하루 二回를 복용한다.

위 藥은 또 男子의 精이 寒하여 튼튼치 못하고, 陽事가 시원치 않고, 白濁이 나오고, 꿈에 精을 泄하는데 치료하며, 婦人은 寒熱이 往來하고, 모든 虛症과 百가지 손상된 증세와 식은 땀이 나고 숨차고 한 모든 질환에 効驗이 좋다.

※ 이상의 다섯가지 方文의 藥을 살펴본즉 慓悍(사납고 독한) 맛이 있는 藥이 많이 섞였다. 그러므로 함부로 쓰지 말고 病의 근원을 잘 살핀 다음 복용토록 해야 한다. 秦艽·養眞·白薇·地黃·紫石英·陽起石과 暖宮濟陰丹과 湯藥 몇가지는 더욱 慓悍性이 있는 藥이므로 주의해야 한다.

* 竇禹均(두우균)이란 사람이 있었는데 하루는 꿈에 죽은 할아버지가 나타나 『네가 자식이 없고 또는 命도 길지 못하리니 善行을 닦으면 되느니라』하므로 그 뒤로부터 祖父의 가르침대로 착한 일만 해왔다. 꿈에 또 祖父가 나타나 『네 이름이 天書에 있는 것은 네가 陰德을 行한 때문이다. 너는 三十年은 더 살 수 있으며 五子를 둘 것이다』 하였는데 과연 그와 같이 되었다 한다.

* 張慶이란 사람은 나이 五十이 되어서야 자식 하나를 두어 이름을 亨이라 불렀다. 하루는 어떤 道人이 찾아와 구걸하다

가 慶을 보고 하는 말이 『너는 본래 자식이 없는 八字인데 안에서 어린아이 우는 소리가 들리는 것을 보니 네 자식이 아닌가?』하고 묻거늘 『우연히 一子를 얻었읍니다.』하고 대답했다. 『그렇다면 네가 쌓은 陰德이 무척 많은 모양이구나. 착한 일을 한 것이 하루 이틀이 아니다. 사람들은 모를지라도 어찌 神明이 모르랴. 네 음덕으로 자식을 두었을 뿐 아니라 그 자식이 文學으로 이름을 떨칠 것이다』하고는 어디론가 사라졌다. 과연 이 道人의 말처럼 享이 자라서 學問으로 이름이 높았다고 한다.

* 馬默이란 사람은 자식이 없었는데 登州고을 知事로 赴任하여 있을 때 억울한 누명을 쓰고 죽게 된 罪人을 석방해 준 일이 있었다. 하루밤은 꿈에 一男一女를 左右에 끼고 어떤 사람이 나타나 『너는 본시 자식이 없지만 평소 活人한 음덕이 많았으므로 上帝께서 특별히 男女 하나씩을 너에게 주셨다』하고 사라졌다. 깨어 보니 꿈이었으나 과연 그 뒤에 一男一女를 두게 되었다 한다.

* 馮涓(풍연)의 父가 나이 많도록 자식이 없으므로 妾을 사들여 자식을 두려 하였는데 알고 보니 그 妾의 야비가 官에서 죽었으나 葬事 비용이 없어 몸이 팔려온 것이었다. 父가 사연을 알고는 妾을 돌려보내 주고 후하게 도와주었다. 하루는 꿈에 羽衣를 입은 老人이 나타나 『그대의 음덕을 하느님이 감동하시어 자식을 점지해주실 뿐 아니라 그대 가정에 경사가 無窮하리라』하고 사라졌다. 이런 일이 있은 다음해에 아들(涓)을 낳았고 뒤에 그 아들이 자라서 及第하였던

것이다.

이 밖에도 자식이 없던이가 積善한 보답으로 자식을 두게 되었다는 이야기가 많이 있으나 생략한다.

대개 자식을 두지 못하는 것은 男子의 경우 陰氣不足으로 원인이 되는 것과 婦人이 陰血이 衰하여 百가지 病을 얻은 때문에 있다. 고로 옛 賢人들이 方法을 세우고 敎訓을 펴서 後世 사람들을 일깨웠다. 혹 어떤이는 자식을 두려 백방으로 努力하여 妾을 많이 두었으나 뜻을 이루지 못한 例가 많다. 이것이 모두 마음과 행동에 잘못이 있는데도 큰 원인이 있다.

진정으로 잘못을 회개하고 善行하고 積德하며 功을 닦고 은혜를 베풀면 하늘이 감동하여 소원을 성취한다. 몸의 결함이나 질병으로 인해 자식이 없는 것은 藥으로 補하고 고치면 된다 할지라도 까닭없이 자식이 없는이는 이 모두 자기 處身과 마음쓰기에도 많은 影響이 있다는 것을 위 이야기를 例로 증명하는 것이다.

10. 胎 敎

(1) 姙娠總論

巢氏病源論에 이르기를 『임신한지 一月이 되면 胎胚(태배)라 하는바 足厥陰脈을 기르고, 二月이 되면 始膏라 稱하는바 足少陰脈을 기르며, 三月이 되면 始胎라 하는바 手心經主脈을 길러야 한다.

이 무렵에는 胎兒의 血이 아직 行하지 않고, 형상은 있으나 어떠한 모양이라고 定한 儀가 없으며 다만 感으로 인해 은연중 변해 나간다. 그러므로 그 자식이 단정하고 장엄하기를 원한다면 產母는 이때부터 胎教에 임해야 하니 즉 바른 말을 하고, 바른 일을行해야 한다. 그리고 아들 낳기를 원하거든 활을 차고 화살을 잡으며, 딸 낳기를 원하면 韋를 차고, 노리개를 찬다. 또는 그 자식을 아름답게 낳기 위하여 白玉을 차고, 賢明하게 하려면 詩書를 보기도 하고 읊기도 하는바 이는 外部의 형상이 間接的으로 안(배속)에 影響이 미치도록感의 効를 얻으려는데 있다.姙娠 四個月이 되면 비로소 水精을 받아 血脈이 이루어지기 시작하므로 手少陽脈을 길러야 한다. 五個月째는 비로소 火精을 받아 그 氣를 이룩하므로 足太陰脈을 길러야 한다. 六個月이면 비로소 金精을 받아 힘줄이 형성되므로 足陽明脈을 기른다. 七個月이 되면 비로소 木精을 받아 骨格이 이룩되는바 手太陰脈을 길러야 한다. 八個月째는 비로소 土精을 받아 그 살이 이루어지는바 手陽明脈을 길러야 한다. 九個月이 되면 비로소 石精을 받아 毛髮이 생겨 나는데 足少陰脈을 기른다. 十月 滿朔에는 五臟六腑와 몸의 형체며 精神

이 모두 갖추어져 世上 밖으로 나오는바 이상은 모두 그 대략적인 것을 논했다.』

五臟論에 이르기를 『一月이면 珠露(이슬방울)와 같고, 二月째는 桃花처럼 생기고 三月이면 男女가 구분되고, 四個月이면 형상을 다 갖추고, 五月째는 筋骨이 이룩되고, 六個月에는 毛髮이 생기고 七月째는 그 魂이 놀고 左手를 움직이며, 八個月이 되면 그 魄이 놀고 右水를 움직이며, 九個月째 되면 몸을 세차게 움직이고, 十個月이 되면 受氣가 足하다』 하였다.

顱顖經(로총경)에 이르기를 『一月이면 胎胞와 精血이 엉키고 二月이면 胎形이 胚(배 一月이 된 胎)를 이루고, 三月이면 陽神이 三魂이 되고, 四月이면 陰靈이 七魂이 되고, 五月이면 五行이 五臟으로 나뉘고, 六月이면 六律이 六腑를 定하고, 七月이면 精이 열리고, 竅가 光明을 通하고(眼目이 형성됨), 八月이면 元神에 眞靈을 갖추고, 九月이면 宮室(胎盤을 비롯한 胎室)이 벌려 펴져 장차 世上밖으로 나갈 준비과정에 임하고, 十月이면 受氣가 足하여 人間으로서의 모든 조건이 구비된다고 하였다.

顱顖經(로총경) 三卷에 보면 『옛날 巫俗의 方에서 撰한 巢氏가 姙娠에 대해 논하였던바 三月에 비로소 胎가 이룩될 무렵 바른 말을 하고 바른 일을 行하라 한것이라든가 弓矢를 잡고 고리와 패물을 차고, 白玉을 차며, 글을 읽으라 한 것들이 어찌 胎教의 이치에 맞지 않으랴. 巢氏의 이론을 연구해 본다면 姙娠과 養脈하는 이치가 足厥陰은 肝脈이오. 足少陽은 膽脈이니 一臟腑의 經이 된다. (이 外도 같은 例다) 또 四時는 반드시

春木에서 시작된다. 그러므로 十二經을 기르는데는 우선 肝에서 비롯되므로 胎 기르는 시기가 一・二月에 둔 것이며 手心經의 主는 心胞經의 脈이오 手少陽은 三焦脈이니 火에 속하고, 火는 夏에 旺하므로 三・四月에 養胎된다 함이며, 手少陰은 心脈이므로 君主의 官으로써 하는 일은 없어도 높다. 足太陰은 脾脈이고 足陽明은 胃脈이니 土에 속하고 土는 長夏에 旺하므로 養胎가 五月六月에 있고, 手太陰은 肺脈이오 手陽明은 大臟脈이니 金이오 金은 秋에 旺하므로 養胎가 七月 八月에 있고, 足少陰은 腎脈이오 水에 속하니 水는 冬에 旺하므로 養胎가 九月에 있다. 또는 母의 腎臟은 胎에 매어있으니 이는 母의 眞氣를 자식이 의뢰받음이라 十月에 이르러 胎兒가 배속에서 모든 臟과 氣脈의 기르는 바를 족하게 받아 때를 기다려 世上밖으로 나온다』 하였다.

(2) 受形論

巢氏論에는 『陽이 풍족하게 베풀고 陰이 實하여 陰陽이 化하면 精氣가 넘쳐 兩胎에 모두 男兒를 배거나 女兒를 배는 例가 있다』 하였다.

道藏經에 이르기를 『婦人이 月水가 끝난 뒤 一日 三日 五日 되는 날에 男女 旺相日과 陽日 陽時에 交合을 이루면 男兒를 孕胎하고, 또는 男女의 禀受가 다 壯하면 男子요 劫弱하면 子女가 적다』 하였다.

顱顖經에 이르되 『陽이 盛하고 陰이 發하면 남자가 되어 六脈과 모든 經이 다 그 陰을 든다』하고 또는 『三陽이 모이면 아들을 낳고, 三陰이 모이면 딸을 낳는다』 하였다.

葛仙翁은 이르기를 『남자는 아비의 氣를 따르고 여자는 어미의 氣를 따른다』 하였으며, 聖濟經에는 『하늘의 德과 땅의 氣는 음양의 至和로써 一體에 의뢰하여 氣가 左로 움직이면 남자가 되고 右로 움직이면 여자가 된다』 하였다.

周易에 이르되 『乾道는 남자가 되고 坤道는 여자가 된다』 하였으니 이 모두 男女로 구분되는 원리를 간결하게 논함이다. 무릇 임신할 무렵에 病 때문에 湯藥을 쓰면 그 절반이 衰弱해질 뿐이니 미리 病을 고치고 母를 편안하게 하면 胎 역시 손상됨이 없을 것이다.

補 說 東垣先生의 말을 소개하면 다음과 같다.

經이 끝난 뒤 一日과 二日째는 血海가 비로소 깨끗해져서 精이 그 血을 이기는데 感하면 男子가 되고, 經 後 四日과 五日에는 血脈이 이미 旺盛해져서 精이 그 血을 이기지 못하므로 感하면 여자가 된다.

대개 父精과 母血은 交感으로 인해 會하는 바 精을 쏟으면 血은 그 精을 섭취해서 아들이 되고, (이는 萬物이 乾元에 資함이다) 血이 行함에 精이 能히 血을 끌어잡지 못하면 딸이 된다. (이는 萬物이 坤元에 資하여 生하는 이치다.)

子宮에는 一系가 아래에 있고 위에 兩岐가 있는데 男女 陰陽이 交媾하여 精이 血을 이기면 陽이 주권을 잡아 氣를 왼쪽 子宮에 받으므로 男子가 되고, 精이 血을 이기지 못하면 陰이 주권을 잡아 氣를 오른쪽 子宮에 받으므로 女子가 된다고 한다.

다음은 男女 受形에 대한 褚氏의 理論이다.

男女의 合은 二精이 합치는 것인데 이때 陰血이 먼저 이르면 陽精이 뒤에서 衝하는지라 血이 열리며 그 精을 싸고 精은 血 가운데로 들어가 骨이 되어 남자의 형체가 이룩되고, 陽精이 먼저 들어가면 陰血이 뒤에 참여하는 바 이때 精이 열리며 血을 싸고, 血은 精 속으로 들어가 本이 되어 여자의 형체가 이룩된다.

男子는 陽氣가 얼굴에 모이므로 남자는 머리가 무거워 물에 빠져 죽은이를 보면 반드시 엎드려 있고, 여자는 陰氣가 등에 모이는 관계로 등이 무거워 물에 빠져 죽은 여자를 보면 반드시 재껴져 있다. 사람 뿐 아니라 발 달린 짐승도 물에 빠져 죽으면 수컷은 엎드리고 암컷은 재껴진다.

二精이 交合하여 陰陽이 똑 같이 이르는 경우가 혹 있으니 이렇게 되면 남자도 아니오 여자도 아닌 中性의 몸이 되고, 精血이 흩어져 나뉘면 雙胎가 되거나 심지어 品胎(三胎)의 징조라 하겠다.

아비는 젊고 어미가 늙으면 딸을 낳을 경우 반드시 깡마르고, 어미는 건강하고 아비는 衰弱하면 아들을 낳을 경우 반드시 허약하다.

女子는 血을 기르고 脾를 튼튼히 하고 약한 것을 補할 것이며, 남자는 脾를 튼튼히 하고 色을 절도 있게 범해야 한다. 그리고 허약한 여자는 婚期가 넉넉한 나이에 시집보내고, 허약한 남자는 壯年 되기를 기다려 장가 들게 해야 한다.

(3) 孕胎·姙娠의 定義

(註) 하나의 人間이 형성되려면 맨 처음 胎라는 有形的 物이 있으므로 人間으로 孕胎되었음을 事實化 할 수 있다. 이에 대한 論理와 進化되는 形態를 알아보자.

○ 太初가 있고 太始가 있다. 混沌(아무것도 없는 無形無氣之界)이 한 번 판단되면(始動의 뜻) 氣가 있게 되는데 이 때를 太初라 하고, 氣가 있으므로 인해 形이 있게 되니 이를 太始라 한다.

氣가 처음 있고 形이 처음 이루어지면 天地가 서로 因을 創始하면서 生하고 化하고 化하여 品物(有形無形의 萬象)이 발달하므로 그 조화력을 일컬어 『크도다 乾元이어, 萬物이 이에서 비롯되어 자뢰받고, 지극하도다. 坤元이어, 만물이 이에 자뢰받고 生長한다』고 周易에서 말했다.

補 說 混沌의 세계가 化하지 않으면 氣形이 모두 없어지고, 混沌이 이미 판단되면 氣形이 이미 있어 二元으로 나뉜다. 이미 氣를 보았으니 이것이 太初가 되고, 이미 形이 있으니 이것이 太始다.

太初란 氣의 근본이므로 하늘이 이것을 얻어 元氣를 거느리고 太始는 形의 근본이므로 땅은 이것을 얻어 元形을 통솔한다.

天地가 交泰함에 서로 因이 되어 氣形이 이루어지고 이것이 끊임없이 生化되어 나가므로 生生化化라 한다.

『크도다 乾元이어』한 것은 太初에 만물의 근원이 乾에서 資始된 까닭이오』『지극하도다. 坤元이어!』한 것은 太始의 근원이 坤에서 資生되었음을 찬양한 글이다. 오직 만물은 乾坤에서 資始되고 資生되므로 乾元은 만물의 형상을 이루는 징조이므로 坤元에 이른 뒤에는 형체가 이룩되지 않는 것이 없다.

○ 生이 있는 처음은 비록 陽이지만 陽子의 正을 기르고 충당해 나가는 일은 반드시 陰이 주장한다.

補 說 薛左承이 陰陽離合論을 註解한 구절을 引用하면 다음과 같다.

하늘은 위에서 만물을 덮어주고 땅은 아래에 있어 만물을 싣는다. (天覆地載) 만물이 바야흐로 생겨 나올 무렵에 아직 땅 위로 나오지 않은 것을 命하여 陰處라 하고 이름하여 陰中의 陰이라 하며, 땅 위로 나온 것을 命하여 陰中의 陽이라 하니 陽子의 正은 陰이 주장이 된다. 즉 陰은 陽의 正氣로 만물을 生化한다는 뜻이다.

壬泳이 이르되 『陽이 正氣를 베풀어 만물이 바야흐로 生하지만 陰이 주장한 뒤에야 모든 형체가 세워진다. 그러므로 비로소 生한 것은 天地요 길러서 충당해 나가는 것은 사람이다.』하였다.

○ 形을 인하여 옮기고 바꾸며 날로 고치고 달로 化하는 것은 坤道(땅이며 陰)가 대신 맡아서 마무리하는 것이다.

補 說 列子周穆篇에서 尹文先生은 『形을 因하여 옮기고 바꾸는 것을 化라 한다』하였고 莊子는 『消息은 가득했다 허했다 하여, 한번 그믐이 되고 한 번 보름이 되며, 날로 고쳐가고 달로 化해간다』 하였으며, 또 이르기를 『하는 것은 있어도 그

功 이루는 형상을 보지 못한다』 하였다.

周易 坤卦 文言에서는 『地道는 이룩하는 것이 없어도 대신하여 마무리 한다. 』하였으니 땅이 하늘을 이어받아 그 이룩됨은 없어도 마무리하는 것은 있음이니 어찌 핍박을 받아 마지못해 하는 것이랴. 대개 道가 있는 곳에 만물이 道를 잃으면 죽고 道를 얻으면 산다. 생명이 있는 물건은 명을 이 이치로 들어 이행하므로 『이룩하는 것은 없어도 스스로 대신한다』한 것은 道를 말함이다.

○ 姙이란 陽이 이미 처음으로 받으면 陰姙이라 한다. 壬子를 姙이라 한 것은 글자의 설명이다.

壬은 一陽이며 二陰이다. 壬은 陽水의 子로 위치는 亥子間에 있다. 陰이 亥에 이르면 陰極이니 이곳에서 陽이 다시 受胎하므로 姙이라 하며, 壬이 子에 이른 뒤에야 生한다.

○ 胞란 巳가 正陽인데 陰이 쌓은 형상이다.

巳는 正陽인데 陰이 能히 正陽을 싸는 것은 陰이 陽과 더불어 用事하는 까닭이다.

巳는 孟夏月(四月)에 속하는바 卦로 말하면 乾卦(乾은 老陽인 까닭)며 純陽이 用事한다. 또는 詩에 正月이라 하였는데 正月은 正陽이기 때문이다. 陰이 바야흐로 用事하여 萬物의 主가 되면 비록 正陽이로되 陰에 싸인바 되어 물러나 命을 듣는다.

○ 坏란 아직 그릇이 다 못된 것이니 비유하여 坏라 한다.

가령 기와(瓦)가 불에 구어지지 않은 상태를 坏라 한다. 坏는 婦人이 孕胎한지 一月이 된 상태니 胚를 坏에 비유함이다.

○ 胎란 배속에서 이미 어미에게서 받아 먹고 자라는 形態를 상징함이니 입으로 삼는 것이다.

胎는 임신부가 二月이 된 것을 말한다. 즉 胎가 이미 母에게 받아먹는 관계로 口字를 단 것이다.

○ 娠이란 胎가 간혹 움직이는 상태다.

娠字는 女辰이니 즉 女의 胎가 때때로 움직인다는 뜻이다.

○ 懷란 몸으로 의지함이다.

마음에 품은바가 있으면 몸으로 의지하고 눈으로 붙인다(隸)는 뜻이다.

○ 하늘의 德과 땅의 氣는 陰陽의 지극한 和라 서로 흘러가 一體가 된다.

靈樞經에 이르기를 『하늘이 나에게 있는 것은 德이오, 땅이 나에게 있는 것은 氣다. 德이 흘러오고 氣가 가까이 하여 生하는 것이다』 하였다.

○ 오직 때와 운수를 순히 따르고 사람이 해야할 일을 조심해서 함부로 동하여 상하지 않으면 養育의 道를 얻었다 할 것이다.

一月부터 十月까지 자라나가는 것은 이른바 때와 운수요, 보호하고 도와주고 나쁜 일을 行하지 않고, 함부로 성내고 미워하지 말고 하는 것으 人事를 조심히 행하는 일이다.

○ 四時의 循行하는 運을 보아 生長하고 收藏함을 대신하여 만물을 出生하는 것이니 儀禮와 法則이 다 갖추어 天地의 氣가 처음으로 시작되고, 이즈러지지 않는 것은 모두 음양이 서로 기르고 서로 구제하는 까닭이다.

陰陽離合論에 이르기를 『하늘은 덮고 땅은 싫으니 만물이 바야흐로 生한다. 陽子의 正氣를 陰이 맡아 주장하므로 봄에 生하고, 여름에 자라며, 가을에 거두고 겨울에 감추는 것이 常道를 잃으면 天地가 막힌다』 하였고 莊子 天地篇에서는 『流動하여 物을 生하고, 物이 生함에 이치를 이룩하는 것은 形이라 한다. 形體가 神을 보유하여 각각 儀則이 있으면 이를 性이라 한다』 하였으니 이를 모르고 자연의 이치를 알지 못하면서 그릇되이 자식을 얻으려는 술법을 行한다. 生死를 五行으로 미루고 藥石으로 補養하는 것만을 힘써 거짓된 것으로 참된 것을 이기고 사람으로 하늘을 도우려 하니 비록 자식을 둘지라도 기르지 못하고 기르더라도 단명한 자가 많다. 옛적에 나이가 많아 자식을 둔 사람은 男子는 八八(六十四세)을 넘기지 못하고 女子는 七七(四十九세)를 넘기지 못하였다. 氣血이 限定이 있으니 어찌 음양의 至要한 數에서 벗어나랴』 하였다.

(4) 氣質生成論

사람이 天地의 性을 갖추고 만물의 靈을 모여 음양이 고르고 氣質이 完備한 것은 다 자연한 이치다. 그러나 奇數 偶數가 다르고 허물도 있고 耗損도 있으며, 剛柔의 用도 다르므로 혹은 강하고 혹은 여위고, 또는 血氣의 榮衛하는 것이 음양의 消息과 盈虛하는 이치에서 벗어나지 못한다. 그러므로 天地自然과 음양오행의 氣를 稟賦받은 것만으로 일정하게 氣質의 어떠함을 논할 수는 없다.

예를 들어 出生하면서 혹 붙인것 같은 군살이나, 늘어진 혹은 달고 있는 이도 있고, 엄지손가락과 새끼손가락이 둘 달린(육손) 자도 있을 것이며, 혹은 난장이로 태어나고 혹은 절름발이된 자도 있어 形氣의 타고난 것이 이와 같이 온전하지 못한 경우가 있는가 하면, 혹은 소경, 벙어리도 되고 혹은 뚱뚱보, 혹은 여위는 체질이며, 氣血의 病이 이와 같이 천차만별이 된다. 이런 관계로 孕胎하여 變化하려는 처음과 精이 흐르고 氣가 變한 뒤에 輔益하는데 方道가 있는 것이다.

孝經에 이르기를 『天地의 性은 사람이 貴하다』 하고 書傳秦誓에서는 『오직 사람은 만물의 靈이다』 하였다.

○ 하늘에 五氣(五行)가 있어 각각 모이는 곳이 있고, 땅에 五味가 있어 각각 들어가는 곳이 있다. 모이는 곳에는 각각 적절한 데가 있고 들어가는 곳에는 적당한 量이 있다. 孕胎한 뒤에 두렵고 꺼리는 것은 조심하고, 物을 자뢰하여 길러나가는 것은 이치가 그러하기 때문이다. 그러므로 잠자고 일어나는 것과 나가고 들어오는것 등의 生活을 절도있게 해야 한다.

六節藏象論에 이르기를 『하늘은 五氣로써 사람을 먹여주고, 땅은 五味로써 먹여준다』 하고 王冰은 이르기를 『하늘이 五氣로써 사람을 먹이는 것이 燥氣(木)는 肝에 모이게 하고 焦氣(火)는 心에 모으고, 香氣(土)는 脾에 모으고 腥氣(金)는 肺에 모으고, 腐氣(水)는 腎으로 모이게 된다 함이요, 땅이 五味로써 사람에게 먹힌다 함은 신맛(酸)은 肝에 들어가고 쓴맛(苦)은 心으로 들이고, 매운맛(辛)은 肺로 들이고 짠맛(鹹)은 腎으로 들어가게 한다』 하였다.

○ 姙婦는 높고 밝은 곳에 거처하고, 주밀한 곳에 거처하여 안개, 이슬 등 축축한 邪氣가 들어오지 못하도록 하며, 때를 맞추어 길러나가는 것은 이치가 당연함이다. 그러므로 반드시 喜怒의 감정을 함부로 내지말고 즐겨하는 음식일지라도 과식하지 말아야 한다.

禮記月令에 보면 仲夏月(五月)에는 높고 명랑한데 거하고 樓臺나 亭子 같은 곳에 거처함이 좋다 하였고, 脈要精微論에서는 『겨울에는 骨에 있으니 벌레들도 주밀한 곳에 깊히 숨어 있다. 고로 君子가 거처함에 여름에는 順陽이 위에 있으므로 높고 밝고 습하지 않은 곳에 처하고, 겨울에는 陽氣가 밑으로 내려앉는 것이므로 평온하고 주밀한 곳에 거처함이 옳다』 하였다.

○ 勞役을 함부로 하지 마라. 氣血에 지장이 있다. 모든 것을 조심하여 胎를 보호하므로써 모든 邪氣가 범접하지 못하도록 해야 한다.

天眞論에 이르되 『옛 사람들은 그 道를 아는이는 함부로 과로하지 않았으므로 육체와 정신이 모두 평온해서 무사히 姙娠期를 넘겼다』 하였고, 通天論에는 『聖人은 음양을 베풀어 筋脈이 和하고 骨體를 튼튼히 하므로서 氣血도 이에 따라 평화롭다』하였다.

○ 한 번 調養을 잃고 보면 안으로는 內部의 건강을 지키지 못하고 밖으로는 신체의 허약을 면치 못하여 氣形이 이겨나가지 못하므로 疾病이 발생한다.

脈要에 이르기를 『五臟은 中(몸 內部)을 지켜나가는 기관이다. 中이 건강하면 살고 中이 건강치 못하면 죽는다』하였다.

○ 만일 妊娠中에 토끼고기를 먹으면 그 자식이 언청이가 되고, 개고기를 먹으면 그 자식이 音聲이 없고, 잡된 물고기를 먹으면 부스럼, 글개병(피부병)이 생기는 것이니 이렇게 되는 것은 다 임신중에 음식을 조심하지 않은 까닭이다.

孫眞人養胎法에 이르되 『임신중에 토끼고기를 먹으면 자식을 낳아 언청이가 되고, 개고기를 먹으면 소리를 내지 못하고, 乾鯉魚를 먹으면 부스럼과 글개병(피부병)이 있다』 하였고 異法方論에서는 『乾鯉魚를 먹으면 內熱이 있다』하며 또 『魚는 종기가 생긴다』 하였다.

○ 心氣(심장)가 크게 놀라면 그 자식이 癲疾病(정신 이상)이 있다.

奇病論에 보면 이런 문답이 있다. 帝(임금)가 묻기를 『미친병이 있는것은 무엇때문인가?』 하니 『이는 胎病으로 자식이 배속에 있을 때 임신부가 크게 놀라면 氣가 막혀 精氣가 같이 居하므로 그 자식은 癲疾이 있는 것입니다』 하고 岐伯이 대답했다.

○ 腎氣가 부족하면 顱(로-해골)가 풀린다. (즉 숨구멍이 여물지 않았다는 뜻)

巢氏 이르기를 解顱(해로, 숴구멍 또는 숨구멍이라고도 하는데 이마 위 중앙 머리털 있는 부위에 물렁물렁한 곳, 이곳이 여물지 않았다는 뜻)란 아이가 자란 뒤에도 顖門(총문-역시 숴구멍, 숨구멍)이 채이지 않아 (不合) 頭縫(역시 숴구멍)이 열려있는 것이니 이는 다 腎氣가 부족한데서 오는 증상이다. 腎은 骨髓를 주장하고 腦는 髓의 근원지(海)이므로 腎氣가 허

약하면 腦髓가 부족하여 쥐구멍이 여물지 않는다』 하였다.

○ 脾胃가 不和하면 그 자식이 여윈다.

巢氏 이르기를 『그 자식이 몸이 마르고 살찌지 못하는 것은 姙婦가 脾胃 不和면 음식을 제대로 소화시키지 못하므로 血氣가 衰弱해지고, 따라서 肥膚를 榮衛치 못한데 있다. 어린아이가 母胎에서 寒을 만나거나 出生後 熱氣에 촉감되면 음식을 못하므로 바싹 여윈다』 하였다.

○ 心氣가 虛乏되어 神이 부족한 것은 氣血이 調和되지 못한 때문이다.

病源에 이르기를 『肺는 氣를 주장하고 心은 肺를 주장하여 血氣가 通하게 된다. 臟腑가 經絡을 循行하게 되면 生產하여 血氣가 손상되고, 만일 臟腑가 부족하여 心이 모든 臟을 통솔하거나 勞로 상하여 부족하면 놀래고 어지럽게 되는데 이는 心氣가 虛한 까닭이다.』하였다.

(5) 男兒가 되게 하는 비법

어떤 婦人이 있었는데 姙娠 三個月이 못되어 男女를 알 수 없고 아직 형제가 이루어지지 않았으므로 藥과 方術로 變하여 아들을 낳게 되었으니 혹 이치가 없지 않다. 그 방법은 다음과 같다.

○ 姙娠婦가 항시 자는 침상 밑에 도끼를 놓아 두되 도끼 날을 아래로 향하도록 하고 아무도 모르게 비밀리에 놓아 두어야지 남이 알면 効驗이 없다.

○ 또 한가지 방법은 암닭이 알을 품고 있는 둥우리 밑에 도끼를 (역시 남모르게) 놓아둔다.

○ 또 한가지 방법은 孕胎 기미가 있을 때 활시위줄(弓弩絃)을 婦人의 허리에 매고 있다가 滿으로 百日째 되는 날 끈을 푼다. (이는 옛날 紫官王女가 사용했던 秘法이다.)

○ 또 한가지 방법은 姙娠 三個月 이전에 수탉꼬리 가장 긴 것 세 개를 뽑아 임신부가 자는 자리 밑에 임신부 모르게 넣어두고 또는 그(임신부)의 남편 머리털과 손톱 발톱을 깎아 역시 임신부 모르게 깔고 자는 자리 밑에 넣어 둔다.

○ 또 한가지 방법은 임신 三個月이 되거든 男子를 원한다면 雄黃 半兩을 임신부 옷 속에 넣어 허리에 두르게 하고, 女兒를 원하면 雌黃을 옷 속에 넣어 허리에 맨다.

이상 모든 비결은 실제 試驗해본 결과 성공했다고 한다.

11. 候 胎 門

(1) 姙娠婦의 脈

婦人이 姙娠하게 되면 寸關尺 三脈이 평상시에 비해 크고 빠르다. (왼편이 그러하면 男子이고 오른편이 그러하면 女子다)

經에 이르되 『陰이 陽을 치면 子息을 둔 징조다』 하였으니 친다는 것(搏)은 가깝다는 뜻이고 즉 陰脈이 下에 가깝고, 陽脈은 위로 나오는 것으로 陽中에서 陽이 보이는 것은 자식을 임신한 증거다. 또는 少陰脈이 심하게 움직이는 것도 임신된 징조다.

手少陽은 心에 속하고 足少陰은 腎에 속한다. 心은 血을 주관하고 腎은 精을 주장하니 精血이 交會하여 그 사이에 던져지면 임신된다.

또는 寸關尺 三部脈의 뜨고 잠기는 것이 일정하면 疾患이 없는 자로서 姙娠이다. 左手의 尺脈이 뜨고 洪하면 男胎요, 右手의 尺脈이 뜨고 洪하면 女胎다. 양쪽 손의 尺脈이 모두 洪大하면 雙童子요, 양쪽 尺脈이 모두 잠기고 實하면 雙胎女다. 또는 中脂가 한번은 뛰고 한번은 멈추는 것은 一月胎요, 二번 뛰고 二번 멈추는것은 二月胎라 한다.

(2) 姙娠有無와 男女分別

- 肝은 血을 감추는 곳이오 肺는 氣를 주장한다. 肝은 陰에 속하고 榮이 되며, 肺는 陽에 속하고 衛가 된다. 陰陽의 合은 부부가 배필이 되어 交合하므로써 精을 和하며 자식을 둔다. 만일 血이 부족하고 氣만 왕성하면 孕胎가 없고, 血이 왕성하고

氣가 衰하면 임신이 된다.

○ 左手의 脈이 빠르면 男子요, 右手의 脈이 빠르면 女兒를 임신함이다. 또는 兩脈이 洪大하여 서로 응하면 그 胎가 이미 이루어진 증거다.

○ 寸脈이 미미하고 關脈은 미끄럽고 尺脈이 자주 뛰는 것이 마치 새가 톡톡 모이를 쪼는것 같이 뛰면 모두 이 經脈이 閉塞되어 行치 않음이니 임신한 증거다.

○ 左手의 脈이 縱을 띠면 이는 夫가 妻를 乘함이니 雙男을 孕胎함이고, 右水脈이 橫을 띠면 이는 妻가 夫를 乘함이니 雙女를 孕胎한 증거다. 또는 左手脉이 거슬리면(逆) 三男을 孕胎하고, 右手脈이 순하면(順) 三女를 孕胎한 것으로 알아야 한다.

縱이란 水가 火를 克하고 金이 本을 克하는 例요, 橫은 火가 水의 克을 받고 木이 金을 받음이며, 逆은 子乘母로 水가 金의 生을 받고 火가 木의 生을 받는 것이고, 順은 母乘子로 金이 水를 生해주고 木이 火를 生해줌이다. (즉 縱에 있어 水行에 火를 타고, 金行에 木을 탄다(乘)는 뜻 이하 同例)

○ 寸關尺 三脈이 모두 서로 응하면 一男一女 즉 男女雙胎의 증거다. 왜냐하면 三脈이 大小와 느리고 빠른 것이 같은 것인데 關脈 前은 陽이고 關脈 뒤는 陰으로 음양 二脈이 서로 응하고 있는 까닭이다.

○ 三部脈(寸·關·尺)이 힘있고 미끄럽고 자주 뛰면 陽이 實하고 陰이 虛한 증거다. 임신부가 가슴에 氣가 거슬려 더부룩하고 거북한 증세를 발한다.

○ 왼손 寸口를 太陽脈이라 하는데 이곳이 뜨고 크면 男子요, 오

른손 寸口를 太陰脈이라 하는데 이 脈이 잠기고 가늘면 女子다.

- 모든 陽脈은 男子에 해당되는 脈으로 陽脈이 빠르고 미끄러우면 實脈이라 하는바 男子요, 모든 陰脈은 女子에 해당되니 陰脈이 느리고 잠기고 가늘면 女兒를 孕胎한 증거다.
- 寸關尺 三脈이 바르게 뛰고 끊어진 것이 없이 모두 고르게 뛰고 尺內를 눌러도 멈추지 않으면 진짜 姙娠의 脈이다.
- 胎兒가 五個月이면 完全히 胎가 이룩된다. 이 때는 姙婦의 건강이 좋아야 胎를 잘 길러나가게 된다. 脈이 뜨고 급하고 어지럽더라도 病이 아닌 점을 알아두어야 한다.
- 임신 5個月이 되면 胎가 비록 이룩되었다 할지라도 그 氣를完全 갖추지 못하였으므로 胎氣가 不安하다. 그러므로 위로 심장 부근을 충돌하는 경우가 있는데 이럴 때 땀이 나오고 먹지 못하고 구역질 한다. 풍속에는 맵고 신 음식으로 이 증세를 가라앉게 한다.
- 姙娠 三個月을 始胎라 한다. 姙婦는 脈이 빠르고 설사도 하는데 氣가 적고 血이 많은 관계다. 그러나 胎는 흩어지지 않으므로 걱정할 것 없다.
- 脈이 빠르고 흩어지지 않으면 이는 임신 五個月의 孕婦라 한다.
- 孕婦는 脈이 빠르고 단단하고 미끄럽고 活潑한 것이 정상이다. 만일 脈이 무겁게 잠기고 미미하게 뛰면 胎兒나 임신부에 좋지 않은 징조다.

※ 이 册 編者의 注에 논하기를 『이상의 여러가지 脈論中에 일치되지 못한 점이 있으니 讀者는 前後 理論을 總括的으로 검토 현명한 판단을 하라』 덧붙였다.

◎ **經 驗 方**

* 한 婦人은 經脈이 놀지 않은지가(不行) 三個月이 되었다. 姙娠인가 알기 위해 川芎(生)을 作末하여 짙게 달여 쑥탕에 二錢가량 타 먹었더니 배속이 微動한다. 그리하여 임신인 것을 알게 되었다.

(3) 胎殺避忌法

受胎가 되거든 胎殺이 노는 곳을 피해야 된다 하였다. 經에 이르되 칼(刀)이 범하면 그 자식이 쇠붙이에 몸을 크게 다치고 진흙(泥)이 범하면 竅(규-구멍)가 반드시 막히고, 打繫한 자는 살빛이 검푸르고 緊博한 서로 얽매이고, 심지어는 어미가 죽는다』하였으니 조심하는게 좋다.

① 十二節 胎殺方

立春=방안의 침상 驚蟄=大門(외짝문) 淸明=門(雙門)
立夏=부엌 芒種=母身 小暑=부엌 立秋=방앗간 혹은
正北 白露=허청 앞(廚前) 寒露=門 立冬=大門
大雪=아궁이 및 부엌 小寒=房 또는 母身

② 十干日 遊胎殺

甲己日=門, 乙庚日=방앗간, 丙辛日=우물과 부엌, 丁壬日=허청(廚) 戊癸日=곡식창고

③ 十二支日 遊胎殺

子丑日-中堂(안방)·寅卯辰酉日-부엌
巳午日-門, 未申日-울타리 밑, 戌亥日-房

④ 六甲旬 遊胎殺

甲子旬中 - 창문 · 방앗간 , 甲戌旬中 - 正廳
甲申旬中 - 中庭 甲午旬中 - 방안
甲辰旬中 - 방안 · 甲寅旬中 - 없음

⑤ 日別 遊胎殺

癸巳 甲午 乙未 丙申 丁酉日 - 방안 北쪽
庚子 辛丑 壬寅日 - 방안 南쪽
癸卯日 - 방안 西쪽
甲辰 乙巳 丙午 丁未日 - 방안 東쪽
戊寅 戊子 戊戌 戊申 戊辰 戊午日 또는 戊辰 己巳 戊寅 己卯 戊子 己丑 戊戌 己亥 戊申 己酉 戊午 己未日 - 방안 中央

기타 日辰은 집 밖에 있으므로 무방

胎殺이 房에 있으면 해당되는 날 해당되는 방위에 놓인 침대, 포장 (커어텐) 기타 家具 등을 청소하지 않는다.

또는 小兒殺 (天機大要 참고) 과 年三殺方과 產母 本命에 의한 身皇 · 定命殺方 (天機大要 참고) 은 범하지 말아야 한다.

뿐 아니라 孕婦가 있는 가정에서는 집 가까운 곳 어느 方位를 막론하고 땅을 파고, 흙다루고 (動土) 뚫고 헐고 수리하고, 옮겨 놓고 못을 박지 말아야 하고, 또는 울타리 벽 등에 不潔한 물건을 걸지 말아야 한다.

이와 같은 일을 범할 경우 重하면 落胎하고 孕婦에 不利하며, 가볍더라도 그 子息을 낳아 不幸해질 우려가 있다.

(4) 孕婦의 禁忌食

妊娠한 女人은 보통 사람과 달리 起居와 음식에 각별한 주의를 해야 해야 한다. 특히 먹어서 무방한 것과 먹어서는 안되는 음식 음식이 있으니 함부로 음식하면 胎兒에게 지장이 있고 孕婦의 건강에도 해롭다. 심할 경우 奇型兒가 생기는 수도 있고, 그 아이가 病藥短命할 우려도 있다.

다음은 合食하면 나쁜 경우와 해로운 음식을 기록한다.

○ 닭고기와 찰밥을 合食하면 아이에게 寸白虫이 생긴다.

○ 羊의 肝 - 厄이 많다.

○ 鯉魚膾 또는 鷄卵 - 疳疾과 腫氣를 앓는다.

○ 개고기 - 그 자식이 聲音을 내지 못하는 수가 있다.

○ 토끼고기 - 언청이가 된다.

○ 자라고기를 먹으면 그 자식이 자라처럼 목이 움추려지거나 혹은 胎가 상할 우려가 있다.

○ 오리고기를 먹고 이내 뽕열매 (오디)를 먹으면 出產할 때 아이가 거꾸로 나온다. (逆產)

○ 게 (蟹)를 먹으면 그 자식이 게처럼 옆으로 걷는 듯 하거나, 아니면 낳을 때 옆으로 나온다.

○ 참새 (기타의 鳥類도 包含) 고기와 콩장을 같이 먹으면 자식의 얼굴에 黑點이 많다.

○ 콩장과 霍香을 같이 먹으면 落胎하고 간장과 霍香을 같이 먹으면 斷產된다.

○ 참새고기를 먹으면 그 자식이 淫行을 부끄럽게 여기지 않는다.

○ 山羊고기를 먹으면 아이가 病이 많다.

○ 生薑을 먹으면 六指(육손)를 낳거나 아이가 腫瘡으로 많이 앓는다.

○ 두꺼비와 찰머구리를 먹으면 그 아이는 벙어리가 된다.

○ 나귀 · 노새고기를 먹으면 달을 훨씬 넘겨서 解產한다.

이와 같은 음식은 聖人이 말씀한 胎教에도 들어 있다.

(5) 孕婦의 禁忌藥

다음은 姙娠婦가 복용해서는 안되는 藥이다.

○ 蚖蝔·水蛭·地膽虫, 烏頭·附子·天雄, 躑躅·野葛·螻蛄, 烏喙·側子 蝱虫, 牛黃·水銀·巴頭, 大戟·蛇脫·蜈蚣, 牛膝·藜蘆·薏苡, 金石·錫粉·雌雄, 牙硝·芒硝, 牧丹· 桂·折楊·飛生·䗪虫, 伐赭·蚱蟬·胡粉麝香, 芫花·薇蘅·草三稜, 槐子·牽牛·皂角, 桃仁·蠐螬·茅根, 당근硇砂·乾漆, 亭辰·波流·茴草·瞿麥·蘭茹·蟹瓜甲, 蝟皮·赤箭·赤頭紅, 馬刀·石蠶·衣魚, 半夏·南星·通草, 乾薑, 蒜雞·雞子, 驢肉·兎肉.

12. 姙娠婦의 疾病

姙娠婦는 모든 질병에 걸렸더라도 毒藥 쓰는 것을 가장 꺼린다.

(1) 姙娠月數에 依한 服藥法

孕婦에게는 姙娠한 月數를 계산하여 그에 적절하도록 藥을 쓰고 調攝을 잘해야 하는바 그에 대한 法을 論한다.

千金에 이르되 『임신한지 一月이면 이름을 始胚(시배)라 한다』 이 때는 음식을 精하게 먹고 잘 익혀 먹어야 하는데 시고(酸) 아름다운 음식은 잘 받아들인다. 마땅히 大麥(보리)을 먹고 비린 것과 매운 것은 먹지 말아야 한다. 이를 纔正(자정)이라 한다. 이 달에는 足厥陰脈을 기르되 이 經에다 針灸를 行하지 말아야 한다. 足厥陰經은 肝에 속하고 肝은 筋과 血을 맡은 기관이다. 一月 안에는 血이 否澀(비삽─껄끄럽게 다니는 것)해서 잘 순환되지 않으니 힘든 일을 하지 말고 잠자리도 편안히 하며 마음가짐을 안정시켜야 하며, 姙娠婦를 두렵게 하거나 놀리게 해서도 안된다. 더군다나 一個月이면 바야흐로 陰陽이 합하여 胎가 되었으므로 寒氣가 많으면 통증이 있고 熱이 많으면 잘 놀랜다. 무거운 것도 들지 말 것이며 배가 부르면 胞가 급하여 갑자기 내려질 우려가 있으니 몸과 마음을 편안히 하면서 「烏雄鷄湯」을 복용하라.

○ 烏雄鷄湯

· 烏雄鷄(一隻治如食法) 吳茱萸 一兩, 茯苓·阿膠·各二兩炒, 生薑·甘草

人蔘·芎藭·白朮 各 三兩. 麥門 五合 去心

물 一斗二升에 닭을 삶아 六升쯤 남게 닳으면 이 물에다 위 藥材를 넣고 달인 다음(三升 정도 남게) 다시 술 三升을 넣고 三升쯤 남게 달여 하루 세차례 복용한다.

○ 補胎湯 = 만일 一月된 胎가 傷한 경우에는 미리 이 약을 복용한다.

· 細辛 一兩, 防風 二兩, 烏梅 一升, 吳茱萸·生地黃·白朮 各 一兩, 大麥 五合, 生薑 四兩.

위 약재를 물 七升에 二升半이 남게 달여 세차례 나누어 먹는다. 추위를 타면 細辛·茱萸를 倍로 늘리고, 熱이 많으면 細辛 茱萸를 빼고 枯蔞根 二兩을 가입해 쓰며, 속상하고 근심된 일로 病이 생겼으면 大麥을 빼고 栢子仁 三合을 넣는다.

一方은 人蔘 一兩이 들어있는데 生菜와 蕪荑·桃李·雀肉 등을 꺼린다.

姙娠 二月이면 足小陰脈을 기르되 이 脈에 針을 施하거나 뜸을떠서는 안된다. 이 經은 膽에 속하고 精을 주관한다. 二月이면 胎兒의 精이 胞內에서 이룩되었으니 필히 보호해야 하며 놀래고 動하지 말아야 한다. 하물며 겨우 二月째는 비로소 陰陽이 經에 걸쳐있는 상태니 寒氣가 있어도 자라지 못하고 熱이 있으면 시들기 쉽다. 만약 갑작스레 風寒에 걸리면 요동되어 위험하고, 가슴이 팽창하면 배꼽 밑이 무거운 것이 매달린 것 처럼 땡기고 등어리가 강하게 아프며 갑자기 내려가는 기운이 있다. 금새 추웠다 금새 더웠다 하는 증세가 있거든 艾葉湯을 복용하라.

* 艾葉湯

· 丹蔘 · 當歸 · 人蔘 · 麻黃(去節), 艾葉 · 阿膠 (炙) 各 二兩. 甘草 (炙) 一兩, 大棗 十二個, 生薑 六兩.

酒 三升과 물 一斗에 위 약을 넣고 다리되 半 정도 약물이 남게 달여지거든 찌끼를 버리고 다시 阿膠를 넣고 달이는데 三升쯤 남으면 달이기를 멈춘다. 이 약을 세차례 나누어 복용한다.

海藻와 菘菜를 꺼린다.

○ 黃連湯 = 만일 二月된 胎를 상하였으면 미리 이 약을 복용해야 한다.

· 黃連 · 人蔘 各 二兩. 吳茱萸 五合, 生地黃 五兩, 生薑 三兩.

醋漿 七升에 위 약재를 넣고 三升쯤 되도록 달여 一日 四次(밤까지) 복용하되 十日마다 一劑씩 쓰고 不安하거든 烏梅 一升을 가입한다. 烏梅를 쓰게 되면 물로만 달인다. 一方은 위 처방에 當歸 半兩을 加하기도 한다.

돼지고기, 냉수, 배추김치를 꺼린다.

姙娠 三個月이면 이름을 「始胎」라 한다. 이 때가 되면 정해진 儀形이 없이 物을 보면 感化하는 作用이 있는 때다. 그러므로 아들을 두고 싶으면 활과 화살을 잡고, 딸을 원하면 구슬 등 노리개를 가지고 놀며, 그 자식을 아름답게 낳고 싶으면 紫壁玉을 자주 보고, 賢良한 자식을 두고 싶으면 姙婦 자신이 正肅해야 한다. 이와 같이 하는 것을 外形으로 內에 있는 胎兒를 感化시킨다 하며 胎教의 一方이기도 하다.

이 달에는 手心經을 기르니, 이 經에다 鍼灸를 아니한다. 이 手心經은 안으로 心臟에 속하므로 너무 슬퍼하거나 번뇌하거나 신경을 많이 쓰거나, 놀라서는 안된다. 대개 三個月째는 定形이 되므로 몸이 차면 大便이 묽고 더우면 소변이 순조롭지 못하며, 빛은 붉지 않으면 누리다. 갑자기 놀래거나 근심하고, 성내고 기뻐하거나, 느닷없이 엎어지면 經脈이 크게 動하고, 배가 부르면 배꼽 부근이 고통스럽고, 등·허리가 아프거나 갑자기 내려갈 우려가 있으니 필히 雄鷄湯을 복용해야 한다.

○ 雄鷄湯

· 雄鷄(一隻治如食法), 甘草 (炙), 茯苓, 人蔘, 阿膠 各 二兩 (炒), 黃芩, 白朮 各 一兩, 芍藥 四兩, 大棗 十二枚 (擘), 生薑 一兩(切) 片, 麥門冬 去心 五合.

물 一斗五升에 雄鷄를 넣고 물이 半쯤 닳을 때 까지 달인뒤 위 藥材를 넣고 다시 달인다. 半쯤 약물이 닳거든 清酒 三升을 넣고 阿膠를 넣어 다시 달이는데 三升쯤 남을 때 까지 달인다.
이 약은 하루 세차례로 나누어 먹는다. 一方은 川芎·當歸 二兩을 넣고 그 대신 黃芩과 생강이 생각이 없다.
꺼리는 음식은 배추·나물·식초 桃李·雀肉을 먹지 말아야 한다.

○ 茯神湯 = 만일 三月胎를 상하거든 미리 이 약을 복용하라.

· 茯神, 丹蔘, 龍骨 各 一兩, 阿膠 (炒), 當歸, 甘草 (炙), 人蔘 各 二兩, 赤小豆, 大棗 十二枚擘

酢漿 一斗에 위 藥材를 넣고 三升이 남도록 달여 하루 네차례로 나누어 먹는데 七日後 다시 한번 위와 같이 해서 먹는다. 허리의 통증이 있거든 桑寄生 二兩을 가입한다. 深師方에는 薤白 二兩, 麻子 一升이 포함되었다. 음식은 海藻菘 菜·酢物·桃李·雀肉을 먹지 말아야 한다.

○ 菊花湯

임신 四월이면 수정(水精)을 받아 비로소 혈맥(血脈)이 이루어진다. 그 음식은 멥쌀로 밥을 짓고, 물고기 새(鳥類)등으로 국을 끓여 먹으면 혈기(血氣)를 이루는데 효과가 좋고 또는 귀와 눈을 통하여 경락(經絡)으로 행한다.

이 四월은 수소양맥(手少陽脈)이 기르는 때이니 이 경락에다 침을 맞거나 뜸질 따위를 해서는 안된다. 이 경(經)은 안으로 삼초(三焦)에 혈기를 보낸다. 태아는 육부(六腑)가 순조롭게 자라고 있는 때이므로 몸을 함부로 하지 말고, 마음을 평화롭게 가질 것이며 음식을 절도 있게 먹어야 한다.

대개 四월째는 태아가 경을 떠나므로 한기가 있기 쉽다. 심장 밑으로부터 배 전체가 따뜻함을 요한다. 가슴이 그득하게 불러 잘 먹지 못하거나, 소변이 저절로 나오거나, 배꼽 밑이 아프고 땡기거나, 풍한(風寒)으로 목이 뻣뻣하고 아프거나, 혹은 몸을 움직일때마다 깜짝깜짝 놀라거나, 등이 아프고 배가 아프거나, 혹은 태아 있는 윗쪽 즉 명치가 답답하여 불안하거나, 갑자기 태아가 아래로 내려가는 듯한 증세에는 급히 「국화탕」을 복용시킨다.

○ 菊花湯

菊花 병아리 크기만한것 一枚·麥門冬(去心)一升·麻黃 去節·阿膠(炙)各二兩·生薑 五兩·甘草(炙)·當歸·半夏(洗)各二兩·人蔘 一兩五錢·大棗 十二枚擘

이상을 물 八升에 반 쯤 남도록 달인 뒤 청주(淸酒) 三升을 붓고 아교를 넣어 다시 三升쯤 남게 달여 세차례 나누어 먹는다. 그리고는 뜨끈뜨끈한 자리에 누어 땀을 흠뻑 내고 바람이 닿지 않도록 四五日間 음식을 절제하며 조섭한다.

○ 調中湯

芍藥 四兩·甘草(炙)·芎藭·續斷 各二兩·柴胡·李根·白皮·白朮 各三兩·烏梅 一升·當歸 一兩五錢·生薑 四兩·厚朴(炙) 枳實·(炙)各二兩

이상의 약을 물 一斗가량에 넣고 三升이 남을때까지 대려 四分해서 먹되 낮에 三번 밤 一번을 八日간(하루에 一劑씩) 복용한다.

또 한가지 처방은 半夏 二兩을 더 넣고 대리는데 꺼리는 음식은 海藻·백채·나물·桃李·雀肉을 먹지 마라.

妊娠 五月이면 비로소 火精을 받아 그 氣가 이룩된다. 목욕하고 깨끗한 옷을 갈아입고 옷을 두툼하게 입어 춥지 않도록 한다. 음식으로는 쌀, 보리밥을 먹는게 좋고 국은 쇠고기나 양고기에 吳茱萸를 넣어 끓여 먹으면서 여러가지 (五味) 영양소를 섭취하므로써 氣를 기르고 五臟을 튼튼히 길러야 한다. 이 달에는 足太陰脈을 기르되 그 經에 針灸를 禁한다. 이 足太陰經은 안으로 脾와 관련된 經이다 이 때는 胎兒는 四肢가 이루어진다. 배고파도 안되고 너무 배불러도 안되며 乾燥한 음식을 먹지 말고 너무 더웁게 지내거나 심한 일로 몸이 피곤하지 말아야 한다. 대개 임신 五個月은 毛髮이 생겨나기 시작한다. 뜨거우면 머리가 어지럽고 심장이 부대끼고 구토하며, 추우면 배가 부르고 아프며 소변이 잦으며, 갑자기 놀라면 四肢가 아프고 寒熱하고 胎가 동요된다. 만일 배가 아프고 갑자기 엎어져서 내려가는 것이 있으면 급히 阿膠湯(旋覆花湯 이라고도 함)을 복용해야 한다.

○ 阿膠湯

• 阿膠 炙 四兩, 人蔘 一兩, 生薑 六兩, 吳茱萸 七合, 當歸, 旋覆花, 芍藥, 甘草 炙, 黃芩 各 二兩, 麥門冬 去心 一升.

물 九升에 위 약재를 넣고 一升半쯤 남을 때 까지 달인 뒤에 다시 淸酒 三升을 합치고 阿膠를 넣고 끄느름하게 오래 달인다. 약물이 닳아 三升半쯤 남거든 이를 四分하여 낮에 세차례 밤에 한차례 식사 뒤에 복용한다. 忌하는 것은 海藻와 菘菜를 먹지 말아야 한다.

○ 安中湯 = 만일 일찍 五月胎를 傷하였으면 미리 이 약을 복용한다.

• 甘草 (炙), 芍藥 各三兩, 當歸, 人蔘, 生地黃, 芎藭 各二兩, 五味子 五合, 麥門冬 (去心) 一升, 大棗 三十五枚 擘, 生薑 六兩, 大麻仁 五合, 黃芩 一兩.

물 七升에 淸酒 五升을 합쳐 위 약재를 넣고 三升半 쯤 되도록 달여 아침 점심 저녁 밤 이렇게 四차례 나누어 먹되 七日만에 다시 一劑를 달여 먹는다. 忌하는 음식은 위와 같다.

○ 安胎當歸湯 = 임신 五個月에 거동하다가 놀래어 胎가 不安하고, 배아프고 허리가 땡기고, 소변에 피가 나오거든 이 약을 복용하라.

• 當歸, 阿膠 炙, 芎藭, 人蔘 各 一兩, 大棗 十二枚, 艾 一把.

술과 물을 각각 三升씩 합쳐 위 약을 넣고 달이되 三升 쯤 남거든 찌끼를 버리고 阿膠와 令烊을 넣어 三分하여 먹는다. 一方은 甘草를 넣고 人蔘과 大棗를 뺀다.

妊娠 六個月이면 비로소 金精을 받아 筋이 이룩된다. 몸이 피로하거든 고요한 곳을 가리지 말고 野外로 거닐며 말 달리고 개 달리는 모습 등을 구경하므로써 기분 전환을 기하는게 좋다. 솔개와 이리 등 사나운 새와 짐승의 고기를 먹지 않는다. 이 달은 足陽明經을 기르고 이 經에 針灸를 아니한다. 이 經은 안으로 胃에 속하고 밖로로는 耳目을 주관한다. 六月이 되면 胎의 입이며 눈이 이루어지므로 음식을 가려 먹고(자극성을 피한다.) 부드러운 음식을 먹을 것이며 너무 배불리 먹으면 좋지 않다. 六個月이 되면 갑자기 動하므로써 胎가 不安하면 寒熱이 왕래하고 헛배부르고 놀래고 무서움으로 인해 胎가 내리는 수가 있다. 복통이 나며 아이를 낳는 것 같은 증세가 있거나 손·발·머리가 아프거든 급히 麥門冬湯을 써야 한다.

○ 麥門冬湯

·麥門冬(去心)一升, 甘草(炙), 人蔘 各 一兩, 生地黃 三兩, 黃芩 二兩, 阿膠(炒) 四兩, 生薑 六兩, 大棗 十五枚

위 약재에 물 七升을 넣고 半쯤 남게 다린 뒤 清酒 二升과 阿膠를 넣고 三升이 남도록 다시 달인다. 三차례 나누어 먹고 반시간 쯤 지난 뒤 싸래기 죽을 먹는다. 海藻·菘菜·蕪荑·桃李·焦肉 등을 먹지 말아야 한다.

○ 柴胡湯 = 만일 六月胎를 傷했거든 이 약을 복용하라.

• 柴胡 四兩, 白朮, 芍藥(一方은 紫葳)甘草 炙 各 二兩, 麥門冬 去心 三兩, 蓯蓉 一兩, 芎藭 二兩, 生地黃 五兩, 生薑 六兩, 大棗 三十枚.

위 약을 물 一斗를 붓고 三升 쯤 남게 다려 아침 점심 저녁 밤 네차례에 나누어 복용한 뒤 싸래기 죽을 먹고 七日 뒤에 다시 一劑를 복용한다. 忌하는 음식은 위와 같다.

○ 旋覆花湯 = 임신 六·七個月이 되어 胎가 不安하거든 이 약을 복용하라.

• 旋覆花 一兩, 厚朴 (製), 白朮, 枳殼, 黃芩 (炒), 茯苓 各 三兩, 半夏 炒(一方은 半夏가 없다.) 芍藥, 生薑 各 二兩.

위 약재를 물 一斗로 다려 (二升 쯤 남게) 五等分해서 낮에 세번 밤에 한차례 복용하고 一次분은 달인 즉시 복용한다. 羊肉·錫醋·花季·雀肉 먹는 것 忌한다.

姙娠 七個月이 되면 비로소 水精을 받아 骨이 이룩된다. 힘 든 일을 하지 말고, 四肢를 심히 동요하지 말며, 느닷없이 일어서고 앉고 눕지를 말고 동작을 침착하게 해야 되며, 몸을 움직여 가벼운 운동으로 血氣 순환이 잘 되도록 한다. 이로부터는 더욱 음식을 절도있게 먹고 몹시 춥고, 몹시 더운 것을 피한다. 玄米를 먹어야 하는바 이는 살갗을 조밀하게 하고 骨과 이(齒)를 튼튼하도록 하기 위함이다. 이 달은 手太陰脈을 기르되 이 經에 針灸하는 것을 금한다. 이 經은 내부로 肺에 속하고 외부로는 皮毛와 관련된다. 큰 소리를 지르지 말고, 소리 내어 울지 말고, 옷을 두툼히 입고, 목욕

을 삼가하고 冷한 것을 먹지 말아야 한다. 만일 크게 놀라거나, 크게 움직이면 배가 아프면서 氣가 내려가는 변이 있다. 手足厥陰脈을 寒熱에 상하면 배가 팽창하게 부르고 숨이 가쁘고 목·허리·등이 뻣뻣하다. 이런 증세가 있거든 급히 葱白湯을 복용해야 한다.

○ 葱白湯

- 葱白 十五枚, 半夏 細切(炒), 人蔘 一兩五錢, 生薑 八兩, 甘草(炒), 當歸, 黃耆(炒) 各 三兩. 阿膠(炒) 四兩, 黃芩 一兩, 旋覆花 一把, 麥門冬(去心) 一升.

위 약을 水 八升에 半쯤 남게 달인뒤 淸酒 三升에 阿膠를 넣고 다시 달이되 四升가량 남게 한다. 식기 전에 一升씩 먹되 아침 점심 저녁 밤, 이렇게 네차례 복용하고 따뜻하게 누어 땀을 낸다. 땀이 나지 않거든 麻黃 二兩을 가입한다. 가을에는 억지로 땀을 내려 하지 말며 羊肉·湯·海藻·菘菜 등을 먹어서는 안된다.

○ 杏仁湯 = 만일 七月胎를 상하였으면 미리 이 약을 복용한다.

- 杏仁 去仁 皮尖 碎, 甘草, 鍾乳 研, 麥門冬 去心, 吳茱萸 各 一升, 五味子, 粳米 各 五合, 紫苑 一兩.

물 八升에 위 약재를 넣고 三升정도 남도록 달여 아침 점심 저녁 밤 이렇게 네차례 나누어 먹고 七日 뒤에 다시 一劑를 달여먹는다. 海藻와 菘菜를 먹지 말아야 한다.

姙娠 八個月이면 비로소 土精을 받아 겉 피부가 이루어진다. 마음을 평화롭게 하고 몸을 차분하게 다루며 氣가 안정되도록 해야 한다. 이와 같이 하는 것은 살과 살갗을 튼튼히 하고 살빛을 윤택하

도록 하기 위함이다. 八個月에는 手陽明經脈을 기르되 이 經에 針灸하지 말아야 한다. 이 經은 안으로 大腸에 속하고 밖으로는 九竅(兩耳·兩目·鼻·口·陰部·肛門)를 주관한다. 그러므로 이 때는 九竅가 완성되는 것이니 燥한 것을 먹지 말고 굶주려서도 안된다. 배고픔을 견디지 못하여 만일 中風되거나 中寒되어 風寒이 몸에 들어오면 온몸이 아프고 寒熱이 자주 번복된다. 이렇게 되면 胎가 불안해서 動하는바 머리가 어지럽고 아프며, 배꼽 밑이 차고, 소변에 간간 쌀 뜨물 같은 것이 나오거나 혹은 푸르거나 누런 물이 나오고 혹은 추워서 떨고, 허리·등이 아프고 눈이 아찔거린다. 만약 이와 같은 증세가 있거든 즉시 芍藥湯을 복용하라.

○ <u>芍藥湯</u>

· 芍藥 四錢, 人蔘, 當歸, 甘草 (炙) 各 二兩, 白朮 一兩, 厚朴二兩 (製), 薤白 (切), 生薑 (切) 四兩,

위 약재를 물 五升, 술 四升에 넣고 달여 三升쯤 되면 아침 점심 저녁 밤으로 네차례 나누어 먹는다. 海藻·菘菜·桃李·雀肉을 忌한다.

○ <u>葵子湯</u> = 만일 八月胎가 상하면 이 약을 급히 복용한다.

· 甘草 (炙), 柴胡, 白朮 各 二兩, 厚朴 薑製 (炒) 芍藥, 葵子 二升, 生薑 六兩, 大棗 二十枚.

위 약재를 물 九升에 달이되 三升쯤 남게 닳으면 아침 점심 저녁 밤 이렇게 네차례에 나누어 먹는다. 猪肉, 冷水, 蕪荑, 桃李, 雀肉, 酢物 등을 먹지 않는다.

姙娠 九月이면 石精을 받아 皮毛를 이룩한다. 六腑와 百節이 다

갖추어 진다. 단술과 단것을 먹고 띠를 느직하게 매며 역시 몸가짐을 조심한다. 이와 같이 하는 것은 毛髮을 기르고 才力을 구비하도록 하는데 있다. 이 달은 足少陰脈을 기르되 이곳에 針灸를 해서는 안된다. 이 足少陰經은 안으로 腎에 속하고 腎은 續縷(이어나가는 줄)를 주장한다. 더웁거나 냉한 곳에 거처하지 말고 불에 탄 옷을 입지 마라. 만일 갑자기 설사하고 배가 팽창되고, 氣가 위를 찌르는 것 같고, 허리와 등이 아파 몸을 돌리지 못하며, 호흡이 가쁜 증세가 생기거든 급히 半夏湯을 복용해야 한다.

○ 半夏湯

• 半夏 炮炒 五合, 麥門冬 去心 五合, 乾薑 炮 一兩, 當歸, 吳茱萸, 阿膠 炙 各 三兩, 大棗 十二枚.

위 약재를 물 九升에 넣어 三升쯤 남게 달인 뒤 약찌꺼기는 건져 내고 꿀 八合을 넣고 따뜻하게 해서 아침 점심 저녁 밤 이렇게 네차례 나누어 먹으면 痛症이 멈춘다. (生血物의 湯을 먹지 말 것)

○ 猪腎湯 = 만일 九月胎가 상하면 이 약을 복용한다.

• 猪腎 一具, 茯苓, 桑寄生, 乾薑 炮, 生地黃, 芎藭 各 三兩, 白朮, 麥門冬 一升 去心, 附子 큰것으로 一枚를 炮.

물 一斗에 돼지쓸개를 넣고 삶아 익으면 쓸개는 건져내고 그 물에 위 藥을 넣어 三升半 가량 되도록 달인다. 아침 점심 저녁 밤 이렇게 네차례에 나누어 먹고 十日만에 다시 一劑를 복용한다. 돼지고기 蕪荑·살구·오얏·새고기 등을 먹지 말아야 한다.

姙娠 十個月이면 五臟이 구비되고 六腑가 다 通하여 天地의 氣를 丹田에 받아들인다. 그러므로 關節과 人事를 모두 갖추었고 다만 때만 기다렸다가 世上 밖으로 나온다.

○ 芎藭補中湯 = 孕胎하여 血氣가 부족하여 胎에 충족한 영양공급을 못하는 데 복용한다.

- 乾薑(煨), 阿膠(炒), 五味子, 芎藭 各 五分, 黃耆(炒), 當歸, 白芍藥, 杜冲(炒), 白朮 各 一錢, 木香, 人蔘, 甘草(炙)各五分
  위 약을 물에 달여 복용한다.

※ 姙娠中에 禁하는 法은 예로부터 있어 지금까지 지켜오는 것이고, 藥方에 있어서는 醫者가 증세를 잘 파악해서 적절하게 쓰는 것이 옳다.

(2) 姙娠의 惡阻

婦人이 평소 건강하다가 姙娠으로 인해서 평소에 없던 여러가지 증세가 생기는 것을 產寶에서는 「子病」이라 하고 巢氏 病源論에서는 「惡阻」라 하였다.

姙娠婦의 증세는 원인이 거의 胃氣의 虛弱에서 온다. 胃氣가 약하면 中脘에 痰이 머물러 있어 脈과 호흡은 좋더라도 肢體가 무겁고 머리가 어지럽고, 음식을 가리고 오직 신 것과 짠 것만 좋아하며, 심한 경우 寒熱이 왕래하고, 구토하고, 가슴이 더부룩하게 불러와서 부대낀다.

이러한 증세에는 半夏茯苓丸이 主劑가 된다.

補 說 위에서 논한 증세가 만일 中脘에 痰이 머물러 있거든 二

陳湯에 枳殼을 가입해 쓰고, 먹은 것이 막혀 있으면 六君子湯에 枳殼을 가입해 쓰며, 만일 脾胃가 허약한 때문이면 異功散을 써야 한다.

만일 榮氣의 부족이면 人蔘橘皮湯이오, 가슴이 더부룩하고 부대끼면 人蔘橘皮湯에 蘇·梗을 가하고, 갈비가 아프면 위 탕에다 柴胡를 다시 가하며, 구미가 떨어져 먹지 못하면 六君子湯에 紫蘇·枳殼을 가입해 쓴다.

머리가 어지럽고 몸이 나른하면 六君子湯이오, 脾胃가 허약해서 구토하고 먹지 못하면 半夏茯苓湯을 써야 하니 대개 半夏는 脾를 튼튼히 하고 痰이 막힌 것을 삭여없애는 主性分이 있기 때문이다. 그리고 또 脾胃가 허약해서 혹은 가래침이 잘 안나오고(목구멍에 걸려 있어 꺼림하여) 음식생각이 없고 胎가 불안하거든 반드시 茯苓半夏湯에 白朮(倍加)을 넣어 쓴다. 즉 半夏·白朮·茯苓·陳皮·砂仁은 胎氣를 편안히 하고 脾胃를 튼튼히 하는 藥性이 있으므로 나는 항시 많이 써왔던 것이다.

◎ 治療 經驗

* 한 姙婦가 구토하고 음식만 보면 메시껍고 몸이 나른하여 눕기를 즐긴다. 이는 胃氣가 허약해서 惡阻症이 있음이다. 人蔘橘皮湯 二劑를 복용시키므로 점점 좋아졌고, 이어서 六君子에 紫蘇를 넣어 二劑를 지어 주었더니 먹고난 뒤 편안해졌다.
* 한 婦人은 姙娠한 뒤 신물을 삼키고 심장이 거북하고 구역질이 자주 나온다. 이는 脾胃가 허약해서 음식이 停滯된 때문이다. 六君子에 枳殼·香附子를 가입해 주었더니 증세가 멈췄다.

* 한 婦人은 妊娠中인데 소화가 안되고 입에서는 신물이 줄줄나오고, 설사도 하고, 먹지 못한다. 이는 먹은 것이 체한데다 겸하여 肝木이 脾土를 傷한 관계다. 六君子湯으로 脾胃를 튼튼히 하는 한편 蒼朮 厚朴을 가입해서 음식을 소화하도록 하였으며 吳茱萸와 黃連(製)으로 肝火를 맑혔더니 모든 증세가 없어졌고, 이어서 六君子에 砂仁을 넣어 調理한 즉 脾土가 편안하여 몸이 건강해졌던 것이다.

ㅇ 白朮湯 = 胃가 허한 惡阻病으로 물까지 吐하여 十여일을 죽도 못 먹는데 치료한다.

• 白朮(炒) 一錢, 人蔘 五分, 丁香, 甘草(炒) 各 二分.

위 약에 생강을 넣고 달여 복용한다.

ㅇ 人蔘橘皮湯 = 惡阻病으로 구토하고 가래를 뱉고, 구미가 없고, 몸이 나른하여 꼼짝하기가 싫어지는 증세를 치료한다.

• 人蔘, 橘紅, 白朮(炒), 麥門冬(去心), 白茯苓 各 一錢, 厚朴製, 甘草 各 五分.

竹茹와 생강 삶은 물에 위 약을 넣고 달여 복용한다.

ㅇ 保生湯 = 임신하여 惡阻病으로 조금씩 밖에 먹지 못하고 구토하고 설사하고 갈증까지 나는 증세를 치료한다.

• 人蔘 一錢, 甘草(炒), 白朮(炒), 香附子, 烏梅, 橘紅 各 五分.

위 약을 생강물로 달여 먹는다.

ㅇ 安胎飮 = 몸이 나른하여 게을러지고, 음식이 싫어지거나 혹은, 胎가 놀아 배가 아프거나, 혹은 下血하고 熱이 오를 경우 이 약을 복용한다.

• 甘草(炒), 茯苓, 當歸, 熟地黃(自製) 川芎, 白朮(炒), 黃耆(炒),

白芍藥 (炒), 半夏(湯泡), 阿膠, (切炒), 地楡 各五分

위 약을 생강물에 달인다.

○ 또 一方은 縮砂仁을 가루내어 한차례 二錢씩 생강 끓인 물이나 米飮에 타 마시면 좋다고 한다.

〈 참 고 〉

○ 二陳湯 = 24頁 (5)를 참고. ○ 六君子湯 = 24頁 (6)을 참고

○ 異功散 = 22頁 (3)을 참고. ○ 半夏茯苓湯 = 本頁 (3)을 참고.

(3) 姙娠婦의 痰逆症

婦人이 姙娠되어 구역질이 나오는 것은 물같은 것을 마신 것이 잘 내려가지 못하고 중간에 머물러 痰이 된 때문이다. 증세가 가벼우면 음식이 달지 못하고 구역질이 나오지만 심한 경우는 배에 통증이 심하고 또는 胎가 상한다. 이 모두 胃氣가 건강치 못한 까닭이고 혹은 외부에서 風冷이 침입해도 이러한 증세를 발한다.

補 說 구역질하고, 음식 생각이 없는 것은 먹은 것이 잘 내려가지 않고 체했기 때문이다. 半夏茯苓湯에 枳殼을 넣어 쓰고, 겸하여 氣가 부대끼면 柴胡를 더 넣고, 가래가 막힌 때문이면 半夏茯苓湯에 白朮을 가하여 쓴다.

만약 風寒이 침입하여 배가 아프거든 蔘蘇飮을 쓰고 음식으로 인해 배가 팽창하게 부르면 香砂六君子湯을 쓰며, 寒熱에 구토가 심하면 人蔘養胃湯을 복용한다.

◎ 治療 經驗

* 한 임신부는 구토하고, 가슴이 팽창하고 寒熱이 왕래하고 얼굴빛은 푸르다 누리다 한다. 이는 肝木이 旺하여 脾土를 克한 까닭이다. 六君子湯에 柴胡, 桔梗, 枳殼을 가입해 주었더니 편안해 졌다.

* 한 姙婦는 신물을 게우고 가슴이 벅차 먹지를 못한다. 이는 脾土가 허하여 肝木의 억눌림을 받고 있는 탓이다. 六君子湯에 芍藥을 가입해 복용시켰더니 나았고, 다시 四君子에 枳殼, 桔梗을 가입해 먹고는 편안해졌다.

* 한 姙婦는 가슴과 배가 팽창하고 가래를 토하며 먹지 못한다. 이는 脾胃가 허하여 음식이 痰이 된 관계다. 半夏茯苓湯을 쓰니 점점 나았고 또는 六君子에 枳殼, 蘇梗, 桔便을 가입해 썼더니 그 전과 다름없이 음식을 잘 먹는다. 뒤에 憤怒때문에 가슴이 팽창하여 먹지 못하고 痰을 토하며 심장이 고약해지는 것을 半夏茯苓湯에 柴胡, 山梔를 가입해 먹고 낫게 되었다.

○ 半夏茯苓湯 = 姙娠한 女人이 脾胃가 허약해져서 먹은 것이 소화 안되고 구토가 그치지 않는 증세를 치료한다.

- 半夏(炮洗 炒黃), 陳皮 各 一錢, 砂仁 (炒) 一錢, 白茯苓 二錢, 甘草 (炒) 五分.

이 약을 대추·생강·오매를 삶은 물에 넣고 다려 一·二劑를 쓴 뒤 茯苓丸을 복용한다.

○ 茯苓丸 = 姙娠中에 번민하고, 머리가 도는 듯 어지럽고 음식은 말만 들어도 구역질이 나고, 혹은 가슴과 배가 더부룩하고 거북스러운 증세를 치료한다.

- 赤茯苓·人蔘·桂心·乾薑(炮)·甘草(炒)·枳殼(麩炒)各 二兩 半夏(炮洗炒黃)·橘紅 각 二兩. 白朮·葛根 각 二兩.

위 약재를 作末하여 蜜에 반죽 桐子 크기만큼 丸을 지어 한차례 五十丸씩 米飮으로 삼킨다.

〈 참 고 〉

○ 四七湯 = 12頁 (7)을 참고. ○ 蔘蘇飮 = 6頁 (12)을 참고

○ 六君子湯·四君子湯·香砂六君子湯 = 24頁 (6)을 참고.

○ 人蔘養胃湯 = 21頁 (9)을 참고.

(4) 胎가 動하거나 不安한 증세

姙娠에 있어 胎가 動하는 경우가 있는데 그 까닭은 혹 음식과 起居의 불충분한데 있거나 혹은 風寒에 걸리거나, 혹은 넘어져서 胎에 충격을 주었거나 혹은 怒氣로 肝火를 상했거나 혹은 脾氣가 허약한 경우 등의 여러가지 원인이 있으니 그 원인을 잘 파악해서 그에 알맞는 치료를 하고 만일 胎動때문에 孕母의 病이 오면 먼저 그 胎를 편안히 해주는 처방을 써야 한다. 가벼우면 배속이 不安하고 아프며, 무거우면 胎가 상하여 아래로 떨어진다. 姙婦가 만일 얼굴이 붉고 혀가 푸르면 이는 胎兒가 죽은 증거이고, 반대로 얼굴이 푸르고 혀가 붉고 느른한 거품침을 토하게 되면 이는 孕母가 죽게 되며, 입술이 푸르고 입가에 거품침이 흘러나오면 이는 胎兒와 孕母가 모두 죽게되는 증거이니 잘 살펴 다스려야 한다.

補 說 胎가 動하는 가운데 胎氣가 답답하게 막혔으면 紫蘇飮을 쓰고, 脾氣가 허약하면 六君子湯에 蘇, 殼을 가입해 쓰며, 우울증이 맺혀 脾를 상했으면 歸脾湯에 柴胡, 山梔를 가입해 쓴다. 울적

하거나 怒한 것 때문에 肝脾를 상했으면 四七湯에 川芎, 當歸를 넣어 쓰고 怒가 肝火를 충동한 때문이면 加味小柴胡湯을 쓰며, 만일 胎가 이미 죽었거든 급히 平胃散에 朴硝를 加해 복용하여 胎가 녹아나오게 해야 한다.

◎ **治療 經驗**

* 한 婦人은 內熱과 哺熱(저녁이면 熱이 오르는 것)이 있고, 겸하여 추웠다 더웠다 하며 음식 생각이 적고 胎가 아래로 떨어지는 것 같은가 하면 어떤 때는 위로 치받쳐 오르기도 한다 하였다. 이는 肝經의 血이 허하여 肝火(熱)가 망동하기 때문이다. 먼저 加味逍遙散 두어제를 쓰고, 다음으로 六君子湯에 柴胡, 枳殼을 가입해서 두어제를 복용시켰더니 나았던 것이다.
* 한 姙婦는 怒한 것이 원인이 되어 寒熱이 반복되고 가슴 갈비가 팽창하게 부르고 아프며, 구토에 먹지 못하는 것이 흡사 傷寒이다. 그러나 이는 怒氣가 肝火를 충동해서 脾氣를 상한 때문이다. 처방으로 六君子에 柴胡, 山梔, 枳殼, 牧丹皮를 加하여 복용토록 하였더니 모든 증세가 없어지고 다만 內熱이 있고 입안이 마른다고 한다. 그래서 이번에는 四君子에 川芎, 當歸, 升麻, 柴胡를 加入해 주었더니 복용후 편해졌다 하였다.

○ <u>鉤藤湯</u> = 임신중에 胎가 놀고, 배가 공연히 불러오고, 얼굴이 푸르고 식은 땀이 나오고, 氣가 끊어질 듯한 증세를 치료한다.

· 鉤藤鉤, 當歸, 茯神(去木) 人蔘 各 一錢, 桔梗 一錢五分, 桑寄生 一錢.

이상의 약을 물에 달여 복용하되 熱이 자주 오르거든 石膏를 加入하라.

○ 黃耆湯 = 氣가 허하므로 인해 胎가 동하고 배아프며 水가 흘러나오는 증세를 치료한다.

・糯米 一合, 黃耆 炒, 川芎 各 一兩.

이상을 물에 달여 세차례로 나누어 먹는다.

○ 順氣飮子 = 出產前에 복용하면 胎가 안전하다.

・紫蘇葉, 木香 (炒), 人蔘, 草豆蔻, 茯苓 各 一兩, 甘草 (炒) 五錢, 大腹子 一兩(단 氣가 약한 경우는 不用).

이상을 한차례 三錢씩 苧根 三寸과 糯米 약간을 같이 넣고 물에 달여 복용한다.

○ 安胎寄生湯 = 姙娠後 下血하거나 혹은 胎가 不安하거나 혹은 허리와 배에 통증이 오는 증세를 치료한다.

・桑寄生, 白朮 各 五分, 茯苓 四分, 甘草 一錢,

위 약을 물에 달여 복용한다.

○ 川芎 二兩, 葱白 五兩을 물 세그릇 정도에 달여(2그릇 반쯤 되게 한다.) 세차례 나누어 복용한다.

○ 好銀을 달인 물에 葱白을 넣고 국을 끓여 먹는다.

○ 四物湯에 熟艾, 阿膠, 茯苓 혹은 芎藭를 넣어 쓰거나, 혹은 補中湯과 杜冲丸도 다 효험이 좋다고 한다.

〈 참 고 〉

○ 紫蘇飮 = 12頁 (8)을 참고. ○ 六君子湯 ・四君子湯 = 24頁 (6)을 참고. ○ 加味小柴胡湯 = 24頁 (2) 를 참고.

○ 平胃散 = 7頁 (18)을 참고. ○ 加味逍遙散·歸脾湯 = 24頁(4)를 참고.

(5) 漏胎와 下血

姙娠中에도 月水가 가끔 내리는 경우가 있다. 이는 衝脈과 任脈이 氣虛로 인해 約制(조절)하지 못한 까닭이다. 대개 心臟과 小腸 二經은 서로 表裏관계가 되어 위는 乳汁이 되고 아래로는 月水가 되므로 임신하면 經水를 막아 대신 胎를 기르고, 한편으로는 저축하여 乳汁을 만든다. 만일 임신에도 불구하고 月水가 간간히 내리면 이를 胞漏라 하는데 血이 다 없어지면 죽는다.

補 說 임신한 뒤에도 月水가 내리는 증세가 만일 風熱때문이면 防風黃芩丸을 쓰고, 血熱로 인한 것이면 加味逍遙散이오, 血이 虛한 원인이면 二黃散이오, 血의 소모가 너무 많으면 八珍湯을 쓰되 듣지 않거든 補中益氣湯을 쓰고, 만일 肝火로 인한 것이라면 柴胡山梔散을 쓰고, 脾의 熱(火)때문이면 加味歸脾湯이오, 힘겨운 일을 한 것이 원인으로 下血하고 통증이 있거든 八珍湯에 阿膠, 熟艾를 加入하고, 만일 脾胃가 허약한 때문이면 補中益氣湯에 五味子를 가해 쓰고, 脾胃가 虛陷된 것이면 前湯에 升麻·柴胡를 倍加하여 쓰고, 晡熱과 內熱이 있으면 逍遙散을 써야 한다.

◎ **治療 經驗**

* 한 姙娠婦가 下血하므로 血을 식혀 주는 약을 썻으나 도리어 下血이 심하고, 먹지도 잘 못하며 몸이 나른하여 권태롭다. 이

는 脾氣가 허하여 血을 섭취하지 못한 때문이다. 補中益氣湯을 복용하고 下血이 멈췄는데 뒤에 怒로 인해 寒熱이 왕래하고 다시 血이 흘러내린다. 이는 肝火가 왕성하여 血이 火에 쪼라든 관계다. 加味逍遙散을 쓰니 血이 멈추었고, 補中益氣湯을 복용하고는 편안해졌다.

* 한 姙婦는 下血하고 熱이 오르고 갈증이 심하고, 많이 먹지 못하고 몸이 나른하여 꼼짝하기가 싫어진다. 이는 脾氣가 허하여 肝火의 克을 받은 때문이니 四君子湯에 柴胡, 山梔를 가하여 복용토록 하였더니 下血이 멈추었다가 怒로 인해 병이 재발되어 이번에는 六君子에 柴胡, 山梔, 升麻를 가입해 먹은 뒤에 편안해졌다.

ㅇ 二黃散 = 胎가 새어 下血하거나 혹은 內熱, 晡熱이 있거나, 혹은 머리가 아프고 어지럽고, 혹은 자주 燥渴症이 있거나, 혹은 갈비가 팽창하여 아픈 증세 등을 치료한다.

・生地黃, 熟地黃 自製.

이상의 약재를 作末하여 한차례 三錢씩 白朮枳殼湯에 타 마신다. 또는 二黃을 절구공이로 찌어 丸을 지어 마르지 않는 곳에 두고 복용한다.

〈 참 고 〉

ㅇ 防風黃芩丸 = 本頁 (6)을 참고. ㅇ 加味歸脾湯・加味逍遙散 八珍湯 = 24頁 (4)를 참고. ㅇ 四君子湯・六君子湯= 24頁 (6)을 참고. ㅇ 補中益氣湯 = 24頁 (10)을 참고.

(6) 姙娠中 갑자기 下血하는 증세

姙娠한 뒤에 下血하는 것은 冷과 熱이 調和를 못 이루고 七精이 격동되어 氣血이 不和한 까닭이다. 만일 胎를 傷한 것이면 통증이 일어나며 下血하는데 심할 경우 落胎한다.

補 說 姙婦의 下血이 만일 怒가 원인이면 小柴胡湯으로 치료하고, 風熱때문이면 一味防風散이 좋고, 血이 熱하여 下血이면 一味子芩丸이오, 脾氣가 허약한 것이라면 六君子湯이오, 中氣가 아래로 빠져내리기 때문이면 補中益氣湯이오, 氣가 허하여 下血하는 자는 胎兒가 작아 血을 섭취하지 못함이니 약을 복용할 필요는 없다.

◎ **治療 經驗**

* 어떤 婦人은 임신한지 六個月이 되었는데 성질만 크게 내면 下血하고 심지어는 寒熱症에 골치가 패고, 가슴이 팽창하고, 배가 더부룩하여 거북하며, 구토하고, 많이 먹지도 못한다며 찾아왔다. 내가 설명해주기를 『寒熱에 頭痛이 있는 것은 肝火가 위로 솟구치기 때문이고, 갈비가 팽창하고 배가 아픈 것은 肝氣가 잘 순환되지 못함이며, 구토하고 먹지 못하는 것은 肝木이 脾土를 克하는 까닭이고, 小便에 피가 나오는 것은 肝火로 血이 熱해 있는 까닭이다』하고 小柴胡에 芍藥 炒한 黑山梔, 茯苓, 白朮를 가입해 一劑를 지어주었는데 姙婦가 복용하고는 모든 증세가 나았었다.

* 한 부인은 역시 임신 六個月인데 몸이 나른하여 게을러지고 조금씩 밖에 먹지 못하며, 일만 하면 下血한다 하기에 六君子湯에 當歸, 熟地黃, 升麻, 柴胡를 넣어 복용토록 하였더니 치료되었다.

o 安胎散 = 갑자기 허리의 통증이 오면서 下血하는데 치료한다.

· 熟地黃 自製, 艾葉, 白芍藥, 川芎, 黃耆 炒, 阿膠, 當歸, 甘草 炒, 地楡 各 五分

위 약을 薑棗水에 달여먹는데 혹은 杜冲과 續斷을 가입하는 수도 있다.

o 子芩丸 = 肝經에 熱이 있어 이리저리 돌아다니는 증세에는 細條黃芩을 구어 가루로 만들어 두고 한차례 一錢씩 복용한다. 이 子芩丸을 복용하는 방법은 저울추를 벌겋게 불에 달구어 물에 담그면 물이 지글거리며 더워지는데 저울추를 꺼낸 다음 이 물로 마신다.

o 防風丸 = 肝經에 風이 있어 血이 經으로 돌아가지 못하면 防風을 作末하여 한차례 一錢씩 白湯에 타 마신다.

o 防風黃芩丸 = 肝經의 風熱로 血이 무너져 내리므로 피똥혹은 피오줌이 나오거든 條芩(炒)과 防風을 같은 비율로 作末술이나 풀에 반죽해서 桐子만하게 丸을 지어 두고 한차례 三~五十丸씩 米飮이나 따뜻한 술로 식사전에 복용한다.

o 小柴胡湯 = 24頁 (2)를 참고. o 補中益氣湯 = 24頁 (10)을 참고. o 六君子湯 = 24頁 (6)을 참고.

(7) 驚胎와 僵仆

妊娠한 女人이 胎가 자라 거의 滿朔에 가까우면 모든 형체와 胎神이 갖추어지는데 이 무렵에 妊婦가 잘못하여 높은 곳에서 떨어지거나 느닷없이 넘어지면 胎가 상하고 심지어는 下血하고 人事不省이 되는 수도 있다.

補 說 위에서 논한 증세가 만일 怒가 원인이거나 미끄러지고 넘어져서 手足이 땡기고 빠져나가는 것 같거든 鉤藤湯을 쓰고, 氣가 막혀 통하지 못하면 紫蘇飮을 쓰고, 만일 脾胃氣가 허한 때문이면 六君子湯에 桔梗을 가입해 쓰고 우울한 심사가 맺혀 脾肝을 傷했으면 四七湯에 川芎·當歸를 가입해 쓰고, 만일 피를 많이 소모하였으면 拂手散을 쓰되 듣지 않거든 膠艾湯을 쓰고, 氣血이 虛하거든 八珍湯에 阿膠와 艾葉을 가입해 쓴다.

o 神妙拂手散 = 胎가 아픈데 즉시 낫고, 胎가 손상된 것도 치료한다. 이 약재는 즉 「芎歸湯」이다.

・當歸, 川芎 各 五錢.

위 약을 술에 달이는데 血崩으로 어지러운 증세에는 물에 달인다.

* 妊娠婦가 높은 곳에서 떨어져 배아프고 下血하는데 치료한다.

・生地黃, 益母草 各 二錢, 當歸, 黃耆(炒) 各 一錢.

위 약을 생강수에 달여 먹는다.

o 膠艾湯 = 임신중에 갑자기 넘어져서 胎가 動하고 不安하거나 허리 및 배가 아프거나, 혹은 胎가 위로 치밀거나 혹은 血을 쏟

아 腹痛이 있는데 치료한다.

• 阿膠 (炙) 一兩, 熟艾葉 몇 줄기.

위 약재에 물 세사발을 붓고 달여 두사발이 남거든 세차례로 나누어 마신다. 四物湯과 합쳐 다려먹어도 좋다.

ㅇ 川芎가루 二錢씩 二三차 복용하는데 胎가 살았으면 진정되고 만일 胎가 죽었으면 곧 나온다.

ㅇ 胎가 動하여도 위치를 짐작 못하거나, 혹은 胎兒가 부대낄 경우 竹瀝 一升을 복용하면 낫는다.

ㅇ 또 한가지 方은 縮砂를 皮砂와 같이 作末하여 한차례 二錢씩 미음으로 복용하는데 배가 熱한 것이 곧 낫는다.

ㅇ 安胎産 = 갑자기 넘어져 胎가 動하므로써 허리, 배가 아픈데 치료한다.(方文은 本頁 (6)을 참고)

〈 참 고 〉

ㅇ 四七湯 = 七精이 엉켜 痰이 되어서 梅實의 核처럼 생긴 것이 목구멍에 걸려 있거나, 혹은 中脘에 痰이 머물러 있어 氣가 더부룩하거나, 혹은 痰이 막혀 호흡이 답답하거나, 혹은 痰이 中脘에 있어 구역질하고, 심장이 부대끼는 여러가지 증세를 치료한다.

• 紫蘇葉, 厚朴(薑製), 茯苓 各 一錢, 半夏(薑製)一錢五分.

위 약재를 생강·대추 삶은 물에 달여 복용한다.

ㅇ 寒邪가 犯하여 가슴, 배가 아픈 증세를 치료하는데 다음의 약제를 쓰면 효험이 있다.

• 桂枝, 芍藥 (炒), 半夏 各 一錢, 茯苓, 厚朴(薑製), 枳殼 (麩炒)

甘草 炒 各 五分. 人蔘, 紫蘇 各 一錢.

위 약재를 생강·대추를 넣고 물에 달여 복용한다.

○ 鉤藤湯 = 本頁 (4)를 참고. ○ 紫蘇飮 = 本頁 (8)을 참고

○ 歸脾湯·八珍湯 = 24頁 (4)를 참고.

(8) 胎가 위로 치미는 증세

姙娠婦가 飮食과 起居에 조심하고, 마음을 편안히 가지면 자연 氣가 調和되고 따라서 배속에 있는 胎兒는 자리가 편안하고 영양이 충분해서 잘 자라려니와 出産도 순조로와질 것이다. 그러나 임신중 모든 것을 조심하지 않으면 잘못되어 胎가 動하고 氣가 거슬려 出産時에도 難産되어 심할 경우 위험하다.

補 說 氣가 거슬려 胎가 치밀어 오르거든 紫蘇飮을 쓰고, 飮食이 달지 않으면 紫蘇飮에 四君子湯을 같이 복용한다. 만일 內熱이 있고 晡熱이 있으면 逍遙散을 겸용하고, 胃火때문에 胎가 오른다면 四君子에 黃芩·枳殼·柴胡·山梔를 가입해 쓰고, 脾가 울결된 것이 원인이면 歸脾湯에 柴胡·山梔·枳殼을 넣어 쓴다.

◎ 治療 經驗

* 한 姙婦는 怒하기만 하면 胎가 위로 치솟아 오르는데 脈을 살핀즉 왼쪽 關脈이 급하고 洪大하다. 이는 肝火가 動한 때문이다. 小柴胡湯에 茯苓, 枳殼, 山梔를 가입해서 치료하였고, 다만 나른하고 먹지 못하므로 六君子에 柴胡, 枳殼을 넣어 복용토록 하였더니 脾가 調和되어 나머지 증세까지 완치되었다.

* 한 姙婦는 胎가 위로 치밀고, 가슴이 꽉 채여 호흡이 답답하고 음식생각이 없다고 한다. 이는 肝脾가 울결된 원인이니 紫蘇飮을 먼저 쓰고 뒤에 四君子에다 枳殼·柴胡·山梔를 가입해 썼더니 위와 같은 증세가 고쳐졌다.

ㅇ 紫蘇飮 = 胎가 위로 달아매고 복통이 있으며, 혹은 産期가 가까울 무렵 놀래고 공포증으로 氣가 맺힌 것이 여러날 내려가지 않거나, 혹은 大小便이 잘 안나오는데 치료한다.

· 當歸, 甘草, 大腹皮 黑豆,(浸水泡), 人蔘, 川芎, 橘皮, 白芍藥(炒) 各五分, 紫蘇 一錢.

위 약재에 薑·葱을 넣고 물에 달여 복용한다.

* 한 婦人은 産期가 되어 解産할 듯 하면서도 여러날을 낳지 못하므로 빨리 解産하는 藥을 써도 효과가 없다. 이는 애를 낳기 위해 집자리에 앉은 것이 너무 일러 미리 恐怖心이 생기므로써 氣가 맺히고 血이 돌지 않는 관계다. 이에 紫蘇飮을 한차례 복용한 뒤 곧 解産하였다.

* 한 婦人은 姙娠 七個月째 되었는데 胎가 위로 치밀어 몹시 배아프다. 그러나 얼굴도 붉지 않고 혀도 푸르지 않은 것을 보니 이는 胎兒가 위로 달아맨 때문이다. 역시 紫蘇飮을 썼더니 胎兒가 제 위치로 돌아가고 孕婦도 편안해졌다.

ㅇ 當歸湯 = 胎가 動하여 자주 바시대고, 혹은 生理가 순조롭지 못하고, 입술이 검푸르고 수족이 몹시 냉한 증세를 치료한다.

· 當歸, 人蔘, 阿膠(炒), 甘草(炒)各 一錢. 連根, 葱白 一握.

물 四사발 정도에 위 약을 넣고 달이되 반 쯤 닳으면 건데기는 건져낸 뒤 葱白을 넣고 다시 달여 한사발 쯤 남으면 이를

二차 나누어 마신다.

○ 大聖散 = 임신중에 무서운 일로 인해 가슴이 두근거리고 꿈에 놀래며 가슴, 배가 팽창해지고, 배꼽부위가 뒤틀리고 아픈 증세를 치료한다.

· 白茯苓, 川芎, 麥門冬(去心), 黃耆(炒), 當歸 各 一錢. 人蔘 甘草(炒), 木香 各 五分.

위 약재를 생강물에 달여먹는다.

○ 胎가 위로 치솟아 熱이 오르고 아프거나, 혹은 부대끼고 피곤한 증세에는 葱 20줄기를 물에 짙게 달여 먹는데 胎가 죽지 않은 경우면 곧 편안해지고, 胎가 이미 죽었으면 곧 아래로 내려온다. 응하지 않으면 두 번 복용하라. 만일 입술이 검고 푸르며 수족이 冷하거든 當歸湯을 겸복한다.

○ 白朮湯 = 온몸이 아프거나 혹은 가슴(心)의 통증이 심한데 치료한다. (方文은 12頁의 (2)를 참고.)

〈 참　고 〉

○ 四君子湯 · 六君子湯 = 24頁 (6)을 참고. ○ 逍遙散 · 歸脾湯 = 24頁 (4)를 참고. ○ 小柴胡湯 = 24頁 (2)를 참고.

(9) 姙娠中 下血 · 胎動 · 腹痛

婦人이 姙娠中에 잘못되어 팥죽같은 피를 내려쏟고, 혹은 胎가 發動하여 심한 통증을 발하는 경우가 있다. 이에 대한 원인과 처방은 (4), (5), (6)에서 이미 설명한바 있으니 그곳에서 참고하면 되는데 증세가 같으면서도 약간 다른 점이 있어 다시 기록한다.

補說 임신중에 下血 또는 胎가 발동하는 원인이 만일 肝脾의 濕熱때문이면 升陽除濕湯을 쓰고, 肝脾의 風熱로 인한 것이면 加味逍遙散이오 肝脾가 우울증과 怒氣로 손상된 원인이면 加味歸脾湯이오 脾胃의 氣가 허약한 관계면 錢氏白朮散이오 만일 脾氣가 아래로 빠져 내림으로 下血하거든 補中益氣湯을 쓰고, 肝經의 風熱때문이면 防風黃芩丸이오, 風이 腸胃에 침입하였으면 胃風湯을 쓴다.

◎ **治療 經驗**

* 한 婦人은 임신중에 怒가 원인으로 앙가슴이 부대끼고 쓰리며 음식생각이 떨어졌으므로 소화하여 인도하고 氣를 順히하는 약을 먹였더니 脾胃가 더욱 약해져서 전보다 더 먹지를 못하고 大便은 묽고 자주 보기도 하고 오래된 뒤에는 便이 白黃(生糞色)하고 얼굴이 누린 가운데 白色이 숨어 있다. 이 黃色은 脾가 허함을 나타내는 것이고 白色은 肺가 虛하다는 증거다. 그러므로 처방하기를 아침에는 補中益氣湯으로 胃氣를 올려주고 補하며,저녁에는 六君子로 脾氣를 補하였더니 快差해졌던 것이다.

○ 임신중에 갑자기 팥죽같은 것이 흘러나오거나 혹은 胎가 놀아 복통이 생기는데는 아래 약으로 치료하라.

・糯米 五升. 黃耆 炒 六兩.

위 약재를 물에 다려 네차례로 나누어 먹는다.

○ 東垣升陽除濕湯 = 女人이 惡血을 아래로 흘러내리거나 月經이 고르지 못하고, 혹은 崩血(핏덩이가 쏟아 내리는 증세)하거나, 간장빛 같은 피를 쏟는 것 등의 질환이 생기는 것은 모두 음식의 잘못과 勞로 인해 형체를 손상한 까닭이며, 혹은 본

시 心氣疾이 있는데가 음식과 勞로 心火가 脾를 상하면 脈은 늘어지고 급히 뛰는데 눌러보면 洪大하다. 이 모두 따지고 보면 脾土가 邪를 받은 까닭이다.

· 柴胡, 羌活, 蒼朮, 黃耆(炒) 各 一錢五分, 防風, 甘草(炙), 升麻, 藁本 各一錢, 蔓荊子 七分, 獨活, 當歸 各 五分.

이상을 물에 달여 식사전에 복용한다.

〈 참 고 〉

ㅇ 加味逍遙散·加味歸脾湯 = 24頁 (4)를 참고. ㅇ 防風黃芩丸 = 本頁 (6)을 참고. ㅇ 六君子湯 = 24頁 (6)을 참고. ㅇ 錢氏白朮湯= 12頁 (2)를 참고. ㅇ 補中益氣湯= 24頁 (10)을 참고.

(10) 妊娠中 毒藥으로 인한 胎動

妊娠中에는 藥을 함부로 먹지 말아야 한다. 모르고 平常時의 疾患을 다스리듯이 投藥했다가는 姙婦는 물론이려니와 胎兒에게 中毒되어 胎를 상하거나, 發動하여 제 위치를 벗어나기 쉽고, 姙婦의 생명에도 위험하다.

補 說 姙婦가 毒性이 있는 藥을 복용한 관계로 胎가 동하거든 甘草, 黑豆, 淡竹葉을 쓰고, 만일 넘어져서 胎가 動하는 경우 阿膠散을 쓰되 듣지 않거든 知母丸을 쓴다. 또는 갑자기 넘어져서 下血하고 腹痛을 발하면 拂手散으로 치료하고, 효험이 없으면 八珍湯과 知母丸을 쓴다. 出血이 심하면 八珍湯 一斤정도 쓰는데 益母草 四兩을 가입해서 물에 달여 조금씩 마신다. 만일 胎가 죽었으면 朴硝

혹은 平胃散을 써서 녹아나오도록 해야 한다.

○ 奪命丹 = 小産을 치료한다. 혹은 毒藥을 잘못 먹고 입술이며 입과 손톱, 발톱이 靑黑빛으로 변하면 그 胎는 이미 죽은 것이니 이 藥으로 化해서 나오도록 해야 한다.

・牧丹皮, 白茯苓, 桂心, 赤芍藥 各 爲末, 桃仁(去皮尖 硏如泥),

위 약을 같은 비율로 作末하여 蜜에 반죽 彈子만하게 丸을 만들어 한차례 一丸씩 酣湯으로 복용한다. 급한 증세에는 二丸을 복용해도 좋다.

○ 阿膠散 = 임신중에 미끄러져 넘어지거나 혹은 藥에 中毒되어 胎에 지장이 생긴 경우에 이 약을 복용한다.

・熟地黃(自製)二兩, 白芍藥, 艾葉, 當歸, 黃耆(炒), 甘草, 阿膠(炒) 各 一錢.

위 약을 생강・대추물로 달여 복용한다.

○ 藥毒으로 胎가 動하면 甘草・烏頭・淡竹葉을 等分하여 물에 짙게 달여 먹는다.

〈 참 고 〉

○ 知母丸 = 一母丸이라고도 한다. 方文은 13頁 (9)를 참고.

○ 拂手散 = 本頁 (7)을 참고. ○ 八珍湯 = 24頁 四를 참고.

○ 平胃散 = 7頁 (18)을 참고.

(11) 妊娠中 心痛

임신중에 심장(心 = 염통)이 아픈 것은 風邪로 인해 염통에 痰이 막힌 때문이다. 만일 心經을 상하면 통증이 오는바 이를 心痛이라 한다. 이 증세는 심히 위험하여 아침에 발병하면 저녁에 죽고 저녁에 발병하면 아침에 죽는다. 만일 心臟의 곁줄기(支絡)를 상하면 증세가 금시 발했다 멈췄다 하고, 만일 胎盤이 상하면 胎가 놀아 下血한다.

補 說 心痛이 만일 음식을 잘못 먹은 때문이면 平胃散에 枳殼, 山査를 가입해 쓰고, 모든 邪가 섞여 心痛이 발하면 그 원인이 어느 곳에 있는가를 살펴 치료해야 한다.

◎ **治療 經驗**

* 한 姙婦는 심장에 통증이 발하고 자주 熱이 오르고 갈증이 있다 白朮散으로 치료되었는데 그 뒤 먹지 못한 것이 원인으로 心痛이 재발되어 가슴이며 배가 팽창해져 거북하고 만지기만 하면 아프다는 것이다. 이는 음식을 너무 먹지 못한 관계다. 人蔘養胃湯을 쓰고는 가슴과 배가 만져도 아프지 않게 되었는데 이는 脾胃가 손상된 탓이므로 이어서 六君子湯을 복용한 뒤에야 모든 증세가 나았다.
* 한 姙娠婦는 가슴도 아프고 배도 아프며, 가슴 부위가 벅차게 불러 부대기고 신물이 나와 삼켜지고 먹지도 못하였다. 이는 肝脾의 氣가 滯한 때문이므로 二陳湯에 山査·山梔·靑皮·木香을 넣어 복용한 뒤 나았다가 뒤에 怒한 것이 탈이 되어 전의 증세가 재발된데다 胎가 동하고 더욱 먹지를 못하며, 얼굴빛은 푸르기도 하고 누르끄레 하며, 肝脈은 잦게 뛰고 脾脈은 급하고 길다. 이는 肝이 脾土를 억압한 때문이다. 六君子에 升麻·柴胡·木香을

가입해 썼더니 거뜬히 낫게 되었다.

○ 임신부가 갑자기 심장이 아파서 氣絶할 것 같은 증세를 치료한다.

・川芎, 當歸, 茯苓, 厚朴 製 各 一錢.

이 약을 물에 달여 먹는다.

○ 白朮湯 = 임신중에 內熱이 심하고 심장의 통증이 발하는데 치료한다.

・白朮 四錢, 赤芍藥 三兩, 黃芩 炒 二兩.

위 약을 물에 달여먹는데 복약시에는 桃・李・雀肉을 먹지 않는다.

○ 雷公炮炙論에 이르기를 『심장통으로 곧 죽게된 환자에게는 급히 延胡를 먹이라』하였다.

○ 심장통에는 青竹茹 一升과 酒 二升을 합쳐 一升 쯤 남도록 달여 두차례 나누어 마시면 신효하다.

○ 또 一方은 깨진 계란 一개를 술에 타 마신다.

○ 紫蘇飮도 효험이 좋다. (方文은 本頁 (8)을 참고)

〈 참 고 〉

○ 平胃散 = 7頁 (18)을 참고. ○ 二陳湯=24頁 (5)를 참고.
○ 六君子湯=24頁 (6)을 참고. ○ 人蔘養胃湯=21頁 (9)를 참고.

(12) 姙婦의 心腹痛

姙娠한 女人이 가슴(심장)과 배의 통증이 생기는 것은 본래 冷痰이 있었거나 아니면 임신중에 風이나 寒氣에 촉감되었거나, 혹은 痰

과 음식이 심장 부위에 한데 맺혀 서로 부딪히는 까닭이다. 만일 胞絡이 땡기거나 아프면 반드시 胎動한 증거인데 통증이 심하면 胎가 상하여 떨어져 내린다.

補 說 심장과 배가 아픈 원인이 風寒이나 痰이나 음식이 막힌 때문이면 金沸草散을 쓰고, 胎에 氣가 답답하게 막힌 때문이면 위 약에 香附子와 川芎을 가입해 쓰고, 음식이 체한 것이면 六君子에 紫蘇·枳殼을 넣어 쓰고, 憤怒가 肝火를 충동한 때문이면 역시 위 약에 柴胡·山梔를 더 넣어 쓰고, 우울한 氣가 脾에 꽉 막혔으면 歸脾湯에 枳殼·山梔를 加人해 쓴다.

◎ **治療 經驗**

* 한 女人은 姙娠중에 가슴과 배가 아프고, 찬 것을 토하고, 심장이 부대끼며, 胎가 위로 치밀어 오르고, 음식 생각이 적어 잘 먹지를 못한다. 이와 같은 증세의 원인은 脾가 虛하여 氣가 막힌것이 痰이 된 관계다. 그러므로 六君子에 柴胡·枳殼을 가입해 써보니 모든 증세가 점점 물러가고 음식도 당긴다 하므로 이어서 四君子湯에 枳殼·山梔·桔梗을 가하여 주었더니 姙婦가 복용한 뒤 속이 편해졌다. 그런데 뒤에 怒氣로 인해 병이 발했던바 두 갈비가 벌어지는 듯 팽창해지고 中脘이 쓰리고 아프며, 추위를 타고 구토한다. 이번에는 六君子에다 柴胡·升麻·木香을 넣어 복용토록 하였더니 一劑를 먹고 완쾌하였다.

○ 當歸芍藥湯 = 임신중 가슴, 배가 갑자기 아프고, 혹은 피를 많이 흘리고 기침이 심한 증세를 치료한다.

• 白芍藥 (炒), 當歸, 茯苓, 白朮 (炒), 澤瀉 各 二錢, 川芎 二錢
위 약을 물에 달여 먹는다.

○ 阿膠散 = 胎가 동하여 배아픈데 치료한다.

• 白茯苓, 白朮 (炒), 川芎, 阿膠 (炒) 各 一錢, 當歸, 陳皮 各一錢, 甘草 (炒) 三分.
위 약재에 생강과 대추를 같이 넣고 물에 달여먹는다.

○ 胎가 動하므로 腹病이 생겨 아래로 떨어져내리는 것 같은경우에 상품銀 一斤과 茅根 二斤을 黑皮는 버리고 물 五사발에 달여 三사발 쯤 남게 되면 淸酒 一사발을 달여 물에 합쳐 茅根을 넣고 또 달이되 두어번 끓거든 차근차근 마신다. (다시 설명하면 먼저 물 五사발에 銀을 넣고 三사발이 될 때까지 달여 銀은 건져내고 술과 茅根을 넣고 다시 달인다.)

〈 참 고 〉

○ 金沸草散 = 6頁 (12)를 참고. ○ 紫蘇飮 = 本頁 (8)을 참고. ○ 四君子湯 · 六君子湯 = 24頁 (6)을 참고. ○ 歸脾湯 = 24頁 (4)를 참고.

(13) 妊婦의 中惡症

妊娠한 女人이 평소에는 멀쩡하다가 갑자기 심장이 견딜 수 없이 아파 죽을 지경에 이른 증세를 「中惡」이라 한다. 원인은 대개 氣血이 부족한데다 精神이 쇠약하여 邪毒이 침범한 때문이다.

補 說 이러한 증세가 발하거든 급히 正氣를 조하시키고 補해주는

것이 최상의 방법이니 金銀藤 한가지를 달여먹는다.

ㅇ 아래 약은 위 증세를 치료한다.

・生地黃 二錢. 枳殼 一錢, 木香 三分.

위 약을 물에 달여 복용한다.

ㅇ 豆鼓 一兩과 생강 一兩을 물에 달여 복용한다.

ㅇ 임신중에 배아프고 혹은 吐血하고 코피가 나오거든 熟艾 주먹만 한 분량을 汁내어 달여먹는다.

ㅇ 또 한가지 방법은 소금 一盞을 물에 타 먹고 冷水로 뿜으면 막힌 것을 吐하여 편안해진다.

(14) 妊婦의 腰腹背痛

임신중에 허리, 배 등이 아파 고통을 받는 경우가 있다. 이는 腎經에 관계되는 疾患으로 腎은 허리와 발을 주관하는데 힘든 일을 하거나 피로가 심해 腎經을 상하면 風冷이 그 虛를 타고 들어가 허리와 배가 서로 끄당기는 관계로 아픈 증세를 발하는 것이다. 대개 婦人은 腎이 胞에 매어 있어 임신중에 통증이 심하면 落胎된다.

補說 이러한 증세가 만일 外邪에 상한 것이면 獨活寄生湯을 쓰고, 勞로 인해 元氣가 손상되었으면 八珍湯에 杜冲・砂仁・阿膠・艾를 넣어 쓰며, 脾와 腎이 부족한 때문이면 위 약에 白朮 한가지를 더 넣어 쓴다. 만약 氣血이 鬱滯되었으면 紫蘇飮에 桔便・ 枳殼을 가입해 쓰고, 肝火가 發動하므로 그와 같은 증세를 발하면 小柴胡湯에 枳殼을 넣어 쓴다.

◎ **治療 經驗**

* 한 부인은 임신중에 목이 굳어 뻣뻣하고 허리와 등이 서로 땡기는 듯 아프다고 하는데 이는 膀胱經에 風邪가 침입한 까닭이다. 拔萃羌活湯 一劑로 痛症을 멈추도록 하고, 다시 獨活寄生湯과 八珍湯으로 邪를 제거하고, 元氣를 튼튼히 하였더니 완치되었다.

ㅇ 通氣散 = 腎經이 허약하므로 인해 허리의 통증이 있는 증세를 치료한다.

• 破故紙를 태운 재를 한차례 二錢씩 복용한다.

ㅇ 杜冲丸 = 임신중 허리와 등이 아픈데 치료한다.

• 杜冲을 태워 續斷과 같이 술에 담겼다가 말린 뒤 作末하고 삶은 대추를 잘 찌어 같이 반죽해서 桐子만큼 丸을 지어 한차례 七十丸씩 따뜻한 술이나 미음으로 마신다.

ㅇ 膠艾湯 = 허리·등이 아픈 것과 胎가 動하여 떨어지려는데 치료하는데 처방약은 즉 「安胎散」이다.(12의 (2)를 참고)

〈 참 고 〉

ㅇ 獨活寄生湯 = 4頁 (7)을 참고. ㅇ 八珍湯·歸脾湯 = 24頁 (4)를 참고. ㅇ 紫蘇飮 = 本頁 (8)을 참고. ㅇ 小柴胡湯 = 24頁 (2)를 참고. ㅇ 羌活勝濕湯 = 4頁 (1)을 참고.

(15) 姙娠中 小腹痛

임신중에 小腹이 아픈 것은 胞絡이 허약하므로써 風寒이 그 虛를 타고 들어가 서로 부딪히기 때문인데 심한 경우 胎가 움직인다.

補 說 임신중 小腹痛이 風寒의 침공으로 인한 것이면 紫蘇飮에 生薑을 넣어 쓰고 氣血이 허한 관계면 八珍湯을 쓰고, 脾氣가 허약한 때문이면 六君子湯을 쓰고, 中氣가 허하여 아프면 補中益氣湯을 쓴다. 만일 배가 팽창해지고 아프거든 安胎飮에 升麻·白朮을 가입하여 쓰되 낫지 않으면 補中益氣湯을 겸하여 쓰라.

◎ **治療經驗**

* 어떤 女人이 있었는데 임신중에 小腹이 아프고 그 胎가 不安하며, 氣가 左右를 찌르기도 하고 혹 어떤 때는 위로 거슬러 올라오기도 하며, 소변도 시원스럽지 못하였다. 小柴胡湯에 青皮·山梔를 加入해서 복용한 뒤에 나았는데 뒤에 怒때문에 재발되어 小腹이 팽창하게 부르고 아프며 소변도 잘 안나와 무겁게 떨어지고 胎·또한 不安하였다. 이는 역시 肝木이 盛한 까닭이다. 龍膽瀉肝湯 한제를 복용하고 여러가지 증세가 일단 멈추었고 이어서 四君子에다 柴胡·升麻를 더 넣어 脾土를 培養하니 거뜬히 낫게 되었다.

〈참 고〉

○ 紫蘇飮 = 本頁 (8)을 참고. ○ 八珍湯 = 24頁 (4)를 참고 ○ 四君子湯·六君子湯 = 24頁 (6)을 참고. ○ 安胎飮 = 本頁 (6)을 참고. ○ 小柴胡湯 = 24頁 (2)를 참고. ○ 補中益氣湯 = 24頁 (10)을 참고. ○ 龍膽瀉肝湯 = 24頁 (8)을 참고.

(16) 姙婦의 心腹脹滿

대개 임신중에 가슴(心)과 배가 터질듯이 팽창하게 부른 것은 脾胃가 허약한데다 다시 冷과 음식이 서로 부딪히기 때문이다. (음식이 내려가지 않고 막혀 있는 곳에 冷이 엉켜 있는 것)

補說 이러한 증세가 만일 밖에서 들어오는 風寒에 感한 것이거나 안으로 飮食에 상한 것이라면 藿香正氣散을 쓰고, 만일 음식이 脾胃를 상한 것이면 六君子湯을 써야 하며, 陽氣가 옹체된 것이라면 紫蘇飮을 써야 한다.

◎ **治療經驗**

* 한 姙娠婦는 음식이 내려가지 않고 停滯되어 가슴과 배가 팽창하게 부르다. 어떤 의원이 人蔘養胃湯에 青皮·山查·枳殼을 넣어 다스렸으나 낫기는 커녕 더욱 불러오고 胎가 위로 치밀어 올라 가슴이 아프고 먹지도 못하게 되었다. 마침 내게 찾아왔기에 나는 六君子에 柴胡·升麻를 넣어 복용시키매 나았다가 뒤에 배가 더부룩하여 부대낀다 하므로 補中益氣湯으로 脾氣를 올렸더니 깨끗이 나았다.

ㅇ 下氣湯 = 가슴·배 양쪽 갈비가 불러 답답하고 음식 생각이 없으며 四肢의 힘이 없는 증세를 치료한다.

· 羌活, 赤芍藥 (炒), 甘草 (炒), 檳榔, 青皮, 大腹皮, 陳皮, 赤茯苓, 半夏 (薑製), 桑白皮 (炒) 各 五分. 桂心 一分, 紫蘇莖 一錢 위 藥材를 물에 달여먹는다.

ㅇ 局方枳殼散·保風散·紫蘇飮·藿香正氣散 등도 모두 효험이 좋다.

〈 참 고 〉

ㅇ 六君子湯 = 24頁 (6)을 참고. ㅇ 人蔘養胃湯 = 21頁 (9)를 참고. ㅇ 補中益氣湯 = 24頁 (10)을 참고.

13. 胎兒의 安危

(1) 數 墮 胎

胎는 陰陽이 調和되므로 인해 이룩되는데 이를 姙娠 또는 孕胎라 한다. 胎가 일단 이룩되면 그 胎를 기르고 調和시키는 經이 完全해야만 胎가 충분한 영양을 섭취해서 十朔을 자라 하나의 人間으로 出生한다. 그러자니 무엇보다도 중요한 것이 姙娠婦의 건강이 절대 요구된다. 만일 姙婦의 血氣가 虛損되어 胎를 기르지 못하면 十朔을 못채우고 落胎되는 것이다. 대개 姙婦의 腰痛이 落胎의 原因이 되는게 대부분이니 이 점을 깊이 考察해야 할 것임을 일러둔다.

補 說 數墮胎란 자주 落胎한다는 뜻이다. 丹溪先生이 이르기를 『血氣가 虛乏되어 胎를 榮養치 못하면 墮胎된다. 비유하건데 가지가 마르면 果는 떨어지고 등넝쿨이 시들면 꽃은 떨어진다』 하였다. 治療法은 落胎의 위험성이 있는 달(몇개월째)이 어떠한 經에 속했는가를 살펴 胎를 養育해 나가야 한다.

◎ **治療經驗**

* 어떤 女人은 임신 五個月이 되던 달에 煎紅丸을 먹고 그만 落胎되었다. 그 뒤 破血劑를 먹고는 통증이 심해 견디기 어려웠다. 내가 이 말을 듣고 『患者가 복용한 것은 峻藥(藥性이 강렬한 것)이므로 胃를 거듭 상한바라』하고 八珍湯에 人蔘·

黃耆·半夏·乳香·沒藥을 가입해서 二劑를 복용시켰다. 痛症이 멈추었고 이어서 몇제를 더 복용시켰더니 편안해졌다.

* 어떤 女人은 나이 二十에 임신중 질병으로 인해 落胎한 뒤 기침을 자주하는 것을 누가 이 女人에게 肺를 맑히는 약을 썼으나 숨이 가빠 헐떡거리고 자지 못한다고 찾아왔기에 『원인은 脾土가 虛하여 肺를 生助하지 못하는데 있다』하고 먼저 補中益氣湯에 茯苓·半夏·五味子와 炮薑을 넣어 쓰고 뒤에 八珍湯에 五味子를 加한 약과 十全大補湯을 차례로 복용시켰더니 完治되었다.

  ○ 一方은 鯉魚 一觔되는 것 一尾와 멥쌀 一升을 간장에 끓여 먹으면 신효하다고 한다.

〈참 고〉

○ 十全大補湯·八珍湯＝24頁 (4)를 참고

○ 補中益氣湯＝24頁 (10)을 참고

(2) 胎兒가 자라지 않는 경우

임신한지 달이 지나도 胎가 자라지 않음은 宿疾이 있는 것이 원인이거나 혹은 영양실조로 인해 臟腑가 衰弱하고 氣血이 부족해서 胎를 길러나가지 못하는 까닭이니 宿疾이 원인이면 그 病을 고치고 氣血이 허약이면 氣血을 補해야 한다.

◎ 治療經驗

* 한부인은 임신 6개월인데 몸이 나른하며 게을러지고 음식을 먹

기 싫어하며 얼굴이 누리고 열이 있고 胎가 자라지 못한다. 이는 勞(피로에 지침)로 인해 落胎 하려는 증세인데 脾氣가 不足한 까닭이다. 八珍湯에 人蔘 蒼朮·茯苓을 倍加하여 三十餘劑(첩)을 썼더니 脾胃가 점점 건강해지며 따라서 胎도 잘 자라났다.

○ 한 婦人은 임신중에 怒로 인해 寒熱이 왕래하고 內熱·晡熱이 있고 갈비가 아프고 구토증이 있다 하므로 六君子湯에 柴胡·山梔·枳殼·柴蘇·桔梗을 가입해 쓰니 病이 낫고 胎도 잘 자랐다.

○ 黃耆湯=임신된 뒤 胎가 자라지 않는데 좋은 약이며 胎를 편안케 하고, 氣를 和하도록 한다.

- 黃耆炒 白朮(炒) 陳皮, 麥門冬(去心), 白茯苓·前胡·人蔘 各五分, 川芎·甘草(炒) 三分

  위 약을 생강·대추를 삶은 물에 달여먹는다.

○ 또 한가지 실험해본 처방은 一尺이 넘는 鯉魚를 푹씬 고아 마시면 胎가 잘 자란다.

〈참 고〉

○ 六君子湯＝24頁 (6)을 참고 ○ 八珍湯＝24頁 (4)를 참고

(3) 胎動과 不安

사람이 胃가 튼튼하고 충실하여 衝脈과 任脈이 견실하면 胎가 활발히 자라난다. 그렇지 못하고 氣血이 허약하면 胎에 영양을 보급해줄 能力이 없으므로 그 胎는 발육되지 못하고 결국에는 떨어져 내

린다.

補 說 이 증세는 12頁 (14)에 기록된 내용을 참고하여 처방하면 된다. 즉 胎가 不安하면 지탱할 수가 없어 아래로 내려갈 수 밖에 없는 것이다.

◎ **治療經驗**

* 어떤 婦人은 임신중 痢疾에 걸려 앓은 관계로 胎가 動하여 心神이 불안하고 몸이 나른하여 게을러진다. 八珍湯 二十餘劑(첩)를 복용하고는 많이 회복되었다가 勞로 인해 열이 자주 오르고 골치가 아프다 하므로 이번에는 大劑로 補中益氣湯에 蔓荊子를 가입해서 다스렸다. 熱이 내리고 통증이 그쳤으며 이어서 前藥 오십여제를 더 복용하고는 건강해지고 胎兒도 잘 자라 탈없이 出產하게 되었다.

ㅇ 桂心散=임신중에 질병을 앓아 胎에 지장이 생긴 경우에 이 약으로 胎를 내리게 한다.

• 桂心·瓜蔞·牛膝·瞿麥 各五分, 當歸 一錢.
이 약을 물에 달여먹는다.

ㅇ 胎가 動하는데 있어 牛膝 一兩에 술 한사발을 붓고 달여 七分쯤 남게달여지면 두차례로 나누어 먹는다.

ㅇ 一方은 계란 한개와 소금 三錢을 복용하면 胎가 순조롭게 내린다 한다.

ㅇ 拂手散=이 약을 복용하면 이미 죽은 胎는 즉시 내리고, 살아있는 胎는 動하는 것이 멈추어진다. (方文은 12頁의 (7)

을 참고)

〈참　고〉

○ 八珍湯＝24頁 (4)를 참고　○ 補中益氣湯＝24頁 (10)을 참고.

(4) 落胎後의 下血

落胎한 뒤에 다시 經脈을 상하여 下血이 그치지 않고 몸이 몹시 괴로운 경우에는 胃氣를 조화시키고 補하는 처방으로 주장을 삼아야 한다.

補說 落胎한 뒤에 下血이 멈추지 않는 원인이 肝經의 피가 더운 때문이면 四物湯에 **人蔘·蒼朮**·山梔를 넣어 쓰고, 肝經의 風으로 인한 熱 때문이면 防風黃芩丸으로 치료하고, 怒로 인해 肝經의 火가 발동된 까닭이면 加味逍遙散을 쓰고, **脾經**이 虛한 때문이면 四君子에 **當歸·熟地黃**을 넣고, 脾經이 **鬱滯**되었거든 加味歸脾湯을 쓰고, 氣가 滯하여 和하지 못한 때문이면 **紫蘇飮**을 쓰고, 胃氣가 아래로 빠지면 補中益氣湯으로 치료하라.

◎ **治療經驗**

* 한 **姙婦**는 落胎한 뒤에 어지럽고 痰을 吐하므로 자기 스스로 血을 기르고 가래를 삭여없애는 약을 구해 먹고는 人事不省이 되더니 땀이 줄줄 나오고 가래가 걷잡을 수 없이 나온다. 어떤 의원이 中風이라 하여 風을 없애고 가래를 삭이는 약을 쓰려 하는 것을 『이는 脾氣가 虛弱한 때문이다』 하고 十全大

補湯에 炮薑을 가입해 二十여제(첩)를 복용시켰더니 건강이 회복되었다.

○ 落胎한 뒤 下血하고 배아픈데 치료한다.

• 阿膠(炒) 一兩, 艾葉 半兩

위 약재를 물에 달여먹는다.

○ 落胎한 뒤 下血을 많이하고 寒熱이 왕래하며, 부대껴 견디지 못하는데는 鹿角을 깎아 炒하여 가루로 만든 다음 한차례 三錢씩 물에 타 마신다. 혹은 닭 날개를 태운 재를 한차례 二錢씩 따뜻한 술에 복용한다.

〈참 고〉

○ 補中益氣湯=24頁 (10)을 참고. ○ 紫蘇飮=12頁 (8)을 참고. ○ 防風黃芩丸=12頁 (6)을 참고. ○ 加味逍遙散·加味歸脾湯·十全大補湯=24頁 (4)를 참고. ○ 四物湯=24頁 (6)을 참고.

(5) 滿朔前의 解産

十個月이 다 차지 못했는데도 解産하려는 기미가 보이거나 혹은 難産하거나, 혹은 胎兒가 부대낄 경우 知母를 蜜에 뭉쳐 桐子 크기만큼 丸을 만든 다음 粥으로 마신다. 혹은 槐子 蒲黃을 等分하여 丸을 지어 술에 마시거나 或은 蒲黃水에 一錢가량 복용하면 効果가 있다.

補 說 小産(滿朔 이전의 出産)이 滿朔된 뒤의 出産보다 어렵다. 달이 차서 아이를 낳는 것은 익은 외꼭지가 저절로 떨어

지는것 같이 용이하지만 달이 차기전에 解産하는 것은 익지않은 외꼭지를 따는 것에 비유할 수 있다. 그럼에도 사람들은 가벼이 보고 小産하다가 죽는 예가 많다.

만일 달이 차지 못하고 出産할 기미가 있으면 歸脾補中湯에 知母를 倍加하여 복용하면 멈춘다. 解産이 끝난 다음에도 下血이 멈추지 않거든 人蔘 黃耆湯으로 몸을 補하고 産後痛이 있으면 當歸·川芎을 主劑로 쓴다. 元氣가 약한 사람이 해산하려 하면 八珍湯으로 補하고, 出血을 많이 해서 熱이 오르면 聖愈湯으로 다스린다. 만일 땀이 계속 흐르고 혹은 까무라지고 헐덕거리고 기침이 나오면 급히 獨蔘湯을 쓰고, 열이 오르고 부대끼고 살이 바르르 떨리고 근육이 떨리면 八珍湯을 쓰고 크게 갈증나고 얼굴이 붉고 脈이 넓고, 허하게 뛰면 當歸補血湯을 쓰고, 出産後 얼굴이 붉어지고 脈이 잠겨 미세하거든 四君子湯에 薑附를 써서 그 陽을 돌이켜야 한다.

◎ **治療經驗**

* 어떤 女人은 임신 8개월인데 해산할 기미가 있다가 한참 뒤에 멈추고 날이 저물면 더욱 심하다. 이는 氣血이 허약한 관계라 아침에 補中益氣湯에 茯苓·半夏를 넣어 썼더니 즉시 가라앉았고, 다시 八珍湯으로 조섭을 잘 하여 胎와 姙婦가 안전하였다.

  ○ 當歸川芎湯=달이 차기전에 해산한 뒤 피가 뭉치고 가슴,배가 아프며 열이 있고, 오한하는데 치료한다.

  · 當歸·川芎·熟地黃(自製),白芍藥(炒), 玄胡索(炒), 紅花·香附·青

皮(炒), 澤蘭·牧丹皮·桃仁

위 약재를 물에 달이되 童便과 술을 각각 작은 잔으로 한잔쯤 되는 분량과 같이 복용한다.

○ 當歸補中湯=氣血이 허약한 관계로 만삭이 되기전 해산하려는데 복용한다.

• 艾葉(代薑)·阿膠·川芎·五味子杵(炒), 黃耆(炙), 當歸·白朮(炒)·芍藥(炒), 人蔘·杜冲(炒) 各一錢, 甘草(炒) 五分.

위 약재를 五錢씩 물에 달여 복용한다.

○ 만일 脾氣가 허약하면 補中益氣湯이오 氣가 허하여 熱이 있거든 安胎飮을 복용한다.

○ 人蔘黃耆湯=小産한 뒤 氣가 허하여 出血이 멈추지 않는데 치료한다.

• 人蔘·黃耆(炒), 當歸·白朮(炒), 白芍藥(炒), 艾葉 各一錢, 阿膠(炒) 二錢.

위 약 한제를 물에 달여 복용한다.

○ 當歸散=産後에 氣血이 허약하고, 나쁜 찌꺼기가 배속에 남아 있거나 寒熱이 발하거든 이 약을 복용하라.

• 當歸·白芍藥(炒)·川芎·黃芩(炒) 各一兩, 白朮 五錢.

위 약재를 곱게 가루내어 따뜻한 童便에 섞어 마신다.

〈참 고〉

○ 聖愈湯=24頁 (9)를 참고 ○ 獨蔘湯=3頁 (13)을 참고

○ 當歸補血湯·八珍湯=24頁 (4)를 참고 ○ 補中益氣湯=24頁 (10)을 참고.

(6) 斷産方法

易에 이르되『天地의 大德을 生하는 것이다』한다. 그러나 婦人이 解産할 때마다 難産으로 심한 고통을 받거나, 혹은 이왕에 낳은 子女가 많아 그만 낳기를 원하는 사람이 있다. 그러므로 경험에 의한 방법을 소개해 본다.

斷産을 목적으로 水銀·蝱虫·水蛭 따위를 먹는것은 효과가 없거니와 도리어 禍를 당하는 것이니 모르고 함부로 약을 먹어서는 안된다.

補 說 蠶故紙를 一尺가량 태워 술에 타 마시면 血이 허한 사람은 斷産된다. 그런데 단산시키는 약은 모두 약성이 강하고 독하므로 이런 것을 쓰다가 생명을 손하는 자가 있으니 낳는 피해보다 단산하는 해가 더 크다는 것을 알아두어야 한다. 아래 그 방법 몇가지가 있어 기록하거니와 참작해서 사용하기 바란다.

- 千金斷産法=기름에 水銀을 넣고 달이면 하루가 지나야 바야흐로 식는데 대추만한 부피를 빈 속에 먹으면 단산되고, 큰 해도 없다고 한다.
- 千金去胎法=큰 누룩 五升을 淸酒 一斗에 달이되 두번 끓거든 찌꺼기를 버리고 하루에 다섯차례 五分하여 마신다. 재차 마시면 그 胎가 싸래기만해지고 本人도 해가 없다.
- 四物湯=위 湯에 藝薹子 두어주엄 넣어 月經이 끝난 뒤 빈 속에 복용한다. (24의 (6)을 참고)

(7) 姙娠中의 咳嗽

대개 肺는 안으로 氣를 주관하고 밖으로는 皮毛를 맡는다. 皮毛가 주밀치 못하여 그 틈사이로 寒邪가 타고 들어가면 기침을 한다. 가을은 金에 속하니 肺에 받고, 겨울은 水에 속하니 腎에 받고, 봄은 木에 속하니 肝에 받고, 여름은 火에 속하니 心에 받아 기침이 그치지 않으면 六腑에 傳해진다. 그러므로 기침이 오래도록 낫지 않으면 胎를 상하고 만다.

補 說 임신중 기침이 가을에 風邪가 肺를 상한 것이면 金沸草散을 쓰고, 겨울에 寒邪가 肺를 상했으면 人蔘敗毒散을 쓰며, 봄에 風邪가 肺를 상했으면 蔘蘇飮을 복용한다. 만일 脾·肺氣가 허하면 六君子湯에 川芎·當歸·桔梗을 가입해 쓰고, 血이 허하면 四物湯에 桑白皮 杏仁 桔梗을 가입해 쓰고, 肝火(熱)가 치오르면 六味丸에 五味子요, 脾胃의 氣虛로 風寒에 상했으면 補中益氣湯에 桑栢皮 杏仁 桔梗을 가입해 쓴다.

대개 肺는 辛金에 속하여 己土의 生을 받으니 기침이 오래도록 낫지 않으면 脾土가 허하여 肺金을 生해주지 못하므로 피부가 조밀치 못한 관계로 外邪가 침입한 까닭에 기침하며, 혹은 肺氣가 허하여 腎水를 生치 못하므로 陰火가 위로 치밀어오르기 때문이다. 그러므로 당연히 前者는 脾를, 後者는 肺를 튼튼히 하여 肺金과 腎水를 生하도록 치료법을 쓰는게 좋다. (모든 장부관계와 해수병에 대해서는 6頁 (11)에 자세히 설명되었다.

◎ **治療經驗**

* 어떤 임신부는 氣가 가빠 헐덕거리고 가래가 심히 끓었으나 모든 약이 듣지않는다. 게다가 본시 帶下症까지 있었으므로 눈 밑에 부은 살이 두달동안 내리지 않는다. 이는 氣虛로 음식이 가래로 化한 때문이다. 六味丸 두어재를 써 보았더니 나았다.

* 한 부인은 임신중 해수할 때마다 便이 저절로 나오는데 이는 肺氣가 부족하고 腎氣도 虧損되어 끌어잡는 힘을 잃은 때문이다. 그러므로 補中益氣湯으로 脾肺를 補하고 六味丸으로 腎氣를 生助하는 처방을 하여 치료시켰다.

* 한 姙婦는 기침만 하면 痰이 위로 솟구쳐 올라 하루에 五六종지를 토해 내는데 모든 약이 듣지 않는다 하므로 『이는 水가 넘쳐 담이 된 때문이다』 하고 六味丸 재료와 四君子湯 一劑를 써 보니 점점 낫는지라 계속 몇제를 더 먹도록 하여 치료되었다.

* 한 姙婦는 怒 때문에 병이 생겨 기침하고 가래를 토하고 두 갈비가 아프다 한다. 이는 肝火가 肺金을 상한 때문이다. 小柴胡湯에 山梔·枳殼·白朮 茯苓을 가입해 주었더니 위 증세가 멈추고 다만 구역질만 한다. 이는 肝이 脾를 압박하고 있음이니 六君子에 柴胡·升麻를 가입해 쓰고는 完治되었다.

○ <u>桔梗散</u>=風寒으로 기침하고 숨차고 먹지도 못하는 질환을 치료한다.

- 天門冬(去心), 赤茯苓 各一錢, 桑白皮·桔梗(炒), 紫蘇 各五分, 麻黃去節 三分, 貝母 人蔘 甘草(炒).

위 약을 생강물에 달여먹는다.

○ 馬兜鈴散=기침하고 숨 가쁜데 치료한다.

• 馬兜鈴·桔梗·人蔘·甘草·貝母 各五分, 陳皮(去白), 紫蘇·桑白皮·大腹皮(黑豆를 水浸하여 洗한다.), 五味子 各 五分.

위 약을 薑水에 달여먹는다.

○ 百合散=기침하고 명치가 답답하고 괴로운 증세를 치료한다.

• 川百合·紫苑·麥門冬·桔梗·桑白皮 各五分, 甘草 3分, 竹茹 二分.

위 약을 薑水에 달여 먹는다.

○ 임신중 傷寒으로 기침하고 가래침이 많이 나오는데는 아래와 같은 약을 쓰면 좋다.

• 知母·杏仁·天門冬·桑白皮 各五分.

위 약을 생강물에 달여먹는다.

○ 旋覆花湯=감기에 걸려 기침하고 숨가쁘고 가슴이 膨脹하고 痰이 盛한 증세를 치료한다. (方文은 22頁 (4)를 참고)

○ 華蓋散=적응하는 증세는 위와 같고 그 밖에도 혹 목이나 등이 땡기고, 코가 막히고, 머리가 어지럽고, 때때로 寒熱이 있는데도 効果를 본다. (方文은 6頁 (12)에 收錄되었음)

○ 蔘蘇飮=치료하는 증세는 위와 같다.

• 杏仁 五味子를 가입해서 쓴다.

〈참 고〉

○ 金沸草散=6頁 (12)를 참고 ○ 人蔘 平肺散=24頁 (12)를 참고 ○ 人蔘敗毒散·補中益氣湯=24頁 (10)을 참고. ○ 四君

子湯・六君子湯＝24頁 (6)을 참고 ○ 六味丸＝24頁 (11)을 참고 ○ 小柴胡湯＝24頁 (2)를 참고.

(8) 姙娠中의 吐血과 衄血

임신중에 피를 토하는 것은 七情으로 臟腑가 傷하여 氣가 위로 넘치기 때문이다. 심장이 몹시 부대끼는 정도에 이르면 죽는이가 많고 가벼워야 落胎로 끝나는 것이니 이러한 증세가 발하거든 급히 局方必勝散으로 다스려야 한다.

補 說 위 증세가 만일 肝經의 怒火 때문이면 먼저 小柴胡湯에 山梔・生地黃을 가입해 쓰고, 다음에는 小柴胡에 四物湯을 합해 쓸 것이며, 그 다음에는 逍遙散을 써야 한다. 肝經의 風熱로 吐血하거나 코피가 나오거든 防風子芩丸으로 치료하고, 心經의 熱로 인함이면 朱砂安神丸을 쓰고, 心氣가 부족한 때문이면 補心湯이오, 근심하고 신경을 많이 써서 심장을 상했으면 妙香散이오, 胃經에 火(熱)가 있으면 犀角地黃湯이오, 기름진 음식으로 熱이 積 되었으면 加味逍遙散이오 鬱結로 脾를 상한 때문이면 加味歸脾湯이오, 肺經에 火가 있으면 黃芩淸肺飮이오 氣가 답답하게 滯한 때문이면 紫蘇을 쓰고 子氣(胎兒)가 血을 섭취하지 못하면 補中益氣湯을 쓰며, 腎經의 虛火때문이면 六味丸으로 치료하라(7頁 (5)를 참고할것)

◎ **治療經驗**

* 한 女人은 임신중에 크게 怒한 원인으로 吐血하더니 두 갈비

가 벌어지는 듯 膨脹하고 오줌이 자주 마려우나 시원스럽지 못하고 찔끔거린다. 이는 怒氣로 인해 피가 위에 쌓였다가 火氣를 따라 입이나 코로 나오는 것이다. 小柴胡에 四物을 합쳐 四劑를 쓰니 피가 멈춘다. 이어서 六君子와 安胎飮을 복용하면서 몸 관리를 잘하더니 편안해졌다.

○ 紫蘇飮=임신중에 조섭을 잘못하여 胎가 불안하고, 胎가 위로 치올라 통증이 심한 경우와, 혹은 氣가 거슬러 올라 입이나 코로 피를 쏟는데 치료한다. (方文은 12頁 (8)에 기록되었음) 만약 肝脾의 氣血이 허하고 熱하여 불안하거든 이 약에 逍遙散을 겸해 먹고 脾氣가 허약하여 편치 못하면 이 약과 四君子에 川芎 當歸를 가입해 쓴다.

〈참 고〉

○ 小柴胡湯= 24頁 (2)를 참고. ○ 四物湯·六君子湯= 24頁 (6)을 참고. ○ 加味逍遙散·加味歸脾湯= 24頁 (4)를 참고.
○ 防風子芩丸= 12頁 (6)을 참고. ○ 硃砂安神丸= 3頁 (12)를 참고. ○ 妙香散= 3頁 (13)을 참고. ○ 安胎飮= 12頁 (1)을 참고. ○ 犀角地黃湯= 7頁 (6)을 참고. ○ 加味淸胃散= 24頁 (1)을 참고. ○ 黃芩淸肺飮= 8頁 (1)을 참고.
○ 加味六味丸= 24頁 (11)을 참고.

(9) 姙娠으로 부대끼는 증세

姙娠하여 부대끼고 괴로운 증세가 있는 것은 이러하다. 四月에는 少陰君火를 받아 胎의 精을 기르고, 六個月이 되면 少陽相火를 받아 氣를 기른다. 만일 母가 심장이 놀래고 膽이 차면(놀래면 肝膽이 서늘하다는 말은 이 뜻임) 이 증세가 많이 생긴다. 產寶에 이르기를 『子煩症(胎가 부대끼는 것)은 심장과 肺에 虛熱이 있거나 或은 痰이 가슴에 積되어 있는 관계다』 했다. 만일 임신 三個月에 부대끼는 것은 다만 熱해질 뿐이지만 가래가 막히거나 음식이 체하여 부대끼는 경우에는 느른한 침이 나오고 음식을 싫어한다. 대개 가래가 積되고 음식이 滯하여 가슴속에서 寒熱이 서로 부딪히며 吐가 심하면 胎가 動하여 불안해진다.

補 說 이와 같은 증세(부대끼는 것)가 內熱 때문이면 竹葉湯을 쓰고 氣가 체한 때문이면 紫蘇飮을 쓰고, 가래가 막혔으면 二陳湯에 白朮·黃芩·枳殼을 넣어 쓰고, 氣가 鬱結된 원인이면 分氣飮에 川芎을 넣어 쓰고, 脾胃가 허약한 때문이면 六君子에 紫蘇·山梔를 가입해 쓴다.

◎ **治療經驗**

* 한 부인은 임신중에 자주 열이 있고 가래를 토하고 음식을 싫어하고 심장이 부대끼고 머리가 어지러운 증세가 있었는데 이는 脾가 虛하여 風痰으로 병이 난 것이다. 그래서 半夏白朮天麻湯으로 元氣를 補하고 風邪를 제거하니 몇제를 먹고 점차 나아가고 오직 머리가 어지러운 증세만 낫지 않았으므로 補中益氣湯에 蔓荊子를 가입해서 陽氣를 올리고 元氣를 補한즉 모든 증세가 다 나았다.

ㅇ 竹葉湯=胎가 부대끼는 증세를 치료한다.

• 防風 黃芩(炒) 麥門冬 各一錢, 白茯苓 二錢

위 약에 竹葉 몇 片을 넣고 물에 달여 먹는다.

○ 人蔘散=熱이 심장, 비장에 들어 있어 자주 열이 오르고 침이 말라 갈증나는 증세를 치료한다.

• 人蔘·麥門冬·赤茯苓·地骨皮·乾葛 黃芩(炒)· 犀角各一錢, 甘草 五分.

위 약재를 물에 달여 먹는다.

○ 竹茹湯=임신중에 부대끼거나 혹은 胎가 不安하거든 淡竹茹 一兩을 물에 달여 먹는다.

○ 益母丸=知母를 볶아 作末한 다음 대추를 씨를 빼고 知母 가루와 반죽 彈子만큼 丸을 만들어 한차례 一丸씩 人蔘湯으로 복용한다.

〈참 고〉

○ 分氣飮=脾胃가 허약으로 氣血이 不和하여 명치가 아프거나 혹은 痰氣로 숨차고 기침하며 음식생각이 없는데 치료한다.

• 陳皮·茯苓·半夏(炒)·桔梗(炒)·大腹皮·紫蘇梗·枳殼(麩炒)· 白朮(炒) 山梔(炒) 各一錢, 甘草(炙) 五分.

위 약을 생강물에 달여 복용한다.

○ 紫蘇飮=12頁 (8)을 참고. ○ 二陳湯=24頁 (5)를 참고.

○ 六君子湯=24頁 (6)을 참고. ○ 補中益氣湯=24頁 (10)을 참고.

(10) 姙娠中 煩躁·口乾症

足太陰脾經은 그 기운이 입(口)에 통하고 手少陰心經은 그 기운이 혀(舌)와 연결된다. 만약 臟腑가 나쁘고 氣血이 잘 순환되지 않으면 內熱이 心·脾에 머물러 津液이 녹아 없어지는 것이다. 그러므로 마음이 바시대고(煩躁) 입이 바싹바싹 마르는 것(口乾)이니 胎가 부대끼는 증세의 원인과 大同小異하다. 이러한 증세가 있거든 益母丸을 쓰는게 좋다.

補 說 위에서 論한 증세가 만일 胃經의 實火로 인한 것이면 竹葉石膏湯을 쓰고, 胃經에 虛熱이 있는 때문이면 人蔘黃耆湯을 쓰며, 胃經의 氣가 허약하면 補中益氣湯으로 胃를 補하라. 만일 肺經에 虛熱이 있으면 紫蘇飮이오 肝經의 火가 動하면 加味逍遙散을 쓰고, 脾氣가 鬱結되었거든 加味歸脾湯으로 치료하고, 腎經의 火가 動하면 加味地黃丸으로 다스린다.

◎ **治療經驗**

* 어떤 姙婦가 몹시 부대끼고 겸하여 목구멍 사이의 통증이 있으므로 知母散에 山梔를 加하여 肺經을 맑히므로써 병세가 나았었는데 뒤에 內熱이 있고 기침하고 소변이 저린다. 補中益氣湯에 麥門冬·山梔를 加入해서 腎水를 풍족하게 보급해주므로써 完治되었다.

○ 知母散=부대끼고, 공연히 심란해지고 입안의 침이 마르는 증세를 치료한다.

· 知母·麥門冬·黃耆(炒)·子芩(炒)·赤茯苓 各一錢, 甘草

위 약재를 물에 달인 뒤 竹瀝 一合을 넣고 다시 달여 두어번 끓으면 복용한다.

○ 人蔘黃耆散=身熱로 부대끼고 입이 바싹 마르는데 치료한다.

- 人蔘·黃耆(炒)·葛根·秦艽·赤茯苓·麥門冬 各一錢, 知母·甘草 五分.

  이상을 생강 三片 竹葉 十四片을 같이 넣고 물에 달여 복용한다.

○ 人蔘白朮湯과 黃耆六一湯도 効驗이 좋다.

〈참 고〉

○ 竹葉石膏湯

- 石膏 一錢, 半夏 一錢五分, 甘草·人蔘 各一錢, 麥門冬·竹葉 各五分.

  이상을 생강물로 달여먹는다.

○ 補中益氣湯= 24頁 (10)을 참고 ○ 紫蘇飮= 12頁 (8)을 참고

○ 加味逍遙散·加味歸脾湯= 24頁 (4)를 참고 ○ 加味地黃丸= 24頁 (3)를 참고.

14. 妊婦의 風寒熱症

(1) 姙婦의 中風

四時와 八方의 氣가 즉 風이다. 冬至日를 기준하여 候(節候)를 삼는데 그에 속하는 方에서 바르게 불어오면 四時가 順하여 萬物을 長養하지만 그렇지 아니하고 그 鄕(方位)이 아닌 곳에서 엉뚱하게 불어오면 이는 虛風이며 邪氣가 되어 萬物에 피해를 입힌다. 마찬가지로 사람에 있어서도 몸이 허약해서 불필요한 邪氣(風)가 皮膚로 스며들어 客이 되어 있으면 몸이 마비되어 병신이 되고 筋脈에 침입하면 오그라지고 입이 비뚜러진다. 여기에다 만일 濕熱까지 겸하면 살빛이 푸르고 피부가 위축되고 筋骨은 힘이 없게 된다. 이 風邪가 만일 臟腑로 들어가게 되면 氣가 傷하여 經絡으로 따라 들어간다. 이렇게 되면 갖가지 疾患을 발생시킨다.

姙娠中에 風을 맞으면 서둘러 고쳐야지 그렇지 않으면 거의 落胎할 우려가 있다.

補　說 腑(六腑)에 風을 맞으면 四肢에 증세를 나타내는바 脈이 뜨고 추위를 타고 四肢가 땡겨 제대로 쓰지 못하며 臟(五臟)에 風을 맞으면 증세가 九竅에 발하는바 입술이 늘어나 음성이 變하고, 귀먹고, 코막히고 눈이 어둡고 大便이 굳어 잘 나오지 않는다.

六腑에 中風되면 땀을 내야 하고, 五臟이 中風되면 風邪를 아래로 빠져 내리도록 다스려야 한다. 안과 밖을 和시킨 뒤에는 해당되는 經을 치료해야 되는데 大藥劑로 補養한다. 만약 임신부가 中風되었거든 속히 치료하되 胎를 안정시키는 약으로 도와야 한다. (三頁 (1)을 참고할 것)

- ○ 防風散=임신부가 中風으로 졸도하고, 입이 오그라지고 四肢가 뻣뻣해지고 혹은 가래가 올라오는 증세를 치료한다.
  - · 防風·桑寄生·葛根 各五分, 家菊花·細辛·防己·秦艽·羚羊角(鎊) 當歸·桂心·茯神·甘草 各三分.

    이상에 竹瀝 半合을 넣고 물에 달여 복용한다.
- ○ 白朮酒=임신중 中風으로 입이 오그라져 말을 못하는데 치료한다.
  - · 白朮 一兩半, 獨活 一兩, 黑豆 一合(炒).

    이상을 물에 달여 네차례로 나누어 마시는데 취안하여 땀이 나오면 곧 낫는다.
- ○ 姙娠婦의 中風을 고치는 약으로는 排風湯·續命湯·參蘇湯 중 한가지에 羌活風引湯(方은 3頁 中風論)을 겸해 쓰면 좋다.

(2) 姙婦의 風痙

風痙이란 中風으로 힘줄이 땅겨 屈伸이 불편한 증세를 말한다. 임신부가 몸이 허약한 탓으로 風을 맞아 足太陽經을 상하고 風寒(熱과 冷)이 서로 부딪히면 입이 오그라져 말을 못하고 등이 뻣뻣하며, 심한 경우 등이 뒤로 휜다.(反張) 이렇게 되어 屈伸을 못하는 것을 痙이라 하는데 이 증세는 痙症이 풀렸다 發했다 하여 어떤 때는 멀쩡하다가 어떤 때는 갑자기 뻣뻣해지거나, 땡기고 그러다가 한참 있으면 증세가 가라앉는다. 또한 名稱을 子糰 또는 子冒라고도 하는데 그 원인을 살펴 다스려야 한다.

補 說 이 증세의 원인이 만일 心과 肝의 風熱이면 鉤藤湯을 쓰고, 肝·脾의 血이 모두 모자란 때문이면 加味逍遙散을 쓰고, 肝·脾가 답답한 것이 怒로 인한 것이면 加味歸脾湯을 쓰고, 氣가 거슬러 올라 痰이 막혔으면 紫蘇飮을 쓰고, 肝火가 風熱 때문이면 鉤藤散을 쓰고, 脾가 허하여 痰이 막혔으면 二陳湯에 薑汁과 竹瀝을 넣어 쓰고, 만일 몇가지의 원인이 겸했으면 14頁 (9)를 참고하여 처방하라.

◎ 治療經驗

* 한 부인은 임신중에 땀이 많이 나오고 입이 오그라져 말을 못하며, 허리가 뒤로 굽어(反張) 바로 서지 못하게(어떤 때는 허리가 펴진다) 되어 찾아왔다. 이는 怒氣가 肝火를 發動시켜 中風된 것이다. 加味逍遙散과 鉤藤散을 쓴 뒤 四君子에 鉤藤·山梔·柴胡를 가입해서 연달아 복용시켰더니 평상시의 건강을 찾게 되었다.
* 한 姙婦는 어떤 일에 크게 역정을 내다가 갑자기 땅에 엎어져 정신을 잃었다가 한참만에 깨어났다. 그러더니 痰을 吐하고, 四肢가 땡기고, 입이 오그라져 말을 못하고 목이 뻣뻣해진다. (痙). 이 姙婦에게 羚羊角散과 鉤藤散을 쓰고 이어서 歸脾湯을 복용시켰더니 처음부터 차츰 좋아지면서 말끔히 낫게 되었다.

○ 羚羊角散＝임신중에 까닭없이 갑갑하고 우울해지거나 허리가 뒤로 굽어지는 증세(子癎症)을 치료한다.

· 羚羊角(鎊)·獨活·酸棗仁(炒)·五加皮·薏苡仁·防風·當歸(酒浸)·川芎·杏仁(去皮尖)·茯神(去木)各五分, 木香·甘草(炙) 各二分. 위 약을 생강물에 달여먹는다.

〈참 고〉

○ 鉤藤湯＝12頁 (4) ○ 加味逍遙散·加味歸脾湯＝24頁 (4)
○ 紫蘇飮＝12頁 (8) ○ 鉤藤散＝4頁 (4) ○ 二陳湯＝24頁 (5)
○ 四君子湯＝24頁 (6)에 기록되었음.

(3) 姙婦의 瘈瘲

瘈(계)란 근육이 오그라져 땡기는 것이고 瘲은 위와 반대로 근육이 늘어지는 증세를 말한다. 다시 말하여 瘈瘲이란 한차례 오그라져 땡기다가 한참 뒤에 땡기고 오그라지던 筋脈이 반대로 늘어져 펴지고, 하기를 되풀이하는 증세로 비유하건데 갓난 아기가 손가락을 오그렸다 폈다 하는 형상과 같다. 이러한 증세는 거의가 風症에서 생겨나는바 風이란 가만히 있지 못하고 搖動하는 성질이 있기 때문이다.

위 증세가 만일 風熱로 인한 것이면 鉤藤湯에 柴胡·山梔·茯苓·白朮을 가입해서 木火(肝·心)의 氣血을 조화시키고, 風痰이 위로 치솟으면 위 湯에 竹瀝·南星·半夏를 加入해 다스리고, 風邪로 인해 四肢가 갑자기 땡기거든 위 湯에 全蠍·殭蠶을 가할 것이며, 氣血이 휴손된 때문이면 八珍湯에 鉤藤·山梔를 위주하여 쓰고, 四

肢의 힘이 없고 수족이 뻡혔다 오그라졌다 하고, 눈을 위로 뜨고 구슬같은 땀이 줄줄 나오는 것은 肝氣가 이미 끊어진 증거이므로 고치지 못한다.

◎ 治療經驗

* 한 姙婦는 四肢가 오그라져 펴지 못하므로 어떤 의원이 風을 除去하고 血의 濕을 燥하도록 하는 약제를 썼는데 오줌싸고 가래가 심하고 四肢가 땡겼다 늘어졌다 한다. 나는 말하기를『이는 肝火(熱)로 血이 燥한 때문이다』하고 八珍湯에 黃芩(炒黑)을 넣어 主劑로 해서 鉤藤散을 副劑로 썼다. 그랬더니 복용후 모든 증세가 나았다가 뒤에 怒氣가 병을 재발시켜 前症이 일어난데다가 小便에 피가 나오고 寒熱하고 음식 생각이 없어 먹지를 않는다. 이번에는 먼저 鉤藤散에 山梔·柴胡를 가입해 쓰고(血이 멈추었다) 뒤에 加味逍遙散을 쓰니 寒熱이 진정되어 잠을 잘 잔다. 이어서 六君子湯에 芍藥·鉤藤을 가입해 썼더니 四肢를 자유롭게 놀리고 기타의 증세도 없어졌다.

○ 八珍湯＝24頁 (4) ○ 六君子湯＝24頁 (6)에 기록되었음.

(4) 鬼胎에 대하여

대개 五臟六腑가 조화되면 血과 氣가 충족해서 정신이 거강해지는 것이지만 만약 五臟六腑에 영양보급을 제대로 하지 못하면 정신도 衰弱해져 妖魅(요매-잡귀)의 精이 허를 타고 들어와 마치 임신한 것 같은 형상이 나타나므로 이를 鬼胎라 한다.

補 說 만일 七情이 엉켜 混亂하고, 脾·肺가 손상되어 氣血이 허약해서 제 구실을 못하고 따라서 衝脈와 姙脈이 어긋나면 鬼胎症이 발생한다. 만일 月經이 고르지 못하거든 이는 氣血이 허약함을 가장 먼저 알려주는 형상이므로 즉시 몸을 補하여 月經이 순조롭게 다스리면 이 鬼胎症에 걸리지 않는다.

鬼胎(임신되지 않고도 임신한 것 같은 증세가 있는것) 현상이 있거든 元氣 補하는 것으로 주장을 삼고 雄黃丸 같은 약으로 도우면 치료된다. 脾經이 鬱結되어 氣가 거슬리면 加味歸脾湯으로 조화하고 보하며, 만일 脾虛하고 血이 부족하면 六君子에 川芎 當歸를 가입해 血을 기를 것이며, 肝火로 血이 소모된 경우는 加味逍遙散으로 血을 충당시키고, 肝脾가 鬱怒(怒氣가 엉킨 것)한 자는 加味歸脾湯과 逍遙散을 겸해 먹고, 腎과 肝이 모두 허약하면 六味地黃丸을 복용한다.

◎ **治療經驗**

* 한 婦人은 經水 단힌지가 八個月이 되었는데 가슴과 배가 점점 불러오고 얼굴빛은 푸르다 누리다 하므로 胎症 치료하는 약을 먹어도 效果가 없다 근심한다. 나는 말해주기를 『얼굴이 푸르고 脈이 거칠고 寒熱이 往來하는 것은 肝經의 血病 때문이고 얼굴이 누리고, 배부르고 음식을 많이 먹지 못하고, 몸이 늘어져 게을러지는 것은 脾經의 血病이다. 원인은 우울증과

怒가 맺혀 肝脾를 傷한데 있고 孕胎된 것이 아니다』고 설명하였으나 내 말을 믿지 않고 「治胎散」의 類를 썼으나 効果가 없으므로 하는수 없이 내게 다시 찾아왔다. 그래서 나는 加味歸脾湯과 加味逍遙散 두 가지를 각각 二十여제(첩)를 복용토록 하였더니 모든 증세가 점차 나아갔는데 姙婦측에서는 더욱 빠른 効果를 보려고 通經丸을 별도로 복용하였다가 그만 下血하고 昏迷에 빠지고, 땀이 많이 나오고 찬 것을 싫어하고 手足이 冷하고, 구토하여 먹지도 못하는데 이르렀다. 나는 人蔘과 炮薑 二劑를 쓰고 이어서 十全大補湯 五十여제를 써서 完治시켰던 것이다.

○ 雄黃丸=鬼胎症과 痰血로 腹痛하는데 치료한다.

- 雄黃·鬼臼(去毛)·莽草·丹砂(細硏)·巴豆(去油皮)·獺肝(炙黃)各半兩, 蜥蜴(一枚炙黃)·蜈蚣(一條炙黃).

  이상을 作末하여 桐子만하게 蜜丸을 만들어 한차례 二丸씩 空腹에 溫酒로 삼킨다. 혹은 뱀같은 벌레가 나오면 그 병은 제거된다.

○ 鬼胎症 및 血氣疾로 아파 견디기 어려운 증세에 아래 약으로 치료한다.

- 斑蝥(去頭翅足製), 延胡(索炒) 各等分.

  이상을 作末하여 半錢가량 따뜻한 술에 타 마신다. 이 약은 더러운 물이 나오게 하려는데 있으니 몇차례고 복용하여 더러운 물건이 녹아나오면 그만둔다.

〈참 고〉

○ 加味歸脾湯·加味逍遙散·十全大補湯=24頁(4) ○ 六君子湯=

24頁 (6)　○ 六味丸＝24頁 (11)에 기록되었음.

(5) 姙娠中의 傷寒

傷寒은 추위로 疾病을 얻은 것을 말한다. 몸이 허약한 사람이 추운 겨울을 만나면 추위에 상하는데 가벼우면 惡寒이 발하여 떨리고 熱이 오르고, 약간 기침하고 코가 막혀 고통하다가 며칠이 지나면 낫지만(즉 가벼운 傷寒은 감기다) 심한 경우 위 증세에 머리 아프고, 몸살나고 寒熱이 往來하고 오래도록 낫지 않는다. 이 傷寒도 오래되면 胎를 상할 우려가 있으니 속히 치료해야 한다.

○ 加減四物湯＝姙娠中 배아프거나, 혹은 月水가 고르지 못하거나, 혹은 胎氣가 不安하거나, 産後에 뭉친 피가 나오거나, 혹은 죽은 피가 많이 나오거나, 혹은 나쁜 찌끼나 핏덩이(즉 後産) 같은 것이 배속에 머물러있어 나오지 않는데 치료한다.

・ 當歸・川芎・白芍藥・熟地黃 各一兩.

위 약을 한차례 四五錢씩 물에 달여먹는다. 下血에는 艾葉・阿膠를 가입하고, 虛熱로 입이 마르면 括蔞根, 麥門冬을 가입하고, 겸하여 배가 아프면 위에다 當歸・芍藥을 더 보탠다. 핏덩이가 나오고, 피가 줄줄 나오거든 熟地黃・蒲黃을 加하여 쓰고, 熱 때문에 風이 생겼으면 川芎 柴胡를 가하고, 머리가 맑지 못하고 목이 뻣뻣하면 柴胡, 黃芩을 가하고, 便秘症에는 大黃・桃仁을 加하고, 구토하고 가슴이 부대끼면 白朮・人蔘을 加하고 헛된 근심으로 잠을 못이루면 竹葉・人蔘을 加하고, 부대끼고 갈증나면 知母・石膏를 加하고, 물을 마시다가 걸려 구역질 하면 猪苓・茯苓을 加

하고, 공연한 번뇌로 傷寒이 나면 人蔘·柴胡·防風을 加入해 쓴다.

ㅇ 阿膠散=異常氣候로 인하여 감기 같은 질환이 걸리거든 먼저 이 藥을 복용하여 일단 胎를 안정시킨 다음 症勢에 적합한 약을 쓴다.

- 阿膠(炙)·白朮(炒)·桑寄生·人蔘·白茯苓.
  위 약을 作末하여 한차례 一錢씩 찹쌀미음에 타 마시되 하루에 세차례 복용한다.

ㅇ 前胡湯=傷寒으로 머리가 아프고 열이 대단하고 팔 다리의 마디가 쑤시고 아픈데 치료한다.

ㅇ 石膏 一分, 前胡·甜竹茹·梔子(炒)·黃芩(炒)·大靑·知母 各五錢.
위 약에 葱白을 넣고 달여 복용한다.

ㅇ 蘇大湯=절기마다 傷寒에 걸리거나 寒振하고, 소름이 끼치고 딸꾹질하는 증세를 치료한다.

- 赤芍藥·橘紅·黃芩(炒)·黃連·甘草·蘇木 各五分.
  위 약을 물에 달여먹고 취안하여 땀이 나오면 낫는다.
  만약 胎가 不安할 우려가 있으면 이 약과 阿膠湯을 겸해 먹는다.

ㅇ 黃龍湯=임신중에 寒熱과 머리 아프고, 말하기도 싫고, 먹지도 않고, 갈비가 아프고, 가래침을 자주 뱉는 것과 產後에 風으로 상하여 熱이 胞宮(속칭 애보)에 들어가거나 寒熱하는 것이 학질 증세 같거나, 혹은 月經時에 勞로 인해 熱이 풀리지않는 증세 등을 치료한다.

- 柴胡 二錢, 黃芩(炒)·人蔘·甘草 各一錢.
  위 약을 물로 달여 먹는다.

ㅇ 柴胡石膏湯=머리 아프고 惡寒하고, 身熱있고 몸이 땡기고

입에 침이 마르는 증세를 치료한다.

• 柴胡 二錢. 甘草 一錢. 石膏 三錢.

위 약을 생강물에 달여먹는다. 氣가 허약하면 人蔘을 넣어 달인다.

○ 枳實散=傷寒에 걸린지 四日에서 六日안에 배가 팽창해져 많이 못먹고 허리 아프고, 몸이 무거운데 치료한다.

• 枳實(炒) 三錢. 陳皮 一錢. 麥門冬 一錢半.

위 약에 생강 葱白을 같이 넣고 물에 달여 복용한다.

○ 旋覆花湯=傷寒으로 머리와 눈이 도는것 같이 어지럽고 아프며, 熱이 대단하고 가슴이 부대낄 때 치료한다.

• 旋覆花·赤芍藥·甘草 各五分. 前胡·石膏 各一錢. 白朮·人蔘 麻黃(去根節)·黃芩 各三兩.

위 약에 생강을 넣고 물에 달여 복용한다.

○ 麥門冬湯=傷寒으로 열이 대단하거나, 구역질하고 골치아프고 胎氣가 不安한데 치료한다.

• 人蔘·石膏 各一錢半. 前胡·黃芩 各五分. 麥門冬·葛根 各一錢.

위 약에 생강·대추와 竹茹 一分을 넣고 물에 달여먹는다.

○ 白朮湯=傷寒으로 열이 자주 오르고, 머리 아프고, 胎가 動하고 혹은 때때로 토하고 구역질하여 먹지를 못하는 등의 증세를 치료한다.

• 白朮·橘紅·麥門冬·人蔘·前胡·赤茯苓·川芎·甘草·半夏 各五分.

위 약재와 생강·竹茹 一分을 넣고 물에 달여먹는다.

○ 良方白朮散=傷寒을 치료한다.

• 白朮·黃芩(炒) 各二錢.

위 약을 생강·대추물에 달여먹는다. 만일 四肢가 틀어지거든 이는 陰症이니 이 약을 쓰지 못한다.

○ 梔子大靑湯=얼굴에 斑點이 나서 黑色으로 변하거나, 오줌에 피가 섞여 나오는 증세를 치료한다.

• 升麻·梔子 各一錢. 大靑·杏仁·黃芩 各三分. 葱白 三寸에 위 약재를 넣고 물에 달여먹는다.

○ 芎蘇散=外部로 風寒에 촉감되어 열이 대단하고, 머리 아프고 가슴이 부대끼고 답답한 증세를 치료한다.

• 紫蘇葉·川芎·白朮·白芍藥·麥門冬(去心)·陳皮·乾葛 各五分. 甘草炙 三分.

위 약에 生薑 葱白을 넣고 물에 달여먹는다.

○ 參蘇飮=木香만 빼고 傷寒을 치료한다. (方은 6頁 (12)에 기록되었음)

(6) 姙婦의 時氣疾患

봄에 춥고 여름에 冷하고, 가을에 덥고 겨울에 따뜻한 것을 氣候가 때에 맞지 않는다 함이니 즉 異常氣溫이다. 더울 때 덥고 추울 때 추우면 차라리 질병이 적지만 위와 같이 더워야 할 때 춥고, 추운 때 갑자기 따뜻해지게 되면 草木 穀物은 물론이려니와 사람도 질병에 잘 걸린다. 이 같은 원인으로 질환에 感觸된 사람은 어른이나 아이를 막론하고 그 증세가 같다. 그러므로 이 질환을 「時氣」라 하는데 姙娠中에 걸려 심할 경우 胎를 상하게 된다.

補 說 이 時氣疾患은 위 傷寒症과 같이 치료함이 가하다.

○ 秦艽散＝時氣病(感氣)에 걸려 五六日이 되도록 땀을 못내고 입이 말라 물을 자주 먹고, 구역질하고, 헛소리 하는 증세를 치료한다.

• 秦艽·柴胡·各五分, 石膏 一錢, 犀角(鎊)·赤茯苓·前胡·甘草·葛根·升麻·黃芩 各四分.

위 약에 淡竹茹 一分을 넣고 물에 달여 복용한다.

○ 葛根飲子＝時氣로 자주 열이 오르고 입이 마르고 머리아픈 증세를 치료한다.

• 麻黃(去節根)·乾葛 各半兩, 石膏 一兩, 豉 一合, 白米半合, 梔子 二十粒, 葱白 二莖.

위 약을 물에 달여 세차례로 나누어 복용하는데 땀이 나오면 낫는다.

○ 消熱飲子＝時氣에 걸려 六七日이 되어도 낫지 않거나 大便不利한 경우 치료한다.

• 芒硝 一兩細硏, 葵子 二兩

위 약을 물에 달여 복용한다.

○ 人蔘敗毒散＝24頁 (10)을 참고

(7) 姙婦의 熱病

겨울철 酷寒에 感觸되므로 인해 病나는 것이 傷寒인데 반하여 여름철의 더위로 인해 病나는 것이 곧 熱病이다. 姙娠中 이 열병에 걸리면 대개 落胎된다. 이 열병은 嚴密히 말해서 中暑(더위 먹은 것)와 다르지만 또한 中暑와 비슷하다. 다만 中暑는 脈이

虛하고 熱病은 脈이 實한 차이뿐이다. 이 熱病을 치료함에는 臟腑관계와 脈度 등을 자세히 살펴 적절한 치료를 해야지 一例로만 다스려서는 안된다.

- 이 藥劑는 임신중 열병으로 두통이 발하고, 구토하고, 부대끼는데 치료한다.
  - 人蔘(一方은 無)·竹茹·葛根 各一兩, 蘆根 二兩, 知母 三兩, 麥門冬(去心) 一兩半.

    이 약을 한차례 四錢씩 連根과 葱白 三寸을 넣고 물에 달여 복용한다.
- 梔子仁飮=열병으로 검은 斑點이 얼굴에 생기거나, 小便이 피같고, 氣가 가쁘며, 胎가 떨어지려 하는데 치료한다.
  - 梔子·升麻·生地黃·石膏 各二錢, 黃芩·大青 各一兩.

    이 약재를 한차례 四兩씩 葱白 七寸과 豉 四十九個를 넣고 물에 달여 복용한다.
- 大黃飮=열병을 앓기 시작한지 六七日이 된 경우 大便이 빡빡하고 小便은 껄끄러워 잘 안나오는데 치료한다.
  - 大黃·石膏 各一兩, 知母·前胡·赤茯苓 各三分, 梔子·甘草·黃芩·各半兩.

    이상을 한차례 三錢씩 복용하되 生地黃 一分을 넣고 물에 달인다.
- 또 한 방법은 伏龍肝을 잘게 갈아 한차례 一錢씩 물에 타 마신다. 혹은 가루를 물에 반죽해서 배꼽 밑에 붙이기도 한다.
- 一方은 葛根을 즙내어 때때로 한잔씩 마신다.

○ 補遺蘆根湯=열병으로 머리 아프고 심장이 거북하여 구토하는데 치료된다.

• 知母 四兩, 靑竹茹 三兩.

위 약을 한차례 五錢씩 복용하되 生蘆根 한줌과 찹쌀 한주먹을 넣고 물에 달인다.

○ 升麻六物湯=傷寒으로 검은 斑點이 돋아나고 소변에 피가 나오는데 치료한다.

• 升麻·梔子 各二兩, 大靑·杏仁·黃芩.

위 약을 한차례 五錢씩 복용하는데 葱頭와 같이 넣고 물에 달인다.

○ 梔子五物湯=임신부가 傷寒으로 열이 대단하면서 두통이 심한데 치료한다.

• 梔子·前胡·知母 各二兩, 黃芩 一兩, 石膏 四兩.

한차례 五錢을 넣고 물에 달여먹는다.

(8) 姙娠中 疾病으로 胎를 損傷

時氣病(異常氣溫에 病이 든것, 즉 절기와 相反되는 氣溫때문에 疾患이 생긴 것)은 姙婦를 상하여 그 熱毒이 胞胎에 미치면 胎를 損한다. 그러므로 時氣病을 서둘러 고치지 않으면 落胎하고 血이 새어나온다. 따라서 姙婦의 命도 보장하기 어렵다.

補 說 時氣에 걸렸거든 모든 經脈(六經)의 동태를 살펴 (7)·(8)·(9)頁의 論을 대조하면서 치료하라.

○ 임신중에 傷寒으로 몸살이 심하고 열이 높은 증세를 치료한다.

• 葱白(切) 一升, 前胡·葛根·石膏 各十分, 青黛六分, 升麻 八分, 梔子 十二箇.

이 약을 물에 달여 세차례로 나누어 마신다.

ㅇ 임신중 傷寒으로 大小便이 막힌 증세를 치료한다.

• 前胡 十分, 大黃·石膏 各二十分, 梔子仁 十枚, 知母·黃芩·茯苓·生薑 各八分.

위 약을 물에 달여 세번에 나누어 복용한다.

ㅇ 임신중 상한으로 갑자기 黑斑點이 얼굴에 번지거나, 소변이 피처럼 붉고 落胎의 기미가 있을 경우 이 약을 쓴다.

• 梔子·升麻 各四兩, 青黛 二兩, 石膏 八兩, 黃芩 三兩, 葱白(切) 一升, 生地黃 二十枚.

이 약을 물에 달여 세차례로 나누어 먹되 熱한 것은 忌한다.

ㅇ 우물 속의 진흙을 염통 밑에 바른다.(흙이 마르면 다시 교환한다)

ㅇ 임신중 열병을 치료하는데는 먼저 白朮散으로 胎부터 안정시킨 뒤 본 질환에 의한 약을 써야 한다.

(9) 熱病으로 인한 腹中胎死

姙娠한 婦人이 熱病을 크게 앓아 胎가 죽었는데도 배안에 머물러 있고 나오지 않으면 胎母의 생명도 경각간에 있다. 이런 경우 급히 黑神散을 복용하여 胎가 나오도록 해야 한다.

補 說 이런 경우 당연히 產母의 건강이 급선무이므로 그 死

胎가 순조롭게 나오도록 해야 하지만 내가 생각하기에는 黑神散은 너무 熱한 약성이 있어 함부로 쓰기가 무섭다. 이미 胎는 죽었으니 산 사람을 보호함을 위주하여 平胃散에 朴硝·水銀을 가하여 쓰고 死胎를 내리는 것이 합당하다 생각된다.

○ 黑神散＝烏金散 또는 肉桂散이라고도 한다.

- 桂心·當歸·芍藥·甘草(炙)·乾薑(炒)·生地黃 各一兩, 黑豆(炒去皮) 二兩, 附子(炮去皮臍) 半兩 .

  이상을 모두 作末해 두고 한차례 二錢씩 빈 속에다 따뜻한 술에 타마신다.

○ 또 한가지 방법으로는 伏龍肝을 作末하여 따뜻한 술이나 白湯에 二錢씩 복용한다.

○ 또 한가지 방법은 朴硝가루를 어린이 오줌에 개어 뜨거운 술에 타 마시기도 한다.(한차례 三錢)

(10) 姙娠中의 瘧疾

학질은 일종의 熱病이다. 발생하는 시기는 대략 늦은 봄부터 이른 가을까지 사이에 이 질환에 많이 걸린다. 姙婦의 학질은 여름철 더위에 상하여 피부에 熱이 들어 있다가 즉시 발하기도 하고, 가을에 이르러 드디어 발하는 경우도 있다. 姙婦가 이 病에 걸리면 심한 경우 胎를 상하게 되니 처방법에 의하여 속히 치료해야 한다.

補 說 姙婦의 학질은 脾胃가 허약해서 소화불량하고 혹은 外部에 感觸되거나, 혹은 鬱怒가 脾를 상하거나 혹은 더위를 먹었

거나 하는 여러가지 원인으로 걸리게 된다. 만일 음식에 체한 것이라면 六君子湯에 桔梗·蒼朮·藿香을 가입해 쓰고, 外邪가 많고 음식을 적게 먹으면 藿香正氣散을 쓰고, 外邪가 적고 음식을 많이 하거든 人蔘養胃湯을 쓰고, 일에 지쳐 元氣를 상한 때문이면 補中益氣湯을 쓰고, 鬱怒로 脾를 상했으면 柴胡湯과 歸脾湯을 겸하여 쓰고, 肝木이 實하여 脾土를 억누르면 六君子湯과 安胎藥으로 다스릴 것이며, 아울러 三陰과 三陽의 經을 참고하여 처방해야 한다.

◎ **治療經驗**

* 한 婦人은 怒로 인해 학질에 걸려 오래도록 낫지 않는다. 가슴과 배가 거북하고, 구미가 없으며, 입안에서는 신물이 나오고 가래도 뱉는다. 그리하여 六君子에 柴胡·山梔를 가하여 二十여제를 썼더니 晡熱만 있을 뿐 그 외의 증세는 다 나았다. 이어서 六君子湯에 升麻·柴胡를 넣어 主劑로 쓰고 逍遙散을 곁들여 복용시켰더니 건강이 回復되었다.
* 한 부인은 임신중에 학질이 걸려 오래도록 앓는다. 입안에서 더운 기운이 나오고 가슴이며 배가 팽창하게 부르고 많이 먹지 못하고, 건구역질이 나오며 소변에 피가 섞이고 잠도 잘 오지 않는다 한다. 이는 우울증과 怒氣로 肝脾를 상한 때문이다. 歸脾湯에 柴胡·山梔·升麻를 가입해서 복용한뒤 쾌차하였다.

○ <u>七寶散</u>＝여러가지 形態의 학질을 치료한다.

• 常山·厚朴(薑製)·青皮·陳皮·(並去白)·甘草(炒)·檳榔·草果 等分.

이상을 한차례 半兩씩 술 한사발 물 한사발에 달여 한잔쯤 남거든 찌끼는 건져내고 冷한 곳에 하룻밤 재웠다가 증세가 발할 무렵 따뜻하게 데워 마신다.

○ 人蔘養胃湯=姙婦의 학질을 치료하는데 이 약은 冷寒한 사람에게는 좋으나, 熱이 있는 경우에는 쓰지 말아야 한다. (21頁 (9)을 참고

○ 清脾湯=熱만 있고 寒氣가 없는 학질 환자를 치료한다. 입이 쓰고, 침이 마르고, 대변이 빡빡하여 안나오고, 음식을 못하고, 脈이 빠르거든 이 약을 복용하라.

- 青皮·厚朴(薑製)·白朮(炒)·草果·茯苓·半夏(炒)·黃芩·柴胡·甘草(炙) 各五分.

  이상을 생강물에 달여먹는다.

〈참 고〉

○ 交加散=학질 고치는데 신효하다.

- 肉豆蔻(二個中 一은 生으로 一은 煨)·草豆蔻·二首中(一生一煨) 甘草 二錢(半生半炒), 厚朴(二錢半生炒 半은 生), 生薑 一兩. (半生半煨).

  이상을 생강물에 달여 발병한 날 五更에 복용한다.

○ 仲景白虎加桂枝湯=瘟疫과 학질을 치료한다. 이는 少陽經의 약이다.

- 知母 六錢, 桂枝·黃芩 各一錢, 樓根 二錢, 甘草(炙)·牡蠣·乾薑 各一錢.

  이 약을 물에 달여 복용한다. 땀이 나오면 학질이 즉시

낫는다.

○ 桂枝羌活湯＝학질병으로 惡寒하고 땀을 내지 못하는데 치료한다.

· 桂枝 · 羌活 · 防風 · 甘草 각 一錢五分.

위 약을 물에 달여 복용하되 吐하거든 半夏麯을 가입해 쓴다.

○ 麻黃羌活湯＝치료하는 증세는 前과 같으며 특히 惡寒하고 땀이 나오지 않는데 쓰인다.

· 麻黃(去節) 羌活 防風 甘草 各半兩

위 약을 물에 달여 복용한 뒤 땀을 낸다.

〈참 고〉

○ 四君子湯 · 六君子湯 ＝ 24頁 (6)을 참고. ○ 藿香正氣散＝21頁 (10) ○ 人蔘養胃湯＝21頁 (9), 小柴胡湯＝24頁 (2) ○ 逍遙散 · 加味歸脾湯＝24頁 (4)에 기록됨.

(11) 姙婦의 霍亂

霍亂症(곽란증)에 대해서는 7頁 (6)에서 이미 論하였으므로 상세한 설명을 省略하거니와 간단히 말해서 음식에 체하여 입으로 吐하고, 아래로 쏟고 심한 腹痛으로 腸이 뒤틀리는 듯 몹시 통증이 일어나는 증세다. 前論과 다른 점이 있다면 姙娠中의 霍亂이라는 점이다. 霍亂症의 원인은 요약해서 두 가지가 있는데 吐瀉하고 腹痛症은 熱 때문에 체한 것이고, 위 증세에 머리 아프고, 몸살기 있고 열이 높은 것은 風邪로 인해 체한 것이다. 임신기에 이 증세가 일어나면 落胎하는 例가 많으니 서둘러 치료해야 한다.

補 說 안으로 음식에 상하고 밖으로 風寒에 觸感된 것이 원인으로 霍亂이 일어났으면 霍香正氣散을 쓰고, 단순히 음식에 체한 것이면 平胃散이면 치료되고, 脾胃가 상한 중에 陽氣가 虛한하고 手足이 冷해지는 霍亂症에는 溫하고 補하는 약을 써야 한다.

◎ **治療經驗**

* 한 姙婦는 霍亂은 이미 멈췄으나 음식을 먹을 수가 없고 입안에 신맛이 있어 침을 자주 삼키는 것을 어떤이가 逍道하여 中氣를 편하게 하는 약을 쓰려하는 것을 나는 胃氣가 상하여 虛熱 때문이니 四君子湯을 쓰라 권했으나 그는 듣지 않고 人蔘養胃湯을 썼다. 결과는 口吐하고 신물을 자주 삼키고 胎도 不安해졌다. 하는 수 없이 내가 권하는 四君子湯을 달여 먹게 되었는데 그녀가 약 냄새를 맡으면서 구토를 멈춘다. 그리하여 마침내 四君子湯으로 十餘日 남짓하여 낫게 되었다.

○ 人蔘散＝脾胃가 허하고 冷한 관계로 霍亂症이 난 것을 치료한다.
  - 人蔘 · 厚朴(薑製)·橘紅 各一錢, 當歸·乾薑(炮)·甘草(炙) 各五分. 이상을 대추와 같이 물에 달여 복용한다.

○ 人蔘白朮散＝脾胃가 허약하므로 토사하거나, 혹은 토사하고 갈증나고 먹지 못하는데 치료한다.
  - 白朮·茯苓·人蔘·甘草(炒)·木香·藿香 各五分, 乾薑 一錢. 위 약을 물에 달여 복용한다. 吐가 심하거든 생강즙을 가입해서 자주 마신다.

○ 縮脾飮＝더위 먹어 곽란증이 발하거나 자주 갈증나고 토사

하는데 効驗이 좋다. 冷하게 해서 자주 마시라.

• 草果仁 四兩, 烏梅肉 三兩, 甘草 二兩半.

이상의 약을 한차례 半兩에다 생강 열쪽을 넣고 물에 달인다.

○ 木瓜煎=토사하는 증세와 힘줄이 轉動되어 몹시 고통스러운 증세를 치료한다.

• 吳茱萸(湯炮七次)·生薑(切) 各一分, 木瓜(木刀切) 半兩.

위 약을 한차례 二三錢을 물에 달여먹는다.

○ 霍亂을 치료하는데 効力이 신속한 처방법이 있다. 黃連이 있고 遍豆가 없다. 임신부가 霍亂이 나서 배 아프고 四肢가 차가워지고, 땀이 흐르고 脉이 미세하면 理中湯으로 다스리고, 음식에 상했으면 위 湯에 陳皮를 加하고, 寒氣가 심하고 脈이 끊어지려 하며 陰症이 갖추었으면 위 약에 炮한 附子를 가입해 쓴다.

○ 竹茹湯=곽란으로 열이 있고 갈증나고 脈이 급한 증세를 치료한다.(方文은 13頁(9)에 기록되었음)

〈참 고〉

○ 藿香正氣散=21頁 (10) ○ 平胃散=7頁 (18) ○ 四君子湯=24頁 (6) ○ 人蔘養胃湯= 21頁 (9) ○ 五苓散= 21頁 (10) ○ 理中丸=20頁 (8) ○ 香需飮=7頁 (2)를 참고.

15. 妊婦의 大小便

(1) 泄瀉病

임신중의 설사병에 있어 便이 힙스레하고, 먹기만 하면 물이건 곡식이건 소화를 못하여 배가 아프고 배가 우굴거리는 증세를 洞泄이라 하고, 물을 자주 찾고 구역질하면서 설사하는 것을 協熱下利라 한다. 이 모두 五苓散으로 소변을 잘 통하게 하면서 黃連阿膠丸과 혹은 三黃熱艾湯으로 배속과 大便을 좋게해야 한다.

만일 설사똥이 누리고 버큼이 섞이고 창자가 우글거리고, 배가 아프고 脈이 잠기고 급하면 戊己丸으로 편안케 할 것이며, 입안에서 더운 기운이 나오고 냄새나서 먹지 못하고 胃脈이 잠기고 緊張하면 感應丸을 쓰고, 만일 風으로 冷하여 음식의 소화불량으로 便이 팥죽처럼 생겼으면 胃風湯으로 다스리고, 몸이 차고 배꼽밑이 冷한 가운데 가끔 瀉가 있으면 理中湯과 治中湯을 쓰고, 더위를 먹어 심장이 부대끼고 갈증나고 줄줄 물똥을 쏟거든 四苓散을 먹고, 溫氣에 상하여 설사하고, 소변이 저절로 저리거든 不換金正氣散과 胃苓湯을 쓴다 (8頁의 (8)을 같이 참고하라)

補 說 쌀밥에 체했으면 六君子湯에 穀蘗을 가입해 쓰고 밀것(大麥類－가루것)에 체했으면 六君子湯에 麥蘗을 가입하고. 肉食으로 상한 때문이면 六君子에 山梔를 가하여 쓴다.

만일 설사에 寒熱있고 구역질까지 겸하면 이는 肝木이 脾土를 억누르고 있는 관계이니 六君子湯에 柴胡·生薑을 넣어 쓰고, 구토에 배아프고 손발이 冷하면 六君子에 生薑·桂를 넣어 쓰는데 낫지 않거든 錢氏益黃散을 복용할 것이며, 설사에 熱이 있고, 갈증나고 肢體가 나른하면 補中益氣湯이라야 하고, 설사가 노랗거든 六君子에 木香·薑桂를 쓰고, 만약 밤중과 새벽에 설사하고, 口味가 없어지면 脾胃가 허약함이니 五更에 四神丸을 먹고 낮에는 白朮散을 먹는다. 낫지 않거나 나았다가 재발하고 음식생각이 없으면 八味丸으로 命門을 補하는 한편 脾土를 生助시켜주는 것이 최선의 처방이다.

◎ **治療經驗**

* 어떤 부인이 있었는데 임신중에 설사병에 걸려 음식을 싫어하고 구역질을 한다. 이는 脾氣가 상한 탓이라 하였더니 그 여인이 걱정이 되어 억지로 먹으려 하는 것을 그 역시 胃를 상하는 일이니 억지로 먹어서는 안되고 脾胃가 좋아지면 자연 묵은 체가 내려가 저절로 음식이 당긴다. 일러 주었다. 그러나 내 말을 믿지 않고 자기 생각대로 人蔘養胃湯을 먹고는 도리어 시고 쓴 물을 토하여 이번에는 寒藥으로 熱을 내리려 하는 것을 보고 『그렇게 하면 胃가 더욱 상하게 될 것이니 먹지 말라』 하였더니 이때에야 내 말을 따르고 그 약 먹기를 그만 두었는데 과연 얼마안가서 胃가 회복되어 설사병이 나았다.

ㅇ 厚朴丸＝寒氣에 상하여 줄줄 설사하는데 치료한다.

· 乾薑(炒) 厚朴(去皮) 等分

위 약을 물에 반죽해서 볶아 作末한다. 풀에 적당히 개어 桐子만하게 丸을 지어 한차례 五十丸씩 미음으로 마신다.

○ 草果散=虛寒으로 설사하고 배아픈 것이 심한데 치료한다.

· 厚朴(薑汁拌炒)二兩, 肉豆蔻(十個麵煨) 草豆蔻(十個煨)

〈참 고〉

○ 附子理中湯=20頁 (8) ○ 理中丸·五苓散=21頁 (10)
○ 六君子湯 = 24頁(6) ○ 錢氏益黃散=21頁(9)
○ 四神丸=8頁 (8) ○ 七味白朮散=21頁 (2) ○ 八味丸=24頁 (11)을 참고 ○ 補中益氣湯=24頁(10)을 參考

(2) 姙婦의 下痢

痢疾과 설사는 類形이 같으면서도 다르다. 설사는 단순히 물같은 便을 줄줄 쏟는 것이지만 痢疾은 便이 묽으면서도 곱똥이 나오는 증세다. 또는 설사가 없이 곱똥만 조금씩 나오는 것이 痢疾이며 이 痢疾은 대개가 便의 빛깔이 여러가지 狀態로 섞여 나온다.

임신부가 날것이나 冷한 것을 잘 못먹으면 脾胃가 미처 소화를 못하고 가슴이 아프거나 배가 아프면서 痢疾이 된다. 만일 血分에 속한 病이면 便의 빛이 붉고, 氣分에 속한 병이면 白色便이 나오고 血氣分이 다 包含된 증세라면 便에 赤白色이 섞은 곱똥을 누고, 熱로 인한 痢疾이면 피똥을 싼다.

補 說 便의 빛깔을 보아 처방한다. 만일 便色이 누리면 中氣를 補하고, 누리고 푸른빛이 섞였으면 肝脾를 補하고, 누리고 흰빛이 섞였으면 脾胃를 補하고, 누린빛과 검은빛이 겸했으면 脾胃를 따뜻하게 하고, 누리고 붉은 빛이 겸했으면 오직 中氣를 補한

다. 만일 腸胃가 虛弱하여 風邪를 맞아들였으면 胃風湯을 쓰고, 胎氣가 불안하거든 급히 脾胃를 補하면 자연 편안해진다.

◎ 治療經驗

* 어떤 女人은 임신중에 痢疾에 걸려 오래도록 낫지 않으므로 消導理氣하는 약을 먹고는 배속이 무거워 胎가 아래로 떨어지는 것같이 불안해졌다. 다시 阿膠·艾葉같은 약을 먹었으나 듣지 않는다 하거늘 『이는 元氣가 허하고 內熱이 盛한 까닭이다』 말해주고 補中益氣湯을 지어 주었는데 그녀가 복용후 편안하였고, 六君子湯을 마저 복용하고는 건강이 좋아졌다.

○ 임신중 이질에 걸려 누런 곱똥이 나오는데는 아래 약으로 치료한다.

• 厚朴薑汁(炙) 二兩, 黃連 二兩, 肉豆蔻 五個(去皮)

위 약을 물에 달여 천천히 마신다.

○ 임신중에 熱이 있고 痢疾을 앓는데 아래 약을 복용한다.

• 黃連 一升, 黃蘗 一升, 梔子仁 二十枚

위 약을 한차례 五錢씩 물에 달여 복용하되 구역질을 하면 橘皮·生薑을 가입한다.

○ 임신중에 이질로 설사하고 곱똥 누고 배아프고 소변이 특특하여 잘 안나오는 증세를 치료한다.

• 糯米 一合, 當歸(炒), 黃耆 各一兩

위 약을 물에 달여 四分하여 복용한다.

○ 分娩時가 되어 이질에 걸렸거든 梔子를 볶아 作末한 다음 白湯에 타 마신다.

〈참 고〉

○ 胃風湯＝ 8 頁(11) ○ 補中益氣湯＝24 頁(10)을 參考

(3) 大小便不通

임신한 女人이 大便 또는 小便을 누지 못하거나 잘 안나오는 것은 거의가 臟腑의 熱 때문이다. 大臟이 熱하면 大便이 안나오고, 小腸이 熱하면 小便을 누지 못하며 대장, 소장이 모두 熱하면 그 원인에 따라 처방해야 한다.

補 說 위 증세에 만일 大腸의 血이 燥하면 四物湯에 條芩 桃仁을 넣어 쓰고, 大腸의 氣가 막혔으면 紫蘇飮에 杏仁·條芩을 넣고, 腸胃가 氣虛하면 六君子湯에 紫蘇·杏仁을 넣고 肝脾에 熱이 감싸고 있으면 龍膽瀉肝湯이오, 心肝이 熱하거든 加味逍遙散에다 車前子를 넣어 쓴다.

◎ **治療經驗**

* 한 姙婦는 大小便이 잘 안나와 火를 내리고 氣를 다스리는 藥을 지어다 먹었다. 도리어 氣가 허해지고 肝脈이 급하고 脾脈은 느리고 막힌다. 얼굴을 보니 푸른빛이 돌고, 좋지 않았다. 이는 우울한 심사와 怒氣 때문에 肝脾가 熱함이므로 加味歸脾湯과 加味逍遙散으로 치료해주었다.
* 어떤 부인은 역시 임신중에 이질에 걸렸다가 일단 나았는데 大小便이 불통한다. 그런데 그 부인의 媤家는 본래 醫術로 傳해오는 집안이어서 스스로 淸熱劑를 썼으나 듣지 않아 내가 치

료를 맡게 되었다. 우선 진맥한즉 脈이 뜨고 크고 순하지 못하다 이는 氣血이 모두 虛한 원인이다 하고 처방하기를 아침에는 八珍湯에 桃仁·杏仁을 넣어 쓰고 저녁에는 加味逍遙散에 車前子를 가입해 아침·저녁으로 복용시킨 뒤에야 完治되었다.

○ 當歸散=임신중 怒로 인해 가슴과 배가 부르고 아프거나, 四肢에 浮腫이 나고 숨이 가쁘고, 헐덕거리고, 大便이 안나오고 소변이 껄끄러워 시원치 않거나 產門에 종기가 생긴 것 등을 치료한다.

- 當歸 五分, 赤茯苓·枳殼(麵炒)·白芍藥·川芎 各一錢, 白薑(炮) 木香(煨), 粉草 各三分

  위 약을 생강물에 달여 복용한다. 氣弱한 환자는 枳殼半을 덜어내고, 大便이 빡빡하면 蜜을 가입해서 같이 달인다.

○ 임신중 대소변이 불통하고, 배와 가슴이 더부룩하고 음식 생각이 없는 경우 이 약을 복용한다.

- 大黃(炒)·木痛·檳榔 各一兩, 枳殼(麵炒) 三分

  이 약을 作末한 다음 童便 一錢과 葱白 二寸을 六分쯤 달인 물에 타 한차례 二錢씩 복용한다.

○ 임신중 風氣로 便秘가 되어 大便을 누지 못하는데 치료하는 약이다.

- 枳殼(麩炒), 三兩, 防風, 二兩 甘草(炙) 一兩

  위 약을 모두 作末하여 한차례 二錢씩 빈 속에 白沸湯으로 먹는다.

○ 임신중 소변이 안나오고, 呼吸이 답답하거든 猪苓散을 복용

한다. 듣지 않거든 甘遂를 作末하여 蜜에 팥낱만큼 떼어 먹고, 그래도 낫지 않으면 재차 복용한 뒤 猪苓散을 먹는다.

- 猪苓散=임신중 소변이 껄끄러워 아프고 胎水가 흘러나오거든 猪苓을 껍질 벗긴 뒤 가루를 만들어 白脾湯에 一錢가량 타 마시되 아침·점심·저녁 이렇게 四次 복용한다.
- 大小便이 안나오는데 또한 方法은 車前子 一兩·大黃 半兩을 볶아 作末해두고 매번 三錢씩 타 먹는다.

〈참 고〉

○ 四物湯·六君子湯=24頁 (6) ○ 紫蘇湯= 4 頁 (9) 龍膽瀉肝湯=24頁 (8) ○ 加味逍遙散·加味歸脾湯=24頁 (4)를 참고.

(4) 小便不通

임신중의 소변불통은 小腸이 熱하여 그 熱이 오줌보에 전해지기 때문이다. 또는 胎가 크게 자라서 胞에 接近되거나, 胞에 매인 胎가 어긋나(이를 轉胞라 한다) 소변이 不通되며 혹은 胎에 물이 차서 소변이 저절로 나오는 경우가 있는데 이를 遺尿라 한다.

補 說 『만일 배가 팽창하게 부르고 소변이 안나오는 것은 脾胃氣가 허약하여 胎가 오줌보를 누르고 있기 때문인바 四物湯과 二陳湯에 人蔘 蒼朮을 가입해서(空心으로) 먹으면 통하게 된다』고 東垣은 말했다.

대개 소변불통은 또한 脾와 肺가 허약해서 방광으로 오줌을 보내지 못하는 원인도 있고, 또는 氣가 熱하여 방광의 진액이 濃해진 까닭도 있으며 또는 肺金이 熱에 녹거나 脾土의 濕熱이 심한 관계로 불통되는 경우 등이 있다.

◎ **治療經驗**

* 어떤 부인은 임신 五個月에 소변이 不通하여 여러가지 약을 써 보았지만 신통치 않다 하므로 나는 『八味丸이 아니면 듣지 않는다』 주장했지만 내 말은 믿지않고 엉뚱한 약을 쓰다가 낫지 못하고 가슴과 배에 惡腫까지 생겨 일어나지 못하고 말았다

* 한 부인은 임신중에 소변불통에다 배에 종기까지 크게 나서 위험하게 되었으나 八味丸을 쓰니 소변이 통하고, 다음에는 八味丸 약제에다 車前子를 가입해 썼더니 모든 증세가 完治되었다.

ㅇ 八味丸=열이 자주 오르고 부대껴 눕지 못하거나 소변을 못누거나(轉脬症으로) 하는데 치료한다.(24頁 (11)을 참고)

ㅇ 임신중에 소변이 잘 안나오면 杏仁을 皮와 尖한 것을 버리고 누릿하게 볶아 공이에 찌은다음 丸을 만들어 한차례 七粒씩 燈心湯에 복용한다. 또는 아래와 같은 처방의 약을 써도 좋다.

- 當歸 貝母(去心炒), 苦參 各三兩, 滑石 半兩

  위 약을 作末하여 蜜에 반죽 팥낱만한 丸을 지어 한차례 二~三十丸씩 미음으로 마신다.

ㅇ 葵子散=임신중 소변이 잘 안나오거나, 몸이 무겁고 惡寒하고, 현기증이 있고, 水腫이 난데 치료한다.

• 葵子 五兩, 赤茯苓 五兩

위 약을 作末하여 한차례 二錢씩 미음으로 마신다.

○ 임신중 소변이 막히거나 배꼽 밑이 좋지않은 증세 등을 치료한다.

• 葵子(硏) 楡柏皮(切) 各一兩, 葱白 七莖

위 약을 물에 달여 세차례 나누어 마신다.

〈참 고〉

○ 四物湯＝24頁 (6) ○ 二陳湯＝24頁 (5)를 참고

(5) 姙娠中의 子淋

임신중에 소변이 저절로 나오는 것은 腎과 膀胱에 虛熱이 있어 水를 제어하지 못하기 때문이다. 그런데 임신중에는 胞가 심장과 신장 사이에 매달려 있으므로 심장과 신장 사이에 虛熱이 있으면 이러한 증세가 있고 심지어는 심란하고 부대끼는바 이를 子淋이라 한다.

補 說 위 증세에다 목의 筋이 땡기고 말이 잘 안나오고 痰이 심하거든 羚羊角散을 쓴다. 만일 소변이 껄끄럽고 자주 마려우면 安榮散이 잘 듣고, 脾經에 濕熱이 있으면 龍膽瀉肝湯이오, 肝經에 虛熱이 있으면 加味逍遙散이오, 정갱이와 발의 힘줄이 땡기고 소변이 잘 안나오면 급히 八味丸을 쓴다.

만일 燥한 약을 먹은 뒤 소변이 자주 마렵거나 잘 안나오면 生地黃・茯苓・牛膝・黃柏・知母・芎藭・甘草를 쓰고, 소변이 자

주 마려운 가운데 色이 누리거든 四物湯에 黃栢·知母·五味子·麥門冬 玄參을 가입해 쓰며, 肺氣가 허하여 呼吸이 급하면 補中益氣湯에 山梔·麥門冬을 가입해 쓴다.

만일 陰戶(공알)가 빠져나오고, 위축되거나 마비되며 소변이 자주 마려우면 地黃丸으로 치료하고, 열이 膀胱에 맺혀 잘 나오지 않는 경우는 五淋散이오, 脾肺가 燥하여 化生作用을 못하면 黃金淸肺飮이오, 膀胱의 血이 虛하여 氣를 生할 수 없으면 滋腎丸을 쓰고 膀胱의 氣가 허하여 血이 化할 수가 없으면 腎氣丸을 쓴다.

◎ **治療經驗**

* 한 부인은 역정을 낼 때마다 열이 발하고 갈비가 빠개질 듯 팽창하며 소변이 저절로 나오기도 하고 혹은 껄끄러워 누기가 거북하며, 月經을 치를 때마다 십여일간을 멈추지 아니하였다. 그러다가 임신 三個月이 되었는데 怒氣로 인해 전 증세가 재발하였다. 아침에는 加味逍遙散을 쓰고 저녁에는 安胎飮을 쓰니 각각 二劑를 먹고 증세가 가라앉는다. 五個月째 되는 때 怒氣로 인해 下血하는 것이 月水와 같이 하는데 나흘간을 멈추지 않는다 하기에 역시 加味逍遙散과 安胎飮으로 어렵지 않게 치료하였다.

○ <u>地膚大黃湯</u>=子淋(소변이 저절로 나오거나 자주 마려운 증세)을 치료한다.

· 大黃·地膚草 各三兩·知母·黃芩(炒)·猪苓·赤芍藥·通草·升麻·枳實(炒)·甘草 各 二兩.

위 약을 한차례 四,五錢씩 물에 달여 먹는다.

○ 安榮散=子淋을 치료하는데 좋다.

• 麥門冬(去心)·通草·滑石·當歸·燈心·甘草·人蔘·細辛·各五分

위 약을 물에 달여먹는다.

○ 소변이 저절로 나오고 누울 때 뜨끔대고 아프며 심란한 증세를 고친다.

• 瞿麥穗 赤茯苓·桑栢皮·木通·葵子 各一錢, 黃芩·枳殼·車前子(炒) 各五分, 芍藥 五分.

위 약을 물에 달여먹는다.

○ 子淋과 소변을 볼 때 뜨끔거리고 아픈 증세에 아래 약으로 치료한다.

• 冬葵子·滑石·木通 各等分

위 약을 한차례 四·五錢씩 葱白 七寸을 넣고 물에 달여 먹는다.

○ 猪苓散= 子淋과 소변이 껄끄럽고 아픈데 치료한다. (方文은 本頁 (3)을 참고)

〈참 고〉

○ 羚羊角散=4頁 (1) ○ 龍膽瀉肝湯=24頁 (8) ○ 加味逍遙散=24頁(4) 腎氣丸임. ○ 六味丸·八味丸=24頁(11) ○ 六君子湯=24頁(6) ○ 五淋散·滋腎丸 黃芩滯肺飮=8頁(11) ○ 安胎飮=12頁 (1), 四物湯=24頁(6) ○ 補中益氣湯=24頁(10)을 참고

(6) 姙娠中의 遺尿症

오줌이 나오는 것도 모르고 저절로 나오는 증세를 遺尿라 한다. 임신중에 이 증세가 있으면 白薇 ·芍藥을 作末하여 술에 타 마신다. 혹은 白礬·牡蠣를 作末하여 한차례 二錢씩 술에 타 마시기도 하고, 혹은 닭털(깃)을 태운 재를 한수저 정도 술에 타 먹기도 하고, 혹은 桑螵蛸를 볶아 益知·子仁과 같이 作末하여 米飮에 복용하는 등 여러가지 처방법이 있다.

補 說 위 遺尿症이 만일 오줌보(脬)가 熱한 때문이면 加味逍遙散을 쓰고, 脾·肺의 氣가 허해서 그러하면 補中益氣湯에 益智를 넣어 쓰고, 肝·脾의 陰血이 허한 원인이거든 六味丸을 써야한다.

◎ **治療經驗**

* 어떤 姙婦가 있었는데 오줌이 저리고 熱이 있고 肝脈이 洪大하고 빠른데 눌르면 미열이 있고, 太陽(이마 양쪽 변지 부분)이 아프고, 갈비가 팽창되어 답답하다. 이는 肝火로 血이 허한 관계다. 加味逍遙散과 六味地黃丸을 복용하고 나았다가 그 뒤 寒熱이 있던 차에 怒氣를 발하여 전 증세가 재발되었다. 八珍湯과 逍遙散을 겸해 먹은즉 肝火가 맑아지고 肝血이 보충되어 그러한 질환이 없어졌다.

〈참 고〉

- 加味逍遙散·八珍湯＝24頁 (4) ○ 補中益氣湯＝24頁 (10)

○ 六味地黃丸＝24頁 (11)을 참고

(7) 妊娠中의 尿血

妊娠中 오줌피(尿血)가 나오는 것은 內熱이 血分을 손상시킨 까닭에 血이 뜨거워져 오줌보로 스며들었다가 오줌을 따라 나오게 된다. 이러한 증세도 역시 子淋이라 한다.

葵子 一升을 곱게 作末하여 물 五升에 넣고 二升쯤 남을 때까지 달여 三次 나누어 마신다. 혹은 생쑥잎 一斤을 술 五升에 넣고 一升쯤 남을 때까지 달여 세차례 복용한다. 이 처방은 落胎한 뒤 下血도 멈춘다.

補 說 怒로 火를 발동시켜 血이 상하므로써 오줌피가 나오면 小柴胡에 山梔를 넣어 쓰고, 힘든 일을 하여 勞病으로 火를 충동시켰으면 補中益氣湯을 쓰고, 만일 고량진미 따위의 기름지고 영양소가 많은 음식만을 먹어 영양 과잉으로 熱이 積된 때문이면 加味淸胃散을 쓰고, 肝經의 血이 뜨거운 것이 원인이면 加味逍遙散으로 肝血을 맑히고, 脾氣가 아래로 빠져내려간 때문이면 補中益氣湯으로 다스리고, 脾가 虛하고 血이 熱하여 尿血이 나오면 逍遙散을 복용한다.

◎ **治療經驗**

* 한 妊婦는 怒가 원인으로 오줌피가 나오고 內熱이 있는 중 갈증나고, 寒熱이 往來하고 胸部가 팽창하게 부르고 음식생각이 적으며 肝脈이 뛰는 것이 약하다. 이는 肝經의 血이 虛하여

뜨거워진 때문이다. 加味逍遙散과 六味地黃丸을 겸해 복용하니 점점 낫는다. 이어서 八珍湯에 柴胡·牧丹皮·山梔를 가입해 복용하고는 낫게 되었다.

○ 續斷湯=임신중에 下血하거나 尿血이 나오는데 치료한다.

- 當歸 生地黃 各一兩 續斷 半兩 赤芍藥 五錢

  위 약을 作末하여 한차례 二錢씩 葱白 삶은 물에 타서 空心에 마신다.

○ 아래 처방약도 임신중 오줌피가 나오는 증세를 치료한다.

- 阿膠炒 爲末 四兩 熟地黃 生地黃을 술에 반죽하여 삶은 다음 익은 뒤에 절구공이로 찌어 膏를 만든다.

  위 두가지 약재를 고루 섞어 桐子 크기만큼 丸을 지어 한차례 七·八丸씩 빈 속에 죽이나 미음물로 복용한다.

○ 五淋散 재료가운데 桂를 빼고 阿膠를 넣어 볶은 다음 作末한다(거칠게) 車前子와 白茅根 달인 물에 한차례 四錢씩 복용한다.

〈참 고〉

○ 小柴胡湯= 24頁 (2) ○ 補中益氣湯= 24頁(10) ○ 加味 清胃散= 24頁 (1) ○ 加味逍遙散= 24頁 (4) ○ 加味歸脾湯= 24頁 (4)를 참고

(8) 姙娠으로 인한 水腫

水腫이란 물집이 생기는 종기다. 임신 三個月쯤 되어 발에 종기가 돋아 정갱이까지 이르고, 음식이 달지 않으며 종기가 水腫처

럼 생긴것을 「子氣」라 하는바 解産한 뒤에야 낫는다. 이러한 증세는 胃가 허하거나 혹은 衝脈과 姙脈에 血風이 있는 까닭에 발생한다. 또는 脾가 허하여 水氣가 흘러 넘치거나 혹은 설사로 인해 臟腑가 虛寒하거나 혹은 瘧疾에 걸려 물을 많이 먹은 관계로 脾가 허약하고 습해졌거나, 혹은 물이 胞를 적셔 분리시키지 못하는 것등이 모두 원인으로 다리, 발, 가슴 등에 水腫이 생겨난다.

補 說 만일 가슴, 배가 부르고 소변이 불통하고 전신에 浮腫이 생기면 鯉魚湯을 쓰고, 脾胃가 허약해서 위에 論한 증세가 생기면 四君子湯을 쓰고, 얼굴이 붓고 肢體가 冷하여 水氣 같거든 全生白朮湯을 쓰고, 듣지 않으면 六君子湯을 쓰고 脾虛하여 濕熱이 있고 아래에 종기가 돋으면 補中益氣湯에 茯苓을 가입해 쓴다.

만일 음식이 잘못되어 구토하고, 설사하면 六君子湯이오, 만일 발·다리에 종기가 있는 가운데 숨차고 답답하면 天仙藤散을 쓰고 胃가 허하고 脾가 약하면 四君子湯이오, 듣지 않으면 補中益氣湯을 쓰고, 만일 脾·肺의 氣가 滯하였으면 加味歸脾湯과 加味逍遙散을 같이 쓴다.

◎ 治療經驗

* 한 부인은 항시 임신 五個月만 되면 肢體가 늘어져 나른하고 구미가 떨어지고, 두 발에 종기가 나기 시작하여온 몸에 퍼지면서 얼굴 머리에까지 돋아난다고 한다. 이는 脾와 肺가 허하여 생기는 원인이다. 당연히 脾肺를 補해야 되므로 아침에는

補中益氣湯을 쓰고 저녁에는 六君子에 蘇梗을 가입하여 쓰고는 나았다.

○ 天仙藤散＝부인이 임신후 水氣로 인해 양 다리와 발에 浮腫이 생긴 경우에 치료하는 약이다.

- 天仙藤(洗略炒) 香附子(炒) 陳皮·甘草·烏藥(연하고 희고 매운것) 각각 五分

  위 약을 매번 五錢씩에 生薑·木瓜·蘇葉을 각각 三片씩 넣고 물에 달여 하루 세차례 복용한다.

○ 澤瀉散＝임신중 全身에 浮腫이 나고 氣가 올라와 숨이 가쁘고 대소변이 잘 나오지 않고, 소변이 붉은 증세를 치료한다.

- 澤瀉, 桑白皮(炒) 木通, 枳殼(麩炒) 檳榔·赤茯苓 各五分.

  위 약을 생강물에 달여 먹는다.

○ 千金鯉魚湯＝임신중 배가 크게 불러오고(헛배) 胎間에 水氣가 있는 것을 치료한다.

- 白朮 五兩, 茯苓 四兩, 當歸·芍藥 各三兩

  먼저 鯉魚 한마리를 물에 넣고 폭신 고아서 二盞 정도에 위 약 五錢을 넣고, 다시 생강 七片, 橘皮 약간을 넣어 七分쯤 남게 달여 空心에 복용한다.

○ 腎着湯＝임신중 허리와 다리에 종기가 생긴 것을 치료한다.

- 茯苓·白朮 各八分, 乾薑(炮)·甘草 各一錢, 杏仁 五分

  위 약을 물에 달여먹는다.

○ 五皮散＝임신중 水腫이 여기 저기 난데 치료한다.

- 大腹皮·桑白皮·生薑皮·茯苓皮·橘皮 各一錢, 木香 三分

위 약을 물에 달여먹는다.

○ 生料平胃散=임신중 다리에 浮腫나는 원인이 脾가 쇠약하여 血이 水로 化한 경우에 치료한다.

- 平胃散 재료에 생강·대추를 넣고 물에 달인다. 혹은 平胃散을 作末 한차례 二錢씩 蘇欒湯에 타 마신다.

○ 全生白朮散=임신중 얼굴과 눈이 붓고 四肢에 물집같은 腫氣가 생기는 것을 胎氣 또는 胎腫이라 하는데 이러한 증세를 치료한다.

- 白朮 一兩, 生薑皮.大腹皮.陳皮.白茯苓 各半兩
  위 약을 作末하여 한차례 二錢씩 미음으로 복용한다.

〈참 고〉

○ 四君子湯·六君子湯 = 24頁 (6)을 참고 ○ 加味逍遙散= 24頁 (4)를 참고 ○ 加味歸脾湯= 24頁 (4)를 참고 補中益氣湯= 24頁 (10)을 참고

(9) 姙娠中 腹中鳴

妊婦의 배속에서 胎兒가 우는듯한 소리가 들리는 증세에는 쥐구멍 속에 있는 흙을 곱게 만들어 麝香을 넣고 술에 개어 三錢쯤 복용하면 즉시 낫는다. 혹은 黃連을 짙게 달인 물을 때때로 복용하면 좋다.

補 說 產寶에서도 위와 같은 처방법을 말하였다. 또는 배꼽띠 두르는 부위에 쥐부스럼이 나는 것은 胎兒가 입 가운데로 먹음은 것인데 이는 妊婦가 높은 곳에 올라가 팔을 들다가 胎兒의

입이 벗어나 소리를 낸다고 한다. 이런 경우 姙婦는 허리를 구부리고 땅에 있는 물건을 줍는 시늉을 하면 이때 胎兒의 입이 다시 배꼽에 붙어 우는(이상한)소리가 멈춘다고 한다.

그런데 위에서 論한 黃連은약성이 차고 麝香은 구멍을 여는 성질이 있으니 이 점을 생각해서 다스려야 할 것이다.

(10) 孕 癰

孕癰(잉옹)이란 즉 姙婦의 內腫이다. 혹 姙婦의 배안에 癰(부스럼, 종기)이 생기거든 물 한종발에 烏藥 五잔을 넣고 七分쯤 남게 달인뒤 牛皮膠(소가죽으로 만든 부레) 一兩을 넣고 다시 달여 다 녹으면 식기전에 복용한다. 혹은 薏苡仁 달인 물을 마시기도 한다.

補 說 위 방법이 듣지 않거든 牧丹皮散이나 薏苡仁湯을 복용하라(이에 대한 經驗方은 24頁에 기록되었음.

(11) 말을 못하는 증세

혹 妊娠婦가 말을 못하는 경우가 있는데 이에 대한 처방이 없다. 다만 產月이 가까울 때 保生丸과 四物丸과 四物湯을 쓰면 解產後 말을 하게 된다.

補 說 이런 증세는 거의 滿朔이 되어야 일어난다. 그러나 걱정할 必要가 없는것은 아이를 낳게되면 자연 입이 열려 말하게 된다.

(12) 姙婦의 傷食

經에 이르기를 『음식을 倍나 먹으면 腸胃가 상한다』 하였고 또

『陰이 生하는 것은 근본 五味에 있어 陰의 五宮은 五味로 인해 상하므로 임신중 음식에 상하면 가장 고치기 어렵다.』 하였다.

補 說 東垣先生이 말하기를 『脾胃가 튼튼한 사람은 때를 넘겨도 배고프지 않고 過食하여도 상하지 않는다.』 하였다. 대개 胃는 음식을 받아들이고, 脾는 소화를 맡은 腸이다. 그러나 음식을 倍로 먹은 관계로 胃를 상하는 사람은 脾氣가 허약하여 소화시키지 못하는 까닭이다. 이에다 만일 藥性이 강렬(峻)한 약을 쓰면 더욱 비위가 상하고 妊婦는 胎도 손상된다. 만일 음식이 소화되지 않고 체하면 밥통(가슴)과 배가 아프다. 平胃散을 쓰는게 좋다. 구토증에 심장이 부대끼면 平胃散에 枳殼·砂仁을 가하여 쓰고,신물이 삼켜지고, 입에서 고약한 냄새가 나거든 위 약에 黃連 三分 吳茱萸 二分을 가입하며, 麵食(밀가루음식)에 체했으면 麥蘖을 倍加하여 쓴다. 찹쌀밥에 체한 것은 白酒와 누룩가루가 좋고, 쌀음식에 체했으면 누룩을 倍加하고, 물고기에 체했으면 陳皮를 倍加하여 쓴다.(모두 平胃散에 加한다)

매웁고 熱한 음식에 脾胃가 상했으면 平胃散에 黃連을 가하고 冷한 음식 또는 날것(生것)에 상하면 砂仁·木香을 加하고, 듣지 않으면 肉豆蔻을 加하며, 그래도 듣지 않으면, 四神丸을 겸해 쓴다.

본래 脾胃가 허약한 사람은 첫째, 음식을 조절하여 먹고, 차고 뜨거운 것을 정도껏 해서 먹어야 한다. 白朮·陳皮를 作末하여 丸(陳麴糊丸)을 지어두고 항시 먹으면 튼튼해진다.

그런데 주의할 것은 「지출환」(枳朮丸)이니 이 약은 한 두차례 잠깐동안만 복용해야 한다. 왜냐 하면 지실(枳實)은 본시 약성이 독하여 진기를 소모하기 쉬우므로 의원들은 이 약 쓰는 것을 조심해야 한다.

◎ **治療經驗**

* 한 부인은 임신중에 밥을 먹지 못하였는데 補中益氣와 六君子湯과 八珍湯에 柴胡·山梔·升麻를 加入해 먹고 위가 튼튼해지면서 음식을 잘 먹게 되었다.

○ 木香丸=비위가 허약하여 소화가 안되고 가슴·배가 팽창한 것과 또는 구토하고 설사하는 질환을 치료한다.

• 木香 二錢 白朮(炒) 人蔘 白茯苓 各等分

위 약을 作末하여 밀가루 풀로 丸을 만들어(팥낱 크기) 한차례 三十丸씩 숭늉으로 복용한다.

○ 白朮散=임신부가 脾胃 허약하여 氣가 조화되지 못하고 음식에 잘 상하는데 치료한다.

• 白朮(炒) 紫蘇 各一兩, 人蔘 白芷 各三錢(炒) 川芎·訶子皮·青皮 各 半兩, 甘草(炒) 一錢

위 약을 한차례 二錢씩 생강물에 달여 복용한다.

〈참 고〉

○ 平胃散=7頁 (18) ○ 補中益氣湯·六君子湯=24頁 (6)

○ 四神丸=8頁(8)○ 八珍湯=24頁 (4)를 참고

○ 補中益氣湯=24頁의 (10)을 참고

(13) 임신부의 장부 (臟腑) 손상

허학사(許學士) 이르기를 『한 부인이 있었는데 그녀는 까닭없이 여러번이나 슬피 울곤 하였는데 이는 장(臟)이 조(燥)한 때문이다. 대초탕(大棗湯)을 복용한 뒤 나았었고, 또는 어떤 부인은 임신한지 五월인데 역시 공연히 슬퍼하고 상심하는 것을 「대초탕」을 써서 낫게 하였다.』한다.

해 설 나는 생각하건대 앞에서 論한 증세는 두 가지의 원인을 들 수 있다. 하나는 한수(寒水)가 심장을 공격(水克火)한 것이고 또 하나는 풍사(風邪)의 기운이 있는 것이니 잘 살펴 처방함이 가하다.

◎ 治療經驗

* 어떤 임신부가 까닭없이 우는고로 「 대초탕 」 두 제를 쓰고 나았다가 뒤에 또 그러한 증세가 있어 이번에는 대초탕과 사군자(四君子)에 산치(山梔)를 넣어 복용시켰더니 곧 낫게 되었다.
* 한 임신부는 슬퍼하고, 근심하고, 초조해하므로 그 남편이 물으니 임부의 말이 「공연히 슬퍼진다 」하므로 이 임부에게는 담죽여탕(淡竹茹湯)을 위주하고 팔진탕(八珍湯)으로 도와 안정시켰다.

○ 대초탕(大棗湯)

甘草 三兩 小麥 三兩 大棗 十枚

이상을 물 여섯종발에 대려 세종발쯤 남거든 이를 세차례 나누어 먹는다.(이 탕은 脾氣를 보하는데 효과가 있다.)

ㅇ 담죽여탕(淡竹茹湯)=임신한 여인이 허약해서 잘 놀래고, 두근거리고, 슬퍼하고, 마음을 상하는 증세를 다스리는 약이다.

麥門冬 去心·小麥 半夏(버큼 나올때 까지 끓임)各一錢 五分·人蔘·白茯苓 各一錢·甘草 五分

이상에다 생강·대추와 죽여(竹茹) 약간을 넣고 물에 대려먹는다.

ㅇ 또는 태장(胎臟)이 조하고 슬피 우는데 붉은 대추를 약간 구어 미음물에 복용하라.

〈附 方〉

ㅇ 四君子湯= 24 項 (6)에 있음 ㅇ 八珍湯= 24 項 (4)에 있음

16 . 좌월문(坐月門)

임신부의 질병이 어떤 원인이며 무슨 증세인지 분명히 알았으면 다음에는 좌월(坐月)의 피하는 법을 알아야 한다.

(1) 산 보 방(產寶方)

이는 주정(周頲)이란 사람이 論한 산보방(產寶方)이니 다음과 같이 말했다.

나는 듣기를 지극히 영특한 것은 사람이오, 가장 귀중한 것은 목숨이라 하였는데 사람들은 그 목숨이 소중한 것은 알지만 그 목숨 길르는 방법을 몰라 노쇠할만한 나이를 먹지 않고도 질병이 침입하여 갑자기 의원을 찾아가는 예가 많은 바 이는 잘못된 일이라 하겠다. 하물며 부인의 병 가운데는 해산에 임하여 난산하는 것이 가장 급하니 이는 산모와 아이의 생명이 순간적인 잘잘못에 달려 있는 까닭이다. 그러므로 두번이나 세번째 정도 아이를 낳는 부인은 아직 장부(臟腑)가 왕성하고, 혈기가 넉넉해서 질병을 치료하기 쉽지만 너무 많은 아이를 낳은데다 다시 자식에게 젖을 물리게 되면 혈기가 이미 손상되어 병에 걸리기만 하면 치료가 어렵다 만일 아이를 낳은 뒤 혈기가 미처 회복되지 못하면 위기(胃氣)가 더욱 상하고 여러가지 질병이 벌떼처럼 일어난다. 그러므로 옛사람들이 분만하고 젖먹이는 방법을 論한 것이다.

내가 「산보방」등을 편집하고 겸하여 구씨(昝氏)가 남긴 글을 습득하여 이를 한 편의 글을 만들어 세상에 내놓으므로 위급한 것을 구하고자 한다.

(2) 분 만 (娩娩) 준비

임신부가 해산할 달이 가까워오면 정신을 편안히 하고 마음을 안정하면서 항상 조심스럽게 걸어다녀야 하며, 또는 너무 많이 자고 배부르게 먹거나 술같은 것과 잡된 약 따위를 많이 먹어서는 안된다. 그리고 임신달이 이르거든 산도(産圖-해산하는 방법을 설명한 그림)를 산실 벽에 붙이고, 장막(커어텐)을 치고, 침상을 정결히 준비할 것이며 노련한 산파를 청하여 대기시키고, 응급조치할 탕약과 기타의 기물을 준비해 둔다.

가족 등 주변 사람들에게 시끄러움을 피우지 말게하여 환경을 조용히 하고, 다만 나이가 듬직한 부녀자 두 사람을 시켜 도웁거나 산모를 의지하도록 한다. 만일 장(漿-속칭 모래잿물 이라 함)이 비치고, 배가 심히 아프면 이는 태(胎)가 경(經)을 떠나고자 하여 움직이기 때문이니 산모를 천장을 바라보고 반듯이 눕게 하고, 태아가 몸을 굴려 머리가 산문(産門)을 향하도록 할 것이며, 약을 써서 쉽게 나오도록 한 뒤 집자리에 눕도록 한다.

만일 산모가 가슴이 답답해 하거든 백밀(白蜜-꿀) 한수저를 물에 타 먹이고, 배고프다 하거든 미음죽을 먹여 배고프거나 목마르게 해서는 안되니 이는 산모의 기운이 약해질까 염려됨이다. 그리고, 억지로 빨리 낳는 약을 먹이지 말 것이며, 너무 일찍 집자리 위에 눕어서도 좋지 않다.

해 설 위에서 말한 내용을 잘 지키고 조심하라. 모두 옛훌륭한 분들이 말한 것으로 산모가 편안하고, 안전하게 아이를 낳도록 하는 방법임을 알아두어야 한다.

(3) 滑 胎 法

임신한지 十個月이면 곧 解產하게 된다. 그러므로 이에 대비해서 順產하기 위하여 먼저 그 胎가 미끄럽게 빠져 나오도록 해야 한다. 이에 대한 처방약은 아래와 같다.

○ 滑胎枳殼散=胎를 여위게 해서 出產을 쉽게하는 방법이다. 옛날 湖陽公主가 아이를 낳을 때마다 난산이 되어 여러날 낳지 못했는데 南山道人에게서 이 方文을 얻어 効果를 보았다고 한다.

- 商州枳殼(麩炒)二兩, 粉草(炒) 一兩

  위 약을 作末하여 한차례 二錢씩 空心에 물에 끓여 복용하되 하루 세차례 먹는다. 임신 六·七月이 되면 먹기 시작하는데 따뜻한 방에 거쳐하면서 當歸 廣木香을 같은 比率로 가입해 作末하면 더욱 좋다.

○ 出產을 쉽게하고 또는 모든 疾患의 氣를 내리도록 하고 가슴을 편하게 하는 効果가 있다.

- 枳殼(麩炒)五兩 甘草 一兩半 香附子(炒去毛)三兩

  위 약을 作末하여 한차례 二錢씩 白湯에 타 마신다.

○ 內補丸=임신부의 衝脈과 任脈이 허한 것을 다스리고, 血을 補하며 또는 胎를 안전하게 하는 약이다.

- 熟地黃 二兩, 生地黃을 酒에 반죽해서 익힌 다음 절구에 빠아서 膏를 만듬. 當歸 一兩(炒爲末)

  위 약으로 桐子만하게 丸을 지어 한차례 三·四十丸씩 따뜻한 술이나 白湯으로 삼켜먹는다.

※ 위 枳殼散은 藥性이 寒하므로 內補丸을 겸해 먹어야 한다.

○ 分娩하기 쉽도록 胎를 미끄럽게 하는 방법은 車前子를 가루내어 술로 한수저 가량 마신다.

○ 神寢丸＝産月이 닥쳐 복용하면 좋다.

• 通明乳香(半兩別硏) 枳殼(麸炒) 一兩

위 약을 作末하여 蜜로 桐子만하게 丸을 지어 한차례 三十丸씩 空腹에 복용한다.

○ 楡白皮散＝임신부의 胎를 미끄럽게 하여 쉽게 낳도록 하는데 効果가 있다.

• 楡白皮·甘草·各二兩, 葵子 一兩

위 약을 作末하여 한차례 五錢씩 복용한다.

○ 임신 九月에 돼지밥통 하나를 무르녹게 삶아 조금씩 다 먹으면 出産을 쉽게 한다.

○ 保氣散＝胎를 여위게 하여 出産을 쉽게 도운다. 또는 엎어져 胎가 動하는데 다스리고, 또는 氣를 너그럽게 하여 口味가 돋구도록 하는데도 効果가 있다.

• 香附子 四兩, 山藥 二兩, 砂仁 一兩, 木香 四兩, 粉草 一兩, 益智仁·紫蘇葉 各半兩.

위 약을 作末하여 한차례 二錢씩 白湯으로 타 마신다.

○ 保産無憂散＝임신부의 몸을 편안하게 하고 마음이 편안해지며 胎가 안전해서 出産 때 쉽게 나오도록 하려는데 좋은 약제다.

• 當歸·川芎·白芍藥·枳殼(麸炒)·乳香 各三錢, 木香·甘草, 血餘(머리털 태운 灰인데 돼지 염통으로 갠다.) 各 一兩半.

위 약을 作末하여 한차례 三錢씩 물에 달여 하루 二차로 복용한다.

(4) 月空方位

이 方位를 太平聖惠方 이라고도 하는데 外臺秘要에 기재된 내용이다. 産母가 居處하거나 産室에 吉한 方位다.

正・三・五・七・九・十一月－丙壬方

二・四・六・八・十・十二月－甲庚方

가령 正・三・五月 등은 月空이 丙壬方에 있으니 房 가운데를 基準하여 丙方에 침상을 설치하고, 壬方에 옷을 두는 식 등의 吉方을 사용한다.

(5) 安産藏衣吉凶方

① 天乙貴人方

甲戊庚日 － 丑未, 乙己日 － 子申, 丙丁日 － 亥酉, 辛日 －寅午, 壬癸日－巳卯

② 天月德方

月別	正	二	三	四	五	六	七	八	九	十	十一	十二
天德	丁	坤	壬	辛	乾	甲	癸	艮	丙	乙	巽	庚
月德	丙	甲	壬	庚	丙	甲	壬	庚	丙	甲	壬	庚

※ 産婦의 寢狀과 藏衣(옷 두는것)는 月空方, 天乙貴人方, 天月德方이 되면 子母가 다 吉하고 白虎方 또는 아래 記錄하는 十三神 吉凶方의 凶方을 범하면 母子가 不利하다 하였다.

ㅇ 白虎殺方=太歲後 一辰이라 한다. 가령 太歲가 寅年이면 卯方이 白虎殺方이다. 즉 아래와 같다.

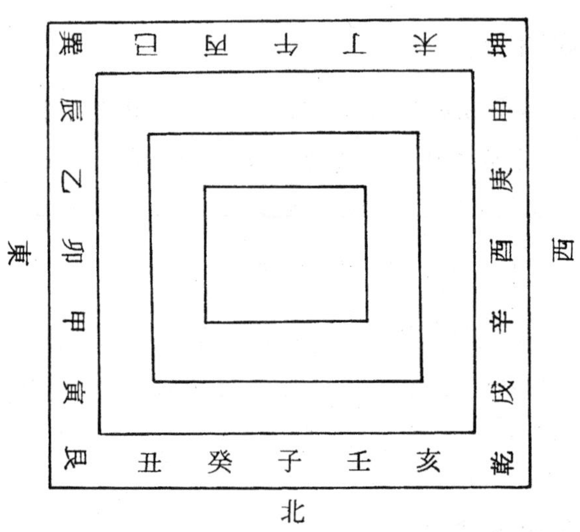

太　　歲	子	丑	寅	卯	辰	巳	午	未	申	酉	戌	亥
白虎殺方	亥	子	丑	寅	卯	辰	巳	午	未	申	酉	戌

◎ 安產・藏衣 十三神 吉凶方

가령 正月이면 壬方이 安產方, 丙方이 藏衣, 艮方이 運鬼方이니 모두 이같은 例로 본다.

※ 安產方에 產婦의 잠자리 및 產處를 삼고 藏衣方에 어린이 옷이며 產母의 옷 일체를 보관해 두면 大吉하다 함.

白虎	大夫	天候	狂虎	天狗	豊隆	咸池	軒轅	招搖	雷公	運鬼	藏衣	安産	區分 月別
					吳時		大時			力士	吉方	吉方	
戌	酉	申	午	辰	辰	辰	卯	寅	寅	艮	丙	壬	正月
亥	戌	己	酉	己	未	丑	子	卯	亥	乾	庚甲	坤	二月
子	亥	寅	子	午	戌	戌	酉	辰	申	坤	壬	丙	三月
丑	子	亥	酉	未	丑	未	午	巳	巳	巽	庚	甲	四月
寅	丑	申	子	申	辰	辰	卯	午	寅	艮	壬	丙	五月
卯	寅	巳	卯	酉	未	丑	子	未	亥	乾	甲	庚	六月
辰	卯	寅	子	戌	戌	戌	酉子	申	申	坤	壬	丙	七月
巳	辰	亥	卯	亥	丑	未	午酉	酉	巳	巽	甲	艮庚	八月
午	巳	申	午	子	辰	辰	卯	戌	寅	艮	壬	丙	九月
未	午	巳	卯	丑	未	丑	子	亥	亥	乾	甲	庚	十月
申	未	寅	午	寅	戌	戌	酉	子	申	坤	丙	巽壬	十一月
酉	申	亥	酉	卯	丑	未	午	丑	巳	巽	甲	庚	十二月

（6） 催生靈符

靈符를 쓰려면 반드시 朱砂를 곱게 갈아 아래 보기의 해당되는 符를 써서 방안(産室) 북쪽 壁위에 붙여 두고 집 자리에 앉을때(臨産時) 한장은 불에 태워 그 재(灰)를 물에 타 마신다.

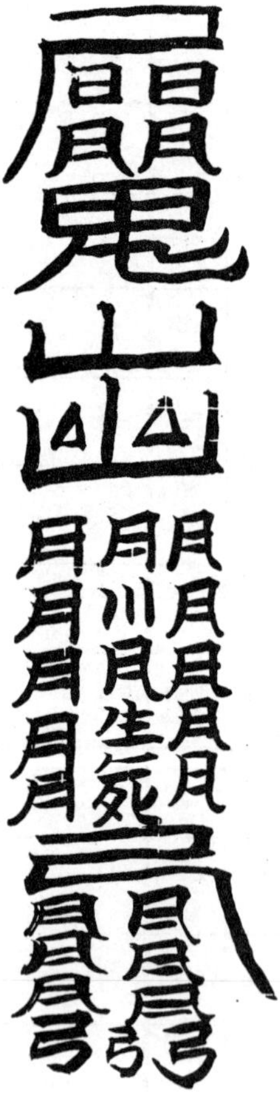

☞ ○ 難産 및 横으로 나오거나 거꾸로 나오거나, 胞衣(胎盤)가 나오지 않을 경우 이 부적을 사용한다.

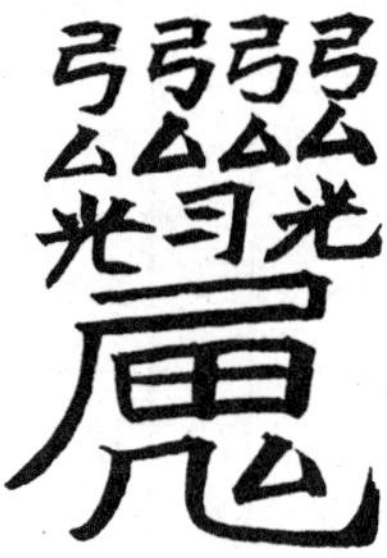

☞ ○ 이 부적은 出産에 임하여 不安한 마음이 있거나 難産의 우려가 있을 때 産婦가 있는곳 壁 위에 붙여둔다.

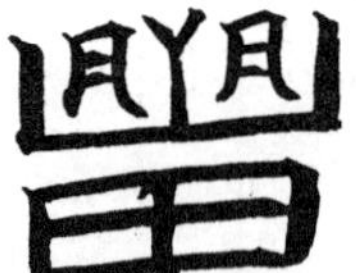

☞ ○ 産母의 健康狀態, 심적 등으로 不安하면 베게 위에 붙여놓는다.

○ 橫으로 나오거든 급히 이 부적을 朱砂로 그려 불에 태운 재를 삼킨다.

①이상 네가지 부적은 産月에 해당되는달 初一日에 産母의 신(鞋) 바닥 밑에 먹으로 그리고, 解産에 臨하기 직전 産婦의 집자리(혹은 요)밑에 아무도 모르게 감추어 둔다.

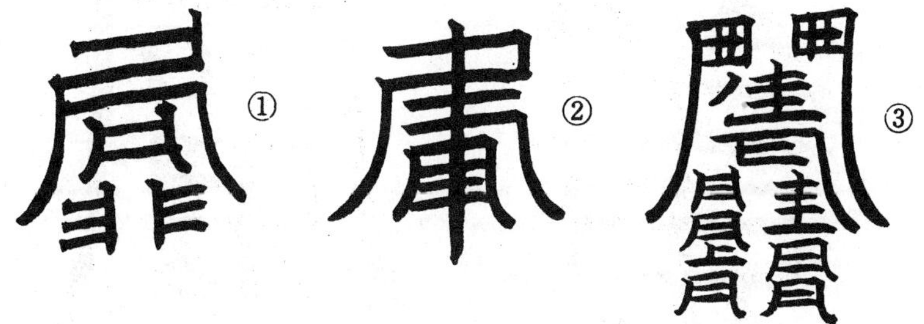

②이 세가지 부적은 難産에 먹으로 태워 마신다.

③ 이 부적은 胎(胞衣)가 나오지 않을 경우 朱砂로 그려 태운뒤 그 재(灰)를 마신다.

17. 難 産 門

(1) 難 産 論

婦人은 血을 主로 삼는다. 氣가 순하면 血이 和하고, 胎가 安全하면 順産한다. 너무 편한 生活을 하면 운동부족으로 氣滯되어 胎가 轉動을 잘 못한다. 혹은 임신 뒤 性交하면 精血이 胞胎에 모여 難産한다.

出産은 통증이 심하고 胎兒가 産門에 이를 시기를 기다려 解産할 자리에 臨해야 한다. 더운 여름에 血이 돌아 넘치거든 淸水를 조금 먹고, 추운 때는 産室을 덥게 하여 下部를 따뜻이 하고 옷도 두텁고 따뜻하게 입어야 한다.

補 說 대개 뚱뚱하게 살찐 女人은 氣虛하고, 운동부족이 되면 胎兒도 역시 배속에서 스스로 운동치 못하여 難産이 될 可能性이 높다. 먼저 産母의 氣를 補하면 胎兒도 건강해져 順産한다. 만일 胞胎가 일찍 破하면 血水가 먼저 말라 難産될 우려가 있다.

勞로 인해 氣血이 상했거든 八珍湯이나 十全大補湯에 益母草를 가입해서 때때로 補하고, 혹은 黃耆·川芎·當歸를 큰 가마에 넣고 물로 다려 그 藥氣가 훈훈하게 房中에 들어가게 해서 産婦의 코로 그 기운이 들어가게 하고 배꼽부근을 油紙로 문질러 열을 내면 훈훈한 陽氣를 받아 順産한다.

◎ **治療經驗**

* 아내(荊婦)가 초겨울(十月)에 산기(産期)가 되어 분만에 임하였으나 노(勞)로 인해 원기가 손상된 까닭에 난산으로 오랫동안 고통을 받다가 간신히 아이를 낳게 되었다. 그러나 아이는 낳자마자 이미 죽어 꼼짝도 못하고 있으므로 급히 기름종이(油紙)에 불을 붙여 배꼽 바로 밑 태줄을 끊고, 그 산모의 기운을 따뜻하게 해 주었더니 얼마 뒤 죽었던 아이가 갑자기 「응아」 소리를 내면서 살아났다. 이 아이는 자라면서 식상「食傷-체 따위의 질병)하거나 설사하는 증세가 없이 건강하게 자랐으니 이는 위와 같은 경우에 위와 같은 처방법이 거짓되지 않음을 알 수 있다.

대개는 분만한 뒤 태줄을 가위나 칼로 자르는데 이러한 예의 경우에 무조건 가위나 칼로 태를 가르면 산모와 아이 모두 위태롭다는 점을 잘 모르고 있다. 이에 덧붙여 말하는 것은 아내의 분만을 도운 산파(産婆)가 평소 약간의 은혜를 받은바 있었던 관계로 그가 특별히 마음써 간호하고 아내를 위로한 공으로 더욱 평안하였을 것은 사실이다.

어떤 산파의 말이 『딸 하나를 두었는데 딸이 분만할 당시에 마침 순찰하는 관리가 뜻밖에 찾아와 나에게 이런 저런 질문을 하는 바람에 분만하던 딸이 놀라 아이를 낳지 못하고 죽었다』 한다.

〈참 고〉

○ 八珍湯＝24頁 (4) ○ 十全大補湯＝24頁 (4)를 참고

(2) 難産의 원인과 處方

解産에 임한 産母가 難産을 하는 것은 위의 원인도 있거니와 그보다 더 直接的인 원인이 두 가지가 있다. 하나는 出産에 박두하여 胎兒가 나오려고 몸을 굴릴 때 血塊를 베고 있던것이 파괴되면 胞가운데의 敗血에 막혀 胎兒가 나오는데 障碍가 되어서이고, 또 한가지는 胎兒가 아직 몸을 회전하기도 전에 産母가 미리 집자리에 앉아 무리하게 힘을 주면 胞衣(胎盤)가 파괴되어 血水가 다 말라버리므로 産路(타고 나오는 길)가 미끄럽지 못한 관계로 빠져 나오기가 어렵게 되는 까닭이다. 먼저의 경우에 해당하거든 勝金散을 쓰고 뒤의 원인에 해당하면 催生如神散을 쓰면 쉽게 出産한다.

○ 勝金散＝麝香末 一錢 豆豉 一兩

위 약을 한차례 一錢을 복용하는데 방법은 저울추(秤錘)를 벌겋도록 달구어 술에 담구었다.(몇차례) 꺼낸 뒤 그 물에 위 약을 복용한다.

○ 催生如神散＝아래 催生方에 기록되었음

(3) 十 産 論

陽子建은 解産의 형태를 다음과 같이 分類해서 論했다.

아이를 낳을 때 먼저 이 열가지 解産의 형태를 把握해서 빨리 조치해야만 産母와 어린이의 안전을 기할 수 있다.

다음은 解産의 여러가지 형태를 간단히 分類해서 설명하기로 한다.

① 正 産

임신 十個月이 차서 갑자기 진통이 오면서 漿이 파하여 血(모래

재물)이 먼저 내린 뒤에 아이를 낳는 것이 正產이다.

② 傷 產

十朔이 못되어 胎가 動하여 갑자기 臍腹이 아픈 것이며, 혹은 催生藥을 너무 일찍 먹었거나, 혹은 產母가 너무 일찍 힘을 주어 胎兒가 길을 잘못 들어 바르게 出產을 못하는 예 등을 말한다. 分娩할 때는 아이가 순히 굴러 머리가 產門에 이른 뒤에 힘을 주어야 아이가 바르게 나온다.

③ 催 生

出產時 아이 머리가 產門에 이르렀을 때 약을 먹어 빨리 나오도록 하는것이 있고, 혹은 產期가 넘어도 產母의 건강이 좋지 않아 스스로 解產하기 어려울 경우에 약으로 血氣를 도와 빠르게 낳도록 하는 방법을 말한다.

④ 凍 產

日氣가 寒冷한 관계로 產母의 血氣가 遲滯(잘 순환되지 못함) 되어 쉽게 出產을 못하는 것인데 이럴 때는 產室을 따뜻하게 하고 마음을 온화하게 가져야 順產한다.

⑤ 熱 產

날씨가 더웁거나 熱이 심하면 頭痛이 있고 얼굴이 붉어지며 현기증이 난다. 그리고 產室이 더우면 熱氣가 핍박해서 가슴이 답답하고 현기증이 난다. 만일 여름철에 바람이 서늘하고 장마로 인해 음습해도 난산할 우려가 있으니 더위와 열, 습기 등을 주의해야 한다.

⑥ 橫 産

아이가 바야흐로 돌아나오려 할 무렵 미리 힘을 줄 경우 제대로 나오지 못하고 자칫하면 가로질러 나올 우려가 있다. 이것을 橫産이라 하는데 이를 막기 위해 産母는 반듯이 누어 마음과 몸을 안정한 뒤 기다리고 있게 하고, 産婆가 기미를 보아 머리가 産門에 이르거든 가운데 손가락으로 잘 인도하여, 다른 방향으로 틀어지지 못하게 하고, 약으로 빨리 나오도록 한다음 産母에게 힘을 주도록 해야 한다.

⑦ 倒 散

倒産은 머리부터 나오지 않고, 발이 먼저 나오는 것을 말하는 바 원인은 대개 아이가 미처 몸을 회전하지 못했을 때 産母가 미리 억지 힘을 주면 이렇게 될 可能性이 있다. 그러므로 이를 예방하려면 産母를 반듯이 눕도록 하고, 産婆가 잘 조절하여 적당한 시기에 힘을 주어 순히 나오도록 인도할 것이며, 오래도록 解産을 못하거든 産門의 한쪽으로 손을 넣어 아이를 産門 가까웁게 인도하고 催生藥을 급히 복용한 뒤 힘을 쓰면 出産한다.

⑧ 偏 生

아이가 몸을 돌려 아직 나올 길을 순히 잡지 못했는데 産母가 힘을 주어 壓力을 가하면 머리가 한쪽으로 기울어 나올 때 정수리를 드러냈으나 그게 아니고 이마 한 모소리가 걸친것이니 産母를 바르게 눕히고 産婆가 손을 넣어 아이의 머리를 産門 바르게 인도해준 다음 産母에게 힘을 주도록 하면 곧 낳는다.

⑨ 礙 生

아이가 이미 순하게 돌려 머리를 産門까지 내밀었으나 아이가 몸을 돌리다가 태줄이 어깨에 걸려 나오지 못하는 경우가 있다. 이럴 때는 산모를 바르게 눕히고 産婆가 손을 넣어 가볍게 아이를 밀어 위로 향하게 하고 가운데 손가락으로 어깨에 걸친 태줄을 벗긴 다음 다시 아이를 바르게 인도하고 산모에게 힘을 주도록 하면 곧 낳는다.

⑩ 坐 産

반듯이 누어 出産하기가 힘들 경우 앉아서 낳는 방법도 있다. 튼튼한 밧줄을 벽이나 문고리 등에 잡아매고 産母는 그 줄을 꼭 붙들고 엉거주춤 굽으리고 앉아 힘을 주면서 出産하기도 한다.

(4) 催 生 方

五行論을 보면 『年月日時 干支가 相生하고 相克되는 것으로 인해 그 貴賤을 推知하는바 그 가운데서도 가장 중요한 것이 時間이다. 그러므로 좋은 時를 얻으면 종신토록 부귀하고 좋은 時를 얻지 못하면 一生 빈천하다』 하였으니 사람이 처음 태어날 때에 나오는 時間이 자연적으로 정해져 있거늘 어찌 빨리 낳는 방법을 써서 出産을 재촉할 必要가 있겠는가. 이 催生시키는 방법은 오직 難産으로 母子가 危險할 경우에 한해서만 부득이 사용해야 할 것이다.

◎ 處 方

○ 催生柞木飮子＝難産하거나 혹은 出産前 몹시 배아픈 증세에

치료한다.

- 生柞木 一尺剉 甘草 큰것 五寸을 五段으로 자른다.

위 약재를 물 三종발을 붓고 한종발쯤 남게 달여 準備해 두었다가 胎兒가 産門에 이르거든 서서히 마시면 곧 分娩한다.

○ 催生如神散=거꾸로 나오거나 가로질러 나오는데 効驗이 있다.

- 百草霜 白芷 陰乾하여 作末 各 等分

위 약을 作末하여 三錢을 복용한다. 단 胎가 産門에 이르거든 童便과 米醋에 이 약을 타서 고약같이 만들어 白沸湯에 타 마신다. 혹은 童便을 술에 달여 두어차례 복용하는데 血이 검으면 멈춘다.

○ 如聖散=黃色 蜀葵花를 불에 말려 熱湯에 타 마신다.(한차례 二錢)

○ 順生丹=難産에 복용한다.

- 兎腦髓(去皮膜硏如膏) 明乳香 一兩(細硏) 母丁香(末) 一兩 麝香 一錢(細硏)

위 약을 계란만큼 丸으로 뭉쳐 陰乾해 두고 한차례 一丸을 따뜻한 물로 복용한다.

○ 伏龍肝을 作末하여 한차례 一錢을 술에 타 마신다.

○ 槐子 十四粒을 삼키는 방법도 있다.

○ 當歸를 作末하여 一錢가량 술에 타먹고 한참 뒤 재차 복용한다.

○ 魚膠 一尺을 깨끗한 기와 위에 놓고 불에 태운 재를 식초에 개어 먹으면 効果가 빠르다고 한다.

○ 十二月에 兎頭를 태워 作末해 두었다가 葱白 달인 물에 二錢쯤 복용한다.

○ 十二月에 토끼피를 종이봉지에 담아 바람이 잘닿는 곳에다 陰乾한 뒤 作末해서 乳白湯에 二錢가량 타 마신다.

○ 토끼 껍질을 털과 같이 태워 作末해두고 難産에 二錢씩 술에 타 마신다. 一次에 解産이 안되면 재차 복용한다.

○ 神妙乳砂丹＝明乳香으로 作末하여 돼지 염통에 있는 피에 반죽 桐子만하게 丸을 만들어 朱砂로 씌워 陰乾해두고 必要시에 二丸씩 씹어 冷한 술로 삼킨다. 後産을 못하는데도 좋다.

○ 胎衣(胎盤-이것이 나오는 것을 後産이라 한다)가 나오지 않거든 급히 四物湯을 大劑로 복용한다. 단, 짙게 다린 葱湯으로 陰戶를 더웁게 씻고 燭油로 産戶를 미끄럽게 한 뒤 四物湯을 복용하면 효과가 빠르다.

○ 死胎가 되어 나오지 않을 경우에는 朴硝 五錢을 팔팔 끓여 먹거나, 혹은 平胃散을 한차례 복용한다.

○ 橫이나 逆으로 나오려 하거든 먼저 如神産을 쓰고, 産門이 열리지 않으면 加味芎歸湯에 神妙乳砂丹 二丸을 복용한다.

○ 急應方＝品質이 좋은 먹을 깨끗한 물로 짙게 갈아 마시면 아이가 검정물 속에서 즉시 나온다. 먹는 기름과 꿀을 같은 비율로 팔팔 끓는 물에 타 식은 뒤 마신다. 혹은 기름 一盞을 달여 마시기도 한다.

(5) 交骨不開·産門不閉

交骨(陰戶 左右의 뼈)이 열리지 않는 것은 元氣가 약한데다가 解産 직전에 조섭을 잘 못하여 血氣가 運達되지 못한 까닭이다. 즉 陰氣가 虛함이니 加味芎歸湯과 補中益氣湯을 복용한다.

産門이 아무라지지 않는 것(不閉)은 氣血이 허한 때문이다. 十全大補湯을 써야 한다.

◎ **治療經驗**

* 한 부인은 産門이 열리지 않아 二日을 고생하여도 낳지 못한다. 加味當歸湯 一劑를 썼더니 곧 解産하였다.
* 한 부인은 産後에 陰門이 아무라지지 않은데다 열이 오르고 오한이 있다. 十全大補湯에 五味子를 가하여 몇제를 쓰니 寒熱이 멈추고, 다음에는 補中益氣湯에 五味子를 가입해서 두어 제 복용하고는 陰戶가 아무라졌다.
* 한 부인은 出産때마다 쉽게 解産하였는데 四十에 임신하여 下血을 많이 하고 産門이 열리지 않아 難産하므로 加味當歸湯 一劑를 먼저 복용시키고 이어서 無憂散 一斤가량을 달여 자주 복용토록 하였더니 陰戶가 열려 解産하였다.
* 한 부인은 역시 陰門이 닫혀지지 않고 소변이 질질나오며 배 속에서는 어떤 것이 갈비 밑으로 치받쳐 오르고, 혹은 팽창해지고 혹은 통증이 발한다. 加味逍遙散에 車前子를 加入해 복용한 뒤 괜찮아졌다.
  - ○ 만일 初産에 陰戶에 腫氣가 발생하고 혹은 혹끈거리며 陰戶가 닫히지 않거든 加味逍遙散을 쓰고, 腫氣는 이미 나았는데도 陰門이 닫히지 않으면 補中益氣湯으로 다스려야지 절대로 寒涼한 약을 써서는 안된다.
  - ○ 加味芎歸湯=交骨(陰門·産門)이 열리지 않아 出産을 못하는데 효험이 있다.

• 川芎. 當歸, 各一兩 自死龜板 (一個酥炙) 頭髮 婦人의 것 함줌(슬쩍 태운다.)

위 약을 한차례 五錢씩 물에 달여 복용한다.

〈참 고〉

○ 十全大補湯＝24頁 (4) ○ 補中益氣湯＝24頁(10)을 參考.

(6) 子死腹中

胎兒가 腹中에서 傷하여 死胎가 되는 원인은 위 妊婦의 각 疾病論에서 다룬 바 있으므로 그곳을 참고하기 바란다.

그러나 대략적으로 論한다면 腹中의 胎兒가 죽는 것은 胎兒가 충격을 받거나 크게 놀래어 胎盤에서 이탈되거나 胎口가 떨어지거나 그외 疾病 등에 의한 것인데 產母의 혀를 보아 만일 青黑빛이 겉돌으면 그 胎가 죽었다는 증거다. 그러므로 즉시 나오도록 해야 한다. 처방은 朴硝를 위주해야 한다.

◎ 治療經驗

* 한 女人은 임신중에 일을 많이 하다가 병을 얻어 腹中이 陰冷해지며 무거운 것이 아래로 떨어지는 듯 하고 입안이 몹시 더럽고 지저분하다. 내 생각에 아무래도 胎가 상한 것이라 여겨져 그녀의 혀를 살핀즉 青黑빛이 분명하거늘 朴硝 半兩을 복용시켰더니 아래로 더러운 물을 다 쏟은 뒤 편안해졌다.
* 한 부인은 胎가 죽었으므로 朴硝를 먹고 더러운 물을 쏟다가 肢體가 늘어지고 숨결이 미미하다. 四君子湯을 위주하고 四物

湯에 薑桂를 가입해 쓰고는 안전해졌다.

○ 水銀 半兩과 桂末 一錢을 따뜻한 술이나 粥으로 복용한다.

○ 錫粉(白鐵가루)과 水銀을 각각 一錢씩 대추를 넣고 찌어 콩알만하게 丸을 지어 먹는다.

○ 朴硝 三錢을 뜨뜻한 童便에 타 마시기도 한다.

○ 平胃散 五錢을 술과 물에 각각 一錢씩 타서 一盞가량 남게 달인 뒤 朴硝 五錢을 넣고 다시 달여 四五차 끓은 다음 식기 전에 복용하면 死胎가 곧 나온다.

(7) 難産生死訣

○ 分娩이 가까운(몇시간 안 남은) 姙婦는 脈이 經을 떠난다.

註 숨을 한 번 내쉬는 동안 脈이 三번 뛰는 것을 離經이라 한다. 또는 한 번 숨을 내쉴 때 脈이 한 번 뛰는 것도 離經이라 한다.

○ 脈이 잠겨 미세하고 미끄럽게 뛰는 것도 역시 離經脈이다.

○ 子正에 배가 아프면 分娩이 가까운 증거니 明日 午時경에는 分娩한다.

○ 姙婦가 몸이 무겁고 열이 높고 혹은 冷하며, 혀밑의 힘줄이 黑靑하고, 혀가 오그라지고, 혀 끝이 冷한 경우는 腹中의 胎가 죽은 것이 된다.

○ 얼굴에 赤氣를 띠고 혀가 푸르면 姙婦 자신은 살고 胎는 죽는다.

註 혀가 푸른 것은 姙의 脈絡이 끊어진 증거이므로 胎가 죽는다.

○ 입술과 입 언저리가 푸르고 느른한 침이 나오면 子母 모두 죽는다.

註 입이 靑한것은 氣가 絕된 것이고, 느른한 침이 나오는 것은 脾胃氣가 絕된 증거다.

○ 얼굴과 혀가 푸른 빛이고 느른한 가래침 같은 것이 나오면 胎兒는 살았으나 母가 죽게 되니 胎는 勿論 그렇게 될 것이다.

○ 갓 解產한 女人의 脈이 느리고 미끄러우면 吉하나 脈이 宏大하고 급히 뛰면 살지 못한다.

○ 產婦의 脈이 沈重하고 미세한 것은 무방하고 굳고 딱딱하면 죽는다.

○ 寸口脈이 껄끄럽고 빠르면 살기 어려운 징조다.

○ 脈이 쇠약해도 骨에 붙어 끊어지지 않으면 죽지 않는다.

※ 위 論理가 脈訣과는 다른 점이 많으니 參考的으로 알아 두고, 醫者는 기타 여러가지를 考察해서 처방해야 한다.

18. 産 後 門

(1) 産後의 健康

婦人이 解産한 뒤에 뜨뜻한 童便을 약간 마신 다음 눈을 감고 잠시 앉았다가 자리에 편히 눕거나 案臺에 기대앉아 무릎을 세우기도 하고 펴기도 해본다. 또는 코에 식초를 바르고, 이어서 손으로 가슴에서 배꼽 밑까지 쓸어내리면 배 안의 불순물이 머물러있지 않고 빠져나온다.

술을 먹는 경우도 있으나 많이 먹어서는 안되며, 흰죽을 쑤어 조금씩 자주 먹는 것이 좋다. 그리고 解産한 직후에는 産婦에게 말을 시키지 말아야 하고 아들이건 딸이건 좋고 나쁜 빛을 산모가 느끼지 않게 하여 산모의 정신적 육체적인 안정을 기해주어야 한다. 말을 하다가 氣가 泄되고, 愛憎과 不安, 恐怖, 失亡 등으로 氣를 충동하므로써 病될 可能性이 높다.

産後 調理藥으로는 黑神散과 四物湯, 四順理中丸, 七寶散 등을 服用하면 좋다. 만일 産後에 열이 높아 두통이 있는 것은 乳脉이 장차 행하려는 것이니 玉露散을 쓰고, 머리와 눈이 개운치 않으면 淸魂散을 쓰고 粥食이 잘 받아들이지 않으면 이는 胃가 허약함이니 四順理中丸을 써야 한다.

補說 四順理中丸과 當歸建中湯은 비록 보약이지만 桂, 附子 乾薑 등 熱한 藥性이 있어 臟腑의 寒氣를 아주 없애버리게 되므로 熱을 消시키지 못할 우려가 있다. 그러므로 産後에는 黑神散 따위를

쓰지 말고 항시 白粥으로 조리하고 간간 사소한 石水魚 같은 乾淡한 것을 먹게 하고 半朔쯤 지난 뒤 여러가지 음식을 조금씩 먹으면 胃를 튼튼히 하고 病을 물리치게 될 것이다. 대개 富豪家의 女人치고 白帶, 頭風, 氣通, 胞腹膨彰, 口湯症, 月經不順, 落髮,體熱 등의 여러가지 질환이 많이 생기는 것은 무조건 補니 영양보충이니 하면서 잘 먹기만 하고 올바른 調理法을 行하지 못한 까닭이다.

(2) 胞衣不出

産婦는 解産한 뒤 반드시 後産까지 하게 된다. 이 後産으로 나오는 것이 胞衣(胎衣一胎盤)다. 아이 낳고도 오래토록 胞衣가 나오지 않는 것은 氣力이 쇠진한 까닭인데 혹은 血이 胞衣 가운데로 들어가 커진 관계로 나오지 못하기도 한다. 이렇게 되면 가슴이 팽창하고 아프며 호흡이 급하거나 답답하고 또는 심한 腹痛도 있게 된다. 급히 奪命丹을 쓰면 血이 터지고 팽창된 가슴이 내려앉고 胎衣가 스스로 나온다. 牛膝散을 복용하는 것도 한 方法이다.

補說 胞衣가 나오지 않는 원인이 만일 虛한 때문이면 補中益氣湯을 쓴다.

◎ **治療經驗**

* 한 부인은 産後 胞衣가 나오지 않아 가슴 배가 팽창하게 부르고 아파서 감히 손을 댈 수도 없다. 끓도록 데운 술에 失笑散 一劑를 쓰니 惡露(나쁜 지느러기)와 胞衣가 나왔다.

* 한 부인은 胎衣가 나오지 않아 배가 아픈데 손으로 살살 문지르면 조금 덜한다. 이는 氣가 허하여 胎衣를 밖으로 내보낼 수 없었기 때문이다. 無憂散을 쓰고 胎衣가 나왔다.

어떤 産婆의 經驗을 들어보면 益母草丸을 먹으면 좋다하였고 혹은 産母의 머리털로 목구멍에 넣어 토하게 되면 胎衣가 즉시 나온다고도 한다.

○ 奪命丹

· 附子 半兩炮, 牧丹皮 一兩, 乾添 一錢(炒盡),大黃 末一兩

위 藥을 모두 作末하여 大黃을 삶아 膏를 만들어 桐子만하게 丸을 짓는다. 한차례 五～七丸을 끓인 술에 타서 복용한다.

○ 花蕊石散=産後 나쁜 피가 그치지 않고 血虛로 인해 정신이 혼미하고 현기증이 나거나 배속의 胎衣가 나오지 않아 죽을 지경에 이른데 복용한다. 단 머리와 심장이 따뜻한 자는 급히 한차례 복용하면 胎가 물로 녹아 나온다.

· 花蕊石 一斤, 上色硫黃 四兩

위 두가지 약을 고루 섞어서 약탕기에 넣어 종이에 진흙을 발라 김이 새지 않도록 봉한 뒤 陰乾한다. 급히 쓰는데는 솥에 구어 말린 뒤에 곱게 갈아 한차례 一錢씩 童便에 타서 먹는다.

○ 牛膝散=胎衣가 나오지 않고, 배가 불룩해지며 아프거든 급히 이 약을 복용하면 胎가 녹아 나온다. 이러한 증세에 약을 늦게 쓰면 생명을 건지지 못한다.

· 牛膝, 川芎, 朴硝, 蒲黃 各三兩, 當歸 一兩五錢, 桂心 五錢

생강 三片과 生地黃 一錢을 물에 같이 넣고 달여 한차례 五錢씩 복용한다.

〈參考〉

○ 補中益氣湯＝24頁 (10)　○ 失笑散＝ 20頁 (5)　○ 無憂散＝16頁 (3)　○ 益母草丸＝13頁 (9)를 參考

○ 草麻子仁을 녹난하게 갈아 발바닥 中心에 바른다.

○ 紅花 一兩을 술에 넣고 진하게 달여 먹는다.

○ 鹿角 三錢을 깎아 作末하여 葱白湯에 타서 먹는다.

○ 皂角나무 가시를 태워 作末한 다음 한차례 一錢을 따뜻한 술로 복용한다.

(3) 產後 血暈

產後에 血暈症이 생기는 원인은 血이 肝經에 들어간 때문이다. 심지어 눈이 침침하고 가슴이 부대끼는데 黑神散을 主劑로 쓴다. 下血이 지나치거든 淸魂散으로 補하고 또는 醋湯을 조금씩 마시며 혹은 미리 저울추를 불에 달구어 醋에 담겼다가 그 물을 마시기도 한다.

補說 血暈에 만일 惡露(나쁜 피, 지느러미 따위)가 위로 行하거든 失笑散으로 내리고, 下血이 지나치면 當歸湯이오, 과로로 인해 상했거든 補中益氣湯이오, 氣血이 極히 허약하면 淸魂散을 쓴다. 입이 비뚜러지고 눈이 비뚜러지는 증세는 氣血을 크게 보하면서 겸하여 痰을 다스려야 한다. 만일 脾胃가 허약하면 六君子를 쓰는 것이다.

◎ **治療經驗**

* 한 婦人은 產後 惡露가 한없이 나오고 血暈症이 있고 입에서는

술 냄새가 나온다. 이는 血이 酒氣의 熱로 아무렇게나 돌아다니고 虛하여 血暈症이 있음이다. 拂手散에 볶은 葛根,甘草二錢을 가입해서 복용시켰더니 一劑로 낫게 되었다. 술은 産後에 마시지 말아야 한다.

○ 奪命丹=血暈과 腹痛을 고친다. 沒藥, 血竭末을 等分하여 더운 童便과 더운 술에 타서 마신다.(분량은 한차례 二錢)

○ 牧丹皮散=産後에 惡露가 한없이 나와 기절할 지경에 이르는데 치료한다.

· 牧丹皮·芒硝·大黃(蒸) 各一兩, 冬爪仁 三七粒(去皮尖)

위 약을 한차례 五錢씩 물에 달여 먹는다.

○ 淸魂散=産後 血氣가 엄청나게 損傷되고 虛火가 망동하거나 심신이 혼란하고, 입이 오그라지고 눈이 뒤집히고 심지어 부대끼다가 기절하게 된 증세를 치료한다.

· 澤蘭葉, 人參 各一錢, 荊芥 三錢, 川芎 二錢

위 약을 따로 作末하여 섞은 다음 한차례 二錢씩 뜨거운 물에 타서 마신다.

○ 當歸芍藥湯= 12頁 (12)를 참고.

○ 荊芥를 作末하여 童便에 타서 먹는다.

○ 五靈脂를 반은 生으로, 半은 볶아 作末하여 한차례 二錢씩 따뜻한 술에 타 마시면 곧 낫는다.

○ 神麯을 作末하여 한차례 二錢씩 더운 물로 복용한다.

○ 韭菜를 썰어 병 속에 넣은 다음 醋를 뜨겁게 해서 역시 병 속에 붓고 병 주둥이에 코를 대고 냄새를 맡고 있으면 깨어난다.

○ 紅花末 五錢을 술에 타서 먹는다.

○ 半夏가루로 콩낱만큼 丸을 만들어 코속에 넣고 있으면 곧깨어 난다.

○ 拂手散=解産한 뒤에 피를 많이 쏟아 어지럽고 기절하는 경우 치료한다.

〈**參考**〉

○ 失笑散=20頁 (5) ○ 六君子湯, 四物湯=24頁 (6) ○ 安胎飮=12頁 (2) ○ 無憂散=16頁 (1)를 참고.

(4) 産後의 顚狂

産後에 顚狂(전광—정신이상 혹은 지랄병)을 일으키는 것은 죽은 피가 위로 치밀어 오르기 때문이다. 치료법은 大聖澤蘭散에 砂仁가루 三分을 넣어 酸棗仁湯에 개어 마신다. 혹은 朱砂 二錢을 갈아 乳汁에 調和한 뒤 紫項活地龍(목에 紫色을 띤 살은 지렁이) 한 마리를 넣고 二 三番 蕟으면 지렁이는 건져낸 다음 술을 붓고 다시 달여 식기전에 세차례로 나누어 먹는다.

◎ **治療經驗**

* 한 女人은 産後에 정신이상에 걸렸는데 어떤 의원이 大澤蘭湯을 쓰고 나았다가 뒤에 가슴이 두근거리고 당치도 않은 말을 횡설수설하며 가래가 많다. 내가 茯苓散을 쓰니 마음 虛한 것이 나았고, 八珍湯에 遠志, 茯神을 가입해서 血氣를 補한 뒤에 낫게 되었다.
* 한 부인은 産後에 역시 顚狂症(정신이상)이 있어 痰을 삭이

고 정신을 안정시키는 약을 썼으나 더욱 심하다. 나는 원인이 心脾의 피가 모자란 때문이라 하고 大劑로 人參, 川芎, 當歸, 茯神, 酸棗仁 四斤 남짓하게 쓰고는 진정되었고, 다시 歸脾湯 五十여제를 복용시켜 치료하였다.

〈參考〉

○ 隱居澤蘭湯＝20頁 (6) ○ 茯苓散＝19의 (3) ○ 八珍湯, 歸脾湯＝24頁 (4)를 참고.

(5) 産後의 狂言譫語

産後에 정신병자와 같은 말을 짓거리고 헛소리를 하는 것은 심장의 血이 허한 때문이다. 朱砂를 作末하여 술에 타서 마신다. 또는 龍虎丹參丸과 琥珀地黃丸을 복용해도 좋다. 만일 놀라고, 두근거리고 노래하다 울다가 공연히 짓거리는 등의 미친 증세는 3頁 (14)의 風邪로 인한 顚狂論에 의하여 치료하라.

補說 이 증세는 胃氣를 튼튼히 하는 목적으로 주장을 삼아 증세에 따른 처방을 응용해야지 무조건 痰 한가지를 없애려는 처방만 하는 것은 잘못이다.

◎ **治療經驗**

* 한 産婦는 몸이 몹시 나른하고 때로는 헛소리도 한다. 栢子仁散을 쓰니 차도가 있었고, 加味歸脾湯으로 완치되었는데 뒤에 怒로 인해 재발되어 미친소리를 하고 갈비가 아프고, 소변에는

피가 나온다. 加味逍遙散으로 肝火를 맑히는 동시에 肝血을 기르니 곧 낫는다. 이번에는 加味歸脾湯으로 도왔더니 편안해졌다.

○ 敗血(죽은 피, 雜血)이 위로 치밀어 열이 발하고 미친증세가 나며, 脈이 虛하고 크게 뛰는 증세를 치료한다.

・ 乾荷葉, 生地黃, 牧丹皮 等分

위 약을 진하게 달인 뒤 生地黃 二錢을 섞어 마시면 즉시 낫는다.

○ 妙香散=産後 헛소리를 하거든 生地黃 當歸를 삶은 물에 妙香散을 타서 복용한다.(3의 (13)에서 참고)

〈參考〉

○ 小紫胡湯=24頁 (2) ○ 栢子仁散=19頁 (1) ○ 加味歸脾湯=20頁 (4)를 참고.

(6) 産後에 말을 못하는 증세

아이를 낳고 나서 갑자기 말을 못하는 증세가 일어나는 것은 心氣가 허해서 혀가 뻣뻣하여 말을 못하게 된다. 이런 경우에는 七珍散을 쓰고 기타 세밀한 요인을 살펴 다스려야 한다.

補說 위 증세가 만일 심장과 신장이 허약한 때문이면 八珍散이오 腎虛로 風이 熱함이면 地黃飮이오, 大腸의 風熱로 인하면 加味逍遙散에 防風, 百芷를 가해 쓰고, 脾經의 風熱이 원인이면 泰艽升麻湯이오 肝經의 風熱 때문이면 紫胡淸肝散에 防風, 白芷를 넣어 쓴

다.

◎ **治療經驗**

* 어떤 女人이 있었는데 産後에 말을 못하게 되어 七珍湯을 먹고 나았다가 다시 말을 못하고 게다가 內熱과 晡熱이 있고 몸이 늘어져 게을러지고 음식이 不進한다. 이번에는 加味歸脾湯을 위주하고七珍湯을 副藥으로 쓰니 나았다가 뒤에 怒로 인하여 입이 오그라지며 말을 못하고 허리가 뒤로 굽고 소변에는피가 섞이고 얼굴은 靑黃이 번갈아 나타나다가 때로는 붉어진다. 얼굴이 푸른 것은 肝의 지장이 있음이고, 黃色은 脾氣가 허한 증거이며, 赤色은 心血이 허함을 나타냄이다. 그러므로 八珍湯에 鉤藤, 茯苓, 遠志를 가입해 쓰고 (점점 낫는다) 이어서 加味歸脾湯을 써서 치료시켰다.

○ 七珍散

- 人參·石菖蒲·生地黃·川芎 各一兩, 細辛 一錢, 防風·辰砂 (別研) 各半兩

위 약을 作末하여 한차례 一錢씩 薄荷湯에 타서 먹는다.

○ 胡氏孤鳳散=産後 눈을 못뜨고 말을 못하는데는 生白礬 가루를 한차례 一錢씩 뜨거운 물에 타서 먹는다.

○ 아래 藥은 産後 말을 못하는 증세를 치료한다.

- 人參 石蓮肉(不去心) 石菖蒲 等分

위 약을 한차례 五錢씩 물에 달여 먹는다.

〈參考〉

○ 地黃飮＝3頁 ⑷ ○ 加味逍遙散, 加味歸脾湯, 八珍湯＝ 24頁 ⑷ ○ 秦艽升麻湯＝3頁 ⑴ ○ 淸肝散＝24頁 ⑵ ○ 小柴胡湯＝24頁 ⑵를 참고.

19. 産後 中風

(1) 産後 鬼魅症

産後에 귀신·도깨비 따위가 눈에 어리고 헛소리가 나오는 증세는 모두 氣血이 휴손되어 陰이 虛하고 熱이 발하는 관계로 그러하고,혹은 瘀血이 막히므로써 心神이 착란해져 있는 까닭이다. 그러므로 이런 질환에는 調經散으로 다스리는게 합당하다.

補說 나쁜 피가 정체되었거든 調經散이 좋고, 血虛로 열이 있으면 八珍湯에 炮薑을 쓰고, 心血이 허손된 때문이면 栢子仁散을 쓴다. 만약 실제로 鬼祟가 붙어 그러하다면 鬼哭穴에 뜸을 뜨면 치료된다.

◎ **治療經驗**

* 한 女人은 産後에 귀신이 보이는 것 같고, 헛소리를 주어댄다. 어떤이가 調經産으로 치료하였는데 얼마 안가서 재발되어 더욱 심하다. 가래가 나오고, 아침에는 추워지고 저녁에는 더웁다. 나는 아침에는 八珍湯을 쓰고 저녁에는 加味歸脾湯으로 각각 五十여제를 써 보았더니 치료되었다.

○ 調經散=血이 허하므로 月水가 닫히거나 心身의 번뇌가 심하거나 全身이 아프거나 혹은 눈에 이상한 鬼氣가 어른거리는증세를 치료한다.

· 沒藥·琥珀(並細研) 桂心 各一錢, 芍藥(抄)當歸 各一分, 細辛 半

錢, 麝香 少許

위 약을 作末해서 한차례 半錢씩 생강즙과 따뜻한 술에 각각 조금씩 타서 먹으면 效果가 좋다.

○ 栢子仁散=産後 원기가 허약하므로 인해 瘀血이 막히거나 미친 소리를 하는데 치료한다.

· 栢子仁 · 遠志 · 人參 · 桑寄生 · 防風 · 琥珀(別硏) 當歸(炒) 生地黃(焙)

白羊의 염통 一벌을 물 三盞에 삶아 맑은 물 七分쯤 되게 닳거든 위 약 五錢씩을 넣고 다시 달여 복용한다.

〈參考〉

○ 八珍湯 · 加味歸脾湯= 24 頁 (4)를 참고.

(2) 産後 驚悸症

産後에 공연히 놀래고, 무서움을 심히 타고, 가슴이 두근거리고, 혹은 눈동자가 움직이지 않고, 정신나간 사람처럼 멍하니 한곳만 바라보고, 입에서 말이 잘 나오지 않는 등의 증세가 일어나는 수가 있는데 이는 모두 心氣가 허약해서 六淫이 안으로 침입한 때문이다. 診脈해 보아서 그 脈이 動하고 弱한 경우 놀라고 두근거리는 증세인데 動하면 놀란 것이고, 弱하면 두근거리는 증세다.

補說 사람의 주장은 심장이오 심장의 주장은 血이다. 心血이 한번 같이 허하고 보면 神氣를 지키지 못하므로 놀라기를 잘하고 공연히 두근거리는 것이다. 그러므로 血氣 補하는 치료법으로 위주

해야 한다. (3頁 (10)에 연관된 論이 기록되었다)

◎ **治療經驗**

* 한 産婦가 위 질환을 앓으므로 琥珀地黃丸과 局方妙香散을 먹고 效果를 보았으나 재발되어 또 전약을 먹었더니 이번에는 도리어 심하고 脈은 浮大하고 눌러보면 없는 것 같으며 열이 발하고 惡寒한다. 이는 血氣가 모두 허약한 관계다. 내가 十全大補湯과 加味歸脾湯 二湯을 각각 百餘劑(劑는 貼) 쓰고 나았었는데 뒤에 놀라고, 역정내고, 일에 지치고 하여 前症이 또 재발되었다. 역시 먼저 쓰던 약을 복용하고 편안해졌다.

○ 琥珀地黃丸=産後 惡露가 다 나오지 않아 가슴, 배가 아프거나 소변이 잘 안나오는 증세를 치료한다.

- 琥珀(別硏) 延胡索(찹쌀과 같이 볶아 붉은 빛이 나는 쌀은 골라낸다.) 當歸 各一錢, 蒲黃·四兩(炒香) 生地黃(硏取汁 留滓) 生薑 各二斤.

生薑汁을 銀이나 사기그릇에 地黃찌끼와 같이 넣고 볶은 다음 地黃汁을 生薑찌끼와 같이 볶아 모두 作末한다. 위 약재 가루를 煉蜜에 빈죽해서 彈子 크기만큼 丸을 만들어 한차례 一丸씩 복용한다.

○ 血虛한 관계로 놀라고 두근거리고, 잠이 적거나, 産後 죽은 피가 남아 있어 배가 아픈 증세를 치료한다.

- 辰砂(別硏) 珀珀·沒藥(併硏細) 當歸(爲末) 等分

위 약을 作末하여 하루 三次 복용하되 한차례 二錢씩 空心에 白湯에 타서 먹는다.

○ 産後 놀라고 두근거리고 종잡을 수 없는 말을 하고, 정신 안정을 못하거든 硃砂를 곱게 갈아 一錢가량 술에 타서 복용한다.

〈參考〉

○ 局方妙香散＝3頁 (13)　○ 茯苓補心湯＝1頁 (10)　○ 十全大補湯・加味歸脾湯＝24頁 (4)를 참고.

(3) 産後의 中風心驚

産後에 눈을 크게 뜨고 입이 오므라지고, 肢體가 뻣뻣하고 등어리가 뒤로 굽고, 말을 알아듣지 못하게 하여 마치 간질병 같은 현상이 생기는 것은 氣가 몹시 허약해서 風邪에 傷한 때문이다.

補說 丹溪先生은『産後에 위와 같은 증세가 일어날 경우 痙(경一중풍) 치료법에만 依存하지 말고 氣血을 크게 補하는 처방으로 위주해야 하므로 十全大補湯으로 원기를 보하고, 듣지 않으면 附子를 넣어 쓰며, 그래도 듣지 않으면 參附湯을 많이 먹도록하라』하였다.

나는 일찌기 몹시 허약한 환자를 치료한 적이 있었는데 그 때 人參, 黃耆 몇斤과 附子 몇 枚를 써서 치유시켰던 것이다.

○ 茯苓散＝産後 心氣가 허약하여 심장이 두근거리고, 말을 알아들을 수 없게 하고, 건망증이 심하고, 잠을 못 이루고, 저절로 땀이 나오는 증세를 치료한다.

・ 人參・甘草(炒) 芍藥(炒黃) 當歸・生薑 各八分, 遠志(去心) 茯苓 各一錢, 桂心 六分, 麥門冬(去心) 五分, 大棗 二枚.

위 약을 물에 달여 먹는다.

○ 抱膽丸＝産後에 공연히 놀래어 발광하거나 혹은 月經中에 발광하는 증세를 치료한다.

· 水銀 二兩, 黑鉛 二兩 五錢, 硃砂 一兩(細硏) 乳香 一兩(別硏)
위 약재를 모두 作末해서 鷄頭子 만하게 丸을 만들어 한차례 一丸씩 빈 속에다 薄荷湯을 끓여 먹는다.

〈參考〉

○ 妙香散＝3頁 (13) ○ 十全大補湯＝24頁 (4) ○ 參附湯＝本頁 (6)에서 참고.

(4) 産後에 中風으로 恍惚한 증세

産後에 정신이 황홀(정신이 왔다갔다 하며 어리둥절 한것)한 현상이 일어나는 것은 원기가 허약한데다 心經에 血이 부족한 때문이다. 이렇게 되면 外邪가 침입해서 心神이 황홀해지고 심장이 두근거려 불안해진다.

補說 우선 血氣를 크게 보한 다음 증세에 따른 처방을 써야한다. 風이란 극도로 허한 사람에게 오는 假像이므로 그 本源을 튼튼히 하고 보면 모든 질환이 자연 물러가는 것이지 風이라 해서 風만을 오로지 하여 고치려 한다면 危險하다.

◎ **治療經驗**

* 한 産婦는 例의 질환에다 식은 땀이 나고, 열이 오르고, 晡熱

도 있고, 얼굴은 黃白하고, 四肢가 冷하다. 이는 氣血이 허약한 때문이다. 八珍湯을 써도 듣지 않아 十全大補湯과 加味歸脾湯을 겸하여 쓴 뒤에야 비로소 효험을 보았다. 뒤에 힘든 일에 지친데다 怒로 인해 병을 얻어 정신이 혼미하고 심란하고 왼쪽 눈이 꺼당기고, 위아래 입술이 움직여지고, 소변이 자신도 모르게 나온다 하거늘 이는 肝火가 盛한 때문이므로 十全大補湯에 鉤藤, 山梔를 가하여 쓰고 다시 위 湯에 辰砂遠志丸을 겸해 먹도록 하였더니 완치되었다.

○ 辰砂遠志丸=産後 中風으로 잘 놀라고, 광증나고, 앉거나, 눕거나 불안하고, 혹은 가래침이 올라오는데 치료한다.

· 石菖蒲 · 遠志(去骨同 甘草煮) 人參 · 茯神(去木) 辰砂 各二錢 川芎 · 山藥 · 鐵粉 · 麥門冬(去心) 細辛 · 天麻 · 半夏(湯炮) 南星 · 白附子 各一兩.

위 약을 作末하여 生薑汁과 풀에 반죽해서 녹두만하게 丸을 지어 硃砂로 씨운다. 잠자리에 들 무렵 한차례 三十丸씩 生薑湯으로 복용한다.

〈參考〉

○ 八珍湯 · 十全大補湯 · 加味歸脾湯= 24頁 (4)에서 方文을 참고.

(5) 産後의 虛極生風

産後 風이 생기는 것은 피를 너무 많이 흘려 氣에 주장이 없게된 까닭이다. 나타나는 증상으로는 입술이 푸르고, 살이 冷하고, 눈은 흐릿하고 정신은 혼미해진다. 급히 濟危上丹을 복용할 것이며 만일

風이라 해서 風藥으로 다스리다가는 생명을 그르치게 된다.

補說 위 증세에 만일 心·脾의 血氣가 모두 허약하면 十全大補湯을 쓰고, 듣지 않거든 附子와 鉤藤鉤를 가입해 쓰며, 만일 肝經의 血이 허하면 逍遙散에 鉤藤을 넣어 다스린다. 經에 이르되 脾의 榮은 입술에 나타나고, 心臟의 液은 肝이 되니, 心·脾 二脈이 극도로 허하거든 급히 參附湯을 쓰라 하였다.

◎ **治療經驗**

* 한 부인이 위와 같은 증세가 있었는데 어떤 의원에게서 補劑를 지어다 먹으니 四肢가 冷해지고 땀이 줄줄 나오고, 설사하고, 창자가 우굴거리며 배가 아프다. 나는 『陽氣가 虛寒함이라』하고 六君子湯에 薑·附를 各 五錢씩 넣어 써보았더니 듣지 않는지라 參·附 各 一兩씩을 가하여 쓴 뒤에야 비로소 效果가 있었다.

○ 濟危上丹

· 乳香(研)· 五靈脂 · 硫黃 · 玄精石(同研 極細) 阿膠 · 卷柏 · 桑寄生 · 陳皮 等分.

乳香, 五靈脂, 硫黃, 玄精石을 石器에 넣고 맹렬하지 않은 불에 오래도록 볶아 말려 갈고, 나머지 阿膠, 卷柏, 桑寄生, 陳皮를 역시 作末하여 生地黃汁에 같이 넣고 반죽 桐子만하게 丸을 지어 한차례 二十丸씩 食前에 따뜻한 술로 복용한다.

○ 當歸建中湯=産後에 배가 뒤틀리는 듯 아프고, 허리도 아프며 땀이 저절로 나오고, 많이 먹지 못하는 증세를 치료한다.

· 當歸 · 桂心 各三兩, 白芍藥(炒黃) 六兩, 甘草 炙一兩.

위를 매번 四五錢씩 薑棗水에 달여 엿 一수저쯤 넣고 저은 다음 복용한다.

〈參考〉

○ 蔘附湯＝本頁 (6) ○ 十全大補湯 · 逍遙散＝24 頁 (4) ○ 六君子湯＝24 頁 (6)를 참고.

(6) 産後의 虛寒

産後에 땀이 그치지 않고 물 흐르듯 하는 것은 陽氣가 허하고 피부가 엉성하여 津液이 새어나오는 현상이다. 만일 風을 만나면 痙瘲(즉 中風症)으로 변하여 虛乏하고 氣短하고 몸이 여위고 입이 마르며, 오래되면 月水가 끊어지는데 이는 津液이 마른 까닭이다.

補說 이는 血氣가 다 허한 관계다. 급히 十全大補湯을 쓰되 듣지 않으면 人參, 黃耆, 附子 등을 더 넣어 쓴다. 땀을 많이 흐르고 陽이 허하여 痙이 발하면 역시 위의 약을 쓴다.

◎ **治療經驗**

* 한 産婦는 식은땀이 그치지 않고 밤에 잠이 달아나고, 神思가 피곤하며, 입이 말라 물을 잘 들이킨다. 이는 血이 虛하여 熱이 있기 때문이다. 當歸補血湯을 쓰고 茶를 물 대신 마시도록 하고, 이어서 當歸六黃湯에 黃芩 · 連柏(炒)을 넣어 쓰고, 다시 大人參과 五味子를 넣어 二劑를 썼더니 치유되었다.

○ 麻黃根湯=産後에 虛汗이 멈추지 않고 몸이 熱하고, 갈증있고, 잘 놀래고, 두근거리는데 치료한다.

· 當歸 · 黃耆 (炒), 麻黃根 · 牡厲(煆하여 作末) 人蔘 · 甘草(炒)等分.

위 약을 한차례 四錢씩 물에 달여 먹는다.

○ 産後에 저절로 땀 나거나 식은 땀이 나오거나, 다른 약은 토하여 먹지 못하는 경우 이 약을 쓴다.

· 當歸 · 黃耆 各一兩, 麻黃根 二兩

위 약을 한차례 三錢씩 물에 달여 먹는다.

○ 産後에 氣力이 탈진하고, 땀이 그치지 않거나, 소변은 자주 마려우면서도 조금씩 나오거나, 四肢를 屈伸하기 어려울 때 아래 약으로 다스린다.

· 甘草 (炙)一兩, 附子 (炮)五錢, 桂心 · 芍藥 (炒)半兩

위 약을 한차례 三錢씩 생강물로 달여 먹는데 병세가 심하거든 다시 한번 더 먹는다.

○ 止汗散=땀을 멈추게 하는 약이다.

· 牡蠣(作末)半兩, 小麥(麸八兩 炒黃)

위 약을 돼지고기 汁에 타서 한차례 四 · 五錢씩 복용한다.

○ 人蔘湯=産後에 몸이 몹시 허해지고 熱이 오르고, 식은땀이 나오고 內熱 晡熱이 있는 증세 등을 치료한다.

· 人蔘 · 當歸 等分

위 약을 作末하여 한차례 三錢씩 먹는데 猪腰子 一枚를 썰어 쪼각내어가지고 물 二종발에 찹쌀 半合과 葱白 二斤을 넣고 八할쯤 남도록 달인 물로 위 약을 복용한다.

○ 當歸六黃湯=氣血이 허하여 熱이 있고 식은 땀이 나는데 치료

한다. 듣지 않거든 白朮·人參을 더 넣어 쓰고, 血不足이면 酸棗仁을 加入한다.

· 當歸·熟地黃 (製), 黃耆 (炒) 各二錢, 生地黃·黃柏 (炒黑) 黃芩 (炒黑) 黃連(炒黑)各一錢

위 약을 물에 달여 먹는다.

○ 參附湯=陽氣가 허하여 저절로 땀이 나오거나 惡寒하고 혹은 手足이 冷하고, 大便이 좋지 않고, 혹은 배가 아프고 음식이 거슬려올라 잘 먹지 못하고, 땀이 많이 나와 痙症을 발하는데 치료한다.

· 人參 一錢, 附子 (炒) 五錢

위 약을 생강과 대추를 넣고 달여 천천히 마신다. 이 약에서 人參을 빼고 黃耆를 加入해 쓰기도 하는 바 이를 黃附湯 이라 한다.

○ 當歸補血湯=피부가 熱燥하거나 熱이 오르면서 눈과 얼굴이 붉거나 갈증이 심하여 물만 들이키고, 脈이 洪大하고 虛한 중에 눌러보면 전혀 없는 증세 등을 치료한다.

· 當歸 三錢, 黃耆 (炙)一兩

위 약을 물에 달여 먹는다.

○ 十全大補湯=이 方文은 24頁 (6)에 기록되었음.

○ 耆附湯=양기가 虛脫하여 저절로 땀이 흐르고 惡寒하거나, 혹은 입이 오므라지고, 가래가 오르고 四肢가 冷해지거나, 혹은 吐瀉腹痛이 있어 음식을 받지 않는 등 일체의 虛寒症을 치료한다.

· 黃耆 一兩, 附子 (炮)五錢

이상의 一劑에 다라 생강, 대추를 넣고 물에 달여 복용하되 듣지 않거든 附子를 더 넣는다.

(7) 産後의 冒悶症

産後에 冒悶(모민—무엇으로 머리를 덮어씌우는 것 같이 눈이 캄캄하고 답답하고 벌덕증이 나고 부대끼는 증세)으로 땀을 줄줄 흘리는 것은 陰血이 虧損된 반면에 陽氣가 빡빡하고 사나운 까닭이다. 이러한 증세가 발하면 급히 계란 三個를 깨트려 먹는다. 그래도 깨어나지 않으면 童便을 쓰고, 나았다가 재발하거든 竹瀝湯으로 다스려야 한다.

補說 冒悶症은 몹시 허한데서 오는 증세이므로 元氣를 튼튼히 하는 처방으로 주장을 삼아야 한다. 만약 땀이 멈추지 않으면 痙으로 변한다.

東垣先生이 이르기를 『부인은 分娩하거나 後産을 내리게 되면 昏冒(머리가 답답하고 멍하고 눈이 어릿거려 잘 보이지 않음)하여 눈이 어두어지는 바 대개는 血이 갑자기 소모되므로써 火(熱氣)가 위로 치밀어 올라가기 때문이니 다만 그 血을 補하고 보면 神이 자연 건강해진다. 만일 평상시에 血이 내린다면 그 氣를 들어 올려주어야 陽이 血을 얻어 神이 편안해지고 따라서 눈은 자연 밝아진다. 처방은 手足厥陰經의 血을 補하고 겸하여 陽氣를 도와야 하므로 이에 쓰이는 약을 「全生活血湯」이라 한다.

○ 全生活血湯=열이 오르고, 저절로 땀이 흐르거나 식은 땀이 잘 나오고, 눈이 침침해지고, 四肢가 무력해지고, 입이 마르고 현기증이 나서 걷지를 잘 못하는 증세 등 여러가지를 치료한다.

· 生地黃(炒) 柴胡·熟地黃·當歸 各一錢, 川芎·藁本 一錢半, 防風·羌活·獨活·三根·甘草(炒) 各二錢, 蔓荊子·細辛 各五分, 升麻·芍藥(炒) 各三錢, 紅花 三分

위 약을 한차례 五錢씩 물에 달여 뜨거울 때 마신다.

(8) 産後의 痓症

婦人이 産後에 땀을 많이 흘리면 痓(경-즉 中風으로 인하여 일어나는 여러가지 증세)으로 변할 우려가 많다.

땀을 많이 흘리는 것은 氣血이 虛損된 원인인데 피부가 엉성해져서 風邪가 타고 들어가 痓이 된다. 痓의 증세는 입이 오그라지고, 등이 뻣뻣하게 뒤로 굽어 간질병 같고, 머리를 흔들고, 말이 우는것 같이 목이 쉬고 갑자기 발하여 호흡이 끊어질 것같이 짧고 거칠게 쉰다. 이런 증세가 발하면 급히 小續命湯을 복용시켜야 한다. 만일 비가 오듯이 땀을 흘려 미쳐 닦아내지 못할 지경에 이른다면 고치지 못한다.

補說 痓은 근육이 땡기고 四肢가 뻣뻣하고 허리가 뒤로 굽고 근육이 펴졌다 오그라졌다 하고 말을 못하는 등의 현상이 발하는데 元氣가 극도로 허하면 風邪의 침입을 받게 되므로서 痓에 걸린다. 땀을 흘리면서도 惡寒氣가 없이 앓는 痓을 柔痓이라 하고, 땀이없이 惡寒(오싹거리며 추운 증세)이 있는 痓을 剛痓이라 한다.

出血을 많이 하면 筋이 滋養받을 수 없어 外邪를 방어하지못하므로 風寒에 상하고, 따라서 땀이 나오며, 안에서는 潰瘍을 발하여 膿血을 많이 쏟는 등 여러가지 질환이 많이 생기므로 敗症이라 한다. 급히 十全大補湯을 쓰고 듣지 않으면 附子를 넣어 쓰면 살아 나는 者가 많다.

◎ 治療經驗

* 내가 어떤 아는 사람의 집에 머물러 있었는데 하루밤은 안에서 요란하게 떠드는 소리가 나기에 까닭을 물으니 그 집 며느리가 産後에 부엌에 나갔다가 갑자기 넘어져 죽었다 한다. 내 생각에 이 부인은 아마 일을 하다가 血氣를 상하여 痓이 발한게 틀림없으리라 하여 급히 十全大補湯에 附子를 加入해서 달여 다음 환자의 입에 흘려넣어 보았더니 목에 넘어가지 않는다. 얼굴을 기울여 약이 도로 나오도록 하고 다시 뜨거운 약물을 여러차례 떠 넣어 목구멍으로 넘어가게 한 결과 얼마 안되어 깨어났다.

○ 小續命湯＝剛痓을 치료한다. 또는 다리가 여위고 힘이 약해져서 걸을때 절둑거리거나 혹은 입과 눈이 비뚜러지거나, 어금니가 뻣뻣하고 허리가 뒤로 굽어지는 증세를 치료한다.

· 麻黃 · 桂心 · 甘草 各半兩, 防風 三兩, 芍藥 (炒), 白朮 炒, 人參 · 川芎 · 附子 炮, 防己(酒拌) 黃芩 (炒) 各等分

위 약에 생강 약간을 넣고 물에 달인다. 柔痓(땀이 나는 痓症)에는 麻黃을 빼고, 熱이 있으면 附子와 桂心을 빼어 쓰고 늦겨울과 초봄에는 黃芩을 빼고 달여 먹는다.

○ 十全大補湯＝24頁 (4)를 참고.

(9) 産後의 口噤과 腰背反張

産後에 입이 오그라지고 허리가 뒤로 굽는 증세의 원인은 血氣의 허하므로 風邪가 手三陽經을 타고 들어간 까닭이다. 手三陽經의 筋이 턱에 매인 관계로 風冷을 맞으면 힘줄이 땡겨 입이 오그라지게 되고 허리의 근육이 땡겨 펴지를 못하고 거꾸로 굽게 되는(反張) 것이다.

補說 이 증세 역시 氣血不足이 원인이니 氣血을 크게 補하면서 本方으로 도와야 한다. 惡寒에 發熱하면 극도로 허한 증거이니 人參, 黃耆, 當歸,白朮, 肉桂를 大劑로 지어 복용하고 듣지 않으면 炮한 附子를 더 넣고, 그래도 듣지 않으면 人參 一兩과 炮한 附子 二參錢을 더 넣어 쓴다.(즉 參附湯) 그래도 듣지 않으면 약으로 고칠 수 없는 병이다.

○ 愈風散=위 증세를 치료한다. 荊芥를 作末하여 豆淋酒에 타먹거나 童便에 타서 마시면 신효하다.

○ 淸順散=交解散이라고도 한다. 婦人이 産後에 인사불성이 되거나 침흘리고 간질같은 증세를 발하는데 치료한다.

· 當歸 · 荊芥穗 等分

물 一盞과 술 약간을 붓고 위 약을 달여 환자의 목구멍으로 흘려 넣으면 깨어난다.

(10) 産後의 中風

産後에 血氣가 回復되지 못한 때에 風寒에 촉감되면 이것이 産後中風이다. 증상은 근육이 오그라지고 땡기고, 입 · 눈이 비뚜러지고

四肢가 늘어지거나 無力해지는데 風이 臟으로 들어오면 황홀하고 놀래고 가슴이 두근거린다.

補說 먼저 元氣를 補한 다음 風藥으로 다스려야 한다.

○ 産後에 中風으로 인한 여러가지 증세가 나타나는데 副藥으로복용한다.

· 川芎 · 羌活 · 羚羊角 (末), 酸棗仁 (炒), 芍藥(炒黃)各四兩, 桑白皮 六分, 防風 五分

위 약을 물에 달여 세차례로 分服한다.

○ 小續命湯＝産後 中風으로 입술이 푸르고 코가 검어지거든 이 약을 연달아 세차례 복용한다. (方文은 바로 위에 기록되었음)

○ 産後의 中風으로 부대끼고 갈증나거든 紅花子 五合을 볶아 作末하여 물에 달여 먹는다.

○ 獨活寄生湯＝中風을 다스린다. (4頁(7)을 참고)

(11) 産後 四肢筋攣

産後에 中風으로 筋脈이 오그라지고 땡기는 것은 血氣가 허하여 風邪가 피부속에 스며들어 있는 관계다.

補說 위와 같은 증세가 만일 肝經의 風熱로 血이 燥한 때문이면 加味逍遙散을 쓰고 듣지 않거든 六味地黃丸을 복용시킨다. (3頁의 모든 風論을 참고)

産後에 氣血不足이 원인으로 中風되어 肢節이 오그라지고 아프고, 등과 목이 뻣뻣하여 굽으려지지 않으면 아래 藥으로 다스린다.

· 防風 一兩, 赤芍藥(炒), 桂心 各半兩, 羚羊角 · 川芎 · 羌活 · 當歸 · 酸棗仁(炒), 牛蒡子(炒) 各三錢

위 약을 한차례 四錢씩 술에 달여 먹는다.

만일 위 약이 듣지 않거든 八珍湯을 써 보고, 그래도 듣지 않거든 十全大補湯으로 먼저 氣血을 補한다.

(12) 産後의 脚氣

産後에 脚氣(다리가 쑤시고 아프고 힘줄이 땡기는 것)는 元氣가 허약하여 六淫의 침입을 받은 까닭이다. 이 疾患의 副作用으로 熱이 발하고 눈이 침침하고 잘 놀라고 두근거리고 심란하고 구토하고 筋脈이 땡기고 옥죄는 등의 여러가지 증상이 발한다. 이런 증세가 있거든 小續命湯으로 치료하라. (方文은 19頁(5)에 있음)

20. 産後 後遺症

(1) 産後遍身痛

産後에 온몸(遍身)이 심한 몸살 난것 같이 아픈 것은 역시 氣가 허약한 때문이다. 즉 마디마디가 벌어지는 것 같이 뻐근하고 쑤시고 아프며 몸이 무겁고 筋脈이 땡기고, 열이 오르고 머리가 아프고 때로는 惡寒한다. 이런 증세가 일어나거든 趁痛散을 쓰면 좋다.

補說 위 증세에 있어 만일 아픈 곳을 손으로 만져 통증이 더한 경우는 瘀滯(血이 막힌 것)된 것이니 四物에 炮薑, 紅花, 桃仁, 澤蘭을 가입해 쓰고, 손으로 문지르면 통증이 감해지는 것은 血虛한 때문이니 四物에 炮薑, 白朮, 人參을 넣어 쓴다.

◎ **治療經驗**

* 한 부인은 産後에 몸과 배가 아프고 열이 나서 먹지를 못하고 몹시 부대끼며 잠도 잘 못자고, 식은 땀이 나고 가슴도 답답하고 아프다. 補中益氣湯에 炮薑 半夏를 加하여 쓰니 한제를 먹고 통증이 감한다. 二三劑를 먹고는 침식은 달게 되었는데 등이 바르고 아프다. 이에 八珍湯과 大補湯으로 모든 질환을완치시켰다.

○ 趁痛散=産後에 骨節이 쑤시고 뻐근하고 열이 오르고 머리가 무겁고, 四肢가 不安하여 起動을 못하는데 치료하면 효과가 빠르다.

· 牛膝(酒炒), 薤白 各一兩, 當歸 · 桂心 · 白朮(炒), 黃耆(炒), 獨活 · 生薑 各半兩

위 약을 한차례 半兩씩 물에 달여 먹는다.

○ 五積散= 4 頁 (9)를 참고.

〈參考〉

○ 四物湯 = 24 頁 (6) ○ 八珍湯, 十全大補湯=24頁 (4)를 참고.

補中益氣湯= 24 頁(10)을 참고.

(2) 産後의 腰痛

腎은 허리와 다리의 영향력을 주관한다. 腎은 胞胎와 直接的인 연관이 있는 곳으로 産後에 고된 일을 하다가 지쳐 風冷의 침입을 받으면 허리아픈 증세가 발생한다. 當歸黃耆湯이나 혹은 十全大補湯을 爲主하고 寄生湯으로 도와쓰되 듣지 않거든 十全大補에 附子를 가입해 쓴다.

◎ 治療經驗

* 한 産婦는 허리 아픈 증세에다 배가 부르고, 트림이 잘 나와 여러가지 약을 복용해 보았으나 들어가는 즉시 토해낸다. 이는 脾虛로 血이 모자란 때문이니 白朮 한가지를 누렇게 볶아 一兩씩 쌀뜨물에 달여 수시로 한수저 가량 먹기를 四劑를 복용함에 점점 나았고, 이어서 백여제를 다 먹은 뒤 완치되었다.

○ 如神湯과 桃仁湯을 복용해도 좋다. (4 頁(7)을 참고.)

○ 桃仁湯=惡露가 다 나오지 않았거나 産後 腹痛과 허리 아픈데

치료한다.

· 桃仁(去皮尖) 生地黃·蘇木 各半兩, 䗪蟲(足과 날개를 버리고 炒) 水蛭(炒) 各三十個

위 약을 한차례 四錢씩 물에 달여 뜨거울 때 空腹으로 마신다.

○ 五香連翹=産後 不純物이 나오도록 도운다. 또는 그것으로 인한 여러가지 질환을 치료한다.

· 木香·丁香·沈香·乳香·麝香·升麻·獨活·桑寄生·連翹·木通 各一兩

위 약을 竹瀝 약간을 넣고 한차례 四錢씩 물에 달인다.

○ 當歸黃耆湯=허리가 아파 꼼짝 못하거나 혹은 땀이 나오고 열이 대단하며 호흡이 가쁜데 치료한다.

· 黃耆·芍藥 各(炒) 二兩, 當歸 三兩

위 약을 한차례 四錢씩 물에 달여 먹는다.

○ 十全大補湯=24頁 (4)를 참고.

(3) 産後 惡露不止

惡露란 解産한 뒤에 나오는 지느러미 따위의 不純物을 말한다. 이것이 멈추지 않고 계속 나오는 것은 經血을 상하였거나 혹은 안에 冷氣가 있어 臟腑에 고장이 생긴 까닭이다.

補說 前症이 만일 肝氣의 熱 때문이면 六味丸이오, 肝氣가 虛하여 藏血을 못한 것이면 逍遙散이오, 脾氣가 허하여 血을 이끌어들이지 못함이면 六君子湯이오, 胃氣가 허약하면 補中益氣湯을 쓴다. 脾經이 熱하여 血의 進路가 방해된 것이면 加味歸脾湯이오,肝經의

怒火로 血이 갈팡질팡 하면 加味四物湯이오, 氣血이 모두 허약한 때문이면 十全大補湯을 써야 하고, 肝經의 風邪로 血이 끓어오르면 一味防風丸으로 치료한다.

◎ **治療經驗**

* 한 産婦는 惡露가 계속 흘러나오고 몸이 나른하고, 얼굴은 누리고 밥을 먹지 못하고, 惡寒이 있고, 잠을 못자고 놀래고 두근거린다. 이는 脾經의 虛熱 때문이다. 加味歸脾湯을 쓰고 나았다가 뒤에 怒로 인해 가슴이 팽창하고 구역질하고 조금씩밖에 먹지 못한다. 이번에는 六君子湯에 柴胡를 가입해 복용시켰더니 그 증세도 나았다.

○ 蒲黃 二兩을 물에 달여 먹는다.

○ 貫衆을 醋에 재었다가 햇볕에 말려 가루를 낸 다음 한차례 二錢씩 米飮으로 복용한다.

○ 返魂丹＝益母丹이라고도 한다. 이 약은 産後에 惡露가 계속 나오는 것과 姙娠前, 産後의 모든 증세를 고친다.

- 四·五月에 陰乾해 둔 益母草를 作末하여 꿀에 반죽 彈子만하게 丸을 지어두고 한차례 一丸을 잘 씹어 미음으로 삼킨다. 解産때의 腹痛과 임신중 胎가 불안하거나 血이 새어나오거든 當歸湯에 이 약을 먹고, 혹은 死胎 및 胎衣가 나오지 않거나 현기증이 있거나, 血이 熱하여 부대끼고 우울하고 鬼神이 보이는 증세 등이 있으면 童便과 같이 술에 타서 복용한다. 腹痛과 月水不調에는 이 약을 當歸酒로 먹는다.

〈 參考 〉

ㅇ 六味丸＝24頁 (11) ㅇ 加味逍遙散·加味歸脾湯·十全大補湯＝24頁 (4) ㅇ 六君子湯·加味四物湯＝24頁 (6) ㅇ 一味防風丸＝12頁 (6)을 참고.

(4) 產後 惡露不出

產後에 惡露가 나오지 않는 것은 臟腑가 勞傷이 되었거나 氣血이 虛損되었거나 風冷이 충돌한 때문인데 失笑散을 써야 하고 氣가 막히고 血이 엉켜 나오지 않으면 花蕊石散을 복용시킨다.

ㅇ 失笑散＝本頁 (5)에 기록되었음.

ㅇ 花蕊石散＝18頁 (2)를 참고.

(5) 惡露로 因한 心痛

產後에 심장의 통증이 발하는 것은 陰血이 損傷되므로 인해 火(熱)를 따라 올라가 心絡을 衝한 때문인데 이를 心胞絡痛이라 한다. 大岩蜜湯으로 치료할 것이며, 만일 心經이 寒으로 상했으면 이를 眞心痛이라 하여 아침에 발하면 저녁에 죽고, 저녁에 발하면 아침에 죽는다고 하니 고칠 약이 없다.

補說 陽氣가 虛寒한 때문이면 大岩蜜湯으로 따뜻이 해주고, 瘀血(피뭉치)이 위로 冲하면 失笑散으로 뭉친 피를 풀고, 血이 이미 흩어졌는데도 통증이 멈추지 않으면 八珍湯으로 補한다.

ㅇ 大岩蜜湯＝產後 陽氣가 虛寒하고 心腹이 아프고, 먹지 못하고 구토하고 四肢가 뻣뻣해지는 것 같이 풀리지 않는 증세를 치료

한다.

· 生地黃 · 當歸 · 獨活 · 吳茱萸 · 芍藥(炒), 乾薑(炒), 甘草(炒), 桂心 · 小草 各一兩, 細辛 半兩

위 약을 한차례 半兩씩 물에 달여 먹는다.

○ 失笑散＝產後 惡血(즉 惡露)이 위로 치밀어 가슴, 배가 아프거나 혹은 어금니가 땡기는데는 한차례만 먹어도 낫는다.

· 五靈脂 · 蒲黃 各一錢

위 약을 물로 달여 먹는데 一味五靈地가 더욱 신묘한 것이다.

(6) 產後 惡露로 因한 腹痛

產後에 惡露가 깨끗하게 다 나오지 않고 전부 또는 일부가 안에 머물러 있으면 邪가 되어 심한 腹痛이 일어난다. 만일 瘀血이 멈추어 막혀 있는 때문에 배가 아프거든 失笑散을 쓰고, 風寒이 침입한 때문이면 五積散을 쓴다.

◎ **治療經驗**

* 한 婦人은 月經을 치르는데 평소보다 나오는 量이 많은데다 멈추지 않는다. 멈추는 약을 쓰고 經水는 멈췄으나 배가 아프다. 이는 氣血이 엉켜 막힌 때문이니 失笑散을 복용하고 치유되었다.

○ 隱居澤蘭湯＝產後 惡露로 인한 腹痛을 치료한다.

· 澤蘭 · 生地黃 · 當歸 · 芍藥(炒), 生薑 各一錢, 甘草(炒) 五分, 大棗 四介

위 약을 물에 달여 먹는다.

〈 參考 〉

○ 四物湯＝24頁 (6)　○ 五積散＝4頁 (9)　○ 失笑散=本頁 (5)

를 참고.

(7) 産後 兒枕腹痛

兒枕이란 母胎에 있던 묵은 피로써 이것이 깨끗이 나오지 못하고 風冷으로 인해 아래배에 엉켜있으면 심한 복통을 발한다.

補說 만일 묵은 피로 인해 배가 아프거든 失笑散으로 헤치고, 이미 흩어졌는데도 아프면 四神散으로 가라앉히고, 심장이 부대끼고 구역질이 나오는 것은 氣虛한 까닭이니 六君子湯으로 胃를 튼튼히 하고, 熱이 오르면서 머리가 아프거나 배가 아픈 경우 손으로 문지르면 통증이 멈추는 것은 血이 허한 관계니 四物에 炮薑, 人參 蒼朮을 가입해서 脾氣를 補해야 된다.

◎ **治療經驗**

* 한 産婦는 위에서 論한 증세가 있었는데 어디에서 兒枕 (胎에 있던 묵은 피) 을 몰아내는 약을 지어 다 먹고는 까무라지고, 입이 오그라지며 수족이 땡기는 현상이 일어났다. 이는 血氣가 극도로 허약한데서 오는 變症이다. 八珍湯에 炮薑 二錢을 가입해서 四劑나 복용했으나 낫지 않으므로 드디어는 十全大補湯에 炮薑 一錢을 가입해서 二劑를 먹은 뒤에야 치료되었다.

○ 山査를 짙게 달인 물에 설탕을 약간 넣고 다시 끓여 뜨거웁게 먹는다.

〈參考〉

○ 四神散＝4頁 (4) ○ 四物湯＝24頁 (6) ○ 八珍湯＝ 24頁 (4)를 참고.

(8) 産後 小腹痛

産後 小腹(아랫배)이 아픈 것은 惡露가 깨끗하게 다 나오지 못하고 엉켜있는 때문인데 여기에다 外寒이 부딪히면 단단하게 뭉쳐 오래도록 흩어지지 않고 血瘕(積病)이 되어버리므로 배가 아픈것은 물론 月水도 좋지않게 된다.

補說 위에서 論한 증세가 만일 氣滯로 인한 것이면 延胡索散을 쓰고, 外寒이 원인이면 五積散이오, 怒가 원인이면 四物湯에 木香柴胡를 가입해 쓴다. 만일 血이 허한 때문이면 四物湯에 人參·蒼朮과 炮薑을 넣고, 陽氣가 허약이면 四君子湯에 當歸·炮薑을가입하고, 脾氣와 血이 약하면 六君子에 當歸·炮薑을 가입해 쓴다.

◎ **治療經驗**

* 한 産婦가 위 증세(小腹痛)가 있는 가운데 구역질도 하고 심할 때는 까무라지기도 한다. 이는 脾氣가 虛寒한 때문이다. 人參理中湯으로 일차적인 치료를 하고 이어서 補中益氣湯에 茯苓 半夏를 가입해 쓰고 나았는데 뒤에 다시 통증이 생기고 겸하여 헐떡거린다. 이번에는 補中益氣湯으로 脾氣를 補함에 편안해졌다.

○ 延胡索散＝産後 惡血이 엉켜 막히므로 배꼽밑이 아프고 혹은 寒

熱하는데 치료한다.

· 延胡索·桂心 各半兩, 當歸 一兩

위 약을 作末하여 한차례 二錢씩 복용하되 食前에 뜨거운 술에 타서 마신다.

○ 當歸養血丸=解産한 뒤 瘀血이 있어 가슴, 배가 팽창하면서 아프거나, 혹은 허리와 다리의 통증을 치료한다.

· 當歸·赤芍藥·牧丹皮·延胡索(炒) 各三錢, 桂心 一兩

위 약재를 作末한다. 蜜丸으로 桐子크기만큼 丸을 만들어 한차례 三·四十丸씩 따뜻한 술에 타 마신다.

○ 人參理中湯=陽氣 허약으로 아랫배가 아프거나, 혹은 脾胃가 약해서 음식생각이 적고, 혹은 大便이 아무때나 나오고, 구토하고 배아프거나 혹은 소화불량으로 가슴, 배가 쓰리고 아픈 증세를 치료한다. 이 약에다 附子만 加入하면 「附子理中湯」이라 한다.

· 人參·白朮·乾薑(炮) 甘草(炙) 各等分

위 약을 한차례 五～七錢씩 물에 달여 먹는다.

(9) 産後 疝腹痛

女人이 解産한 뒤 배꼽이 아픈 경우가 있다. 이는 冷氣가 虛를 타고 들어간 때문이니 當歸建中湯으로 치료된다.

陳無擇이 이르기를 『만일 産月이 추운 겨울이 되면 배꼽밑이 팽창하고 아파서 손도 못되게 되는 경우가 있으니 이럴때는 羊肉湯을 쓰라』하였다.

補說 脾胃가 허약하면 寒邪가 침범하기 때문이니 蟠葱散을 쓰고, 肝經에 습열이 있고 소변이 不利하면 龍膽瀉肝湯을 써야 한다.

◎ **治療經驗**

* 한 부인은 小腹이 아프고, 소변이 不利하며, 內熱과 晡熱이 있고 몸이 몹시 나른하다 하므로 加味逍遙散으로 肝火를 맑히는 한편 肝血을 生해주도록 하고, 補中益氣湯으로 脾胃를 補하면서 陽氣를 오르게 하였더니 신효하게 나았다.

○ 羊肉湯=産婦의 脾가 허하므로써 寒邪가 타고 들어가 腹痛을 일으키거나, 혹은 현기증이 나고, 혹은 앞가슴 부위가 몹시 쓰리고 아픈 증세를 치료한다.

· 精羊肉四兩 · 當歸 · 川芎 各半兩, 生薑 一兩

물 열잔 가량에 위 약재를 넣고 달여 넉잔 가량 남거든 이를 四分해서 空腹에 복용한다.

○ 蟠葱散 =7 頁의 (8)　　○ 龍膽瀉肝湯= 24 頁 (8)를 참고.

○ 加味逍遙散= 24 頁 (4)를 참고.

(10) 産後 兩脇脹痛

解産한 여인이 양쪽 갈비가 뿌듯하게 부르고 아픈 수가 있으니 이는 惡露가 다 내려가지 않은 원인과 혹은 肝經의 血이 부족한 것과 혹은 肝經에 氣가 滯한 때문이니 반드시 두가지 원인을 구분해서 다스려야 한다.

補說 위 증세가 肝經의 瘀血 때문이면 玄胡索散을 쓰고, 肝經의

滯했거든 四君子에 靑皮, 柴胡를 넣어 쓰고, 肝經의 血이 不足이면 四物에 人參, 蒼朮, 柴胡를 가입하고, 氣와 血이 모두 허약이면 八珍湯에 柴胡를 가입하고, 腎水가 부족하여 肝을 도와주지 못한 때문이면 六味丸을 쓰고, 肺金의 기세가 盛하면 肝木이 약해질 것이니 瀉白散을 쓰는게 좋다.

○ 이 약은 産後 肝經에 氣滯되어 갈비, 가슴, 배의 통증이 있거나 혹은 寒熱, 內熱, 晡熱 등이 있을 때 복용하면 신효하다.

· 當歸 一錢 五分, 芍藥(炒), 桔梗(炒), 檳榔·枳殼(麩炒)桂心·靑木香·柴胡 各六分

위 약을 물에 달여 먹는다.

○ 當歸散=解産한 뒤 피가 부족하거나, 혹은 氣가 滯하고 血이엉켜 열이 오르고 배가 아픈데 치료한다. 혹 배와 갈비가 팽창할 때는 當歸 乾薑을 等分하여 한차례 二錢씩 물에 달여 먹는다. (方文은 7頁(16)과 1頁(19)에 있음)

(11) 産後의 積聚癥塊

積은 陰氣가 뭉친 것으로 五臟에서 나온 것이오, 聚는 陽이 뭉쳤다는 뜻으로 六腑에서 起因된 것을 말한다. 그러나 積하여 陰이 되니 陰性은 잠복하는 까닭에 통증이 떠나지 않고, 聚는 陽性인데 陽性은 浮動하는 성질이 있으므로 아프기도 하고 멈추기도 하면서 일정치가 않다는 증세를 말함이다.

癥塊는 즉 積聚가 증세를 일으키는 현상을 의미하는 바 氣나 血이 단단하게 뭉쳤다는 점은 거의 일반이다.

補說 앞의 증세는 眞氣가 損傷되어 邪氣가 熱을 부리는것인데 하물며 産後 허약해져 있을 때랴. 그러므로 더욱 원기를 튼튼히 해야만 위와 같은 질환의 우려가 없다. 치료에 있어 속한 효과를 보기 위해 그 邪를 直接的으로 제거하려다가는 元氣가 같이 상하여 위태로울 것이니 앞의 (6), (7)論 및 7頁에 수록한 내용을 대조하면서 다스려야 한다.

◎ **治療經驗**

* 한 부인은 産後 배속에 자라 한마리가 들어있는 것 같이 때때로 아프고, 그것이 꿈작거리는데 눌러보면 아프지 않다. 얼굴이 시들시들하고 누린데 통증이 발할 때는 하얗게 변한다. 脈은 뜨고 깔깔하다.

  『이는 肝氣가 허하고 血이 부족한 때문이다』고 일러 주었으나 그가 내 말을 믿지 않고 뭉친피를 파하고 氣를 잘 行하도록 하는 藥劑를 썼다. 그랬더니 통증이 심하고 그것이 이리저리 돌아다닌다. 그가 血驚(피가 놀라 돌아다니는 병)인줄 알고 이에 대한 처방약을 썼다. 이번에는 아픈 것이 양쪽 갈비를 치고 가슴과 배를 치고 다니므로 그것이 자라같은 산 벌레인줄 알고 벌레가 죽는 약을 썼다. 그러나 형체와 기가 더욱 허약해지면서 팔 다리의 骨節에 작은 核이 생겨 살집속에 들어 있다. 그가 생각하기를 자라가 약을 무서워 하여 밖으로 달아나는 것이라 한다. 나는 기가 막혔다. 그래서 『肝臟의 피는 모든 筋을 기르는 바 이는 肝血이 모손되어 筋이 마르고 맺힌 증거다. 대개 肢節과 가슴, 목은 다 肝膽의 부분에 속하므로 우선 脾土를 기르고 金水(肺腎)를 補하여 肝血을 慈養시키면 자연 낫는다』하고 八珍湯, 逍遙散, 歸脾湯을 加減하여 처방해 주었더니 하는 수 없이 그가 내 말에 따르고는 완치를 보았다.

〈參考〉

○ 逍遙散 · 八珍湯 · 歸脾湯=24頁 (4)를 참고.

(12) 産後의 血

産後의 瘀血이 氣와 서로 부딪혀서 발하는 증세를 瘕(단一積病)이라 하는 바 아픈 증세가 무어라 형언할 수 없다. 이는 風冷이 본시 있는데서 이루어진 것으로 가벼우면 껄끄럽지 않고, 무거우면 不通한다.

補說 이 症은 寒邪가 客으로 들어와 氣血이 막힘으로 인해 맺힌 것으로 氣病이 血病으로 변한 것이다. 항상 胃氣를 보하고 月經을 조화시키면서 편안하게 조리하는게 좋다.

○ 아래 약은 瘀血을 다스린다. 또는 배꼽 밑이 팽창해지거나, 月經이 끊겼거나 熱이 있고 몸이 나른한 것을 치료한다.

· 當歸 八分, 桂心 · 芍藥(炒) · 血竭 · 蒲黃(炒) 各六分, 延胡索(炒) 四分

위 약을 作末하여 한차례 二錢씩 술에 타서 空腹에 먹는다.

○ 葛氏方=적응증은 위와 같다. 桂心을 作末하여 한차례 一錢씩 술에 타서 食前에 복용한다.

(13) 産後의 餘血

産後에 瘀血이 心臟으로 接近하여 가슴이 아프고 부대끼는 증세를 말하는 바 分娩한 뒤에 虛火가 위로 올라간 때문이다. 出産한 직후에 童便을 먹으면 이를 防止할 수 있다.

補說 本項 (5)와 論理가 같다. 그러므로 그곳과 참고하기 바라며 증세의 分類上 이에 기록한 것이다.

○ 金黃散=나쁜 熱이 위로 冲하여 가슴(肚)과 배가 아프고 熱이 나고 갈증나는 증세를 치료한다.

· 延胡索 · 蒲黃 各一錢, 桂心 二分

위 약을 作末하여 술에 타서 복용한다.

○ 一方은 炒한 蒲黃을 한차례 三錢씩 물로 달여 먹는다.

(14) 産後의 發熱

産後에 부대끼고 熱이 발하는 것은 陽(氣)이 陰(血)을 따라 흩어져서 氣와 血이 모두 허한 때문이다. 만일 惡寒하고, 熱나고 갈증이 있거든 十全大補湯을 쓰고, 熱이 더욱 심하거든 急히 肉桂, 附子를 加하여 쓰며, 만일 갈증나고 얼굴이 붉으면 當歸補血湯을 쓴다.

○ 人參當歸湯=産後에 虛하고 부대끼고 숨차고 괴로운 증세를 치료한다.

· 人參 · 當歸 · 麥門冬 · 桂心 · 生地黃 各二錢, 大棗 四枚, 粳米 一合, 淡竹葉 二錢 芍藥(炒黃) 一錢

위 약을 물에 달여 먹는다.

○ 四物湯에 茯神, 遠志를 加入하여 産後에 虛전하고 부대끼는 것을 치료한다. 위 증세에는 十全大補湯丸도 效果가 있다.

21. 産後疾病論 其一

(1) 産後 痞悶症

産後에 입이 마르고 심장이 더부룩하고 부대끼는 것은 麵食(밀로 된 음식)과 마른밥을 너무 일찍부터 먹으므로 脾胃가 소화를 못하기 때문이니 주의해야 한다. 위와 같은 증세가 있거든 오직 見晛丸을 먹어야 낫는다. 無擇이 이르기를 「안으로 근심과 번민이 쌓여 있고 밖으로 燥熱한 것에 상하거든 四物湯에서 地黃을 빼고 人參 烏梅를 加入해 쓰면 낫는다」 하였다.

補說 위 증세가 만일 음식에 체하였으면 六君子湯에 枳實, 神麯을 넣고, 肉食에 체한 것은 위 약에다. 山查를 加하고, 魚膾(물고기 날것)를 먹은 것이 탈을 잡았으면 위에 다시 陳皮를 加하여 쓴다.

음식이 이미 소화된 뒤에도 더부룩 하고 혹은 아프고, 구역질하면 이는 脾胃가 상한 것이니 六君子湯을 쓰고, 혹 신물을 삼키고 숨쉴때 음식 썩는 냄새가 나면 炮薑을 가하고, 설사하면 升麻를 가하고 응하지 않거든 四神丸으로 도우면서 간간히 補中益氣湯을 쓰면 된다.

◎ **治療經驗**

* 한 婦人은 고기젓깔을 먹고는 배아프고 痢疾에 걸렸는데 모든 약이 듣지 않았으나 陳皮, 白朮를 等分으로 作末해서 陳

皮湯을 끓여먹은 뒤에야 나왔다.

○ 見晛丸

• 薑黃(炒) 三稜(醋炒) 華澄茄·陳皮·良薑·人參·莪茂(酒炒) 各等分

위 약을 作末하여 蘿菖汁糊로 桐子만하게 丸을 지어 한차례 三十丸씩 白湯에 타서 먹는다.

○ 淸心蓮子飮=産後 심장이 부대끼고 갈증나는데 복용하면 좋다. (方文은 5頁 (2)을 참고)

〈參考〉

○ 六君子湯·補中益氣湯=24頁 (4) ○ 二神丸=8頁 (8)에 方文이 있음.

(2) 産後의 血渴

血渴이란 피가 모자라 여러가지 질환이 생기는 것을 말한다. 解産時에 出血을 많이 하면 虛火가 솟구쳐 올라 寒熱이 往來하고 현기증이 나고, 구미가 없고, 온몸이 나른하고 소화가 안되어 가슴이 답답하고 便秘症이 생기는 등 그 증세가 한두가지가 아니다.

血渴에는 童便을 복용한다. 혹은 四物에 白朮·麥門冬·牧丹皮를 加해 쓰기도 한다. 胃氣가 허약하고 熱이 있으면 竹葉歸耆湯을 쓰고, 血脫로 인해 열이 발하고 부대끼면 當歸補血湯을 쓰고, 胃氣가 허약하면 補中益氣湯이나 七味白朮散을 쓴다.

◎ 治療經驗

* 한 婦人은 産後에 出血을 많이 하여 血渴이 되었는데 아침에는

춥고, 저녁에는 열이 오르며 가슴, 배가 아파서 손으로 문지르면 아프지 않다. 이는 血氣가 모두 허한 증세다. 當歸補血湯을 쓰니 熱燥한 것이 멈추었고, 八珍湯에 麥門冬 五味를 加하여 복용시켰더니 氣血이 점점 회복되었다.

○ 七味白朮湯=中氣가 허약하고, 진액이 적어 입이 마르고 갈증나는데와 혹은 吐瀉로 인해 허약해진 경우 치료한다.

- 人參·白朮 (炒), 木香·白茯苓·甘草 (炒), 藿香·乾葛 各一錢

위 약을 물에 달여 복용한다.

○ 竹葉歸耆湯=胃氣의 虛熱로 갈증이 나면서도 冷한 음식을 싫어하는 증세를 치료한다.

- 竹葉 一錢 五分, 當歸 一錢, 黃耆 二錢, 白朮·人參 各一錢, 甘草 (炒) 五分, 麥門冬 (去心) 七分

위 藥을 물에 달여 먹는다.

○ 四物湯=24頁 (6) ○ 八珍湯=24頁 (4)

○ 當歸補血湯=24頁 (11), 補中益氣湯=24頁 (10)을 참고.

(3) 産後의 寒熱

産後에 추웠다 더웠다 하는 것은 血氣가 손상되어 陰陽이 不和한 소치다. 陰이 勝한 때는 금시 춥고, 陽이 勝할 때는 금시 熱해진다. 이런 증세에는 增損四物湯을 쓴다. 만일 썩은 피가 흩어지지 않은 관계로 腹痛이 생기면 奪命丹을 쓰고, 뒤에 增損四物湯을 쓴다.

補說 위 증세가 陽氣의 부족으로 惡寒이 있으면 補中益氣湯을 쓰고, 만일 陰氣가 부족하여 熱이 발하면 六味地黃丸을 쓰고, 氣血

이 不足하여 오한하고 열이 발하면 八珍湯이오, 病後에 寒熱하고 몸이 나른해지면 補中益氣湯이오, 몸이 더웁고 갈증나고 눈과얼굴이 붉으면 當歸補血湯을 써야 한다.

◎ **治療經驗**

* 한 婦人은 惡寒하다가 熱이 발한다. 이는 血氣가 虛寒한 관계다. 十全大補湯에 炮薑을 가입해 쓰니 낫는다. 뒤에 怒로 인해 오한하고 열이 오르고, 삭신이 땡기고 아금니를 갈고 面色이 푸른 속에 누린 기운을 띠었으므로 六君子에 木香을 가하여 썼더니 一劑에 편안해졌다.

* 한 産婦는 惡寒하고 열을 발한다.
『이는 氣血이 모두 虛한 때문이다』하였으나 그가 믿지 않고 小柴胡湯을 썼다. 그러자 땀이 나오고 헛소리 하고 갈증나고 肢體가 땡긴다. 그제사 나의 말을 믿기에 나는 十全大補湯 二劑를 썼으나, 어림도 없다. 이는 藥力이 不及이라 생각되어 附子를 加入해서 四劑를 더 쓴 뒤에야 완치되었다.

○ **增損四物湯**

· 人參 · 當歸 · 芍藥 炒, 川芎 · 乾薑 炒 各一兩, 甘草 四錢

위 약을 한차례 四錢씩 물에 달여 복용한다.

○ **大調經散**=産後의 惡露가 아직 나오거나, 寒熱이 있고, 저절로 땀나고, 혹은 가슴과 배가 아픈데 치료한다.

· 大豆 一兩 炒 去皮, 茯神 一兩, 眞琥珀 一錢

위 약을 作末하여 한차례 二錢씩 烏頭紫蘇湯에 타서 먹는다.

〈參考〉

○ 六君子湯＝24頁 (4) ○ 當歸補血湯＝24頁 (11)

○ 八珍湯 · 十全大補湯＝24頁 (4) ○ 六味地黃丸＝24頁 (11),

補中益氣湯＝24頁 (10)을 참고.

(4) 産後의 瘧疾

産後에 寒熱이 자주 往來하는 것은 敗血(죽은 피)로 인해 생기는 증상이다. 혹은 陰陽이 不和한 관계인데 이것을 사람들은 瘧疾로 잘못 알고 있다.

陳無擇이 이르되『産後에 寒熱이 혹은 一·二日 혹은 二·三日만에 한차례 발하여 혹은 먼저 춥고 뒤에 열이나며, 혹은 먼저 열이 올랐다가 뒤에 춥고, 혹은 寒氣가 많고, 熱이 적거나, 혹은 열이 많고 寒氣가 적거나, 혹은 춥기만 하고, 혹은 熱하기만 하는 증세도있는데 이 모두 학질로써 가장 치료하기 어렵다. 마땅히 草菓飮 · 主熱飮 · 四獸 가운데서 가려 복용시켜야 한다.』고 하였다.

補說 학질에 대해서는 14頁 (9)를 참고하면서 다스리되 胃氣부터 補하는 것으로 위주하고 草菓飮 같은 것으로 도와야 한다.

대개 産後에 학질에 걸리는 것은 脾胃가 허약한 관계로 음식에 체하거나 혹은 外邪에 촉감되거나, 혹은 怒가 脾胃를 손상시켰거나 혹은 더위를 먹은 것이 원인이 된다. 만일 음식관계라면 六君子湯에 桔梗 · 蒼朮 · 藿香을 가입해 쓰고, 外邪가 많고, 음식이 적으면 藿香正氣散을 쓰고, 外邪는 적고 음식관계가 많거든 人參養胃湯을 쓴다. 힘든 일 때문에 몸이 지쳐 脾胃를 상한 때문이면 補

中益氣湯을 쓰고, 氣血이 허약하면 十全大補湯에 炮薑을 가입해 쓰고, 中氣가 虛寒하면 六君子에 薑·桂를 加入하고, 元氣가 脫陷되었거든 급히 附子를 가한다.

대개 氣가 허하면 寒하고, 血이 虛하면 熱하며, 胃가 虛하면 惡寒하고, 胃氣가 아래로 빠지면 寒熱이 교체되고, 혹은 吐瀉하여 먹지를 못하며, 腹痛, 煩渴 또는 發熱하고 헛소리하고, 혹은 수족이 冷해오르고 떨리는 등의 증상이 일어나지만 아무리 백가지 증상이 다르더라도 오직 脾胃를 溫하게 補하면 그러한 질환들이 저절로 물러가려니와 잘못하여 脾胃를 맑히고 학질을 끊는 따위의 藥을 쓴다면 일어나지 못하고 만다.

◎ **治療經驗**

* 한 産婦가 학질에 걸려 오래도록 낫지 않는다. 뿐 아니라 백가지 증세가 같이 일어나는 가운데 脈을 보니 洪大하고 미세하고, 혹은 잠겼다 엎드렸다 하여 형상 알기가 어렵다. 六君子湯에 炮薑을 가입하여 二十여제를 쓰니 脈이 좋아졌고, 이어서 參朮煎膏를 쓰고 歸脾湯으로 도와 치유되었다.
* 한 産婦는 아침에는 추워서 떨고 저녁에는 열이 오르며 때없이 寒熱이 往來하며 앓는데 오래도록 낫지 않는다. 六君子에 補中益氣를 겸하여 백여제 쓴 뒤에 낫게 되었다.

(5) 産後의 蓐勞

蓐勞(욕로)의 증세는 寒熱이 往來하고 음식을 많이 먹지 못하고 머리와 눈이 어지럽고 아프며, 四肢가 쑤시고 뻐근하게 아프고 腹痛

이 발하는데 원인은 産後 몸이 허약하여 元氣가 회복되지 못한 까닭이다.

脾가 허약해서 血이 부족한 때문이면 六君子湯에 當歸를 가입해 쓰고, 脾氣가 허하여 기침하고 침이 마르는데는 補中益氣湯에 麥門冬 五味子를 가입해 쓰며, 中氣가 허한 때문에 입이 마르고 머리가 어지러우면 補中益氣湯에 蔓荆子를 넣어 쓴다. 肝經의 血虛하므로 肢體가 아프면 四物에 人蔘·蒼朮을 가입하고, 만일 肝과 腎이 같이 허약하여 白汗, 盜汗(식은 땀)이 있고 寒熱이 往來하거든 六味丸에 五味子를 가입하고, 만일 脾虛로 血弱하여 가슴, 배가 아프고 月經이 고르지 못하면 八珍湯에 白朮을 倍加하여 쓰며, 만일 脾虛로 血이 燥하여 피부에 가려운 증세가 나타나면 逍遙散을 쓴다.

대개 이 질환은 거의가 脾胃가 허약한데서 원인이 되어 음식을 적게 먹고 모든 經이 피곤해서 병통이 생겨나는 것이므로 당연히 脾胃를 補하는게 옳다. 음식만 잘 먹고 소화를 잘 한다면 精氣가 生化하여 모든 臟腑가 이에 힘을 얻게 되므로 질병이 저절로 낫게 된다.

○ 增損柴胡湯=産後 허약하여 寒熱 往來하는 것이 학질과 흡사하고 아래배가 불러오는데 치료한다.

· 紫胡·人蔘·甘草(炒), 半夏(炒), 陳皮·川芎·白芍藥(炒) 各等分

위 藥을 한차례 二錢씩 薑棗水로 달여 하루 二回 복용한다.

○ 白茯苓散=産後에 蓐勞로 머리와 눈이 어지럽고 四肢가 쑤시고 아프며 寒熱이 학질같은데 치료한다.

· 白茯苓 一兩, 當歸·川芎·桂心·白芍藥(炒), 黃耆(炒), 人蔘 各半兩, 熟地黃(製) 半兩.

먼저 물 三盞 정도에 猪腎(돼지 쓸개) 一벌과 생강, 대추 각 三個씩을 넣고 三盞쯤 되도록 달여 찌끼를 버린 다음 그 물에 위 약 半兩을 넣고 一盞이 남게 달여 먹는다.

○ 猪腰子粥=産後에 蓐勞로 熱이 심하거든 돼지허리 한벌을 구하여 膜은 버리고 잘게 썰어 술에 소금을 약간 타서 반죽한다. 먼저 멥쌀 一合을 파와 후추를 넣고 삶은 죽에 소금과 醋를 타고, 돼지허리 반죽해논 것을 사발 밑바닥에 펴깔고 멥쌀 삶은죽으로 씌워 空心에 복용한다.

○ 黃耆建中湯=産後의 모든 虛症을 치료하며, 열이 오르고 惡寒하고 배아픈 증세를 치료한다.

· 黃耆 · 肉桂 各一兩, 白芍藥 (炒) 二兩, 甘草 (炒) 七錢

위 약을 薑棗水에 달이는 바 한차례 五錢씩 하루 二·三차 복용한다. 虛症이 심하거든 附子를 加入한다.

(6) 産後의 虛羸

産寶에 이르기를 『産後에 虛羸(허가 심하여 몸이 파리해진 것) 한 사람은 産後에 血氣를 손상한 까닭이다. 그러므로 몸을 편안히 다루고 음식조절을 잘 할 것이며 六淫七情을 조심하면서 百日 정도 잘 調養하면 거의 질환이 없어진다. 만일 中年産과 難産에는 日字에 관계없이 항시 조심하고 조섭을 잘해야만 치료될 수 있고 불연이면 다시 상하여 虛가 심해지고 몸이 바싹 마르게 된다』 하였다.

補說 虛羸症은 分娩할 당시 氣血을 손상한 원인이므로 八珍湯을 써야 한다. 음식으로 胃가 상했으면 四君子를 쓰고 밥을먹지 못

해 脾를 상했으면 六君子湯이오, 勞로 元氣를 상했으면 補中益氣湯을 쓴다. 만일 숨을 들이쉴 때 藥의 맛이 어떠함을 느낄 수 있 있게 되면 이는 그 藥이 다시 胃를 손상시킨 것이니 四君子湯을 서서히 조금씩 마셔 脾胃를 調理하라. 胃氣가 일단 튼튼해 지면 血氣가 자연 生하고 따라서 모든 질병이 물러가게 된다.

○ 黃雌鷄湯=産後에 虛로 인해 파리해지거나 배아픈 증세를 치료한다.

· 黃雌鷄(조그마한 누런 암탉을 머리, 발, 날개, 창자 등을다 버리고 가늘게 썬다)·當歸·白朮(炒), 熟地黃(製), 桂心·黃耆(炒) 各半兩

먼저 물 일곱종발에 닭을 삶는데 물이 세종발 남을 때까지 삶고 위 약 四錢씩 넣고 다시 달여 하루 세차례 복용한다.

○ 十全大補湯=産後 氣血을 회복하지 못하여 몸이 허약해지거나, 열이 있고 惡寒하는데 좋은 약이다.(方은 24頁 (4)에 기록되었음)

(7) 産後의 風虛와 冷勞

産後에 氣血이 勞로 상하면 五臟六腑가 허약해진다. 만일 風冷까지 타고 들어가면 血氣가 더욱 허약해지고 몸이 바싹 마르고 風冷이 腸으로 들어가는데, 자식을 두지 못하는 것은 거의가 風虛와 冷勞 때문이다.

※ 風虛란 風症으로 허약해지는 질환이고, 冷勞란 冷으로 勞病이 된 것인데 여기에서 勞란 숨차고 가쁜병, 즉 冷으로 인한 呼吸器疾患을 말한다.

補說 위 증세가 만일 氣血이 허약한 때문이면 八珍湯을 쓰고, 血氣가 虛寒함이면 十全大補湯이오, 胃氣가 허약으로 원인이면 補中益氣湯이오, 脾氣가 허약한 관계면 六君子湯이오, 命門에 火가 衰하였으면 八珍湯이오, 肝脾가 血虛하면 加味逍遙散이오, 脾氣의 鬱怒 때문이면 加味歸脾湯을 써야 한다.

○ 産寶方에 쓰이기를 産後에 虛하고, 파리해져 살이 붙지 않는데는 아래 약을 써라 하였다.

· 黃耆(炒), 當歸·芍藥(炒), 人參 各三錢, 桂心·甘草(炒), 川芎 生薑 各四錢, 大棗 十一個.

위 약을 한차례 三分씩 물에 달여 먹는다.

○ 一方은 돼지쓸개 一벌을 삶아 葱과 저린 콩을 넣어 곰국으로 만들어 국물 마시듯 자주 복용한다.

(8) 産後 腹脹과 嘔吐

産後에 공연히 배가 팽창해져 거북하고 嘔吐症을 발하는 것은 敗血(죽은 피)이 脾胃까지 擴散되어 胃가 제대로 作用을 못하는 관계다. 이런 증세가 있거든 抵聖湯으로 치료하라.

補說 위 증세가 만일 敗血이 腸胃로 擴散되었거든 抵聖湯을 쓰고 음식이 체하였으면 六君子에 厚朴을 가입하고, 음식이 胃를 상했으면 六君子湯을 써야 한다. 대체로 脾胃가 손상되었으면 약에 앞서 음식을 절조있게 먹는 것이 최선이다.

○ 抵聖湯

· 赤芍藥·半夏·澤蘭葉·人參·陳皮·甘草 炒(各)一錢

위 약 半兩을 물에 달이되 먼저 생강을 불에 말려 같이 달인다.

(9) 産後 嘔逆不食

經에 이르기를 『胃는 水穀의 海(저장하는 곳)가 되어 장부를 길러낸다.』 産後에 胃氣가 허약하면 음식의 상함을 받고 이로 인하여 구역질이 나서 먹지를 못한다.

補說 구역질 나오는 원인이 음식을 먹지 못한 지가 오래된 때문이면 四君子湯을 쓰고, 음식을 너무 먹은 탓이면 六君子를 쓰며, 음식을 제 때에 먹지 못한데다 힘든 일을 한 것이 원인이면 補中益氣湯을 쓴다. 만일 음식에 체하여 구역질을 하면 人參養胃湯이오, 胃氣가 虛하면 六君子湯이오, 胃氣가 虛寒하거든 六君子에 炮薑과 木香을 가입해 쓴다.

寒水가 旺盛하면 益黃散을 쓰고, 肝木이 너무 實하면 六君子에 柴胡·升麻를 가입해 쓰고 命門의 火가 쇠약하면 八味丸을 쓰고, 구토하고 설사하고 혹은 가슴(肚), 배가 아픈 것은 陽氣가 虛寒함이니 급히 附子理中湯을 써야 한다.

◎ **治療經驗**

* 한 産婦가 있었는데 아침에는 痰을 많이 뱉어내고 밤에는 熱이 발하며 주야를 막론하고 잠을 못 이룬다. 어디서 痰을 삭이는 약을 지어다 먹었으나 몸이 점점 여위어가면서 전 증세가 더욱 심해졌다 하는지라 내가 말하기를 『아침에 가래를 뱉는 것은 脾氣가 허약한 관계고, 저녁에 열이 발하는 것은 肝血이 허한

까닭이고, 밤 낮으로 잠을 못이루는 것은 脾血이 소모된 때문이다』하고 六君子에 加味逍遙散과 加味歸脾湯을 차례로 복용시켰더니 차츰 나아가면서 뒤에 완치되었다.

○ 開胃散=産後에 胃가 허하여 구토하고 가슴이 불러와서 먹지를 못하는데 치료한다.

· 訶子肉 一兩半, 人參 一兩, 甘草 (炒) 半兩

위 약을 한차례 五錢씩 생강물에 달여 먹는다.

○ 産後에 胃가 허하여 구역질하는 증세를 치료한다.

· 橘紅 一兩, 半夏 · 甘草 (炒) 各半兩, 藿香 二兩

위 약을 생강물에 달여 한차례 五錢씩 복용한다.

○ 産後 구역질로 인해 먹지 못하는데 아래 약을 복용하면 좋다.

· 白朮 五錢 · 薑 六錢

위 약을 물에 달여 따뜻할 때 천천히 마신다.

○ 石蓮散=産後에 胃가 차서 기침하고 氣가 거슬려오르고, 구토하고 먹지를 못하거나 혹은 배가 불러오는 증세를 치료한다.

· 石蓮肉 半兩, 白茯苓 一兩, 丁香 五錢

위 약을 作末하여 한차례 二錢씩 생강탕이나 미음으로 먹는다. (하루 세차례 복용할 것)

〈參考〉

○ 錢氏益黃湯=脾가 虛寒하여 구토하고 먹지 못하거나, 혹은 가슴(肚), 배가 아프거나, 혹은 大便이 잘 안나오고, 手足이 冷해오르는 증세를 치료한다.

· 陳皮 · 靑皮 · 訶子肉 · 甘草 (炙), 丁香 各二錢

위 약을 거칠게 갈아 한차례 四錢씩 물에 달여 먹는다.

○ 人參養胃湯=外部로 風寒에 감촉되고, 안으로는 음식에 상하여 寒熱있고 머리 아프거나, 혹은 학질로 변한 증세를 치료한다.

· 半夏 · 厚朴 (製), 橘紅 八分, 藿香葉 · 草菓 · 茯苓 · 人參 各 五分, 甘草 (炙) 三分, 蒼朮 一錢

위 약에 薑, 七片, 烏梅 一個를 같이 넣어 물에 달여 먹는다.

○ 附子理中湯=20頁 (8)　○ 加味歸脾湯=24頁 (4)를 참고.

(10) 産後의 霍亂

産後의 霍亂이 나는 것은 臟腑가 虛損되어 음식의 소화를 못하고 風冷의 감촉된 까닭이다. 霍亂症勢에 물을 들이키는 환자에게는 四苓散을 쓰고; 臟腑가 차(寒)서 물을 마시지 않는 환자에게는 理中丸이 좋으며 虛冷한 자에게는 附子를 가입해 來復丹을 써야 한다.

補說 後頁 (11)에서 참고하라.

◎ **治療經驗**

* 한 産婦는 霍亂이 나서 霍香正氣散을 먹었는데 뒤에 가슴과 배가 팽창하게 불러오고, 음식을 조금만 더 먹으면 구토하고 설사를 한다. 이는 脾와 胃가 모두 허약한 때문이다. 六君子湯에 木香을 가하여 쓰고 낫게 되었다. 뒤에 음식을 잘못 먹은 데다 怒로 인해 霍亂이 났는데, 가슴과 배가 몹시 아프고 手足이 어름같이 차다. 이번에는 附子散 · 八味丸을 쓰고 편안하였다.

○ 白朮散=脾胃가 상하여 吐瀉하고, 배 아프고, 부대끼고 갈증나고 수족이 冷하거나, 혹은 便이 묽게 나오는데 치료한다.

· 白朮 · 橘紅 · 麥門冬(去心), 人蔘 · 乾薑 (炮) 各一兩, 甘草 半兩

위 약을 한차례 四錢씩 생강물로 달여 먹는다.

○ 附子散=脾胃가 虛寒하여 吐瀉하고, 배아프고 수족이 冷한 증세와 혹은 땀이 저절로 나오고 입이 오므라지는 등의 질환을 치료한다.

· 附子炮, 白朮 (炒), 當歸 · 吳茱萸 · 丁香 · 橘紅 · 甘草 (炒) 各半兩

위 약을 作末하여 粥물에 타 마신다. 脾胃가 본시 허한 사람이면 參苓白朮散을 쓴다.

○ 霍香正氣散=風寒에 감촉되고 소화불량, 두통, 한열, 설사하고 혹은 학질증세를 치료한다.

· 霍香 一錢 五分, 桔梗 (炒), 大腹皮 · 紫蘇 · 白朮 (炒), 厚朴 (製) 各一錢, 甘草 (炙) 五分

위 약을 薑棗水에 달여 먹는다.

○ 五苓散

· 白朮 (炒), 猪苓 各一錢, 肉桂 三分, 澤瀉 二錢 五分, 茯苓 一錢

위 약을 물에 달여 먹는다.

○ 理中丸=脾胃가 虛寒하고, 구토설사에 음식 생각이 적고, 가슴배가 팽창해지는 등의 질환을 치료한다.

· 人蔘 · 白朮 (炒), 乾薑 (炮), 甘草 (炙) 各一錢

위 약을 作末하여 쌀풀로 彈子만하게 丸을 지어두고 한차례 一丸씩 잘 씹어 白湯으로 삼킨다.

○ 來復丹=더위를 먹어 설사하거나 身熱이 높고 脈이 약하게 뛰

는데 쓰면 신효하니 급할 때 복용한다.

· 硝石 一兩을 硫黃과 같이 불에 놓고 약간 볶으면서 柳枝로 젓되 굵은 모래알 만큼 끄느름한 불로 볶는다.

太陰玄精石 (硏), 舶上硫黃 各一兩, 五靈脂 砂石을 除去, 青皮 陳皮 各二兩

위 약을 作末하여 糊醋(풀에 식초를 친 것)에 반죽 녹두알 만큼 丸을 지어 空腹에 米飮으로 복용한다.(한차례 三十丸)

22. 産後疾病論 其二

(1) 産後의 寒熱

産後에 열이 오르고 머리 아프고 전신이 쑤시고 아픈 증세가 마치 傷寒症 같으나, 麻黃 따위를 가볍게 써서는 안된다. 産母가 아침 일찍 일어나 일하다가 찬 기운에 상하면 덜덜 떨며 惡寒하고 열이 생겨 頭·肩痛 및 骨節이 다 아프다가 七·八日 뒤에야 낫는다. 만일 大便이 굳고 구역질나서 먹지 못하거든 小柴胡湯에 生薑·地黃을 加入해서 主劑로 쓴다.

補說 病機要에 의하면 胎·産의 病을 다스리는데는 三禁을 범하지 말아야 한다 하였으니 三禁이란 즉 땀을 내지 말고, 아래로 내리지도 말고, 小便이 잘 나오도록 하는 약을 써도 안된다는 말이다.

○ 人參當歸散＝失血로 內熱이 있고, 숨이 가쁘고, 머리 아프고, 번뇌가 생기고 공연히 불안하거나, 뼈마디가 아프고, 허하여 부대끼고 몸이 마르는 환자를 치료한다.

· 人參·當歸·生地黃·桂心·白芍藥·麥門冬(去心)各一兩

먼저 멥쌀 一合, 竹葉 七片을 물 二종발에 달여 一종발 쯤 남게 하여 건데기를 건져낸 다음 그 물에 위 약 五錢과 大棗 二枚를 넣어 다시 달여 먹는다. 虛가 심하면 熟地黃을 넣어 쓴다.

○ 小柴胡湯＝風에 상하고, 四肢에 열이 오르고, 머리아픈 증세를 치료한다.(方文은 24頁 (2)에 기록되었음)

○ 二物黃芩湯=머리는 아프지 않고 寒熱에 부대끼는 증세를 치료한다.

· 黃芩 半兩, 苦參 半兩, 生地黃 二兩

위 약을 한차례 四錢씩 물에 달여 먹는다.

○ 增損柴胡湯=허약하고 寒熱하고 적게 먹고 배가 팽창해지는 증세를 치료한다.

○ 竹葉防風湯=産後 風에 상하여 열이 오르고 얼굴이 붉고, 호흡이 가쁘고, 골치아픈 증세를 치료한다.

· 淡竹葉(半웅큼), 防風·人參·桂枝·桔梗·甘草 各半兩, 葛根 一兩半

위 약을 대추와 생강물에 달여 먹는다. 땀이 나오고, 목이 뻣뻣하거든 附子를 가하고, 구역질이 나오거든 半夏를 가입한다. (한차례 五錢씩 복용한다.)

(2) 産後의 頭痛

머리는 모든 陽이 모이는 곳이다. 産後 胃氣가 허약하고 음식 생각이 떨어지면 陽氣가 미세하여 上昇하지 못하는 데 이러한 관계로 頭痛이 일어난다. 만일 敗血 때문이거든 黑龍丹이 좋다.

補說 이 환자가 만일 中氣가 허약하면 補中益氣湯에 蔓荊子를 가하고, 血虛하면 四物湯에 人參, 蒼朮을 가입하고, 血氣가 모두 허하면 八珍湯을 쓰며, 만일 風寒으로 상했으면 補中益氣湯에다 川芎을 넣는다.

◎ **治療經驗**

* 한 여인은 産後의 頭痛으로 매일 補中益氣湯을 복용한지가 三年이 되었는데 조금만 힘든 일을 하면 惡寒과 內熱이 일어난다. 이는 陽氣가 허한 원인이다. 補中益氣湯에 附子 一錢을 가입해서 몇제를 지어 주었더니 복용후 頭痛과 惡寒症이 없어졌다.

○ 血虛하여 頭痛을 앓는데는 當歸·川芎을 한차례 五錢씩 물에 달여 먹는다.

○ 芎附散=氣虛하여 두통이 있으면 大附子 一枚(배꼽을 제거함) 14片으로 썰어 진한 식초 1사발에 반죽하고 炙附子를 이에 담궜다가 말린 뒤 川芎 一兩과 같이 作末하여 한차례 二錢씩 淸茶水로 복용한다.

○ 都梁丸=産後의 頭痛을 치료한다.(方은 4頁 (6)을 참고)

(3) 産後의 咳嗽

肺는 氣를 주관한다. 産後에 肺氣가 허하면 外邪에 감촉되어 기침이 나온다. 짜고 신것을 먹고 기침병이 생겼으면 치료가 어려우나 밀것(가루음식)을 먹고 체한 것이면 黑神散, 五積散을 복용하면 낫는다.

補說 위 증세의 환자가 陰虛라면 四物에 人蔘, 白朮, 陳皮를 넣고, 肺虛면 四君子에 川芎·當歸·桔梗을 쓰고, 風寒에 감촉되면 補中益氣에 桔梗·紫蘇를 넣어 쓴다. 만일 瘀血이 肺로 들어가 헐떡거리고입과 코에 黑色이 돋고 코피가 흐르거든 급히 二味參蘇飮을 쓰면 살아날 수도 있다.

◎ **治療經驗**

· 한 産婦는 기침하고 바람만 쐬면 숨차고 오한하고, 머리아프고 땀을 흘리고 입이 오그라지고, 가래가 성한다. 이는 脾와 肺

氣가 허하여 살갗이 조밀치 못한 관계라 여겨 補中益氣에 肉桂를 넣어 몇제를 복용시켰더니 前症이 다 나았다.

* 한 産婦는 아침에 가래가 많이 나오고 밤이면 열이 심하여 잠을 못 이룬다. 어떤 의원한테서 가래를 삭이고 열을 내리게 하는 약을 고정적으로 지어다 먹었으나 날로 여위고, 음식도 날이 갈수록 적게 먹는다. 이는 肝氣가 허하여 가래가 많고, 肝血이 허하여 열이 발하는 것이라 하고 六君子와 加味逍遙散 加味歸脾湯을 차례로 복용토록 한 결과 한달이 넘지 못하여 치유되었다.

* 한 産婦는 기침하고 가래가 많고, 얼굴이 붉고, 입이 마르고, 內熱과 晡熱이 있거늘 이는 陰火가 위로 올라간 때문이다. 補中益氣湯과 六味地黃丸으로 고쳤다.

* 한 婦人은 기침하고 가슴이 벅차 먹지를 못하고 눈물이 저절로 나오고 가래침이 많이 나오며, 얼굴에는 종기까지 생기고 氣가 자주 거슬려 올라온다. 이는 肺에 지장이 생긴 것이라 생각되어 異功散으로 치료하였다.

○ 知母散=惡露(産後의 지느러미)가 위로 치오르거나 기침이 그치지 않으면 이 약으로 치료하라.

· 知母·貝母·白茯苓·人蔘 各半兩, 桃仁·杏仁 盧(生去皮尖) 各一兩 위 약을 물에 달여 먹는다.

○ 風寒으로 기침하는 병을 치료한다.

· 甘草·桔梗 各六分, 款冬花 四分, 麥門冬·生地黃 各一錢 五分, 葱白 一握

위 약을 물에 달인다.

○ 旋覆花湯＝咳嗽病에 효과가 좋다.(方文은 本頁 (4)에 있음)

〈參考〉

○ 異功散＝脾胃가 허약하여 음식생각이 적고, 혹은 오래도록 기침이 낫지 않거나, 혹은 배아프고 먹지를 못하고, 얼굴이 붓거나, 氣가 거슬려 올라오는데 치료한다.

· 人參·白朮(炒), 茯苓·陳皮 各一錢

위 약은 薑棗水로 달인다.

(4) 産後의 喘促

産後에 숨이 가쁘고 헐떡거리는 것은 榮養하는 血이 갑자기 부족해져서 血과 더불어 榮養하는 氣는 目的을 잃고 홀로 肺에 모이게 되므로 일어나는 증세로써 이를 「孤陽」이라 하는데 가장 치료하기 어렵다. 만일 썩은 피가 멈춰 엉켜져 있으면 奪命丹을 먹고, 만일 榮養하는 血이 갑자기 끊겼으면 급히 芎竆湯을 쓰고, 風寒으로 상한 것이면 旋覆花湯을 쓰며, 氣가 鬱結되었으면 小調經散을 쓰고, 음식에 상한 것이면 見晛丸을 쓴다.

補說 숨이 가빠 헐떡거리는 병이 만일 脾肺가 허약한 때문이면 六君子에 桔梗이오, 外邪를 겸했으면 六君子에 桔梗 紫蘇를 가하고, 中氣가 虛寒하면 補中益氣에 炮薑, 肉桂를 가입하고, 만일 陽氣가 허탈되었으면 위 약에 附子를 넣고, 血症이 肺로 들어갔으면 급히 加味參蘇飮을 써야 한다.

◎ 治療經驗

＊ 한 産婦는 가쁜 숨을 쉬고, 저절로 땀을 흘리고, 수족이 모두 冷하고, 항상 손으로 배꼽 근방을 보호한다. 이는 陽氣가 허탈된 것이므로 蔘蘇飮 四劑를 복용하도록 하였더니 얼마 안되어 완쾌하였다는 소식을 들었다.

○ 旋覆花湯＝風寒暑濕에 상하여 숨차서 헐떡거리고 기침이 심한데 치료한다.

· 旋覆花 · 赤芍藥 · 前胡 · 半夏(麯)· 荊芥穗 · 甘草 · 茯苓 · 五味子· 杏仁 · 麻黃 各等分

위 약은 한차례 四錢씩 생강과 대추 삶은 물에 달여먹는다. 취한하며 땀이 나오면 그만 먹는다.

○ 五味子湯＝産後 숨찬병과 脈이 잠복되고 氣가 갑자기 거슬려올라오는데 치료한다.

· 五味子(杵炒), 人蔘, 杏仁 各二錢, 麥門冬(各去心), 陳皮 各一錢

위 약을생강 三片과 대추 二枚를 넣고 물에 달여 먹는다.

○ 芎窮湯＝本頁 (7) ○ 六君子湯＝24 頁 (6)

○ 補中益氣湯＝24 頁 (10) 을 참고.

(5) 産後 口鼻黑衄

婦人이 解散한 뒤 입이나 코에 黑氣가 돋고 코피가 나는 것은 氣가 몹시 허약하여 榮養하는 血이 산란하고, 胃氣가 絶하고 肺氣가 敗한 때문이니 급히 緋線 一條와 아울러 産婦의 정수리에 있는 털 두개를 가지고 환자의 가운데 손가락 마디를 꼭 동여매어 응급처치를 해야지 이 정도에 이르면 고칠 약이 없다.

補說 胃脉은 頞口에서 承漿을 두른다. 대개 코 마루(준두)는 脾土에 속하고 코구멍은 肺金에 속하므로 胃虛하고 肺가 손상되면 氣가 탈진하고 피를 토하며 죽는 병이다. 급히 二味參蘇湯에 附子 五錢을 加入해 쓰면 살아나는 수도 있다.

(6) 産後의 咳噫

대개 肺는 氣를 주장하고 胃에서 품부받는 고로 産後에 脾胃가 손상하는 까닭은 風冷의 침공을 받아 胃氣와 부딪쳐 기침하고(咳) 트림(噫)이 나오게 된다. 期門穴에 뜸 三장을 뜨면 치료된다. 이 期門穴은 胃의 大絡이기 때문이다.(6頁 (15)를 참고.)

補說 위 질환은 胃氣가 虛寒한데 속하는 고약한 징조다. 아래 기록하는 처방이 듣지 않거든 급히 蔘附湯을 쓰면 회생한다.

- 丁香散=심장이 부대끼고, 기침하고 트림나오는 증세를 치료한다.
  - 丁香·白豆蔻 各半兩, 伏龍肝 一兩

    위 약을 作末하여 한차례 一錢씩 桃仁·吳茱萸 삶은 물에 타서 마신다.
- 羌活散=기침하고 氣가 거슬려 올라오는 질환을 치료한다.
  - 羌活·附子(炮), 茴香(炒) 各半兩, 木香·白薑(炮) 各一錢

    위 약을 作末하여 한차례 二錢씩 물 一盞에 소금 약간을 넣고 달인 물에 복용한다.

○ 一方은 桂心 五錢과 薑汁 三合을 넣고 물에 달여 먹으면 효과가 좋다고 한다.

(7) 産後의 血崩

産後에 血崩(배속에 나쁜 피가 뭉쳤다가 풀려 아래로 쏟아내림)하는 것은 經脈의 건강이 회복되기 전에 勞(고된 일)에 상한 까닭이다. 혹은 짜고 신 맛을 먹고 나면 小腹이 팽창해지고 통증이 발한다. 肝이 이미 상하면 고치기 어려우니 固經丸을 급히 먹어야 한다.

補說 産後의 血崩에 만일 血이 나오다가 막히면 아래배가 팽창하게 부르고 아픈데 이런 증세에는 失笑散을 써야 한다. 血이 적어 아래배가 허하면서도 더부룩하거든 芎藭湯을 쓰고, 肝火로 血이 제멋대로 流行하면 加味逍遙散이 좋고, 脾가 침울하여 血을 거느리지 못하면 加味歸脾湯이오, 脾氣가 허하여 血을 섭취하지 못하면 補中益氣湯을 써야 한다. 음식의 진한 맛(기름지고 熱性이 있는 음식)을 먹고 쌓인 熱氣에 血을 상했으면 淸胃散에 槐花를 가입해 쓰고, 風과 熱이 서로 부딪혀서 血을 상했거든 四君子湯에 防風, 枳殼을 넣어 쓰라.

◎ **治療經驗**

* 한 産婦는 血崩으로 아래배가 터질듯이 부르고 아픈데 누가 氣를 破하고 血이 돌도록 하는 약을 쓰니, 血崩이 콸콸거리며 나

오고 四肢를 추슬르지 못하며, 오한하고, 구토하고 大便이 자주 마렵다. 나는 六君子에 炮薑을 加入해서 四劑를 썼더니 차도가 있고 이어서 十全大補湯 三十여제를 복용시켰더니 모든 질환이 깨끗이 나았다.

* 한 産婦가 血崩症이 있는데다 怒로 인해 피가 물 솟듯이 솟구쳐 나오므로 그만 땅에 엎어져 입이 오므라지고, 눈이 비뚜러지고 수족이 땡겨 그야말로 영락없는 병신이다. 이는 肝經의 血이 모손되고, 이로 인해 風이 생긴 때문이다. 六味丸 재료 一劑를 써 보니 모든 증세가 물러가고 다만 아직 많이 먹지 못하고 晡熱이 있다. 이번에는 四君子에 柴胡, 牧丹皮를 가입해 복용시켰더니 어렵지 않게 완쾌되었다.

○ 固經丸

· 艾葉 · 赤石脂 (煆), 補骨脂 (炒), 木賊 各半兩, 附子 (炮) 一個

위 약을 作末하여 桐子만하게 丸을 지어 한차례 二十丸씩 따뜻한 술이나 米飮으로 복용한다.

○ 芎藭湯

· 芎藭 · 當歸 · 芍藥 各等分

위 약을 한차례 五錢씩 물에 달여먹는다.

○ 加味歸脾湯＝24頁 (4)　○ 清胃散＝24頁 (1)을 참고.

(8) 産後의 月水不調

産後의 月水가 고르지 못한 것은 血氣가 허손되므로 인해 風邪가 客으로 있어 邪(나쁜 피)와 正(좋은 氣血 등)이 부딪히므로 經에 지장이 생겨 때를 맞추지 않고, 혹은 많았다가 혹은 적었다 한다.

補說 産後 經度가 기간을 지나도 아픈 것은 氣와 血이 모두허약한 때문이니 八珍에 柴胡, 牧丹皮를 가입하고, 기일이 못 되었는데도 앞당겨 오는 것은 血이 熱한 때문이니 四物에 山梔, 柴胡를 가하고, 月水가 이르기전에 통증이 벌써 있는 것은 血이 實한 때문이니 四物에 桃仁, 紅花를 가입해 쓰고, 기간을 지나서 이르는 것은 血이 虛한 때문이니 四物에 人參, 蒼朮을 가입하고, 經月이 검붉거나 검거나 덩이져서 나오는 것은 血이 熱한 관계니 四物에 炒한 山梔와 炒한 黃連, 牧丹皮를 가입해 쓰고, 月水가 行할 때 통증이 있고 血色이 엷으면 이는 痰이 많기 때문이니 四物에 二陳湯을 합해서 쓴다.

○ 琥珀散＝經脈이 不調하고, 음식 생각이 적고, 점점 수척해가는데 복용한다.

· 琥珀 · 牛膝 · 生地黃 · 當歸 · 桃仁 · 赤芍藥 各半兩

위 약을 한차례 四 · 五錢씩 물에 달여 먹는다.

○ 二珍湯＝24頁 (5)를 참고하고 그 外는 위에 이미 方文을 기록한 바 있음.

(9) 産後의 月水不通

婦人이 아이를 낳은 뒤 一年동안 月水가 나오지 않는 것은정상적인 일이다. 그러나 半年이 되어 經이 시작되는 것은 血이 有餘함이고 一 · 二年이 되어도 月水가 없는 경우 身病이 없이 건강하면 근심할 必要가 없지만 만일 몸이 나른하고 게을러지고, 많이 먹지를 못하고 內熱이 있으면 血이 부족하므로 인해 月經이 없는 것이니 당연히 脾胃부터 튼튼히 해야 한다. 그렇지 아니하고 약으로만 月經을

通하도록 하는 것은 잘못이다.

補說 앞에서 論한 증세 (月水不通) 가 脾胃가 허약한 때문이면 六君子를 쓰고, 熱 (火) 로 脾를 상했으면 歸脾湯에 牧丹皮, 山梔를 가해 쓰고, 怒火로 血을 상했으면 四物에 小柴胡湯을 같이 쓰고, 氣血이 모두 허한 때문이면 八珍湯에 牧丹皮를 加入해 쓴다.

○ 歸脾湯＝24頁 (4) ○ 小柴胡湯＝24頁의 (2)를 참고.

(10) 産後의 浮腫

産後 四肢에 浮腫이 생기는 것은 썩은 잡피가 허를 타고 흘러 있는 때문이니 小調經散을 쓴다.

陳無擇이 이르기를 『風邪가 氣分에 타고 들면 피부에 종기가 생겨 浮虛하니 이에 氣요, 만일 피부의 종기가 익은 오얏 같이 생긴 것은 이에 水다. 氣腫은 땀을 내야 낫고, 水腫은 小便을 잘나오도록 해야 한다』 하였다.

補說 寒水가 旺盛하여 脾肺에 지장이 생기거나 氣가 허하여 浮腫이 나면 먼저 脾胃를 補하고, 水氣가 넘쳐 浮腫이 생기면 中氣를 補하면 된다.(一頁의 水分과 血分을 참고)

◎ **治療經驗**

* 한 産婦는 설사하고, 四肢에, 얼굴에 浮腫나고 숨이 가쁘고, 오한 한다. 이는 脾, 肺가 虛寒한 관계다. 六君子에 薑, 桂를 加入해 쓰니 설사가 멈추었고 또는 補中益氣湯을 복용하고

는 脾胃가 튼튼해지고 浮腫도 낫게 되었다.

○ 小調經散

· 沒藥 · 琥珀 · 桂心 · 芍藥 · 當歸 各一錢

위 약을 作末하여 한차례 半錢씩 薑汁 및 따뜻한 술에 타서 먹는다.

○ 漢防己散=水腫을 치료한다.

· 漢防己 · 猪苓 · 枳殼(麵炒), 桑白皮 各一兩, 商陸 · 甘草 各三錢

위 약을 한차례 四錢씩 물에 달여 먹는다.

○ 血虛하므로 인해 水腫이 생긴 것을 치료한다.

· 澤蘭葉 · 防己 等分

위 약을 作末하여 한차례 二錢씩 따뜻한 술에 타 먹는다.

○ 金匱加減腎氣丸=脾와 腎이 虛寒하고 허리가 무겁고, 脚腫이 있고, 헐떡거리고, 가래가 심하고, 소화불량, 小便不利, 혹은 가슴, 배가 팽창해지고, 四肢에 浮腫이 나는 것 등을 치료한다.

· 白茯苓 三兩, 附子 半兩, 肉桂 · 川牛膝 · 澤瀉 · 車前子 · 山茱萸 · 山藥 · 牡丹 各一兩, 熱地黃 四兩(찧어 바수어 가지고 술에 반죽해서 불에 쪄서 膏를 만듬.)

위 약을 作末하여 熱地黃膏와 和(반죽)하여 桐子 크기만하게 丸을 지어 빈 속에 한차례 七 · 八十丸씩 미음으로 복용한다.

〈參考〉

○ 六君子湯=24頁 (6)을 참고. ○ 補中益氣湯=24頁 (10)을 참고.

(11) 産後 腹痛과 瀉利

産後에 배아프고 설사하는 질환이 생기는 것은 腸胃가 허하고, 고장이 생겨 이에 邪가 타고 들어간 때문이거나 혹은 먹은 것이 소화를 못하기 때문이다. 그러므로 소화불량에 설사하고, 창자가 우글거리고 수족이 冷한 증세가 있게 되는 바 補中益氣湯을 써야 한다.

補說 가슴과 배가 부르고, 먹기 싫어지고 신물이 나오고, 트림하는 것은 음식에 체한 것이니 六君子에 枳殼, 山査를 가입해서 소화시키고, 만일 소화는 되었으나 그대로 아프고, 두통이 있고, 열이 오르고 갈증나고, 오한하고 구역질이 나올 듯 거북하면 中氣에 손상을 입은 증거이니 補中益氣湯에 半夏, 茯苓을 가입해 써야 한다.

○ 調中湯=위 증세를 치료한다.

· 良姜 · 當歸 · 桂心 · 川芎 · 芍藥 · 附子 (炮) 各一兩, 甘草 (炒)五錢

위 약을 한차례 三錢씩 물에 달여 먹는다.

〈參考〉

○ 六君子湯=24頁 (6) ○ 補中益氣湯=24頁 (10)을 참고.

(12) 産後 赤白痢

産後에 痢疾에 걸리는 것은 음식과 六淫, 七情이 비위를 상했거나, 혹은 血이 大腸으로 새는 관계이니 치료가 쉽지 않다. 熱하면 涼하게 하고, 冷하면 따뜻하게 해야 하며, 冷과 熱이 서로 치고받으면 溫涼을 적당히 조절하여 처방한다. 미끄러운 것은 껄끄럽게 하고, 虛하거든 補하고, 便이 물인지 곡식인지 분간을 못하게 생겼으면 나누어 조절하고, 성질이 고집 있고, 막힌 사람이면 그 마음을 평화롭게 해야 한다.

補說 白痢(흰 곱똥)는 氣分에 속하고, 赤痢(붉은 곱똥)는 血分에 속한다. 米食을 먹은 탈이면 六君子湯에 穀蘗을 가하고, 麵食으로 인한 탈이면 六君子에 麥蘗을 가하고, 肉食의 탈은 六君子에 山査, 神麯을 가하여 쓴다. 嘔吐와 泄瀉에는 六君子에 霍香을 가하고, 신트림이 나오고 구토를 겸하면 六君子와 越鞠丸을 겸하고, 오래 瀉하여 元氣가 아래로 빠지면 補中益氣요, 便이 黃痢면 補中益氣에 木香, 荳蔻를 가하고, 脾土가 虛寒이면 六君子에 木香, 薑桂를 쓰고, 脾, 腎이 허한하면 補中益氣와 四神丸이오, 命門의 火가 쇠하면 八味丸을 쓰고, 胃氣虛弱에 四肢가 浮腫이면 胃補로 위주하고, 오래 되어도 낫지 않으면 이는 腎氣가 손상됨이니 반드시 四神, 六味, 八味丸을 써서 足三陰을 補해야 한다.

○ 五味子散=產後에 설사하고 혹 五更에 小便이 지리거나 음식이 들어가지 않거나 혹은 大便이 지리는데 치료한다.

· 五味子 (炒) 三兩, 吳茱萸 (炒) 五錢

위 약을 作末하여 한차례 二錢씩 白湯으로 복용한다.

○ 四神丸=脾胃가 허약하여 大便이 좋지 않으며 음식생각이 없는데 치료한다. 二補丸 · 六君子湯= 8 頁의 (8)을 참고.

○ 補中益氣湯= 24 頁 (10) ○ 六味丸 · 八味丸= 24 頁 (11)을 참고.

23. 産後疾病論 其三

(1) 産後의 痢疾로 因한 渴症

産後 痢疾로 인해 渴症이 생기는 것은 津液이 소모된 때문이니 즉 胃氣가 虛하여 津液을 금시 생산하지 못한 까닭이다. 단, 갈증만 치료하면 痢疾은 자연 낫는다. 七味白朮散을 써야 하고, 만일 밤중에 열이 오르고 갈증이 나는 것은 腎水가 약한 때문이니 六味丸으로 위주하여 補中益氣로 도우면 낫는다.

◎ **治療經驗**

* 한 産婦는 痢疾로 瀉하는데 熱이 오르고 갈증나고 가래침이 나오고, 몸이 여위고, 음식 생각이 적고, 혹은 가슴이 더부룩하고, 아래배가 불러 아래로 떨어져내리는 것 같다. 이러하기를 一年이 넘는다 하기로, 나는 아침에는 二神丸을 쓰고 저녁에는 六君子를 썼더니 두어달 만에 완치되었다.
* 한 産婦는 역시 痢疾에 갈증이 심하고 형체가 나른하고 음식도 들어가지 않아 죽는가 생각하였다가 四神丸과 十全大補湯 몇제를 복용하고 낫게 되었다.

〈參考〉

○ 七味白朮散＝21頁 (2) ○ 六味丸＝24頁 (11) ○ 補中益氣湯 ＝ 24頁 (10) ○ 十全大補湯＝24頁 (4) ○ 四神丸・二神丸＝8頁 (8) ○ 六君子湯＝24頁 (6)을 참고.

(2) 產後 大便秘澁

產後에 大便이 굳고 껄끄러워 누기가 힘든 질환에 걸리는 것은 腸胃가 허약하여 津液이 부족한 탓이다. 만일 배가 부대껴 불안하고 팽창되거든 麻仁丸을 복용하여 축여주어야지 苦寒한 약을 쓰면 위태롭다.

補說 배가 불러 大便이 나올 듯 하면서도 나오지 않는 것은 直腸에서 맺혀 있음이니 돼지쓸개 물을 마셔야 하고, 만일 血去됨이 많은 때문이면 十全大補湯을 쓰고, 血虛로 火가 燥하거든 加味四物湯을 쓰고, 氣血이 모두 허하면 八珍湯을 써야 한다. 그리고 여러 날을 大便이 안나와도 음식은 여전히 받고, 배도 아프지 않은 경우는 八珍湯에 桃仁, 杏仁을 加入해 쓴다.

- 麻仁丸 · 大便이 잘 안나오는데 치료한다.
  - 大麻(진흙같이 간다) · 枳殼 · 人參 各四分, 大黃 二分

  위 약을 作末하여 桐子만큼 丸을 지어 한차례 二十丸씩 空腹에 따뜻한 술로 복용한다.
- 阿膠枳殼丸=產後의 大便不通이면 阿膠枳殼 두 가지를 等分하여 作末하고 蜜丸으로 桐子 크기만큼 만들어 滑石가루를 겉에 싼다. 한차례 二十丸씩 따뜻한 술로 먹되 듣지 않으면 二·三차 복용한다.
- 大便不通에 모든 약이 듣지 않을 경우 人乳를 복용하면 通하는 수가 있다.

〈參考〉

- 十全大補湯 · 八珍湯＝24頁 (4) ○ 加味四物湯 · 六君子湯＝24

頁 (6)을 참고.

(3) 産後 大小便不通

産後에 大小便이 잘 안나오는 것은 腸胃가 허약하고 津液이 마른 때문이다. 이에 대해서는 前後論과 8頁 (8)을 참고하라.

○ 桃花散=膀胱이 積滯되거나 血이 不順하고 大小便이 굳어 잘 나오지 않는데 치료한다.

• 桃仁·葵子·滑石·檳榔 等分

이상을 作末하여 葱白湯으로 한차례 二錢씩 복용한다.

○ 大小便이 잘 나오지 않는데는 牛乳나 人乳를 먹으면 신효하다.

(4) 産後 遺糞症

産後에 자신도 모르게 大便이 저리는 증세에는 묵은 제비집에 매달린 마른 풀을 불살라 作末하고 혹 枯礬·牡蠣 혹은 白斂·芍藥을 각각 等分하여 作末해서 술에 타 마시거나 혹은 固腸丸을 복용하면 신효하다.

補說 遺糞症이 만일 脾·腎이 허약한 관계라면 還少丹을 쓰고 補中益氣湯으로 위주하며 혹은 四神丸도 좋다. 만일 脾胃가 虛寒한 때문이면 八味丸과 四神丸을 겸해 먹도록 하라.

◎ 治療經驗

* 産婦는 小便에 똥물이 나왔는데 이를 「大小腸이 交한 것」이라 하는바 氣血이 모두 허하여 常道를 잃은 관계다. 먼저 六

君子湯 二劑를 쓰고 五苓散 二劑를 마저 복용한 뒤 치료되었다.

○ 還少丹=脾와 腎이 虛寒하고 음식 생각이 적으며 열이 오르고, 식은 땀이 나오고, 꿈에 精液이 나오는 증세를 치료한다.

· 肉蓯蓉 · 遠志(去心), 茴香 · 巴戟 · 乾山藥 · 枸杞子 · 熟地黃 · 石菖蒲 · 山茱萸 · 牛膝 · 杜仲(去皮 薑製),楮實子 · 五味子 · 白茯苓 各二兩

위 약을 각각 作末하여 대추 百個와 꿀로 반죽해서 桐子만하게 丸을 지어 한차례 五 · 七十丸씩 空腹에 복용하되 따뜻한 술이나 혹은 소금 끓인 물로 삼킨다.

○ 補中益氣湯 · 六君子湯=24頁 (6)을 참고. ○ 四神丸=8頁 (8)을 참고. ○ 八味丸=24頁 (11)을 참고. ○ 五苓散= 21頁 (1)을 참고. ○ 補中益氣湯=24頁(10)을참고

(5) 産後의 淋症

産後에 熱이 오줌보에 있어 虛하면 小便이 잦고, 熱하면 껄끄럽고 아프다. 만일 氣가 虛한 가운데 熱이 있고 血이 胞中으로 들어가면 小便에 피가 섞여 나온다.

補說 淋症이란 小便에 異常이 있음을 말한다. 만일 膀胱이 虛熱하면 六味丸을 쓰고, 陰虛하여 陽이 化할 수 없으면 滋陰腎氣丸을 써야 한다.

◎ **治療經驗**

* 한 産婦는 小便이 축축이 나오고 때로는 지리기도 한다. 여러

가지 약을 써도 낫지 않은지가 二年이 넘었다. 한다. 나는『이는 脾氣가 虛한 때문이다』고 補中益氣湯과 六味地黃丸을 복용토록 하였더니 淋症이 없어졌다.

○ 滑石散=熱로 인한 淋症을 치료한다.

· 滑石 五分(研) 通草 · 車前子 · 葵子 各等分

위 약을 作末하여 간장물에 타서 복용한다.

○ 小腸에 熱이 있어 小便이 껄끄럽고 아프거나 혹은 피가 섞여 나오는 증세를 치료한다.

· 瞿麥 · 黃芩 · 冬葵子 各二兩, 通草 二兩, 大棗 十二枚

위 약에 물 七升을 붓고 달이되 二升쯤 남게 달여지면 이를 두 차례로 나누어 먹는다.

〈參考〉

○ 六味丸=24頁 (11)　○ 補中益氣湯=24頁 (10)을 참고

(6) 産後의 小便이 잦은 증세

産後에 小便이 자주 마려운 것은 氣虛하여 이를 제지하지 못함이다.

補說 産婆의 부주의로 子宮內의 胞를 건드려 小便이 질질 나오면 八珍湯을 쓰고, 膀胱이 氣虛한 것이 원인이면 脾 · 肺를 補하고, 膀胱이 陰虛한 원인이면 脾 · 腎을 補한다.

◎ **治療經驗**

* 한 産婦가 小便이 자주 마려운 증세에다 가래를 잘 뱉고 熱이 발하고 저녁만 되면 갈증이 생긴다. 이는 膀胱의 血이 虛한 때문이다. 補中益氣湯을 위주하고 六味丸을 곁들여 먹고 나았다가 뒤에 痢疾에다 小便이 잦고 수족이 冷해졌다. 이는陽氣가 虛寒한 때문이므로 前湯에다 八味丸을 복용시켰더니 낫게 되었다.

○ 桑螵蛸散=양기가 허약하여 小便이 잦거나 혹은 小便을 지리는데 치료한다.

- 桑螵蛸 三十個(炒), 鹿茸酥(炒), 黃耆 各三兩, 牡蠣(煆), 人參·厚朴·赤石脂 各二兩

위 약을 作末하여 한차례 二錢씩 空心에 粥으로 마신다.

〈參考〉

○ 八珍湯·加味逍遙散=24頁 (4) ○ 補中益氣湯=24頁 (10)

○ 六味丸·八味丸=24頁 (11)을 참고.

(7) 産後 小便不禁

이 症勢란 小便을 自制하지 못하고 마렵기만 하면 그참 나오는 것으로 이 증세가 만일 脾肺가 陽虛한 때문이면 補中益氣湯을 쓰고, 肝腎의 陰이 虛한 때문이면 六味地黃丸을 복용하며, 肝·腎의 氣가 虛寒하면 八味地黃丸을 써야 한다.

○ 補脬散=胞가 破壞되어 오줌이 줄줄 나오는 증세를 치료한다.

- 生絹(黃色者)一尺, 白牡丹(用根井皮) 白芨 各一錢

위 약을 물 한사발로 달이되 絹이 녹아 녹란하게 만들어 따뜻하게 마시고 뒤에는 말을 하지 말아야 한다.

○ 鷄內金散=氣虛하여 자다가 오줌 지리는데 치료한다. 수탉의 膍胵(멀더구니)와 창자를 태워 作末해가지고 따뜻한 술에 타서 먹는다.

〈參考〉

○ 補中益氣湯 =24頁(10) 六君子湯=24頁 (6) ○ 六味丸·八味丸=24頁 (11) ○ 加味逍遙散=24頁 (4)를 참고.

(8) 産後 小便出血

産後 小便에 피가 섞여 나오는 것은 虛熱로 인해 피가 오줌보에 새어 나오기 때문이다. 머리카락을 깨끗이 씻어 불에 태워가지고 作末하여 米飮으로 마시고, 혹은 滑石末 一錢을 生地黃汁에 타서 마시기도 한다.

補說 膏粱珍味를 먹고 熱이나 血壓이 높은 때문이면 加味淸胃散을 쓰고, 毒한 술로 인한 것이면 葛根解酲湯을 쓰고 怒가 肝火를 상했으면 加味小柴胡湯이오, 鬱結이 脾를 상했으면 加味歸脾湯이오, 煩腦로 심장을 상했으면 妙香散이오, 大腸에 風熱이면 四物에 側栢·槐花를 넣어 쓰고, 大腸의 血이 熱하면 四物에 炒한 黃連·槐花를 가입해 쓰고, 腸胃가 허약하면 六君子에 升麻·柴胡를 가입해 쓰고, 元氣가 아래로 내려 빠지면 補中益氣湯에 茯苓·半夏를 넣어 쓰고, 胃氣가 허약한 때문이면 六君子에 升麻를 넣고,血이 虛

함이면 四物에 升麻를 加入하고, 氣와 血이 허약하면 八珍湯에 柴胡·升麻를 가입해 쓴다.

○ 葛花解醒湯=술이 위 아래로 積된 것과 濕을 치료한다.

· 白荳蔲·砂仁·葛花 各五分, 木香 五分, 靑皮·陳皮 三錢·白茯苓·猪苓·人參 各一錢半, 白朮·神麯·澤瀉·生薑 各二錢

위 약을 作末하여 한차례 五錢씩 白湯에 타서 먹는다.

○ 加味淸胃散=24頁 (1) ○ 加味小柴胡湯=24頁 (2) ○ 加味歸脾湯·歸脾湯·八珍湯·逍遙散·加味逍遙散=24頁 (4) ○ 妙香散=6頁 (8) ○ 四物湯·六君子湯 =24頁 (6) 補中益氣湯 =24頁 (10)을 참고

(9) 産後 陰脫과 玉門不閉

陰脫이란 속칭 「공알 또는 밑이 빠져나온다」는 것이고, 玉門은 陰戶 즉 恥部의 內部인데, 공알이 빠지고 陰戶가 아물지 않는 원인은 解産時 너무 힘을 주면 脫肛(탈항—밑이 빠짐)되거나 陰挺(음정—즉 陰脫)되거나 腫氣가 생겨 아프고 小便이 질질 나오게 되는 것이다.

補說 玉門이 아물지 않는 것이 氣血이 허약함이니 十全大補湯을 쓰고, 종기가 부풀고 화끈거려 몹시 아픈 것은 肝經의 虛熱에 속하니 加味逍遙散을 쓴다. 만일 근심과 고된 일로 肝脾의 氣血이 상했으면 加味歸脾湯을 쓰고, 大怒로 肝血이 傷한 때문이면 龍膽瀉肝湯을 쓴다.(24頁 (8)을 참고.)

◎ **治療經驗**

* 어떤 女人이 産後에 玉門이 아물지 않아 열이 생기고 惡寒이 있다. 한다. 十全大補湯에 五味子를 가입해서 두어제를 쓰니 한열이 없어지고, 補中益氣에 五味子를 가입해 썼더니 玉門이 아물어졌다.

* 어떤 婦人은 産後에 玉門이 아물지 않고, 小便이 잦고 지리며 배속에 어떤 덩이 같은 것이 갈비대 밑을 찌르고, 더러는 갈비배가 팽창해지고 아프다. 加味逍遙散에 車前子를 가입해 썼더니 말끔히 나았다.

* 한 婦人은 본시 脾胃가 약하고 肝火도 있었다. 産後에 玉門에 종기가 나서 아프고 寒熱하고 갈증나고 구토하여 먹지를 못한다. 어디서 약을 잘못 쓰고 腫氣가 볼기까지 번지고 모든 증세가 한꺼번에 일어났다.(外部에 大黃 따위를 붙이고 안으로 便이 좋아지는 약을 복용하였었다) 이는 바로 진기가 허하고 邪氣만 旺盛한 때문이다. 六君子를 써서 脾胃를 튼튼히 하고 補中益氣湯으로 陽氣를 補하였더니 두어제를 먹고 완치되었다.

○ 硫黃散=産後에 陽氣가 虛寒한 것을 치료한다.

· 硫黃 · 烏賊骨 各半兩, 五味子 五錢

이상을 作末하여 一日에 二 · 三次 患部에 바른다.

○ 一方은 蛇床子를 볶아 뜨겁게 해서 비단에 쌓아 患部에 문지른다.

○ 脫陰한데는 草麻子 十四個를 갈아 정수리 中心에 바르고 子宮이 들어가면 씻는다.

〈 參考 〉

○ 十全大補湯 · 加味逍遙散 · 加味歸脾湯 · 歸脾湯 = 24頁 (4) ○ 龍膽瀉肝湯 = 24頁 (8) ○ 補中益氣湯 = 24頁 (6)을 참고

(10) 婦人의 陰中蝕疳

婦人의 少陰脉이 자주 뛰고 미끄러우면 陰中에 瘡(종기)이 있음을 알려주는 것인데 이를「䘌」이라 한다. 증상은 혹 아프고 혹은 가렵고, 벌레가 기어가는 것 같이 수물거리고, 고름이 질질거리고, 또는 陰中에서 충이 좀먹어 들어간다. 이 모두 心神이 번민과 우울함과 脾胃의 허약과 氣血의 흐름이 막힌 때문이다. 안으로 심장을 補하고, 胃를 기르며, 밖으로는 약으로 자주 씻는 것이 치료하는 방법이다.

◎ 治療經驗

* 한 産婦는 본래 肝火가 있었는데 陰部에 蝕疳症(먹어들어가는 종기)이 생겨 가렵고 아프다. 뿐 아니라 음식을 적게 먹고 熱이 있고 갈증나고, 오줌이 질질 나온다. 加味逍遙散과 加味歸脾湯을 겸해 쓰고 간간이 蘆薈丸을 쓰면서 鶴風草를 달여 患部를 자주 씻은 결과 모든 증세가 없어졌다.

○ 疳蟲이 下部를 먹어들어가는 질환을 고치는데는 蒲黃가루를 患部 안으로 넣는다.

○ 平胃散에 貫衆末 二錢을 가입하여 삶은 돼지 肝으로 반죽해서 陰門 안으로 들여보낸다.

〈參考〉

○ 加味歸脾湯·加味逍遙散＝24頁 (4)　○ 蘆薈丸＝7頁 (7)을 참고.

(11) 産母의 乳汁에 對하여

婦人의 젖(乳)은 氣血이 化해서 생겨난다. 그러므로 元氣가 허약하면 乳汁이 적을 것은 당연한 일이다. 初産한 婦人의 젖이 너무 크게 불어나면 젖이 通하지 않을 念慮가 있다. 만일 怒氣로 젖이 나오면 이는 肝經의 風熱이오, 만일 産後마다 젖이 없으면 이는 안에 津液이 없음이다. 대개 乳汁은 衝任 兩脈에서 보급받는 것이므로 婦人이 衝任 脈에 病통이 생기면 젖이 적고 또는 乳汁의 色이 누리면 자식이 허약하고 질병이 많을 것이다.

補說 氣血이 허약하여 젖이 적으면 먼저 脾胃를 튼튼히 하고, 怒로 인해 肝膽이 발동하므로써 젖이 고름처럼 생겼으면 肝火를 맑혀야 한다.

○ 湧泉散＝젖을 잘 나오게 한다. 단, 忌하는 것은 생강, 후추 따위의 맵고 쓴 약이나 음식을 먹지 말아야 한다.

· 王不留行·瞿麥·麥門冬·龍骨 冬二錢

돼지발굽 汁낸 것 한사발에 술 一盞을 합쳐 위 약을 넣어 달여먹고 나무대기로 젖 위아래를 살살 문지른다.

○ 玉露散＝乳脈이 不通하거나 열이 대단하여 머리와 눈이 어지럽고 아프거나, 大便이 껄끄러워 막힌 증세 등을 치료한다.

· 人參·白茯苓·桔梗(炒), 芍藥 各一錢, 甘草(炙) 六分

위 약을 물에 달여 먹는다.

(12) 産後流出

産後에 젖이 저절로 나오는 것은 胃氣가 허함이니 補藥을 복용하여 그치도록 해야 한다. 만일 젖이 퉁퉁 불어 팽창해져서 아프거든 따뜻한 비단으로 문지르고, 아이를 낳기 전에 젖이 저절로 나오면 이를 「乳泣」이라 하는바 자식을 낳으면 不肖하다고 한다.

補說 젖이 저절로 나오는 증세가 氣血이 모두 허약한 관계면 十全大補湯을 쓰고, 肝經의 血이 熱함이면 加味逍遙散을 쓰고, 肝經의 怒火 때문이면 四物에 人參·黃耆·蒼朮·柴胡·山梔를 加入해 쓸 것이며, 肝脾의 鬱怒 때문이면 加味歸脾湯을 써야 한다.

〈參考〉

○ 十全大補湯·加味逍遙散·加味歸脾湯=24頁 (4)를 참고 ○獨參湯= 3頁 (13) ○ 四物湯=24頁 (6)을 참고.

(13) 産婦의 妬乳

妬乳(투유)란 어린이가 어미의 젖을 다 먹지 못하여 남은 젖이 오래 저장되어 腫氣로 변하는 것을 말한다. 처음에 빨아 通하지 못하면 역시 癰이 된다. 치료법은 赤龍皮湯과 天麻湯, 飛烏膏, 飛烏散을 쓰고 또는 黃連胡粉散을 쓰기도 한다.

補說 젖이 넘치는데 빨아먹는 아이가 없거나 있더라도 미처 다

먹지 못하면 남는 젖이 오래 저축되고 이것이 탈을 잡아 乳腫이 된다. 볶은 大麥芽(엿기름)를 달여 먹으면 응열된 젖이 풀린다. 만일 瘡(창一종기가 곪은 것)이 되거든 乳癰課에 해당하는 치료법에 의하고, 피부가 차츰 瘡이 되면 本方(瘡에 대한 것)을 써야한다.

○ 처음 乳腫이 나서 아픈 증세를 치료하려면 안에서 消시키는방법을 써야 한다.

· 爪蔞 · 粉草 一寸 · 生薑 한덩이(半은 生, 半은 炒)

위 약을 술 二사발로 달여 복용하면 敗乳(腐敗된 젖)가 없어지고 재차 복용하면 낫는다.

○ 赤龍皮湯=槲(떡갈나무) 皮 三升을 물 一斗에 다려 반쯤 닳으면 따뜻할 때 유방을 씻는다.

○ 麻草湯=天麻草 五升을 물로 달여 유방을 씻는다. 이 풀은마치 麻葉 비슷한데 겨울에 나서 여름에 꽃핀다. 붉은 것이 쥐꼬리 모양이고 꽃도 역시 藥이 되는데 陰門이 濕하고 가렵거나 陰內를 벌레먹어 가는데 치료한다.(먹는 것이 아니고 달인 물로 씻는다.)

○ 黃連胡粉膏=乳腫을 치료한다.

· 黃連 二兩(末), 胡粉 一錢, 水銀 一兩 同硏(수은을 없앤다)

위 약을 가죽포대에 싸서 익힌 다음 患部에 문지른다.

○ 一方은 젖꼭지를 針으로 째고 茄子를 陰乾하여 조금 태운재를 물에 타서 바르기도 한다.

24. 瘡瘍門

(1) 婦人의 繭脣

內經에 이르기를 『脾氣는 口에 열린다』 하고 또 『脾의 榮은 脣에 있다』 하였다. 대개 燥하면 乾해지고 熱하면 찢어지고, 風 맞으면 들멍대고, 寒하면 쑤시는 것이니 腫이 있으면 皮가 희어지고 쭈굴쭈굴하여 터지면 누에꼬치 같으므로 이름을 繭脣(균순—누에입술)이라 한다. 腫氣가 거듭 누에꼬치 같은 것은 그 本은 미세하고 그 끝은 커져 꼬치도 같고, 부르트는 것은 혹 胎産할 때에 經이 行하고, 陰血이 損되거나, 혹은 七情이 火를 충동하여 榮衛해주는 血이 損되거나 혹은 心火가 脾經에 전달되거나, 혹은 너무 기름진 음식으로 인해 熱이 쌓여 脾를 상하는 것이다. 요점은 증세를 살피고 겸한 증상을 살펴 腎水를 補하고 脾血을 생하면 燥한 것이 자연 축축해지고, 風이 자연 흩어지면서 腫氣는 저절로 낫는다. 만일 이러한 종기를 앓는 本人이 등한히 여기고 의원이 살피지 못하여 안으로는 熱을 맑히고 毒을 없애는 약을 쓰고, 밖으로는 응결된 것을 갉아 없애는 法으로 다스린다면 도리어 敗症이 되는 것이니 주의해야 한다.

補說 繭脣이란 입술에 누에고치처럼 생긴 腫氣가 생긴 것을 말하는데 단순한 腫氣가 아니고 그 원인이 內部에 脾經의 氣血에 여러가지 원인으로 인한 병통이 생기므로써 脾經과 연관성이 있는 입술에 증상이 나타나는 것으로 처방은 아래 經驗論과 方文을 참고하여 적절히 用藥해야 한다.

◎ 治療經驗

* 한 婦人은 항시 울적한 회포가 있어왔던 터였는데 입이 쓰고, 앞가슴이 괴롭고, 月水가 좋지 않고 저녁이면 열이 오르고 많이 먹지 못하고, 몸은 나른하여 꼼작거리기가 싫어지고, 게다가 종기가 생겨 낫지 않은지가 일년이 넘었다. 이는 脾經에 우울증이 맺혀 울화가 血을 損傷된 까닭이다. 歸脾湯에 생강즙과 볶은 黃連과 山梔・吳茱萸를 조금 넣어 복용시키니 입맛 쓴 것이 없어지면서 전보다 낫게 먹는다. 이에 黃連을 빼고 貝母 遠志를 가입하여 주었더니 환자는 가슴이 후련해지면서 음식을 잘 먹는다. 이어서 加味逍遙散과 歸脾湯 百餘劑를 썼더니 月水가 순조로와지고 입술의 종기도 아물어졌다.

* 한 婦人은 입술이 터지고 內熱이 있어온지가 二年째인데 늘 寒冷한 藥만 복용해 온 관계로 간간 血水가 나오고 다른 질환도 연달아 일어나게 되었다. 이 환자의 경우는 胃火(熱)가 血을 상한데다 藥으로 元氣를 損傷시켰으니 가당치도 않은 일이다. 그래서 나는 加味逍遙散으로 치유시켰는데 뒤에 怒로 인해 입술에 종기가 돋고 寒熱에 嘔吐한다. 이는 肝木이 너무 實하여 脾土에 지장을 준 때문이다. 小柴胡에 山梔,茯苓을 가입해 주었더니 모든 증세가 없어졌고 다시 加味逍遙散으로 元氣를 補하도록 한 뒤에 建康해졌다.

* 한 婦人은 月水가 고르지 못하고, 두 발이 후끈거리며 열이 오르고 한지가 오래되었다. 몸도 뜨겁고 일만 하면 다리가 쑤시고 아프다. 그럭 저럭 또 일년이 지나자 입술에 종기가 나서 터져 아프다. 또 半年이 지났는데 입술이 째지고 피가 자

주 나오고 몸이 바싹 마르고 음식맞이 떨어지고 月水가 없고, 입술 밑에 대추알 같이 생긴 검은 종기가 돋았다. 나는이 환자에게 肝脾의 血虛한 火症이니 그에 따른 처방을 해야 된다고 말해 주었으나 내 말을 믿지 않고 月水가 通하는 藥을 먹고는 여러가지 증세가 더욱 심해지면서 결국 세상을 뜨고 말았다.

* 한 婦人은 분노로 인해 입술에 종기가 생긴 것을 어떤이가 消毒藥을 썼다. 입술이 부풀어 터지면서 피가 나왔는데 그렁저렁 낫지 않은지가 일년이 넘었다. 이는 肝木이 脾土를 克하여 血이 상한 때문이다. 脾胃를 길러 化하는 根源을 滋養하는 처방을 위주하라 勸하였으나 듣지 않고 그 전에 쓰던 약만 계속 복용하더니 입술이 꽃잎처럼 뒤집히고 여러가지 副症이 발하여 일어나지 못하고 말았다.

* 한 婦人은 걸핏하면 신경질을 잘 부려왔는데 혀끝이 뻣뻣해지고 손과 팔이 마비되었다. 六君子에 柴胡·芍藥을 가입해서 脾를 補하고는 나았다.

○ <u>清胃散</u>=고량진미 따위의 너무 좋은 음식만 먹어온 것이 병이 된 것을 치료하고 입술과 이가 아프거나 혹은 입염이 헐거나 혹은 머리와 목이 아픈 증세를 치료한다. 즉, 胃火를 맑히는 養藥이다.

· 黃連 炒 一錢 五分, 生地黃·牧丹皮·當歸 各一錢, 升麻 二錢
위 약을 물에 달여 먹는다. 熱이 實하여 便秘가 있으면 大黃을 더 넣는다.

○ <u>加味清胃散</u>=清胃散에다 犀角·連翹·甘草를 加入한 것임.

○ 涼隔散＝積熱로 자주 갈증나고 얼굴이 붉고, 內熱이 있고, 머리가 희미하고, 목구멍이 아프고, 便이 붉고 껄끄럽고, 헛소리하고, 앉으나 누우나 몸이 편치 못한 여러가지 증세를 치료한다.

· 大黃 · 朴硝 · 甘草 各一錢, 連翹 二錢, 梔子 · 黃芩 · 薄荷 各一錢

위 약을 물에 달여 먹는다.

○ 補黃散＝脾胃에 虛熱이 있어 입에 瘡(종기)이 나고 冷한 음식을 못 먹는데 치료한다.

· 人參 · 白朮 (炒) 各一錢, 白芍藥 (炒黃), 陳皮 · 甘草 (炒) 各五分

위 약을 대추, 생강물에 달여 먹는다.

○ 四順清涼飮＝아래 약에 山梔 · 牛蒡子를 넣으면 「加味清涼飮」이 된다. 臟腑에 實熱이 맺힌 증세와 입과 혀에 生瘡이 돋은 데 치료한다.

· 當歸 · 赤芍藥 · 甘草 · 大黃 各一錢

위 약을 물에 달여 먹는다.

○ 人參安胃散＝峻藥을 먹어서 脾胃가 손상되었거나, 口舌의 生瘡을 치료한다.

· 人參 一錢, 黃耆 (炒) 二錢, 生甘草 · 炙甘草 各五分, 白芍藥 七分, 白茯苓 一錢, 黃連 (炒) 三分

위 약을 물에 달여 먹는다.

○ 溫中丸＝즉 「人參理中丸」이다. 中氣의 虛熱로 口舌에 生瘡하고 冷한 것을 싫어하고, 몸이 나른하고, 음식생각이 적은데 복용한다.

· 人參 · 甘草 · 白朮 (炒) 各等分

위 약을 作末하여 풀과 생강즙에 반죽 桐子만하게 丸을 지어 한차례 五十丸씩 白湯으로 복용한다.

○ 柳葉散＝熱毒과 입에 瘡이 생긴 것을 치료한다.

• 黃栢 (炒), 蒲黃 · 靑黛 眞正者, 人中白 (煆)等分

위 약을 作末하여 患部에 붙인다.

○ 四物湯＝血熱로 口舌에 生瘡하고, 혹은 어금니의 입염에 종기로 헤어지고, 혹은 晡熱 (저녁이면 熱이 오르는 증세) 있고, 부대끼고 편치 못하는데 치료한다. (方文은 本頁 (6)을 참고)

○ 加味四物湯＝四物湯에 牧丹皮·柴胡 · 山梔를 加한 것

○ 當歸補血湯＝血氣가 모두 허하고, 口舌에 生瘡하고, 熱로 갈증이 심해 물을 들이키고, 눈이 붉고, 얼굴이 붉으며, 脈은 洪大하고 허하여, 무겁게 누루면 전혀 없는 경우 등의 증세를 치료한다. (方文은 本頁 (11) 을 참고)

○ 四物二連湯＝血이 熱하고 口舌에 瘡이 생기거나, 혹 밤이 되면 熱이 발하는 증세를 치료한다.

• 當歸 · 熟地黃 · 白芍藥 (炒), 川芎 · 黃連 (炒), 胡黃連 各一錢

위 약을 물에 달여 복용한다.

○ 淸咽利膈湯＝積熱과 咽喉의 腫氣로 아프거나 가래가 성하고, 막히거나, 부대껴 冷水만 마시고 大便이 굳어 잘 안나오는 증세를 치료한다.

• 金銀花 · 防風 · 荊芥 · 薄荷 · 桔梗 (炒), 黃芩 (炒), 黃連 (炒), 山梔 (炒), 連翹 各一錢, 玄參, 大黃 (煨), 朴硝, 牛蒡子 (研), 甘草 各七分

위 약을 물에 달여 먹는다.

○ 龍麝聚聖丹=心脾의 客熱과 咽喉의 종기와 혹은 癰이 풀리지 않거나, 혹은 혀끝에 종기가 부풀고, 口舌에 瘡이 생기는 증세를 치료한다.

· 川芎, 生地黃, 犀角(鎊), 羚羊角(鎊), 琥珀, 玄參, 連翹 各五錢 人參, 赤茯苓, 馬牙硝, 片腦, 麝香 各二錢, 桔梗, 升麻, 鉛白霜 各五錢, 硃砂, 牛黃 各一錢, 南硼砂 一兩 金箔 五十片

위 약을 각각 作末하여 꿀에 반죽 龍眼 크기만한 丸을 지어 金箔으로 씌운다. 薄荷湯으로 복용하는데 혹은 잘 씹어 삼킨다.

○ 拔萃桔梗湯=熱로 인한 종기와 목이 마비되는 증세를 치료한다.

· 桔梗(炒), 甘草, 連翹, 山梔(炒), 薄荷, 黃芩 各一錢

위를 竹葉水에 달여 먹는다.

○ 甘桔湯=咽喉의 腫痛을 치료한다.

· 甘草 六錢, 桔梗 三錢

위 약을 물에 달여 먹는다.

○ 解毒雄黃丸=목구멍이 風으로 인해 막힌 경우와, 혹은 卒倒하고 혹은 어금니가 땡기는데 치료한다.

· 雄黃 一錢, 鬱金 一錢, 巴豆 十四杓(粒去油殼)

위 약을 作末하여 醋糊로 반죽 녹두알 만큼 丸을 만들어 한차례 七丸씩 숭늉이나 茶로 먹는다.(가래를 토해내면 살아난다)

○ 奪命丸=목구멍이 닫히고, 혹은 毒瘡이 나거나 마비되고, 혹은 구토하고, 중한 경우 정신을 잃은데 치료한다. 만일 疔毒으로 어금니가 긴급해지거든 三五丸씩 作末하여 물에 타가지고 입속에 흘려넣어 준다.

· 蟾酥(乾한 것으로 酒에 化) 輕粉 各五分, 枯白礬, 寒水石(煅

銅綠, 乳香, 沒藥, 麝香 各一錢, 硃砂 三錢, 蝸牛(二十個를 別硏한다.)

위 약을 作末하여 蝸牛나 혹 酒糊에 반죽해서 녹두알 만큼 丸을 만든다. 한차례 三丸씩 따뜻한 술이나 葱湯으로 복용한다.

○ 換肌消毒散=전염되거나 流行性腫瘡을 치료한다.

· 土茯苓 五錢, 當歸, 白芷, 皂角刺(炒), 薏苡仁 各一錢半, 白鮮皮, 木瓜(不犯鐵器) 金銀花, 木通 各一錢, 甘草 五分

위 약을 물에 달여 먹는다.

○ 七味白朮散(錢氏白朮散)=中氣가 虛熱하여 口舌에 瘡이 생기거나, 冷을 먹지 못하고 토사하고 입이 마르는 증세를 치료한다.(方文은 21頁 (2))

○ 四君子湯·六君子湯=本頁 (6) ○ 二陳湯=本頁 (5)

○ 越鞠丸=6頁 (7) ○ 補中益氣湯=本頁 (10) ○ 淸熱消毒散=本頁 (5) ○ 犀角散=本頁 (2) ○ 當歸六黃湯=19頁 (6)

○ 逍遙散·八珍湯·歸脾湯·十全大補湯=本頁 (4) ○ 小柴胡湯=本頁 (2)를 참고.

(2) 婦人의 耳診痛

귀에 생기는 瘡(부럼)은 手少陽三焦에 속하고 혹은 足厥陰肝經에 속하는데 血이 虛하여 風熱이 있거나 怒가 肝火를 動하면 이 瘡이 화끈거리고 아프다. 小柴胡淸肝散을 쓰고, 內熱에다 가려웁고 아프면 梔子淸肝散을 쓰고, 寒熱에 아프거든 益脾淸肝散을 쓰고, 입이 마르고 발이 熱하면 肝腎의 血이 虛함이라 益陰腎氣丸을 쓰고, 月經이 앞당겨 이르는 것은 血이 熱함이니 加味逍遙散을 쓰고, 기간보다 늦으면 血虛함이니 八珍湯을 쓰고, 적게 먹고 나른하면 氣血이 다 허한 것이니 十全大補湯을 써야 한다. 주의할 것은 그 원인부터 치료해야지 그 外症만을 치료하면 氣血을 상하기 쉽다.

◎ **治療經驗**

* 한 婦人은 귀 안에 종기가 나서 아프고 가슴이 부대끼며 寒熱이 往來하고 小便도 좋지 않다. 이는 肝火가 血을 상한 관계이니 먼저 龍膽瀉肝湯을 쓰니 모든 증세가 물러난다. 이어서 加味逍遙散을 쓰고 나았다가 뒤에 怒로 인해 재발되었는데 小柴胡湯으로 나았다.
* 한 婦人은 본래 울적한 마음이 있던 터였는데 怒가 탈을 잡아 귀가 아프고 月水가 이르지 않고 寒熱이 있고 얼굴빛이 青赤하고 肝脈이 급하다. 이는 오래도록 울적한 것이 脾를 상한데다 갑자기 怒함으로 肝을 상한 때문이니 먼저 加味小柴胡湯을 쓰고 이어서 加味逍遙散으로 낫게 되었다.
* 한 婦人은 귀 안이 갑자기 아프고 內熱있고 입이 마르는데 일만 하면 머리가 돌고, 가래침을 받고 帶下症이 있다. 이는 肝脾의 氣가 모두 허한 때문이다. 아침으로 益氣湯을 쓰고, 저녁에는 加味逍遙散을 썼더니 완치되었다.

○ 小柴胡湯=肝과 膽의 지장으로 인해 발생하는 모든 증세를 치료한다. 즉, 寒熱이 往來하고 身熱, 晡熱이 있고 음식을 싫어하고, 입이 쓰고, 귀가 안들리고, 기침하고, 갈비의 통증이 있고 가슴이 더부룩하고 설사하고 입에서 신물이 나오는 등의 증세를 치료한다.

· 紫胡 一錢, 黃芩 (炒) 一錢, 人參, 半夏 各七分, 甘草 (炙) 五分
위 약을 생강물에 달여 먹는다.

○ 加味小柴胡湯＝風熱을 치료한다. 귀의 종기로 아프고, 혹은 結核되어 화끈거리고, 혹은 寒熱·晡熱이 있거나 혹은 月水가 不調한 것 등은 小紫胡에 山梔·牧丹皮를 加入해 쓴다.

○ 益脾淸肝散＝肝經의 질환과 寒熱로 몸살하고 아프거나 脾胃가 허약한데 치료한다.

· 人參, 白朮, 茯苓 各一錢, 甘草 各五分, 川芎, 當歸, 黃耆 各一錢, 柴胡 五分, 牧丹皮 七分

위 약을 물에 달여 먹는다.

○ 梔子淸肝散＝三焦와 肝經의 風熱을 치료하며, 귀속이 가렵고혹은 부럼에서 진물이 나오거나, 혹은 갈비, 가슴, 젖이 아프고 寒熱이 往來하는 증세를 치료한다.

· 紫胡, 山梔 (炒), 牧丹皮 各一錢, 茯苓, 川芎, 芍藥, 當歸, 牛蒡子 (炒) 各七分, 白朮 (炒), 甘草 各五分

위 약을 물에 달여 먹는다.

○ 紫胡淸肝散＝肝膽, 三焦의 風熱과 怒火로 인해 목과 가슴이 아프거나, 혹은 머리와 눈이 개운치 못하거나, 혹은 전후의 종기와, 寒熱이 往來하는 등의 질환을 치료한다.

· 柴胡, 黃芩 (炒) 五分, 人參, 山梔 (炒), 川芎 各一錢, 連翹, 桔梗 各八分, 甘草 五分

위 약을 물에 달여 먹는다.

○ 犀角地黃湯＝上焦에 熱이 있거나, 口舌에 瘡이 생겨 열이 오르고, 혹은 血이 멋대로 돌아다니거나, 혹은 吐血하고 下血하는

등의 질환을 고친다.

· 犀角 (鎊) 生地黃, 白芍藥, 黃芩 (炒), 牧丹皮, 黃連 (炒) 各一錢

위 약을 물에 달여 먹는다. 만일 怒 때문에 생긴 병이면 柴胡山梔를 加入해서 쓴다.

○ 犀角升麻湯=陽明經의 熱과 風熱과 어금니가 아픈 증세와 혹은 입술, 볼에 종기가 나거나, 혹은 手足少陽經의 風熱로 귀 까지 아픈 증세를 치료한다.

· 犀角 (鎊), 升麻, 防風, 羌活 各一錢, 白附子 五分, 川芎, 白芷 黃芩 (炒) 各七分, 甘草 五分

위 약을 더웁게 달여 犀角末을 넣어 복용하라.

(3) 婦人의 瘰癧

婦人의 瘰癧 (라력—연주창) 은 마음을 상하거나 근심과 분노 등으로 생기기도 하고 혹은 임신되고 分娩할 때 月水가 行하므로 생기는 수가 있다.

대개 이 종기는 肝이 상하면 血이 燥하므로써 힘줄이 오그라지고 땡겨 풀숙풀숙한 것이 貫珠 모양으로 생겨나는데 귀 전후와 가슴부위에 많이 생겨난다.

얼굴이 괴롭고 寒熱하고 腫痛이 발하는 것은 肝火가 발동하여 병되는 것이니 柴胡山梔散으로 肝火를 맑히고 逍遙散으로 肝火를 길러야 한다. 만일 寒熱이 그쳤더라도 核이 없어지지 않는 것은 肝經의 血이 병든 때문이니 加味四物湯으로 肝血을 기르면서 柴胡山梔散으로 肝血을 맑혀야 한다. 만일 처음 생겼으면 녹두알 만한 것이 힘줄에 붙어 白色을 띠고 內熱에 입이 마르고 정신이 피곤하고 오래도록 없어지지 않으면 肝脾가 虧損됨이니 逍遙散, 歸脾湯, 六味丸을 써야지 절대로 이것을 풀리도록 하는 毒한 약을 써서는 안된다. 秘要에 이르기를 『肝腎이 虛熱하면 연주창이 생긴다』 하였으니 形氣를 補하고 經脈을 조화시키면 자연 낫게 되지만 만일 오래되어도 없어지지 않고 脈이 浮大하고 邪火가 盛하고 얼굴에 白色을 띠면 고치지 못한다. 그리고 연주창이 생기고 赤脈이 눈 瞳子에 몇줄 나타나 있으면 몇해 뒤에 世上을 떠나고 그렇지 않으면 치료된다.

◎ **治療經驗**

* 한 婦人은 연주창이 생겨 오래도록 낫지 않는다. 이는 肝經이 虧損된 것이니 六味地黃丸과 補中益氣湯을 써서 봄에 나았다.
* 한 婦人은 연주창으로 시달려 얼굴이 누리고, 몸이 나른하고, 목구멍에서 신물이 넘어오고, 숨쉴때 후끈한 기운이 안에서 나온다. 이는 中氣가 허약한 때문이다. 補中益氣湯에 茯苓, 半夏를 쓰라 하였더니 믿지 않고 도리어 火를 내리고 氣를 利롭게 하는 약을 썼다. 그랬더니 가슴이 팽창해지고 종기의 통증이 심해지며 大便도 不實하고 四肢가 冷해진다. 하는 수 없이 내게 다시 왔기에 『이는 中氣가 虛寒함이다』하고 六君子에 生薑, 肉桂를 가입하고 升麻, 柴胡를 더 넣어 써 보았다. 그랬더니 점점 낫는지라 다시 補中益氣湯으로 病의 뿌리를 빼었다.

ㅇ 當歸川芎散＝手少陽經의 血虛로 인한 瘡病과 혹은 風熱로 귀속이 가려웁고 아프거나 귀에 종기가 생겨 물이 나오거나, 혹은 머리가 맑지 못하고, 寒熱 있고, 적게 먹거나 혹은 月水가 고르지 못하고 명치가 뻐근하고 쓰리며, 가슴, 배가 더부룩하여

아프고, 小便이 좋지 않은 것 등 모든 질환을 치료한다.

· 當歸, 川芎, 柴胡, 白朮(炒), 芍藥(炒) 各一錢, 牧丹皮, 茯苓 各八分, 蔓荊子, 甘草 各五分, 山梔(炒) 一錢 二分

위 약을 물에 달여 복용한다.

만일 肝氣가 不平하고 寒熱이 往來하거든 柴胡, 地骨皮를 가입하고, 肝氣가 實熱하면 柴胡, 黃芩을 가입하고, 肝脾의 氣血이 虛熱하면 人參, 黃耆, 熟地黃을 넣고, 脾虛에 음식 생각이 적으면 白朮, 茯苓을 가입하고, 脾虛에 가슴이 부대끼면 人參, 黃耆를 가입하고, 脾虛하고, 痰이 막혀 가슴이 불편하면 半夏를 加入하고, 肝氣가 不順하고 가슴이 거북하면 木香을 넣고, 脾肝이 虛하고 아래배가 더부룩하고 아프거든 熟地黃을 가입하고, 脾血이 부족하고 아래배가 아프면 肉桂를 加하고, 저녁때 열이 오르면 熟地黃을 가입한다.

○ <u>加味地黃丸</u>=肝腎의 陰虛한 모든 질환을 치료한다. 혹은 귀속이 가렵거나 아프거나 물이 나오고, 혹은 눈이 침침하고 가래가 있거나, 혹은 열이 있고, 便이 껄끄러운 것 등의 질환을 치료한다.

· 乾山藥, 山茱萸 肉, 牧丹皮, 澤瀉, 白茯苓, 熟地黃(自製) 生地黃, 柴胡, 五味子 爲末 各等分

위 약 二黃(熟地黃, 生地黃)을 술에 담궜다가 건져 절구통에 찧어 膏가 되도록 하고 꿀을 넣어 모두 반죽해서 桐子만 하게 丸으로 만든다. 한차례 百丸씩 空腹에 복용하되 듣지 않거든 加減八味丸을 복용한다.

○ <u>人參養榮湯</u>=궤양으로 寒熱하고 四肢가 나른하고, 마르고, 적게

먹고, 얼굴이 누리고 호흡이 가쁘거나, 腫氣가 아물지 않거나, 큰 종기가 생긴데 치료한다.

· 人參, 陳皮, 黃耆(炒) 桂心, 當歸, 白朮(炒) 甘草(炙) 一錢 熟地黃(自製) 五味子(炒)杵, 茯苓 各七分, 白芍藥 一錢 五分 遠志 去心(炒)五分

위 약을 薑棗水에 달여 먹는다.

○ 瀉靑丸=肝經의 實火와 갈비와 젖이 아프거나 혹은 惡寒하고, 열이 오르고, 大便이 굳은 것 등을 치료한다.

· 當歸, 龍膽草(炒焦) 川芎, 山梔(炒) 大黃(炒) 羌活, 防風 各等分

위 약을 作末하여 桐子만큼 丸을 지어 한차례 三·四丸씩 白湯으로 먹는다.

만일 陰血이 부족하고 肝火의 血이 燥하면 四物에 山梔, 柴胡를 가입해 쓰고, 肝血이 부족하여 힘줄이 땡기고 혹은 肢節이 땡겨 中風과 비슷하며 痰이 오르는데는 六味丸 재료를 복용한다.

○ 生地黃丸=女僧, 과부, 처녀가 寒熱이 자주 往來하거나,혹은 목줄기에 結核되고 肝脈의 度數가 길어 魚際까지 나오는 경우에는 이 약으로 치료한다.

· 赤芍藥 一兩, 秦艽, 黃芩, 硬柴胡 各五錢, 生地黃 一兩(酒拌杵膏)

위 약을 作末하여 生地黃膏를 넣고 꿀에 반죽 桐子만하게 丸을 지어두고 한차례 三十丸씩 하루 二次를 烏梅 삶은 물로 복용한다.

○ 連翹飮子=肝, 膽經의 氣가 막혔거나, 연주창이 結核되거나 혹

은 젖 속에 結核된 것을 치료한다.

· 連翹, 川芎, 瓜蔞仁(研) 皂角刺(炒) 橘葉, 靑皮, 甘草節, 桃仁 各一錢

위 약을 물에 달여 먹는다.

○ 必效散=연주창이 아직 크게 발하지 안했을 때와 이미 潰가 된 것 등을 치료하는데 元氣가 약한자와 임신부는 복용해서는 안 된다.

· 南硼砂 二錢 五分, 輕粉 一錢, 斑猫 四十枚(去頭翅糯米 炒熟去米) 麝香 五錢, 巴豆 五粒(去殼心膜) 白檳榔 一個

위 약을 作末하여 한차례 一錢씩 五更에 뜨겁게 끓인 물에 타서 마신다. 만일 오줌이 막힌 듯 하거나 약간 통증이 있으면 연주창이 풀리는 증세다. 益元散을 먹으면 곧 내린다.

○ 琥珀膏=목이나 겨드랑 밑에 조그만 볼거지가 생겨 점점 連珠같이 번지거나 그것이 터져 고름이 멈추지 않는데 사용한다.

· 琥珀 一兩, 丁香, 桂心, 硃砂, 木香, 松香, 白芷, 防風, 當歸 木鱉子(肉) 木通 各五錢, 麻油 二斤

먼저 琥珀 등 여섯가지를 作末하고, 나머지 약은 기름에 넣어 달이되 검도록 볶아 찌꺼기는 버리고 천천히 黃丹을 넣고 약간 물렁하게 한 뒤 여섯가지 作末한 것과 합쳐 고약을 만든다.

○ 針頭散=일체의 낫지 않는 종기와 살 속에 죽은 피가 뭉쳐있거나 혹은 연주창의 뿌리가 뽑히지 않았거나 종기가 아물지 않는데 치료한다.

· 赤石脂 五錢, 乳香, 白丁香, 砒霜(生用) 黃丹 各一錢, 輕粉, 麝香 各五錢, 蜈蚣 一條(炙乾)

위 약을 作末하여 患部에 바른다.

〈參考〉

○ 逍遙散·歸脾湯=本頁 (4) ○ 柴胡清肝散·梔子淸肝散= 本頁 (2) ○ 補中益氣湯=本頁 (10) ○ 四物湯·加味四物湯· 六君子湯=本頁 (6) ○ 六味丸·歸脾補血湯=本頁 (11) 聖愈湯= 本頁 (9) ○ 益氣養胃湯=本頁 (5)

(4) 婦人의 結核

婦人의 結核(혹이나 볼거지 같은 것이 단단하게 뭉쳐 피부 속 또는 배속 또는 피부 위에 맺혀 있는 것)은 대개 우울함과 怒氣로 인해 肝脾를 損傷하거나 혹은 잉태하고 해산한 때와 月水가 나올 때에 조섭을 잘 못하였거나 혹은 暴怒로 膽火를 傷했거나 하는 여러가지 원인에서 생겨난다.

만일 목 옆, 귀의 전후, 혹은 가슴, 갈비에 結核되어 아프고 寒熱이 발하면 이는 膽經의 風熱로 인한 怒火에 속하니 柴胡淸肝散에 鉤藤, 山梔를 가입해서 血氣를 기르고 肝火를 맑혀야 한다.

만일 살 속에 核이 맺혀 色이 變하지 않고 晡熱, 內熱이 있으면 肝火의 血虛함이니 加味逍遙散에 龍膽草를 가입해 다스리고, 혹 팔, 다리의 마디에 核이 맺혀 貫珠 같고, 色이 不變하고, 血이 燥하면 柴芍參芩散에 구등을 가입하여 血氣를 기르고 六味丸으로 腎水를 도와야 한다. 核이 생겼다 없어졌다 하는 것은 氣痰이 막힌 때문이니 歸脾, 六君子와 海藻丸을 쓰고, 核이 곪지 않거나 혹은 새 살이 안 돋고, 고름이 맑고 적게 나오며 피부가 冷하고 땀이 나오고, 寒熱과

內熱이 있고 얼굴이 누리고 적게 먹고, 몸이 나른하고 大小便이 不利하면 이는 五臟이 모두 허약해진 증거이니 오직 補中益氣와 六君子 二湯을 써서 脾胃를 돋구고 기타의 臟을 補하면 여러가지 증세가 함께 물러간다.

◎ **治療經驗**

* 한 婦人이 項結核으로 寒熱, 頭痛, 乳痛에 가슴이 팽창하고, 內熱로 입이 마르고 小便이 잦다 한다. 이는 肝火에 血이 허한 때문이니 加味四物湯과 逍遙散으로 치유시켰다.
* 한 婦人은 오래 울로하여 가슴과 內腹과 옆구리에 結核되고 寒熱 있고 음식 생각이 떨어지고 大便이 좋지 않고 脈이 좋지 않다. 加味四物湯과 加味逍遙散으로 肝血을 도와 치유시켰다.

○ <u>八珍湯</u>=脾胃損傷, 惡寒, 發熱하고 혹은 부대끼고 갈증있는 것과 核이 곪은 것 같으면서도 고름이 적게 나오고 오래도록 낫지 않는 증세를 치료한다.

· 四君子, 四物湯 二湯을 합한 것

○ <u>十全大補湯</u>=瘡傷, 胃氣虛弱, 종기로 통증이 심한 것과 갈증, 두통, 현기증, 自汗, 盜汗, 寒熱, 骨節痛, 月水가 끊긴 경우, 구토, 기침, 가래 뱉고, 가슴이 더부룩하고, 吐血하는 등 胃症으로 인한 모든 증세 일체를 치료한다.

· 八珍湯에 黃耆, 肉桂를 加入한 것

○ <u>加味逍遙散</u>=肝·脾의 血이 허하여 열이 있거나, 온 몸에 가려운 병에 걸렸거나, 입이 빡빡하고 목이 건하고, 열이 발하여 땀이 많이 나오고, 공연히 식은 땀이 나오고, 적게 먹고, 눕기

를 좋아하고, 小便이 껄끄럽고, 종기로 아프고, 연주창으로 고생하는데 치료한다.

- 甘草 (炙), 當歸 (炒), 芍藥 (酒炒), 茯苓, 白朮 (炒) 各一錢, 柴胡, 牧丹皮, 山梔 (炒) 五分

위 약을 물에 달여 먹는다.

○ 逍遙散=加味逍遙散에서 牧丹皮와 山梔를 뺀 것

○ 歸脾湯=모든 脾經의 질환을 치료한다. 특히 脾가 失血되고, 허약하고 잠이 적고 열이 오르고 식은 땀이 나고, 血이 망동하고, 혹은 건망증, 두근거리는 증세, 잘 놀래고, 몸이 나른하고, 大小便이 不利하고, 月水가 不利한 것과 연주창이 아물지 않거나, 모든 結核을 치료한다.

- 人參, 白朮 (炒), 黃耆 (炒), 白茯苓, 龍眼肉, 當歸, 遠志, 酸棗仁 (炒) 各一錢, 木香, 甘草 (炙) 各五分

위 약을 薑棗水에 달여 먹는다.

○ 加味歸脾湯=歸脾湯에 柴胡, 山梔를 가입한 것

○ 柴朮參苓湯=肝火로 血이 熱하여 全身에 가려움병이 생기고, 붉은 볼거지가 생기고, 혹은 힘줄이 땡기는 核이 생긴데 치료한다.

- 白朮 (炒), 人參, 茯苓 各一錢, 柴胡, 川芎, 山梔, 芍藥 (炒), 甘草 (炒) 各五分, 熟地黃 (自製), 當歸 各八分

위 약을 물에 달여 먹는다.

○ 柴芍參苓散=肝, 膽經 부분에 結核되거나 혹, 무사막 등이 나거나 혹은 肝血이 燥熱하고, 脾氣가 허약하여 열이 오르고, 많이 먹지 못하는데 치료한다.

- 柴胡, 芍藥 (炒), 人參, 茯苓, 白朮 (炒), 山梔 (炒), 陳皮, 當歸各

一錢, 牧丹皮, 甘草 各五分

위 약을 薑棗水에 달여 먹는다.

○ 清肝益榮湯=肝膽經의 風熱로 血燥해서 힘줄이 맹기거나, 結核과 무사막(瘊)이 심한 것을 치료한다.

· 柴胡, 山梔 (炒) 各五分, 當歸, 川芎, 芍藥 (炒) 各一錢, 熟地黃(自製), 白朮 (炒), 木爪(不犯 鐵器), 茯苓 各五分, 甘草 三分, 龍膽草(酒拌炒黑)五分, 薏苡仁 五分

위 약을 물에 달여 먹는다.

○ 清熱涼血飮=風熱로 血이 燥하여 丹毒 등의 증세와 大便이 굳어 잘 안나오는 증세를 치료한다.

· 當歸, 川芎, 大黃 (炒), 芍藥 (炒), 生地黃 各一錢

이상을 물에 달여 먹는다.

○ 海藻散堅丸=肝經의 질환과 혹(癭), 사마귀(瘤) 같은 것이 생기는데 치료한다.

· 海藻, 昆布 各二兩, 小麥 四兩(醋煮晒 乾), 柴胡 二兩, 龍膽草(酒拌 炒焦)一兩

위 약을 作末하여 煉蜜로 桐子 크기만큼 丸을 만들어 한차례 二·三丸씩 잠자리 들기전에 白湯으로 복용한다. 잘게 씹어먹으면 더욱 좋다.

무릇 연주창 치료하는 약을 먹되 낫지 않거든 海藻散堅丸을 副藥으로 복용하면 좋다.

〈參考〉

○ 九味柴胡湯=本頁 (8)을 참고 ○ 梔子清肝散·柴胡清肝散=本

頁 (2)를 참고 ○ 生地黃丸＝本頁 (3)을 참고.

(5) 婦人의 流注症

流注란 全身 이곳 저곳에서 腫氣가 발생하는 것을 말한다.

이 증세가 발하는 원인은 근심을 지나치게 하거나 우울증과 신경질, 怒氣로 인해 肝脾를 損傷시키거나, 혹은 아이를 낳은 뒤 힘든일을 하다가 기운이 지쳐 영양이 골고루 전달되지 못하고 살갗이 엉성해져 外邪가 침범한 때문이거나, 혹은 濕痰이 피부와 혈관을 타고사방으로 흘러다니거나, 혹은 넘어지거나 부딪혀서 血이 막히거나, 혹은 産後에 나쁜 피가 돌아다니거나 해서 腫이 생겨나고, 혹은 관절 혹은 가슴, 배, 궁둥이 등에 종기가 생기는데, 이와 같은 증세가 생기려 하거든 속히 파(蔥)로 患部를 문지르고 益氣參榮湯을 쓰면 아직 腫瘡이 되지 않았을 경우에는 그대로 없어지고마는 것이며 이미 종기가 된 것은 무너져 아물고 만다.

만일 종기로 아프긴 해도 기타의 건강에 지장이 없으면 病과 氣가 有餘함이니 치료가 빠르지만 만일 만성종기가 되어 심히 아프지는 않으나 몸이 권태롭고 음식맛이 떨어진 경우는 氣와 病이 다 不足한 현상이니 고치기가 어렵다. 곪지 않거나 곪아도 터지지 않고 딴딴하거든 八珍湯을 쓰고, 종기에 추위를 타면 陽氣가 허함이니 十全大補湯을 쓰고, 腫에 晡熱이 있는 것은 血이 허한 때문이니 四物에 人參, 蒼朮을 넣어 쓴다.

구역질 하거나 토하면 胃氣가 허함이니 六君子에 炮薑을 쓰고, 적게 먹고 몸이 나른하면 脾氣가 허함이니 補中益氣에 茯苓, 半夏를 넣어 쓰고, 四肢가 冷하고 小便이 잦으면 命門의 火氣이니 八味丸을 쓰고, 小便이 잦고 갈증이 있으면 腎水가 虧損됨이니 六味丸이 좋고 月水가 앞당기고도 하루도 못되어 멈추는 것은 肝脾가 허약이오, 月水가 날짜를 넘기고, 여러날 멈추지 않는 것은 肝脾의 虛熱함이니, 八珍湯에 柴胡, 牧丹皮를 가입해서 쓴다.

종기가 무너지고도 冷하여 다시 엉키고 腫門이 아물지 않거든 豆豉떡을 붙이고, 종기가 무너졌어도 고름이 개지 않고 瘡口가 아물지 않거든 針으로 찔러 헤쳐 썩게 한다.

○ 仙方活命飮=일체의 瘡瘍을 치료하는 바 아직 크게 나지 않은 것은 즉시 낫고 이미 發腫된 것은 곧 무너진다. 또는 통증을 멈추고 毒을 제거하는 良藥이다.

· 白芷, 貝母, 防風, 赤芍藥, 當歸尾, 甘草節, 皂角刺 (炒), 穿山甲 (炙), 天花分, 乳香, 沒藥 各一錢, 金銀花, 陳皮 各三錢

위 약을 술에 넣고 달이되 五~7번 끓은 뒤 복용한다.

○ 托裏消毒散=종기를 치료한다. 또는 氣血이 모두 허하여 일어나지 못하는데와 혹은 종기가 헐어 아물어지지 않거나 오한하고 열이 발하는데 치료한다.

· 人參, 黃耆(鹽水拌炒), 當歸, 川芎, 芍藥 (炒), 白朮, 茯苓各一錢, 金銀花, 白芷 各七分 甘草 五分.

위 약을 물에 달여 먹는다.

○ 托裏散=종기를 치료하며, 氣血이 모두 허하여 일어나지 못하거나 혹은 종기나 상처가 아물지 않거나 惡寒하고 열이 발하는데 치료한다.

· 人參 (氣虛하면 많이 넣는다), 黃耆 (炒) 各一錢, 白朮 (炒), 陳皮, 當歸, 熟地黃 (自製), 茯苓, 芍藥 (酒炒) 各一錢

위 약을 물에 　　먹는다.

○ 益氣養榮湯=회포가 억울하여(속상해서) 연주창과 流注症이 생겼거나, 혹은 四肢에 종기가 돋고, 저녁이면 열이 오르거나 혹은 종기 및 상처 헌데난 것이 아물지 않는 경우 사용한다.

· 人蔘, 茯苓, 陳皮, 貝母, 香附, 當歸(酒拌), 川芎, 黃耆(소금물에 반죽해서 炒), 熟地黃(酒拌), 芍藥(炒) 各一錢, 甘草(炙), 桔梗(炒) 各五分, 白朮(炒) 二錢

위 약을 생강물에 달여 먹는다.

○ 木香餠=氣滯하여 종기가 나서 뜨끔거리며 아프거나 風寒에 상하여 통증이 있는데 치료한다.

· 木香 五錢, 生地黃 一兩

위 약재를 찌어 떡을 만들어 患部에 만들어 붙이고 다리미를 따끈하게 데워 문지른다.

○ 二陳湯=中脘에 痰이 체가 머물러 있어 음식 생각이 적어지고 구역질하는 등의 질환을 치료한다.

· 陳皮(去白), 茯苓, 半夏 各二錢, 甘草 各五錢

위 약을 물에 달여 복용한다.

○ 流氣飮=번뇌하고 근심하고 怒한 것이 원인으로 가슴, 명치가 팽창해져서 괴롭거나 혹은 肢體가 아프거나 혹은 종기가 맺혔을 경우 치료하는 약이며 血氣가 虧損되지 않은 者에 해당된다.(方文은 3頁(9)에 있음)

○ 一切의 瘡毒을 치료하는데 신효한 방법이 있다. 상처가 몹시 아프거나 아프지 않거나를 막론하고 해당되며, 마비상태에 있거나 뜸을 떠도 아프지 않은 증세, 또는 아픈 증세에 관계없이 마늘을 까서 三分 두께로 썰어 종기 위에 놓고 쑥으로 뜸을 뜨는데 마늘쪽 위에 놓고 三壯을 뜨고는 마늘을 바꾸어 놓는다. 몇번이고 되풀이 하는데 종기 여하를 막론하고 치료한다.

(6) 婦人의 血風瘡

血風瘡은 즉 血에 風을 맞아 瘡이 생기는 증세로 肝, 脾, 肺經의 風熱이 원인이거나 울화로 血이 燥해진 때문이다. 外症으로는 쥐부스럼과 가려움증과 혹은 丹毒 같은 것이고, 內症으로는 月水가 不調하고 熱이 있고, 식은땀이 나고, 惡寒하고, 몸이 나른하고, 음식이 쓰고, 寒熱이 往來한다.

열이 자주 있고 아프면 肝經의 風熱이니 當歸飮에 柴胡, 山梔, 黃連을 가하고, 쥐부스럼으로 가려운 것은 肺經의 風熱로 인함이니 淸熱消風散을 쓰고, 經度가 한결같지 않고, 內熱, 晡熱이 있으면 肝脾의 血이 허한 때문이니 加味逍遙散을 쓰고, 肢體가 나른하고 寒熱이 往來함은 肝脾의 氣虛한 관계니 加味四君子에 柴胡, 牧丹皮를 가입해 쓴다.

만일 晡熱있고, 갈증나고 혹 헛소리하는 것은 血分에 열 때문이니 小柴胡에 生地黃을 加하고, 血虛에는 四物에 小柴胡를 合해 쓰고, 잠이 없고, 식은 땀이 나고 內熱, 晡熱이 있으면 이는 脾經의 血이허함이니 歸脾湯을 쓰고, 이에 寒熱을 겸했으면 山梔를 가하여 쓴다.

종기가 아문 뒤 흰 가루가 일어나 긁으면 몸이 하얗게 되는 것은 氣血이 허하여 피부와 살갗에 영양보급을 못한 까닭이니 十全大補湯을 써야 한다. 그런데 風藥으로 그 外症(종기)을 치료하면 陰血이 다시 상하여 他症이 일어난다.

○ 當歸飮=血熱로 인해 두두러기가 생겨 가렵고 아프거나 고름이 나오거나 열이 오르는데 치료한다.

· 當歸, 白芍藥, 川芎, 生地黃, 白蒺藜(炒), 黃耆 各一錢, 防風 荊芥, 何首烏(不見 鐵器), 甘草 各五分

위 약을 물에 달여 먹는다.

○ 四君子湯=胃氣가 허약한데 치료한다. 또는 종기가 合瘡이 안 되거든 이 약으로 脾胃를 補하라. 만일 음식 생각이 적고 소화가 안되고 구토하고, 大便이 不利하고, 종기에서 피 나오고, 吐血하거나 大便에 피가 섞여 나오고 氣血이 허한 증세에 모두 신효한 良藥이다.

· 人蔘, 白朮, 茯苓 各二錢, 甘草 (炙)一錢

위 약을 薑棗水에 달여먹는다.

○ 加味四物湯=四君子湯에 適應하는 증세와 거의 같다. 즉 四君子에 川芎, 當歸를 더 넣은 것이다.

○ 六君子湯=四君子에 陳皮, 半夏 一錢씩을 더 넣은 것이다. 치료하는 질환은 四君子湯과 거의 같다. 만일 中氣가 虛寒하여 假熱이 있는데다 寒冷하고 克伐하는 약을 쓰면 四肢에 熱이 생기고 입이 마르고, 혀가 마르며 嘔吐를 하게 된다. 이는 寒氣가 밖에서 陽을 막는 까닭인데 즉시 生薑, 肉桂를 가입해 쓰되 듣지 않으면 附子를 더 넣는다.

○ 四物湯=血虛함을 치료한다. 失血로 인하거나 克伐하는 약을 쓴 것이 탈이 되거나 혹은 종기가 터져버린 뒤로 열이 있고 부대끼고 편치 못하거나 脾虛하여 血을 생하지 못하는 등등의 질환에는 四君子에 當歸와 酒炒한 白 을 가입 脾를 補하면 그 血이 자연 생겨날 것이다.

· 當歸(酒)一錢, 熟地黃 三兩 (自製), 芍藥 (炒)一錢, 川芎 二錢

위 약을 물에 다려 먹는다.

○ 加味四物湯=四物에 柴胡, 牧丹皮, 山梔를 加入한 것임.

○ 當歸補血湯=當歸(酒拌) 一錢, 熟地黃(自製) 三錢, 芍藥(炒)一錢 川芎 二錢.

위 약을 물에 달여 먹는다.

○ 神效當歸膏＝일체의 瘡瘍(종기)과 가려웁고(피부병 등) 아픈 증세와 腐敗된 살을 없애고 새살이 돋게 하는데 神效하니 상비약으로 準備하라.

· 當歸, 生地黃, 黃蠟 各一兩, 麻油 六兩

먼저 當歸, 地黃을 기름에 달이되 검도록 하고 달여지면 찌끼를 버리고 蠟을 넣어 녹인 뒤 잘 배합하면 膏가 된다.

○ 滋陰腎氣丸＝6頁 (3) ○ 小柴胡湯＝本頁 (2) ○ 歸脾湯·逍遙散＝本頁 (4) ○ 六味丸＝本頁 (11)을 참고, ○ 補中益氣湯＝本頁 (10)에 方文과 적응증세가 수록되었음.

(7) 婦人의 赤白遊風

婦人의 赤白遊風(두두러기 비슷한 것, 붉은 것도 있고, 흰 것도 있어 이리 저리 옮아간다. 딴딴하고 가렵고 아프다.)은 肝經의 怒火로 血이 燥해져서 風이 생기는 증세다. 혹은 脾經이 鬱結되어 血이 虛해지고 이로 인해 熱이 생긴 때문이거나 혹은 살갗이 조밀치 못하여 外部에서 風邪가 엄습하므로 발하는 증세로 혹 쥐부스럼(—흘답)과 비슷하고 두두러기도 같아 가렵고 아프다. 심한 경우 고름이 많이 흐르기도 하는데 白은 氣에 속하고 赤은 血에 속하니 風을 타고 옮겨다닌다.

만일 肝經의 血이 燥하거든 柴胡淸肝散을 쓰고, 血이 熱하면 加味四物湯을 쓰고, 肝火로 血이 虛하면 六味地黃丸을 쓴다. 脾經이 울결하여 熱이 있으면 加味歸脾湯이오, 肝·脾의 血이 허하여 風熱이 있으면 加味逍遙散을 쓰고, 만일 風邪와 鬱熱 때문이면 荊防敗毒散을 쓴다. 이것을 모르고 만일 風 제거하는 약만 전용한다면 肝血이 더욱 燥해져서 血이 火를 따라 化해 버리므로 고치기 어려운 질환으로 變하고 만다.

○ 消風散＝風寒으로 두드러기 같은 종기가 생겨 가려웁고 아픈 증세와 혹은 고름이 흘러나오고 머리와 피부의 종기로 가려워 견디기 어려운 증세를 치료한다.

· 荊芥穗, 甘草(炙), 陳皮, 人蔘, 茯苓, 白殭蠶(炒), 防風, 芎藭, 藿香, 羌活, 蟬蛻 各一錢, 厚朴(薑製)五分

위 약을 물에 달여 복용한다.

○ 大連翹飮＝風熱과 熱毒과 혹은 赤白, 종기, 遊風이 外部와 內部에 침입하여 질환을 앓는데 모두 치료된다.

· 連翹, 瞿麥, 荊芥, 木香, 赤芍藥, 蟬蛻, 甘草, 防風, 柴胡, 滑石, 山梔(炒), 黃芩(炒), 當歸 各一錢

위 약을 물에 달여 먹는다.

○ 當歸飮＝本頁 (6)　○ 四物湯＝本頁 (6)　○ 六君子湯＝本頁(6)
○ 加味小柴胡湯＝本頁 (2)　○ 逍遙散·加味逍遙散＝本頁 (4)를 참고　○ 歸脾湯＝本頁 (4)　○ 荊方敗毒散＝本頁 (10)에 기록되었음.

(8) 婦人의 痃痃

婦人의 痃痃症(광현증)은 肝經의 濕熱이 아래로 모여지거나, 혹은 鬱怒로 화를 억지로 참는 것)로 肝脾를 損傷한 때문이다. 밖으로 나타나는 증세는 혹 兩拗(양요—허리가 꺾어지는 양쪽 부위)과 아래배의 종기로 아프고 혹은 玉門(陰部)에 종기가 생겨 화끈거리며 아프고 혹은 寒熱하고 몹시 차가웁고 몹시 뜨거워진다. 內症으로는 혹 小便이 막히거나 껄끄럽고, 혹은 배가 갑작스레 아프고, 혹은 아래배가 더부룩하고 혹은 氣가 양쪽 갈비로 치받고, 혹은 晡熱에 몸이 무거워 땅 속으로 꺼져 들어가는 것 같은 증상이 일어난다.

만일 兩拗와 아래배에 종기가 생겨 아프면 肝經에 濕熱이 막힌 것이니 龍膽瀉肝湯을 쓰고, 玉門의 종기는 肝火로 血이 虛한 때문이니 加味逍遙散과 龍膽瀉肝湯에 木香을 가입해 쓴다. 이를 모르고 그냥 外腫 치료하는 방법만으로 血을 散하고 毒을 제거하는 약을 쓴다면 큰 잘못인 것이다.

○ 龍膽瀉肝湯=肝經의 濕熱과 양쪽 옆구리 및 배에 종기로 통증이 있거나 혹은 小便이 껄끄럽고 막혀 잘 안나오는 증세를 치료한다.

· 龍膽草(酒拌), 澤瀉 各一錢, 車前子(炒), 木通, 生地黃(酒拌), 當歸(酒拌), 山梔(炒), 黃芩(炒), 甘草 各五分

위 약을 물에 달여 먹는다.

○ 九味柴胡湯=肝經의 濕熱이 아래로 모인 증세와 또는 갑자기 毒腫이 생겨 통증이 발하는 것과 혹은 小腹과 갈비 부위에 結核된 것등 肝經 部分에 속하는 일체의 瘡과 혹은 風熱로 인한 연주창과 結核 등을 치료한다.

· 柴胡, 黃芩(炒) 各一錢, 人蔘, 山梔(炒), 半夏, 龍膽草(炒黑), 當歸, 芍藥, 甘草 各五分

위 약을 물에 달여 복용한다.

○ 蘆薈丸=肝氣가 不和하여 脾胃를 克하므로 脾胃가 허약해진 모든 증세를 치료한다. 또는 三焦, 肝經의 風熱로 눈에 안개가 낀 듯 침침하고, 혹은 疳症과 연주창 혹은 귀속의 종기, 寒熱

로 인한 통증, 살이 여위고, 열이 오르고, 음식 생각이 없고, 가슴과 배가 거북하거나, 혹은 어금니가 삭아 이가 빠지고 볼이 썩어 瘡이 생기거나, 혹은 아랫도리에 腫瘡이 생기는 등 모든 질환을 치료한다.

· 蘆薈 五錢, 川芎, 胡黃連, 當歸, 芍藥(炒), 龍膽草(酒浸炒黑), 蕪荑 各一兩, 木香, 甘草(炒) 各二錢

위 약을 作末하여 쌀풀로 반죽 麻子 크기만큼 丸을 만들어 한 차례 五十丸씩 더운 물로 마신다.

○ 加味小柴胡湯·小柴胡湯=本頁 (2)을 참고. 加味逍遙散= 本頁 (4)를 참고 ○ 加味歸脾湯=本頁 (4)를 참고. ○ 補中益氣湯=本頁 (10)을 참고. ○ 加味四物湯=本頁 (6)을 참고.

○ 八珍湯=氣가 虛하여 寒熱이 往來하고 晡熱도 있거나 혹은 寒熱往來하고, 下部에 모든 질환이 발생하는데 치료한다.(方文은 本頁 (4)에 기록되었으니 위에서 참고할 것)

(9) 婦人의 鶴膝風

婦人의 鶴膝風(학슬풍)은 임신, 출산, 月經 때에 조섭을 잘못해서 원인이 되거나 혹은 우울증과 怒氣로 脾, 肝을 상한 것이 원인으로 발생한다. 즉 이렇게 되면 外邪의 傷함을 받아 다리가 땡기고 아픈 증세가 발하는 경우가 있으니 먼저 肢體의 힘줄이 오그라지다가 무릎이 부어 커지는 반면에 허벅다리는 점점 가느러져 마치 鶴의 다리(무릎) 같이 생겼다 해서 鶴膝風이라 이름 붙인 것이다.

만일 종기가 높게 솟아나고 붉고 아픈 것은 陽症이므로 고치기가 쉽지만 漫性 종기가 되어 붉지도 않고 아프지도 않은 것은 고치기가 어렵다. 二·三個月에 무너져서 고름이 빽빽하면 고치기가 쉽고 半年 뒤에 무너지고 고름이 맑은 것은 고치기 어렵다. 이를 제거하는 (攻伐) 外傷藥을 쓰더라도 이미 元氣가 損傷되었으므로 치료가 어려운 것이다.

간단히 말하면 元氣를 튼튼히 하는 방법으로 위주하고, 大防風湯으로 도와야 한다. 만일 위 증세가 있고, 적게 먹고, 몸이 나른하거든 六君子로 위주하고 晡熱, 內熱이 있으면 逍遙散을 위주하고 寒熱이 往來하는 경우에는 八珍湯을 위주하고, 열이 발하고 惡寒하면 十全大補湯이오, 잠이 적고 놀라기를 잘하면 歸脾湯이오, 月水가 기간을 넘으면 補中益氣湯이오, 月水가 먼저 이르면 加味逍遙散을 위주하여 大風湯으로 도와야 한다.

만약 鶴膝이 무너진 뒤에는 脾胃를 크게 補해야 한다. 고름이 나오고도 통증이 있거나 寒熱하고 부대끼고 갈증나는 증세는 모두 氣血이 虧損된 것에 속하므로 북돋고 補하는데 힘써야 한다.

○ 大防風湯＝陰虛(血虛)하여 風邪가 엄습하므로써 다리와 무릎의 腫瘡(학슬풍 등)을 치료한다.

· 防風, 附子(炮), 牛膝(酒浸), 白朮(炒), 羌活, 人蔘 各一錢, 川芎 一錢 五分, 肉桂 一錢, 黃耆(炒) 一錢, 芍藥(炒), 杜冲(去皮 薑汁拌炒), 甘草(炙) 各五分, 熟地黃(自製) 一錢五分

위 약을 물에 달여 복용한다.

○ 黑丸子(一名 和血定痛丸)＝넘어져서 다친 筋骨痛, 혹은 瘀血이 옹체된 것과 外部로 風寒에 촉감되어 肢體가 아픈데 치료한다. 만일 종기가 무너져 고름이 맑으면 氣血補하는 약을 위주하고 이 약을 쓰는 것이 좋다. 단, 임산부는 복용해서는 안

된다.

· 百草霜, 白芍藥 各一兩, 南星, 川烏 (各炮) 三兩, 白斂, 赤小豆 各一兩 六錢, 白茯, 當歸, 骨碎補 (焙) 各八錢, 牛膝 (焙) 六錢

위 약을 作末하여 桐子 크기만큼 풀에 반죽해서 丸을 만든다. 한차례 三十丸씩 염탕이나 따뜻한 술로 복용하라.

○ 聖愈湯=血이 虛하여 심장이 부대끼고 몸이 괴로우며 번뇌가 일어나는데 치료한다.

· 地黃 (酒拌蒸 半日), 生地黃 (酒拌), 黃耆 (炙), 人蔘, 川芎, 當歸 各一錢

위 약을 물에 달여 먹는다.

○ 六味丸·逍遙散·加味逍遙散·八珍湯·十全大補湯·歸脾湯= 本頁 (4) ○ 補中益氣湯=本頁 (10) ○ 六君子湯=本頁(6)

○ 六味丸=本頁 (11)

(10) 婦人의 下注臁瘡

婦人이 兩臁 (허리, 양쪽허구리)에 瘡이 생기는 원인은 임신중과 産後 음식의 不調和로 脾胃를 損傷한 까닭이거나, 아니면 근심, 걱정, 울노 따위의 정신적 충격으로 肝脾를 損傷한 때문이다. 肝脾가 상하고 보면 濕熱이 아래로 몰려 外邪와 부딪히게 되므로써 여러가지 질환을 일으킨다. 外臁 (겉에 있는 옆허리, 허꾸리)은 足三陽에속하므로 치료가 可能하려니와 內臁 (옆허리 內部)은 足三陰에 속하므로 치료가 어렵다.

이곳에 맨 처음 부럼이 생길 때 붉고 아픈 것은 濕熱이 타고 들어온 것으로 人蔘敗毒散이나 檳蘇敗毒散을 쓰고, 만일 만성종기로 아프거나 혹은 종기도 아니고 아프지도 않은 것은 脾虛로 濕熱이 아래로 쏠린 것이니 補中益氣湯을 써야 한다.

氣血이 모두 허한 때문이면 八珍湯이오, 만일 고름이 많이 흐르고 몸이 나른하고, 적게 먹고 內熱로 입안이 마르면 脾氣가 허약함이니 補中益氣湯에 茯苓과 酒炒한 芍藥을 가입해 쓰고, 오후에 머리,눈이 개운치 못한 것은 脾胃가 허한 陰火에 속하니 補中益氣에 熟地黄, 芍藥을 가하고, 오후에 열이 발하고 나른하면 脾氣가 약함이니 歸脾湯에 川芎, 山梔를 가입하고, 만일 內熱하고 몸이 나른하고, 가래가 나오고 입에 종기가 생기면 脾胃가 虛熱함이니 六味丸을 쓰고, 추위를 많이 타고, 음식 생각이 없는 것은 脾와 腎이 虛熱함이니 八味丸을 써야 한다.

腫氣의 色이 붉으면 濕熱에 속하니 고치기가 쉽지만 검은 것은 虛寒이므로 치료가 어렵다. 잘못 알고 攻伐하는 약을 써서 다시 胃氣를 상하면 變하여 瘵가 된다.

○ 人蔘敗毒散=瘡瘍(부스럼)이 화끈거리고 아프거나 寒熱이 있고 갑자기 두통이 발하는데 치료한다.

· 人蔘, 羌活, 獨活, 前胡, 柴胡, 桔梗, 枳殼 麩炒, 茯苓, 川芎 甘草 各一錢

위 약을 물에 달여 먹는다.

○ 檳蘇敗毒散=즉 人蔘敗毒散에 檳榔, 紫蘇를 加入한 것임.

○ 補中益氣湯=元氣가 虛損된 것을 치료한다. 혹은 克伐하는 약으로 인해 惡寒하고, 發熱하고, 몸이 나른하고, 적게 먹고, 소화를 못하여 살이 안붙고, 혹은 음식을 먹은 뒤에 피곤해지고 자주 열이 올라 갈증나는 질환을 치료한다.

· 黄耆(炒), 人蔘, 白朮(炒), 甘草(炙), 當歸 各一錢, 陳皮 五分,

柴胡, 升麻 各三分

위 약을 생강, 대추물에 달여 오전 空心으로 복용한다.

○ 烏沈湯=氣血을 生하고, 心·腎을 補하며 上部가 損傷된 자가 복용하면 大建中湯보다 낫다.

· 人蔘, 當歸, 白朮 (炒) 各二兩, 烏藥, 肉桂, 去皮, 沈香 各半兩 白茯苓, 附子 (炮去皮尖) 各一兩

위 약을 作末하여 한차례 三錢씩 薑棗水에 달여 空心에 복용한다.

○ 金鎖正元丹=眞氣가 부족하여 四肢가 나른하게 늘어지고, 다리가 시큰대고 아프며, 눈이 어둡고, 귀가 먹고, 저절로 땀이 나오고, 식은 땀이 나오는 등 일체의 虛症을 치료한다.

· 五倍子 一兩, 紫巴戟(去心) 四兩, 補骨脂(酒浸炒) 二兩半, 硃砂 七錢(別硏) 肉蓯蓉 (焙) 四兩, 胡蘆巴 (炒) 四兩, 茯苓 去皮 二兩, 龍骨 一兩 (煅)

이상을 作末하여 酒糊로 반죽 桐子 크기만큼 丸을 만들어 한차례 二十丸씩 空心에 따뜻한 술이나 소금 끓인 물로 복용한다.

○ 平補鎭心丹=심장의 血不足으로 심장이 두근대고 잘 놀라고 꿈자리가 사나운 (높은 곳에서 떨어지는 꿈) 증세에 항시 복용하면 심신이 안정되고 영양을 보충해준다.

· 硃砂 (細硏末兩爲衣用), 人蔘 五錢, 龍齒 一兩五錢, 白茯苓, 五味子 (炒), 車前子 (炒), 茯神, 麥門冬 (去心 杵膏), 肉桂 各一兩 二錢半, 遠志 (去心) 甘草(製), 天門冬 (去心 杵膏), 山藥 製 各一兩五錢, 酸棗仁 (去皮尖) 二錢半, 熟地黃 酒蒸 (五錢杵膏)

위 약을 蜜丸으로 桐子 크기만큼 만들어 한차례 三十丸씩 空心

에 따뜻한 술로 마신다.

○ 威喜丸=小便의 白濁을 치료한다.

· 黃蠟 四兩, 白茯苓 四兩 나가는 一덩이를 猪苓 一兩과 같이 사기그릇에 폭신 달여 건져 말리고 作末한다.

위 약을 반죽해서 彈子만하게 丸을 만들어 한차례 一丸씩 空心에 잘 씹어 침으로 삼킨다.(어느때든지 小便이 맑아질 때까지 복용한다.) 米醋을 忌한다.

○ 小柴胡湯=本頁 (2) ○ 加味逍遙散 · 八珍湯 · 歸脾湯=本頁 (4)를 참고 ○ 仙方活命散=本頁 (5)를 참고 ○ 六味丸 · 八味丸=本頁 (11)을 참고.

(11) 婦人의 足跟瘡腫

婦人이 발뒤꿈치(跟) 및 발가락 등에 종기가 생겨 잘 낫지않고 아프며 발 中心이 화끈거리며 熱이 발하는 증세가 있다. 이 증세의 원인은 임신과 해산과 月經할 때에 조섭을 잘못하여 足三陰이 虧損되고 이로 인해 虛熱이 발하기 때문이다. 만일 이곳에 종기가 생겨 곪거든 六味丸과 八味丸을 쓰고, 胃虛하고 먹는 것이 귀찮아지면 六君子를 쓴다. 寒熱과 內熱이 있으면 逍遙散이오, 晡熱이 심하고 머리, 눈이 개운치 못하면 補中益氣湯이오, 가래가 성하고 갈증나고 口舌에 腫이 생기면 逍遙散과 補中益氣로 다스려야 한다.

대개 발꿈치는 督脈의 發源하는 곳이오, 腎經이 거쳐가는 곳이므로 그 소속을 구하지 않고 보통 寒涼의 약으로 다스리는 것은 잘못이다.

○ 當歸補血湯=脾胃가 損傷된 것을 치료하고, 혹은 峻藥을 먹은

탈로 血氣가 損傷되고 갈증으로 물만 당기며, 눈이 붉고(赤) 얼굴이 붉고(紅) 脈이 크고 허하나 눌러보면 없는데 복용한다. 만일 위와 같은 증세에 잘못 알고 白虎湯 같은 것을복용하면 반드시 죽는다.

• 黃耆(炙)一兩, ○ 當歸 二錢(酒製)

위 약을 물에 달여 먹는다.

○ 六味丸=六味地黃丸이라고도 하는데 八味丸에서 附子, 肉桂 二味를 뺀 것이다. 腎虛로 갈증나고 열이 있고, 小便不利, 말을 잘 못하고, 기침하고, 吐血하고, 머리가 어지럽고, 눈이 뒤집히고, 귀먹고, 목마르고, 口舌이 종기 나서 터지고, 이빨이 솟고 허리, 정갱이의 힘이 없고, 五臟이 虧損되고 自汗, 盜汗나고, 便에 피가 섞여 나오는 등등의 모든 질환과 肝經의 不足症을 일체 치료한다.

○ 八味丸=脾胃가 허하여 流注病과 鶴膝風 등이 생기고, 혹은 종기가 아물지 못한데와 소화불량에 배가 아프고, 밤이면 소변이 자주 마려운 증세를 치료한다.

• 熟地黃(自製)八兩, 山茱萸肉, 山藥 各四兩, 茯苓, 牧丹皮, 澤瀉, 肉桂 三分(厚者去皮), 附子 一兩五錢(炮)

위 약을 作末하여 桐子 크기만큼 丸을 지어 한차례 七十丸씩 뜨거운 물로 마신다.

○ 六君子湯=本頁 (6) ○ 補中益氣湯=本頁 (10) ○ 八珍湯·逍遙散=本頁 (4)

(12) 婦人의 肺癰

婦人의 肺癰(폐옹—폐에 종기가 생긴 것)은 邪가 外部에서 안으로 들어와 싸인(蘊) 것으로 발하거나 혹은 七情의 울화(울분)가 잘못 流行하여 땀이 내리고 津液을 망쳐 肺氣가 損傷된 까닭에 생긴다. 肺癰의 증상은 바람을 싫어하고, 기침하고 코막히고 목이 뻣뻣하고 가슴, 배가 팽창하고 호흡에 障碍가 있고 가래를 뱉으면 뭉클뭉클한 고름피가 나오고 냄새난다. 만일 기침하고 숨이 차서 헐떡거리는 것은 寒邪가 겉에 있음이니 小青龍湯이오, 기침하고 가슴이 팽창하면 寒邪가 안에 있음이니 葶藶大棗瀉肺湯을 쓴다. 기침하고 갈비가 부르고 가래침에서 비린 냄새가 나면 고름이 이미 폐에 생긴 표시이니 桔梗湯이오, 기침하고 헐떡거릴 때 氣가 차서 가쁘면 肺氣가 허함이니 參耆補肺湯으로 도우고, 몸이 늘어지고 적게 먹고 헐떡거리고 기침하며 숨이 가쁜 것은 脾肺가 허함이니 參朮補脾湯을 쓰며, 갈증으로 冷水를 좋아하고 午前에 해수하면 胃火가 盛함이니 竹葉石膏湯을 쓰고, 갈증나고 內熱있고 오후에 기침하는 것은 陰血이 허함이니 六味丸과 四物湯을 써야 한다.

입이 마르면서도 끓인 물을 찾고, 몸이 늘어지고 적게 먹으면 腎氣가 허함이니 補中益氣湯에 五味子, 麥門冬을 가입해 쓰고, 五更에 기침하고 혹은 가래가 심한 것은 脾·肺가 허약함이니 六君子를 쓰고, 기침으로 잠을 못 이루고 두 갈비가 아프면 肝火가 盛함이니 六味丸, 補中益氣湯을 써야 한다.

대개 열이 있고 가쁜 숨을 쉬고 가래에 피가 섞여 나오고 음식을 받아들이지 않는 것은 脾土가 生치 못하고 肺金이 腎水를 生해주지 못하는 敗症이다. 급히 脾·肺를 온전하게 補하여 모든 臟을 生케 하면 다시 살아나는 자가 많이 있으려니와 만일 寒凉한 약을 써서 胃가 거듭 상하면 肺金이 養받음을 잃고 따라서 腎水가 生을 받지 못하여 더욱 마르고, 이렇게 되면 虛火가 위로 올라 肺金을 삶아대니 살아나는 자가 드물다.

대개 가래침에 고름피가 섞여나오고 脈이 浮大하고 얼굴빛이 붉은 정도에 이르면 고치기 어렵다. 그러나 만일 고름피가 나오다가 멈추고 脈이 떠도 짧게 뛰고 깔깔하면 소생의 기미가 있으므로 치료가 어렵지 않다.

○ 靑龍湯=肺經에 風寒을 받아 기침하고 가쁜 숨을 쉬는데 치료한다.

· 半夏(陽炮), 乾薑, 細辛, 麻黃(去節), 肉桂, 芍藥, 甘草(炙)一錢 五味子(炒)五分, 附子(炮)五分

위 약을 물에 달여 먹는다.

○ 葶藶大棗瀉肺湯=肺癰과 가슴이 팽창해지고, 氣가 올라와 숨이 가쁜 증세와 혹은 얼굴, 몸에 浮腫이 생기거나, 코가 막히고 목소리가 무거운 질환을 치료한다.

· 亭藶(炒黃 硏末)

葶藶末을 한차례 三錢씩 대추 十枚 달인 물에 대추는 꺼내고, 위 약을 넣어 다시 달여 食後에 복용한다.

○ 桔梗湯=肺癰으로 기침하고, 가슴이(명치) 은근히 아프며, 두 갈비에 종기가 가득하거나 입이 건조하여 자주 갈증나고, 부대끼고, 가래침이 탁하고 입에서 비릿한 냄새나는데 치료한다.

· 桔梗(炒), 貝母(去心), 當歸(酒拌), 瓜蔞仁, 枳殼(麩炒), 薏苡仁(微炒), 桑白皮(炒), 甘草(節), 防己(去皮)各一錢, 黃耆(鹽水拌炒), 百合(蒸) 各一錢半, 五味子(杵炒), 甜葶藶(炒), 地骨皮, 知母(炒), 杏仁 各五分

위 약을 생강물에 달여 복용한다.

- 人參補肺湯=肺癰(폐옹)으로 腎水가 부족하여 虛火가 위로치올라 기침하고 침뱉을 때 고름피가 나오고, 熱이 있고 갈증나고 小便이 좋지 않은 증세를 치료한다.
  - 人參, 黃耆(炒) 白朮, 茯苓, 陳皮, 當歸 各一錢, 山茱萸(去核) 山藥 各二錢, 五味子(杵) 麥門冬, 甘草(炙) 各七分, 牧丹皮一錢, 熟地黃(自製) 一錢五分

위 약을 생강물에 달여 복용한다.

- 參耆補脾湯=肺症으로 인하여 脾氣가 허약하고, 해수하고, 짙은 가래침을 받고, 가운데가 그득하게 불러 먹지 못하는데 이 약을 복용하여 脾土를 補하고 肺金을 生하도록 한다.
  - 人參, 白朮 各二錢, 黃耆(炙) 二錢半, 茯苓, 當歸, 陳皮 各一錢, 升麻 三分, 三味子 四分(杵) 炙甘草 五分

이상의 약을 생강물에 달여 먹는다.

- 人參平肺散=心火가 肺金을 剋하여 肺가 시들어지고, 기침하고 헐덕거리고, 구역질하고, 가래가 성하여 막히고, 가슴이 더부룩하고, 목구멍이 거북한 증세를 치료한다.
  - 人參, 陳皮, 青皮, 茯苓, 天門冬 各一錢, 知母, 地骨皮 四錢 甘草(炙)五分, 五味子 十粒(杵) 桑白皮(炒)二錢

위 약을 물에 달여 먹는다.

- 竹葉石膏湯=胃火(熱)가 盛하여 갈증나는 증세를 치료한다.
  - 淡竹葉, 石膏(煅) 桔梗(炒) 木通, 薄荷, 甘草 各二錢

이상을 생강물에 달여 먹는다.

- 竹葉黃耆湯=癰疽(옹저ㅡ종기 즉 부스럼, 등창)와 氣血이 허하

거나 胃火가 盛하여 갈증나는데 치료한다.

· 淡竹葉, 二錢, 黃耆, 麥門冬(去心) 當歸, 川芎, 甘草(炒) 黃芩(炒) 芍藥(炒) 人參, 半夏, 石膏(煆) 生地黃 各一錢

위 약을 물에 달여 먹는다.

(13) 婦人의 腸癰

婦人의 腸癰(장옹―內臟에 종기가 난 것, 즉 內腫)은 産後에 月水가 行하다가 막혀 瘀血(어혈―피가 뭉친 것)이 되거나 혹은 七情과 음식관계로 발생하는 것이다.

증상으로는 小便이 줄줄 흘러나오고 열이 오르고 바람을 싫어하고 피부가 갑옷 같고, 배에(腹皮) 종기가 나서 눌러보면 말랑말랑 하거나 혹은 배가 굉장히 불러와서 몸을 흔들면 쫄랑거리며 물소리가 들리거나, 혹은 배꼽 둘레에 生腫이 나고, 혹은 大便에 고름이 나온다. 脈을 보아 脈度가 느리고 緊한 것은 內腸이 아직 곪지않은 증거다. 活命飮으로 그 毒을 풀고, 脈이 미끄럽고 자주 뛰면 이미 內腫이 곪았다는 신호이니 雪母膏를 써서 고름이 녹아 나오도록 해야 한다. 만일 二年동안에 온몸에 조그마한 종기가 이곳 저곳 생겨난다면 이는 大腸과 배꼽 사이에서도 곪아 고름이 난다는 증거로써 息積症이라 하여 고치지 못한다.

內經에 이르기를 『腸癰이 생겼다 해서 놀랄 것은 없으나 만일 크게 놀란다면 腸이 끊어져 죽는다』 하였다. 그 앉고 눕고 몸을 움직이는 것을 조심조심 하고 조금씩 묽은 죽을 먹으면서 조리하면 살아날 수가 있다.

○ 瓜子仁湯＝産後에 惡露가 다 나오지 못하고 月經에 덩이 피가

막혀 아래 배가 아프고 或은 癰(內腫)이 되는데 치료한다.

· 薏苡仁 四兩, 桃仁(去皮尖) 牧丹皮, 瓜蔞仁 各一兩

위 약을 한차례 五錢씩 물에 달여 먹는다.

○ <u>敗醬散</u>=脈이 빠르고도 몸에 열이 없고, 배에 積이 없어도 눌러보면 軟하고 축축한 것은 이는 안에 腸癰이 있는 증거이니 오래 陰冷한 기운이 內腫을 이룬 것인데 이러한 증세를 치료한다.

· 薏苡仁 二兩半, 附子 (炮) 半兩, 敗醬草 一兩二錢五分

위 약을 한차례 五錢씩 물에 다려 복용하되 小便이 잘 나올때까지 먹는다.

○ <u>牧丹湯</u>=腸癰으로 배가 물컹하고 아프며 때때로 농혈이 나오는데 치료한다.

· 牧丹皮, 人參, 天麻, 白茯苓, 黃耆 (炒) 薏苡仁, 桃仁(去皮尖) 白芷, 當歸(酒炒) 川芎 各一錢, 官桂, 甘草 (炙) 各五分, 木香 二錢

위 약을 물에 달여 먹는다.

○ <u>大黃湯</u>=腸癰과 小腹에 딱딱한 종기가 생겨 눌러보면 아프고, 살빛은 變함없는 증세와 혹은 붉은 微腫이 생겨 화끈거리고 小便이 자주 마렵고, 땀나고 추운 것을 질색하고, 脈이 더디고, 潔한 것과 곪지 않은 종기를 치료한다.

· 大黃, 朴硝 各一錢, 牧丹皮, 瓜蔞仁 (炒) 桃仁(去皮尖) 各二錢

위 약을 물에 달여 먹는다.

○ <u>梅仁湯</u>=腸癰과 便秘를 치료한다.

· 梅仁 九個(去皮尖) 大黃 (炒) 牧丹皮, 芒硝 各一錢, 冬瓜仁(研)

三錢，犀角(鎊末)一錢

위 약을 물에 달인 뒤 犀角가루를 넣어 복용한다.

○ 神仙太乙膏＝일체의 癰疽(종기)를 치료하는데 종기가 곪았거나 곪지 않았거나를 관계치 않고 患部에 붙이기도 하고 丸을 지어 먹기도 한다.

• 玄參，白芷，當歸，肉桂，生地黃，赤芍藥，大黃 各一兩，浮黃丹 十三兩

위 약을 麻油 二斤을 구리솥에 넣고 달인 뒤에 약찌끼는 건져내고 그 물에 黃丹 十二兩을 넣어 다시 다린다. 그런데 약이 水中에 넣어 쥐어질만큼 짙게 달이는데 너무 딱딱하게 달여도 못쓴다. 이것이 식으면 곧 고약이 된다.

○ 神效黃礬丸＝解毒하여 통증을 멈추는데 가장 效果가 있다.

• 白礬 末一兩 明亮者(黃蠟 黃한 것으로 半兩을 녹이다)

이 약을 衆水丸과 합쳐 桐子만큼 丸을 지어 한차례 三十丸씩 뜨거운 물로 마신다.

(14) 乳癰·乳巖

經에 이르기를 乳頭는 足厥陰肝經에 속하고 乳房은 足陽明胃經에 속한다. 만일 유방에 종기가 結核性을 띠고 붉은 色을 띤 것이 며칠 사이에 화끈거리며 아프고, 팽창하고 헐어도 짙은 고름이 다 흘러나오면 낫는다』 하였으니 이는 肝胃의 熱毒으로 氣血이 막혀 생기는 질환이니 이름을 「乳癰」(유옹)이라 하여 치료가 쉽다. 만일 처음 발생할 때 안에 小核이 맺혀 혹 조그마한 바둑알 모양 같고, 붉지도 않고 아프지도 않은 것이 오랜 세월이 지나면 점점 커져서 참암한 것이 무너져 마치 익은 석류알 같거나 혹은 내부가 무너져 깊은 골자기처럼 되어 血水가 많이 흘러나오면 이는 肝脾의 鬱怒로 인해 氣血이 虧損된 때문이니 이름을 「乳岩」이라 하여 고치기가 어렵다.

만일 患部가 화끈거리고 아프고 寒熱이 往來하거든 겉을 펴서 邪를 흩어지게 할 것이며, 종기가 화끈거리고 통증 심하면 肝을 疎하고 胃를 맑게 해야 한다. 혹은 곪았어도 고름이 안나오고 무너지지 않으면 托裏劑를 쓰고, 새살이 나오지 않고 고름이 淡하여 드물게 나오면 脾胃를 補하며, 혹은 고름이 나오고도 도리어 아프고 오한하고 열이 발하면 氣血을 補해야 한다. 혹 화끈거리며 아프고 晡熱이 있고 內熱도 있으면, 陰血을 補하고, 혹은 음식생각이 적고 구토하거든 胃氣를 補하고, 혹은 소화불량으로 설사하고 腹痛이 발하면 脾氣를 補하고, 혹은 일을 하므로써 腫痛이 발하면 氣血을 補하고, 怒氣가 원인이면 肝血을 길러야지 克伐하는 약을 써서 다시 脾胃를 상해서는 안된다.

乳岩에는 먼저 益氣養榮湯과 加味逍遙散과 加味歸脾湯을 쓰면 자연히 치유될 것이다.

○ 神效爪蔞散=乳癰과 일체의 종기가 처음 생겨날 때 치료하는 약이다. 腫痛은 곧 멈추고 곪은데는 맑아지고, 고름이 나오는 데는 곧 낫는다.

· 爪蔞 一個(細研) 生粉草, 當歸(酒洗)各半兩, 乳香, 沒藥 各一錢

위 약을 술로 달여먹되 한참 후에 다시 복용한다. 만일 肝經의 血이 虛하여 結核되어 오래도록 없어지지 않을 때는 四物

에 柴胡, 升麻, 白朮, 茯苓, 甘草를 加해 쓰고, 만일 肝脾의 氣血이 허약하거든 四君子에 柴胡, 升麻를 넣어 쓰고, 만일 우울증과 속상한 일로 脾를 損傷시켜 氣血이 虧損되었으면 歸脾湯으로 도와야 한다.

○ 玉露散=産後에 乳脈이 돌지 않거나 혹 몸의 열이 대단하고 머리, 눈이 어지럽고 아프거나 大便이 不順한 증세 등을 치료한다.

- 人參, 白茯苓, 桔梗 (炒), 川芎, 白芷, 當歸, 芍藥 各一錢, 甘草 五分

위 약을 作末하여 時時로 복용한다.

索引

(가나다順)

◈ 處 方 索 引 ◈

〔가〕

〔나〕

〔다〕

〔라〕

〔마〕

〔바〕

〔사〕

〔아〕

〔 자 〕

〔차〕

〔타〕

〔파〕

〔하〕

◈ 편 역 ◈

변 정 환

대구한의과대학장(전)

한의학박사

정해 부인양방 대전 정가 38,000원

2014年 11月 15日 인쇄

2014年 11月 20日 발행

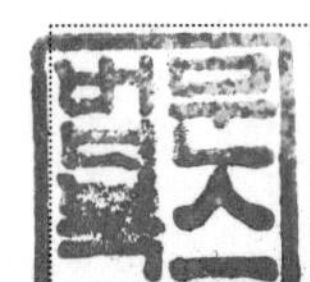

편 역 : 변 정 환

발행인 : 김 현 호

발행처 : 법문 북스

<한림원 판>

공급처 : 법률미디어

152-050

서울 구로구 경인로 54길 4

TEL : (대표) 2636-2911, FAX : 2636~3012

등록 : 1979년 8월 27일 제5-22호

Home : www.lawb.co.kr

ISBN 978-89-7535-302-4 (93510)